TRAITÉ D'ANATOMIE DESCRIPTIVE,

RÉDIGÉ

D'APRÈS L'ORDRE ADOPTÉ A LA FACULTÉ DE MÉDECINE DE PARIS;

PAR HIPPOLYTE CLOQUET.

SIXIÈME ÉDITION,

REVUE ET AUGMENTÉE.

TOME DEUXIÈME.

PARIS,
LIBRAIRIE DE CROCHARD ET Cie,
RUE ET PLACE DE L'ÉCOLE DE MÉDECINE, N° 13.

1836.

uctions pratiques si importantes? C'est surtout pour l'étude du sys-
ème nerveux que ce moyen d'instruction nous semble tout-à-fait
lusoire; ces belles pièces de nerfs font l'ornement des cabinets d'a-
ıtomie, elles font connaître l'adresse et l'habileté de celui qui les a
éparées, mais elles ne sauraient être d'un grand secours pour les
udes anatomiques.

L'anatomie embrasse dans son ensemble une si grande quantité
détails, qu'elle est, de toutes les sciences médicales, celle que l'on
ıblie le plus facilement. Le médecin qui exerce dans les villes trouve
ıtour de lui tous les objets d'étude dont il peut avoir besoin, les
nphithéâtres lui offrent les moyens de vérifier sur le cadavre les
tails anatomiques qu'il a pu oublier; mais le médecin qui exerce
n des grands centres d'instruction est privé de tous ces avantages.
en qu'il ait rarement à pratiquer une opération, cependant, dans
rtains cas, il est obligé d'y avoir recours; appelé pour combattre
e hémorrhagie foudroyante, il reconnaît qu'une artère principale
té ouverte, le devoir lui prescrit d'en faire sur-le-champ la ligature.
ns un moment aussi décisif, seul, abandonné à ses propres con-
ls, il interroge sa mémoire, qui lui fournit à peine quelques no-
ns incomplètes; il ouvre un livre d'anatomie, son incertitude ne
ıt être dissipée : c'est alors qu'une planche d'anatomie, retraçant
es yeux l'image d'objets étudiés autrefois sur la nature, lui fera
ınaître sur-le-champ la situation de l'artère qu'il veut lier et ses
ports avec les parties qu'il lui importe de ménager.

Lorsque nous avons entrepris ce travail, qui est notre œuvre com-
ne, nous n'avons point eu la pensée de rivaliser avec les beaux
rages iconographiques publiés en ce moment.

Notre but principal a été de faire un livre utile aux élèves pour
guider dans leurs études, et aux médecins-praticiens pour leur rap-
r les connaissances qu'ils auraient pu oublier. Nous avons dû lui
ner un format qui rendît facile son transport d'un lieu dans un
e : nous avons choisi le format jésus in-8°, qui nous permet de
ésenter toutes les parties du corps humain à la proportion de
i-nature généralement adoptée dans des ouvrages beaucoup plus
ıds que celui-ci; mais nous les donnerons de grandeur naturelle
es les fois qu'il en sera besoin pour leur entière démonstration.
i nous pouvons annoncer à l'avance que les organes des sens
l'étude est si importante et en même temps si difficile, se
ésentés de grandeur naturelle, et que nous suivrons cet
proportion toutes les fois que nous aurons à faire conn

TRAITÉ

D'ANATOMIE

DESCRIPTIVE.

TOME II.

IMPRIMERIE D'HIPPOLYTE TILLIARD,
RUE SAINT-HYACINTHE-SAINT-MICHEL 30.

TRAITÉ
D'ANATOMIE
DESCRIPTIVE,

RÉDIGÉ

D'APRÈS L'ORDRE ADOPTÉ A LA FACULTÉ DE MÉDECINE DE PARIS;

PAR HIPPOLYTE CLOQUET.

Docteur en Médecine de la Faculté de Paris et Professeur agrégé de cette Faculté; Membre titulaire de l'Académie royale de Médecine; ancien aide de Clinique interne en la Faculté de Médecine de Paris, et Professeur de Physiologie à l'Athénée royal; Médecin du Bureau de Charité du douzième Arrondissement; ancien Chirurgien interne des Hospices et Hôpitaux civils de la même ville; Membre des Sociétés Philomatique, d'Histoire naturelle, d'Émulation médicale et d'Instruction médicale de Paris, de celle des Sciences et Arts d'Orléans, de la Société médicale d'Amiens; de l'Académie de Médecine de New-Yorck; de la Société Wettéravienne de Hanau; de la Société médico-chirurgicale de Berlin; de la Société de Médecine de Bruxelles; du Cercle médical de Paris; de la Société des Méthodes d'enseignement; de celle d'Horticulture; de l'Académie médico-chirurgicale de Naples, de celle de Rio-Janeiro; des Sociétés de Statistique générale et des Sciences Historiques de France, etc., etc.

Res merè anatomicæ per se frigidæ sunt et jejunæ, et si in horum extremorum aliquo (dictione scilicet sublimi vel nimis populari) peccatur, tanto major lectori nausæa creatur. Doleo multos esse egregios libros in quibus legendis plus opera danda est, ut quid dicere velint scriptores, quam quid dixerint, intelligas.

WEITBRECHT, Præf. ad Syndesmol.

SIXIÈME ÉDITION,

REVUE ET AUGMENTÉE.

TOME DEUXIÈME.

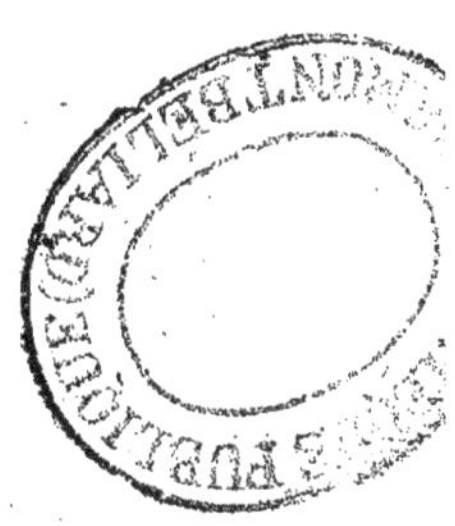

PARIS,

LIBRAIRIE DE CROCHARD ET Cie,

RUE ET PLACE DE L'ÉCOLE DE MÉDECINE, N° 13.

1836.

TRAITÉ
D'ANATOMIE DESCRIPTIVE.

CLASSE PREMIÈRE.

ARTICLE SECOND.

ORGANES DE LA VOIX.

DU LARYNX ET DE SES ANNEXES.

1446. **Disposition générale.** Le larynx (Λάρυγξ, *Gr.*, *Caput asperæ Arteriæ*, L.) est un appareil assez compliqué, formé de plusieurs pièces mobiles les unes sur les autres, et dont l'assemblage peut aussi se mouvoir par rapports aux parties environnantes : plus large en avant qu'en arrière, en haut qu'en bas, situé sur la ligne médiane du corps, à la partie supérieure et antérieure du cou, symétrique et régulier, il surmonte la trachée-artère, avec la cavité de laquelle il communique; il est placé, au contraire, au-dessous de l'os hyoïde, s'ouvre à son niveau dans l'arrière-bouche, et lui est uni par des ligaments; le pharynx le sépare en arrière de la colonne vertébrale, et des muscles sont placés entre lui et la peau en devant. Des cartilages, des ligaments, des muscles, des glandes, des membranes, des vaisseaux et des nerfs entrent dans la composition du larynx.

Cet appareil est manifestement destiné à livrer passage à l'air pour l'acte de la respiration, et à lui imprimer certaines modifications qui constituent la voix. Ses dimensions varient suivant les individus, et ne sont pas toujours en raison de la stature : on observe cependant que, constamment dans l'Homme, il est plus développé et situé plus bas que chez la Femme.

Des différentes Parties qui entrent dans la composition du Larynx.

§ Ier. *Des Cartilages du Larynx.*

1447. *Cartilage thyroïde* (1). C'est le plus grand des cartilages du larynx ; il en occupe les parties antérieure et latérales ; plus étendu transversalement que verticalement, plus large en haut qu'en bas, il semble formé par la jonction de deux lames quadrilatères qui, en se réunissant sur la ligne moyenne du cou, produisent un angle aigu, rentrant en arrière, et plus ou moins saillant, mais presque toujours apparent au-dessous des téguments en devant. Sa *face antérieure* présente, dans son milieu, la saillie longitudinale dont nous venons de parler, et qui est plus marquée en haut qu'en bas ; sur ses côtés, sont deux surfaces planes, un peu concaves, inclinées en dehors, obliquement traversées en arrière par une crête légèrement saillante, qui descend en avant, depuis le bord postérieur jusque vers le tiers latéral du bord inférieur ; cette ligne donne attache aux muscles sterno-thyroïdien et thyro-hyoïdien, qui recouvrent la plus grande partie du cartilage ; derrière elle est une petite surface en contact avec le muscle constricteur inférieur du pharynx, qui s'y implante (1086), et quelquefois un pertuis qui donne passage à des vaisseaux sanguins.

La *face postérieure* du cartilage thyroïde offre, dans

(1) Θυρεός, bouclier.

son milieu, un angle rentrant dans lequel s'insèrent les ligaments de la glotte et les muscles thyro-aryténoïdiens. Sur ses côtés, deux surfaces planes, dirigées en arrière et en dedans, donnent attache en bas aux muscles crico-thyroïdiens et correspondent en partie aux muscles crico-aryténoïdiens latéraux.

Son *bord supérieur*, plus long que les autres, échancré profondément dans son milieu, particulièrement chez l'Homme, donne attache, dans toute son étendue, à la membrane thyro-hyoïdienne. L'*inférieur* est partagé en trois échancrures, une moyenne plus grande, deux latérales un peu rétrécies ; la première est séparée des autres par deux tubercules plus ou moins saillants, où viennent se terminer les deux crêtes obliques latérales. Ce bord donne attache, dans sa partie moyenne, à la membrane crico-thyroïdienne, et, sur ses côtés, aux muscles du même nom.

Les deux *bords postérieurs*, rectilignes, arondis, assez épais, donnent attache à quelques fibres des muscles stylo-pharyngiens et palato-pharyngiens. En haut, ils se terminent chacun par un prolongement qu'on appelle la *grande Corne* du cartilage thyroïde ; cet appendice est plus ou moins long, incliné en arrière et en dedans ; plus étroit à sa partie moyenne qu'à ses extrémités, terminé par une petit tête qu'un ligament arrondi unit à l'extrémité de la grande corne de l'os hyoïde. En bas, ils offrent aussi chacun une éminence moins prononcée, assez épaisse, arrondie, courbée en dedans : c'est la *petite corne* du cartilage thyroïde ; son sommet, qui est obtus, présente à son côté interne une petite facette lisse, un peu concave, qui s'articule avec une facette analogue du cartilage cricoïde.

1448. *Cartilage cricoïde* (1). Plus épais que les autres

(1) Κρικὸς, *anneau*, *bague*.

cartilages du larynx, il représente une espèce d'anneau qui occupe la partie inférieure de cet organe, qui semble garni de son écusson, et qui a beaucoup plus de hauteur en arrière qu'en devant. Sa *surface extérieure*, fort étroite antérieurement, donne attache dans ce sens aux muscles crico-thyroïdiens ; sur les côtés, elle s'élargit, est un peu recouverte par le cartilage thyroïde, et offre supérieurement une petite éminence arrondie, convexe et polie à son sommet, pour s'articuler avec les petites cornes de ce cartilage ; en arrière, elle s'élargit encore plus, et offre un plan quadrilatère au milieu duquel une saillie longitudinale sépare deux enfoncements où viennent s'implanter les muscles crico-aryténoïdiens postérieurs. — Sa *surface intérieure* est tapissée par la membrane muqueuse du larynx. — Sa *circonférence supérieure* est coupée obliquement dans ses deux tiers antérieurs, où elle donne attache à la membrane crico-thyroïdienne; son tiers postérieur, plus élevé, est horizontal, et présente deux facettes convexes, lisses, inclinées en arrière et en dehors, qui s'articulent avec la base des cartilages aryténoïdes au devant de celle-ci s'implantent les muscles crico-aryténoïdiens latéraux. — Sa *circonférence inférieure* est coupée horizontalement et au même niveau dans toute son étendue : convexe en devant, un peu échancrée sur les côtés, elle est unie par une membrane au premier anneau de la trachée-artère.

1449. *Cartilages aryténoïdes* (1). Ils sont situés, au nombre de deux, en haut et en arrière du larynx, au-dessus du cartilage cricoïde, dont ils dépassent un peu le niveau en dedans. Moins volumineux que lui, et par conséquent que le cartilage thyroïde, ils ont la forme d'une pyramide triangulaire, un peu contournée sur elle-

(1) Ἀρυταινοειδής, *en forme de bec d'aiguière ou d'entonnoir.*

même de devant en arrière. Leur *face postérieure*, concave, donne attache au muscle aryténoïdien; l'*antérieure*, un peu, concave en bas, convexe en haut, correspond à une partie de la glande aryténoïde et donne attache aux muscles thyro-aryténoïdiens et aux ligaments de la glotte; l'*interne*, étroite, plate, verticale, est revêtue par la membrane muqueuse du larynx, et en contact avec celle du côté opposé. Ces trois faces sont séparées par autant de *bords* saillants et aigus, dont l'antérieur offre plusieurs inégalités. La *base* de ces cartilages offre postérieurement une facette articulaire, concave et lisse, inclinée en bas et en dedans, et unie à celle que présente la circonférence supérieure du cartilage cricoïde; cette facette est bornée en dehors par un tubercule arrondi où se fixent les muscles crico-aryténoïdien latéral et crico-aryténoïdien postérieur; en devant, elle présente une éminence plus considérable, triangulaire, quelquefois isolée du reste du cartilage, et qui donne attache au ligament de la glotte ou thyro-aryténoïdien. Le *sommet* du cartilage aryténoïde est très mince et très aigu; la membrane muqueuse l'enveloppe, et le plus ordinairement il est surmonté par un petit noyau cartilagineux (*Corniculum laryngis*, Sœmm., *Appendix Santorini*,) isolé et mobile, d'une forme très variable et fort irrégulière et maintenu en position par une capsule fibroso-muqueuse lâche.

1450. Les divers cartilages du larynx offrent une structure absolument identique; ils sont solides et épais, d'une couleur grisâtre; et d'un tissu parfaitement homogène. Une sorte de périchondre fibreux les revêt. Ils ont une très grande tendance à passer à l'état osseux, et alors on trouve dans leur intérieur de petites cellules développées comme dans les os du crâne. Les cartilages aryténoïdes s'ossifient plus rarement que les autres, et ne présentent guère cet état que dans la vieillesse la plus avancée.

Quand l'ossification des cartilages du larynx a lieu,

elle commence dans le cartilage cricoïde, par deux germes, un de chaque côté; dans le thyroïde, par chacun des bords postérieurs, et souvent aussi par ses apophyses supérieures; dans les aryténoïdes, par la base.

1451. *Epiglotte* (1). C'est un fibro-cartilage situé à la partie supérieure du larynx, derrière la base de la langue; sa forme est ovalaire, sa couleur d'un jaune pâle, son tissu très élastique, son épaisseur plus considérable en bas qu'en haut, au milieu que sur les côtés : la grosse extrémité en est libre; elle est large et un peu recourbée en haut du côté de la langue; la petite est rétrécie, dirigée en bas, et tient à l'échancrure du bord supérieur du cartilage thyroïde par un faisceau de fibres ligamenteuses très-serrées, embrassé en devant par la glande épiglottique : quelquefois elle est divisée en trois portions distinctes. La *face linguale* de l'épiglotte, inclinée en haut, concave de haut en bas, convexe transversalement, est recouverte en haut par la membrane muqueuse de la bouche; en bas, elle est unie à l'os hyoïde et à la base de la langue; une ligne longitudinale et peu saillante semble la diviser en deux moitiés. Sa *face laryngée*, tournée en bas, est concave et convexe en sens opposé à la précédente; la membrane muqueuse du larynx la revêt. Ces deux surfaces, la dernière sur-tout, sont creusées d'un grand nombre de petits enfoncements semblables à des piqûres d'épingles, et contenant des cryptes muqueuses; quelques-uns de ces enfoncements sont de véritables trous, dont la grandeur varie, mais qui ont des bords très réguliers et arrondis, et qui traversent l'épiglotte directement et jamais obliquement; on les observe vers sa partie inférieure. Plusieurs de ses ouvertures laissent aussi passer des filets nerveux.

---

(1) Ἐπί, sur; γλωττίς, *la glotte*.

La direction de l'épiglotte est sujette à varier dans les différentes circonstances de la vie : elle est verticale dans l'état le plus ordinaire ; mais elle devient horizontale lorsque les aliments passent de la bouche dans l'œsophage.

L'épiglotte s'ossifie rarement. Lorsque cela arrive, elle présente une foule de petits noyaux osseux irrégulièrement disséminés et séparés par des aréoles très visibles.

§ II. *Des Ligaments du Larynx.*

1452. *Articulation thyro-hyoïdiennes.* Le cartilage thyroïde est uni par son bord supérieur à l'os hyoïde au moyen d'une membrane fort large, jaunâtre, plus épaisse à sa partie moyenne que sur ses côtés, plutôt cellulaire que fibreuse, couverte, dans sa *face antérieure*, par les muscles thyro-hyoïdiens, sterno-hyoïdiens, et omoplat-hyoïdiens, et tapissée dans la *postérieure* par la membrane muqueuse du larynx, et par le bas de l'épiglotte, dont elle est séparée par la glande épiglottique. Le *bord supérieur* de cette membrane, qu'on appelle *Membrane thyro-hyoïdienne*, est fixé à la face postérieure du corps et des grandes cornes de l'os hyoïde, et l'*intérieur*, à toute la longueur du bord supérieur du cartilage thyroïde.

Les *grandes cornes* de ce cartilage sont unies à l'extrémité de celles de l'os hyoïde par deux cordons fibreux, arrondis, long d'environ un pouce, et renfermant presque toujours deux ou trois grains cartilagineux. On les nomme *Ligaments hyo-thyroïdiens latéraux.*

1453. *Articulations crico-thyroïdiennes.* Au milieu et en devant, le cartilage thyroïde est uni au cricoïde par la *Membrane crico-thyroïdienne* ; celle-ci est manifestement fibreuse, jaunâtre, épaisse, sur-tout au milieu, percée de plusieurs petites ouvertures qui donnent passage à des vaisseaux sanguins ; elle s'attache aux deux tiers antérieurs de la circonférence supérieure du cartilage cricoïde; elle se fixe, d'autre part, à la partie moyenne du bord inférieur du thyroïde, sur les côtés duquel elle se confond insensiblement avec la membrane muqueuse du larynx, qu'elle fortifie. Large dans son milieu, elle est plus étroite et plus mince latéralement. Sa *face antérieure* est couverte par les muscles sterno-hyoïdiens et crico-thyroïdens; une petite artère la parcourt transversalement : la *postérieure* est revêtue par la membrane muqueuse du larynx.

Sur les côtés, les petites cornes du cartilage thyroïde sont articulées par arthrodie avec le cartilage cricoïde, à l'aide de petites facettes lisses, que recouvre une capsule synoviale lâche et assez humide. Deux ligaments, l'un *antérieur*, qui descend en devant de la petite corne sur le cartilage cricoïde; l'autre *postérieur*, qui monte en arrière du même point, vers la base des cartilages aryténoïdes, où il s'épanouit, maintiennent en rapport ces parties, qui sont encore assujetties par plusieurs fibres irrégulières, moins distinctes.

1454. *Articulation crico-aryténoïdienne.* Chaque cartilage aryténoïde est articulé aussi par arthrodie avec le cricoïde, au moyen des surfaces que nous avons fait connaître, que revêt une capsule synoviale, et que fortifient quelques fibres ligamenteuses. Celles-ci sont plus prononcées en dedans et en arrière, et constituent là un faisceau triangulaire.

1455. *Articulation thyro-aryténoïdienne.* A l'intérieur même du larynx, on observe deux ligaments larges d'environ deux lignes, plus épais en dedans qu'en dehors, formés de fibres élastiques et parallèles, renfermés dans un repli de la membrane muqueuse. Ils s'étendent horizontalement, en se portant en avant et un peu en dedans, de la saillie antérieure de la base de chaque cartilage aryténoïde, au milieu de l'angle rentrant du cartilage thyroïde, où ils s'entrecroisent l'un avec l'autre, ils forment la partie principale de ce qu'on nomme les *Cordes vocales*. Ils sont unis en dehors au muscle thyro-aryténoïdien, qu'ils séparent du crico-aryténoïdien latéral : dans le reste de leur étendue, a membrane muqueuse les recouvre.

1456. Quelquefois un faisceau fibreux, passant transversalement au-devant du muscle aryténoïdien, s'étend d'un des cartilages aryténoides à l'autre.

Nous avons déjà indiqué la manière dont l'épiglotte et le cartilage thyroïde sont unis (1451).

§ III. *Des Muscles du Larynx.*

1457. *Muscles crico-thyroïdiens.* Ils sont au nombre de deux, situés sur les côtés et en avant de la partie inférieure du larynx. Chacun d'eux est mince, quadrilatère, plus large en haut qu'en bas, souvent partagé en deux portions par une ligne graisseuse; inséré sur le côté et en avant du cartilage cricoïde, il monte obliquement en arrière et en dehors, et se termine à la partie latérale du bord inférieur du cartilage thyroïde et au bord antérieur de sa petite corne, en laissant en haut, entre lui et son semblable, un intervalle où l'on voit la membrane crico-thyroïdienne. Leur *face antérieure* est couverte par les muscles sterno-thyroïdien et constricteur inférieur du pharynx, et par le corps thyroïde; la *postérieure* correspond à la membrane crico-thyroïdienne et au muscle crico-aryténoïdien latéral.

1458. *Muscles crico-aryténoïdiens postérieurs.* Au nombre de deux aussi, situés derrière le larynx, chacun d'eux, mince, aplati et triangulaire, s'attache dans la fossette longitudinale qu'on observe à droite et à gauche de la ligne saillante postérieure du cartilage cricoïde; leurs fibres, plus courtes et presque transversales en haut, d'autant plus longues et plus obliques en dehors qu'on les examine plus inférieurement, se terminent derrière la base du cartilage aryténoïde, entre les muscles crico-aryténoïdien latéral et aryténoïdien. Leur *face postérieure* est tapissée par la membrane muqueuse du pharynx; l'*antérieure* est couchée sur le cartilage cricoïde.

1459. *Muscles crico-aryténoïdiens latéraux.* Chacun d'eux occupe le côté du larynx; il est mince, aplati, et a la figure d'un trapèze. Implanté sur le côté de la circonférence supérieure du cartilage cricoïde, il vient obliquement, dirigé en haut et en arrière, se fixer par de courtes aponévroses, en dehors et en avant de la base du cartilage aryténoïde, en se confondant avec le muscle thyro-aryténoïdien. Sa *face externe* est séparée du cartilage thyroïde par du tissu cellulaire; l'*interne* est tapissée par la membrane du larynx.

1460. *Muscles thyro-aryténoïdiens.* Très minces, aplatis transversalement, plus larges en avant qu'en arrière, de forme irrégulière, ils naissent de la partie moyenne et inférieure de la face postérieure du cartilage thyroïde, d'où ils viennent en arrière et en dehors se fixer à la partie externe de la base du cartilage aryténoïde, immédiatement au-dessus des précédents. Leur *face externe* est couverte par le cartilage thyroïde et par la membrane du pharynx; celle du larynx tapisse l'*interne*.

1461. *Muscle aryténoïdien.* C'est un muscle impair, placé à la partie postérieure et supérieure du larynx, derrière les deux cartilages aryténoïdes: il est formé de plusieurs plans de fibres à direction différente; ce qui l'a fait partager par quelques auteurs en plusieurs muscles distincts, spécialement en *muscle aryténoïdien transverse* et en *mucles aryténoïdiens obliques*. De ces fibres, les unes montent obliquement de la base du cartilage aryténoïde droit vers le sommet de gauche; les autres suivent une marche inverse; et quelques-unes, plus superficielles, se portent transversalement de la partie moyenne d'un des cartilages au même point de celui du côté opposé. On peut suivre quelquefois certaines fibres obliques éparses dans l'épaisseur de la membrane muqueuse, jusque sur les côtés de l'épiglotte ou vers la base de la langue ; quelques auteurs les ont désignées sous le nom de *Muscles aryténo-épiglottiques*, *ary-épiglottiques* ou *glosso-épiglottiques*. Sa *face postérieure* est revêtue par la membrane du pharynx; l'*antérieure* est appliquée sur celle du larynx et sur les cartilages aryténoïdes.

1462. Quelques auteurs admettent encore dans le larynx un *Muscle thyro-épiglottique*, qui de la face postérieure du cartilage thyroïde monte vers l'épiglotte et dont l'office serait d'abaisser celle-ci.

Je ne l'ai pas encore vu assez distinctement pour regarder son existense comme constante.

§ IV. *De la Membrane et des Glandes muqueuses du Larynx.*

1463. *Trajet de la Membrane muqueuse du Larynx.* Cette membrane se continue en haut d'une manière manifeste avec celle qui revêt l'intérieur de la bouche, et en bas avec celle qui tapisse la trachée-artère et les bronches. Commençant à la base de la langue, elle se porte d'abord sur la face antérieure de l'épiglotte, où elle forme trois replis qu'on a considérés à tort comme des ligaments ; de ces trois replis, celui qui est moyen, bien plus marqué que les autres, monte vers le sommet du fibro-cartilage et est tendu pendant son abaissement, tandis que ceux qui sont sur les côtés viennent se perdre sur le bord de l'épiglotte et paraissent lâches dans tous les cas. Parvenue à la circonférence de ce fibro-cartilage, elle se réfléchit de haut en bas sur sa face postérieure, la tapisse sans former de replis, et pénètre dans le larynx ; mais latéralement, elle s'adosse à elle-même en abandonnant cette circonférence, et forme, à droite et à gauche, un repli qui va gagner directement chacun des cartilages aryténoïdes, en recouvrant une partie des muscles thyro-aryténoïdiens : alors elle se continue en arrière et en dehors avec la membrane du pharynx, et elle pénètre en dedans dans le larynx. Vers la base des cartilages aryténoïdes, elle forme, de chaque côté, un autre repli qui se porte horizontalement en avant vers l'angle rentrant du cartilage thyroïde ; plus bas, elle tapisse un enfoncement qu'on nomme ventricule du larynx ; et plus bas encore, elle embrasse le ligament thyro-aryténoïdien, au-dessous duquel elle recouvre la surface intérieure du cartilage cricoïde et la membrane crico-thyroïdienne.

1464. *Organisation de la membrane muqueuse du Larynx.* Cette membrane est d'une couleur rosée, bien différente de la teinte rouge foncée que présente la membrane muqueuse de la bouche. Quoiqu'elle soit molle, spongieuse, humectée continuellement, remplie de vaisseaux, son tissu est cependant en général très résistant ; mais cela devient surtout évident dans les endroits où elle est en contact avec les cartilages ; là, en effet, elle s'unit intimement avec leur périchondre. Elle renferme dans son épaisseur un grand nombre de follicules muqueux, dont on aperçoit assez facilement les orifices étroits, particulièrement sur la face inférieure de l'épiglotte et dans les ventricules du larynx ; mais on n'y observe que rarement des papilles, comme dans la plupart des autres membranes muqueuses. Le fluide qu'elle sépare est moins visqueux, moins tenace que celui de la membrane pituitaire ; mais il a plus de consistance que celui qui est fourni par la membrane buccale.

1465. *Glande épiglottique (Periglottis de quelques auteurs.)* On nomme ainsi un amas de petits grains glanduleux, tantôt agglomérés, tantôt isolés, plongés profondément dans une grande quantité d'un tissu cellulaire graisseux très dense, et qui occupe, au bas de la face antérieure de l'épiglotte, un espace triangulaire, borné en avant par le cartilage thyroïde et la membrane thyro-hyoïdienne. Dans quelques sujets, on ne peut distinguer la glande épiglottique au milieu du corps adipeux qui la renferme; mais généralement, on voit les cryptes qui la composent former de petites séries qui se prolongent jusqu'au bord de l'épiglotte et dans les replis muqueux qui l'entourent, et occuper toutes les ouvertures que présente ce fibro-cartilage vers son extrémité inférieure, pour venir verser le produit de leur sécrétion à sa face laryngée.

1466. *Glandes aryténoïdes.* On leur assigne ordinairement la forme d'un L, et elles se trouvent logées dans les replis que la membrane muqueuse présente en se portant de l'épiglotte aux cartilages aryténoïdes, et de ceux-ci au cartilage thyroïde. Elles sont formées par une agglomération de petits grains assez semblables au tissu de la glande lacrymale, d'une couleur variant du gris au blanc rougeâtre, d'un tissu ferme et résistant; leur branche verticale, arrondie, assez éloignée du cartilage aryténoïde correspondant, est libre dans le replis aryténo-épiglottique, la branche horizontale longe le replis qui borne en haut le ventricule du larynx, et est un peu moins saillante que l'autre; l'angle que ses deux branches forment en se réunissant, tient à la base du cartilage aryténoïde.

On n'aperçoit les orifices excréteurs des glandes aryténoïdes qu'avec beaucoup de peine.

Du Larynx considéré en général.

1467. Cet organe, dans son ensemble, a en quelque sorte la forme d'un cône renversé, dont la base est tournée en haut vers la langue, et le sommet en bas vers la trachée-artère. On lui distingue deux surfaces et deux extrémités.

1468. *Surface extérieure du larynx.* Elle offre en *avant* la saillie moyenne du cartilage thyroïde, plus marquée dans l'Homme que chez la Femme, et vulgairement appelée *pomme d'Adam* chez le premier; les deux surfaces obliques placées sur les côtés, la crête qui les traverse en arrière; une surface triangulaire qui couvre le muscle constricteur inférieur du pharynx; les petites cornes du cartilage thyroïde et leur articulation avec le cricoïde; la membrane crico-thyroïdienne; les deux muscles du même nom et une partie du cartilage cricoïde. En *arrière*, on observe à l'extérieur du larynx le muscle aryténoïdien; la ligne moyenne et postérieure du cartilage cricoïde; les muscles cryco-aryténoïdiens postérieurs; un espace vide placé de chaque côté entre les cartilages cricoïde et thyroïde, large en haut, étroit en bas, ayant plus d'étendue dans la Femme que chez l'Homme, rempli par du tissu cellulaire graisseux, et borné en dehors par le bord postérieur du cartilage thyroïde, plus saillant que les autres parties du larynx.

1469. *Surface intérieure du larynx.* Elle est tapissée dans toute son étendue par la membrane muqueuse; en bas, elle est formée par le cartilage cricoïde, et n'offre rien de remarquable; vers son milieu, à droite et à gauche, elle présente les *Cordes vocales* ou les *Ligaments inférieurs de la glotte*, que constituent les ligaments thyro-aryténoïdiens revêtus de la membrane muqueuse (1455). Au-dessus de ces cordes vocales, sont deux enfoncements alongés, d'une profondeur variable, étendus du cartilage thyroïde aux aryténoïdes; leur ouverture, toujours béante, elliptique, est plus grande que le fond et tournée en dedans et un peu en haut; leur fond est couvert par le muscle thyro-aryténoïdien; on les nomme les *Ventricules* ou *Sinus du larynx*. Dans l'Homme, ils sont plus profondément situés et plus éloignés de l'ouverture extérieure que dans la Femme, parce que chez lui les cartilages aryténoïdes sont plus long et plus élevés. Ils sont eux-mêmes surmontés par un repli de la membrane muqueuse (1455), que les anatomistes ont appelé *Ligament supérieur de la glotte*, et qui est parallèle aux cordes vocales.

L'intervalle compris entre les ligaments supérieur et inférieur d'un côté et ceux du côté opposé, et par lequel l'air entre dans les voies de la respiration ou en sort, est la *Glotte* (Γλωττις, *Grec.*). Cette ouverture, oblongue d'arrière en devant, a environ dix ou onze lignes de longueur dans un Homme adulte : postérieurement, où elle est formée par l'écartement qui sépare la saillie antérieure de la base des deux cartilages aryténoïdes, elle en a deux ou trois de largeur ; mais antérieurement, elle se rétrécit beaucoup par suite du rapprochement des deux ligaments qui la forment. Chez la Femme, les dimensions de la glotte sont un peu moins considérables ; elles varient aussi dans les divers individus, et même dans les différentes circonstances de la vie, par les mouvements qu'exécutent les cartilages aryténoïdes.

1470. L'*extrémité inférieure* du larynx, plus étendue dans l'Homme que dans la Femme, représente un cercle assez exactement tracé et formé par la circonférence inférieure du cartilage cricoïde : elle est unie par une membrane fibreuse au premier anneau de la trachée-artère. Son *extrémité supérieure* est beaucoup plus évasée que l'inférieure ; elle est formée en devant et sur le côtés par le bord supérieur du cartilage thyroïde, derrière le milieu duquel on aperçoit l'espace triangulaire occupé par la glande épiglottique, et bouché par une sorte de membrane fibreuse, plus épaisse au milieu que sur les bords, implantée à la cavité postérieure du corps de l'os hyoïde (349) et à la partie moyenne de l'épiglotte, au-dessous de l'endroit où se réfléchit la membrane muqueuse. Plus en arrière, on trouve l'épiglotte elle-même et ses divers replis muqueux glosso-épiglottiques et aryténo-épiglottiques; et l'ouverture supérieure du larynx, placée au-dessus de la glotte, et formée latéralement par ces derniers replis, en avant par l'épiglotte, en arrière par les cartilages aryténoïdes; elle a, dans l'état ordinaire, la figure d'un triangle dont la base est en devant et le sommet en arrière : sa direction est un peu oblique en arrière et en bas. Il ne faut pas confondre cette ouverture avec la glotte, qui est située au-dessous d'elle.

1471. Les artères du larynx lui sont fournies par les branches thyroïdiennes supérieures et inférieures. Ses veines vont se décharger dans les troncs correspondants. Ses vaisseaux lymphatiques se perdent dans les ganglions jugulaires inférieurs. Ses nerfs lui sont donnés spécialement par la paire des nerfs pneumo-gastriques, et par les deux ganglions cervicaux supérieurs.

Du Corps thyroïde.

1472. Le corps thyroïde (*Glandula thyroidea*) est un organe dont les usages nous sont totalement inconnus, et que les anatomistes ont coutume de décrire à la suite du larynx, à cause de sa situation; il en couvre en effet la partie inférieure et antérieure, ainsi que les premiers anneaux de la trachée-artère. Ce corps présente beaucoup de variétés dans son volume, suivant les âges et les individus, sans qu'on puisse leur assigner aucune cause; mais, en général, il est plus gros dans l'enfant que dans l'adulte; dans la Femme que dans l'Homme. Sa forme reste plus constamment la même; il semble composé de deux lobes ovoïdes, aplatis d'avant en arrière, plus épais inférieurement que supérieurement, et dirigés plus ou moins obliquement suivant les sujets où on les examine. Ces deux lobes sont quelquefois réunis dans une grande partie de leur étendue ; mais ordinairement ils sont séparés, et tiennent seulement l'un à l'autre par une sorte de cordon transversal, plus ou moins large et épais, et qu'on nomme *l'Isthme de la glande thyroïde*. Cette languette manque quelquefois et n'a jamais le même aspect sur deux cadavres ; elle ne monte jamais non plus jusqu'au larynx, qui est embrassé dans la concavité du croissant qu'elle forme conjointement avec les deux lobes latéraux.

1473. La *face antérieure* du corps thyroïde, convexe en général dans toute son étendue, est couverte au milieu par les muscles sterno-thyroïdiens et sterno-hyoïdiens, et sur les côtés par les muscles peauciers, omoplat-hyoïdiens et sterno-cléido-mastoïdiens. Sa *face postérieure*, concave, est unie par un tissu cellulaire filamenteux au larynx et aux premiers anneaux de la trachée-artère : elle recouvre aussi les muscles crico-thyroïdiens, thyro-hyoïdiens et constricteurs inférieurs. Ses *bords postérieur et latéraux* reposent sur les artères carotides primitives, sur les veines jugulaires internes, sur les nerfs pneumo-gastriques et récurrents, sur les cordons de communication des ganglions nerveux cervicaux, et, celui du côté gauche seulement, sur l'œsophage. Son *bord supérieur*, fortement échancré à sa partie moyenne est longé par les artères thyroïdiennes supérieures ; l'*inférieur*, convexe, est également côtoyé par des artères et donne naissance à des veines volumineuses. Les *extrémités supérieures* de ses lobes latéraux sont logées entre le cartilage thyroïde et les artères carotides primitives ; les *inférieures*, entre ces mêmes artères et la trachée-artère.

1474. Le corps thyroïde n'est renfermé dans aucune membrane ; le tissu cellulaire qui l'entoure immédiatement semble seulement lui fournir une enveloppe un peu serrée et ne contient jamais de graisse.

1475. Le tissu propre du corps thyroïde est peu consistant, mou, spongieux; sa couleur varie beaucoup; le plus souvent il est d'un rouge-brun, plus foncé dans les Femmes et dans les Enfants que chez les Hommes et les Adultes; quelquefois il a une teinte grise ou jaunâtre: sa texture intime n'est pas encore bien connue; le plus grand nombre des anatomistes l'a assimilée à celle des glandes. Ce corps est, en effet, formé de plusieurs lobules distincts, agglomérés en lobes plus ou moins volumineux, et composés eux-mêmes de granulations qu'il est difficile de discerner; un tissu cellulaire fin, qui ne présente jamais de graisse, occupe leurs intervalles, mais il est en petite quantité; une liqueur jaunâtre, onctueuse et comme huileuse, semble en remplir les aréoles sans être contenue dans des cavités spéciales. Bien fréquemment cependant on observe, répandues çà et là dans l'épaisseur de l'organe, des vésicules gonflées par un fluide *lactescent* ou incolore, épais ou ténu, transparent ou opaque: elles varient beaucoup pour le volume et pour le nombre; quelquefois même on n'en trouve aucune trace.

1476. Le corps thyroïde reçoit quatre artères principales fournies par les carotides externes et les sous-clavières, et souvent la crosse de l'aorte lui en transmet une isolée. Ses veines sont très nombreuses; elles accompagnent les artères ou sortent de son bord inférieur. Ses nerfs lui viennent des pneumo-gastriques et des ganglions cervicaux. Ses lymphatiques se perdent dans les ganglions jugulaires.

On n'a jamais pu lui trouver l'apparence d'un conduit excréteur.

CLASSE PREMIÈRE.

ARTICLE TROISIÈME.

ORGANES DE LA SENSIBILITÉ.

§ Ier. *De l'Encéphale ou Masse encéphalo-rachidienne, ou du Centre commun des Perceptions et des Volitions.*

1477. L'*Encéphale* (1) est un organe mou, pulpeux, qui est contenu dans la cavité du crâne et dans le canal vertébral (2), et qui est le centre du plus grand nombre des nerfs, des sensations et des actes de la volonté. Symétrique et régulier, comme les cavités qui le renferment, plus considérable proportionnellement chez l'enfant que chez l'adulte, chez l'Homme que chez la Femme (3), » cet organe est partagé suivant sa longueur dans la » direction de la ligne médiane du tronc, en deux moi- » tiés ou portions égales, l'une droite, l'autre gauche: » mais ces portions, qui, dans une partie de leur éten- » due, sont distinctes ou séparées par une scissure ou » sillon plus ou moins profond, sont, dans plusieurs » endroits, assemblées, et intimement unies par des

(1) Ἐγκέφαλος, de ἐν τῇ κεφαλῇ, *qui est placé dans la tête.*

(2) Je ne crois pas devoir refuser à l'encéphale, malgré l'étymologie rigoureuse de ce mot, un droit de domicile dans les fosses occipitales inférieures sur-tout, et même dans le canal rachidien. — Telle est pourtant la manière de voir de plusieurs célèbres professeurs, entre autres de M. Cruveilhier.

(3) Au moment de la naissance, le poids de l'encéphale forme la sixième ou la septième partie de celui de tout le corps; dans l'homme fait, il n'en n'est plus que la trente-cinquième environ.

» lames, des commissures réciproques (1). » Aussi est-il composé de parties impaires placées le long de la ligne médiane, et de parties paires qui occupent les côtés de cette ligne. Mais, outre cette division longitudinale, on observe encore des scissures qui partagent l'encéphale dans le sens de la largeur, et qui permettent de le considérer, pour la facilité de l'étude seulement, comme formé de quatre parties très différentes par leur volume, leur situation, leur texture et leur forme : la première est le *Cerveau*, qui occupe la plus grande partie de la cavité du crâne; la seconde est le *Cervelet*, beaucoup moins considérable et logé dans les fosses occipitales inférieures ; la troisième, située à la base du crâne, est la *Protubérance cérébrale* ou *le Mésocéphale*, et la quatrième est la *Moelle vertébrale*.

1478. L'encéphale est enveloppé par des membranes, dont l'une, extérieure, a reçu le nom de *Dure-mère*, une moyenne celui d'*Arachnoïde*, et une intérieure celui de *Pie-mère*.

1° *Du Cerveau* (*Cerebrum*) *considéré à l'extérieur.*

1479. C'est la portion la plus considérable de l'encéphale ; il occupe toute la partie supérieure de la cavité du crâne, s'étendant du front aux fosses occipitales supérieures, et s'appuyant en devant sur les voûtes orbitaires, au milieu sur les fosses moyennes de la base du crâne, et en arrière sur un repli de la dure-mère, nommé la *Tente du Cervelet*. Sa forme est celle d'un ovoïde assez uniformément convexe en dessus, légèrement comprimé sur les côtés et aplati en dessous ; sa grosse extrémité est tournée en arrière, ce qui répond à la figure du crâne.

(1) CHAUSSIER ; *Expos. somm. de la Structure de l'Encéph.*, 1807.

1480. La pesanteur spécifique du cerveau est à celle de l'eau comme 1050 : 1000 (1). Elle paraît moindre chez le vieillard que dans l'adulte (2).

1481. On distingue au cerveau une *région supérieure*, convexe, arrondie, qui est en rapport avec les os de la voûte du crâne, et une *région inférieure*, inégalement arrondie sur les bords, aplatie dans son milieu, et moulée sur la base de cette cavité.

1482. *Surface supérieure du Cerveau.* Elle présente, sur la ligne médiane, une scissure profonde (*Scissure interlobaire*, Chauss.) occupée par le repli de la dure-mère, désignée sous le nom de *Faulx cérébrale* ; en devant et en arrière, cette scissure, dont le bord supérieur a la forme d'une demi-ellipse, divise le cerveau dans toute sa hauteur ; mais, au milieu, elle est bornée par une lame blanche qu'on nomme le *Corps calleux* ou le *Mésolobe* : il en résulte que l'organe semble être partagé par elle en deux parties, l'une droite et l'autre gauche ; ce sont les *Hémisphères du cerveau* (*Lobes*, Chauss.), qui ont chacun la forme d'un quart d'ovoïde, qui sont alongés d'arrière en avant, et offrent une *face interne*, plane, verticale, en rapport avec celle du lobe opposé, semblant se continuer en bas et au milieu avec le mésolobe, au-dessus duquel elle forme une fente longitudinale, analogue aux ventricules du larynx, et où se trouvent logées des branches d'artères ; et une *face supérieure* et *externe*, convexe et arrondie.

Toute la superficie des lobes ou hémisphères cérébraux est remarquable par un grand nombre d'éminences arrondies sur leurs bords, flexueuses, ondulées, se pénétrant par des inégalités réciproques, et ayant quelque ressemblance avec la disposition de l'intestin grêle dans

(1) Muschenbroëck.

(2) Sœmmering.

l'abdomen; on les nomme *Circonvolutions du cerveau* (*Gyri*, Lat.), tandis que les enfoncements qui les séparent sont dits *Anfractuosités* (*Anfractus seu sulci*).

Le nombre et le volume des circonvolutions cérébrales sont très variables : rarement les trouve-t-on les mêmes sur les deux lobes; dans des individus du même âge, elles sont tantôt très grosses, tantôt très petites; en général, dans le fœtus et dans l'enfant naissant, elles sont peu prononcées. Les anfractuosités ne varient pas moins dans leur disposition : toujours étroites, d'une profondeur toujours à peu près égale et allant jusqu'à un pouce, elles ont tantôt beaucoup de longueur, tantôt une fort petite étendue : elle sont tapissées par des prolongements de la pie-mère. Leur direction est transversale, longitudinale ou oblique; quelques-unes sont simples; le plus grand nombre présente des subdivisions dans leur trajet, et se continue avec les voisines; on en voit se porter vers la face inférieure du cerveau. Dans ses anfractuosités, on observe profondément des saillies secondaires qui, nées d'une circonvolution, s'engagent dans des enfoncements correspondants pratiqués sur la circonvolution contiguë : Au reste, comme l'a indiqué Bichat, les circonvolutions et les anfractuosités du cerveau ne sont nullement en rapport avec les éminences et avec les cavités de la face interne du crâne.

1483. Le cerveau est symétrique, sauf quelques rares exceptions.

1484. *Surface inférieure du Cerveau.* Cette surface du cerveau a été regardée par la plupart des anatomistes comme formée de plusieurs régions distinctes, qu'ils ont nommées *Lobes* (*Lobules*, Chauss.), et qui occupent la base des hémisphères. Ces lobes sont au nombre de trois de chaque côté : l'un, *antérieur*, repose sur la voûte orbitaire; le second, *moyen*, fait une saillie considérable au-dessous du niveau du premier; et remplit les fosses moyenne et latérale de la base du crâne ; le troisième, *postérieur*, est soutenu par la tente du cervelet, et offre une légère excavation. Au reste, la base du cerveau nous présente d'abord, en avant et sur la ligne médiane, une fente qui est la terminaison de la grande scissure interlobaire dont nous avons parlé; cette fente n'est remplie par la faulx cérébrale que dans son tiers antérieur seulement; les deux tiers postérieurs en sont occupés par des prolongements vasculaires qui passent d'un hémisphère à l'autre : elle est bornée en haut par la partie antérieure du mésolobe ou corps calleux; elle sépare l'un de l'autre les deux lobes antérieurs, dont on aperçoit latéralement la surface plane, à peu près triangulaire, et rétrécie en devant. Sur chacun de ces lobes, est creusé un sillon rectiligne, très profond qui semble être une anfractuosité séparant deux circonvolutions; dirigé d'arrière en avant et un peu de dehors en dedans, il loge le tronc du nerf olfactif.

En dehors de ce sillon, sont quelques anfractuosités et circonvolutions moins prononcées que celles de la région supérieure, et en arrière de lui on trouve, de chaque côté, entre les lobes antérieur et moyen, un enfoncement transversal considérable, anguleux, qui loge une des branches principales de l'artère carotide interne, et qui se prolonge obliquement en haut et en arrière sur la face convexe de l'hémisphère, où il se perd dans les anfractuosités voisines : c'est la *Scissure de Sylvius* (*grande Scissure inter-lobulaire*, Chauss.), laquelle répond au bord postérieur de l'apophyse d'Ingrassias, et se continue en dedans et en arrière, à angle presque droit, avec une autre scissure longitudinale, bornée en dehors par le lobe moyen, en dedans par les nerfs optiques et par les pédoncules antérieurs de la protubérance cérébrale. Cette seconde scissure laisse passer la pie-mère dans les ventricules latéraux du cerveau, mais elle est bouchée par l'arachnoïde; postérieurement, elle communique avec une fente transversale dont nous parlerons bientôt. Vers le point de réunion de ces deux scissures, on voit un espace blanchâtre, percé de plusieurs ouvertures qui admettent des vaisseaux assez considérables, ce qui est une disposition assez rare à la superficie de l'encéphale : cette espèce de surface blanche présente aussi quelques stries, et remonte vers le corps calleux, avec lequel il semble se continuer.

Entre les deux scissures inter-lobulaires, est la commissures des nerfs optiques, de la surface supérieure de laquelle on voit s'élever une membrane grisâtre, pulpeuse et cependant assez résistante, transparente et peu vasculaire, laquelle ferme l'extrémité antérieur du troisième ventricule, et se porte à la partie antérieure et inférieure du corps calleux.

Derrière la commissure des nerfs optiques, est un tubercule grisâtre (*Tuber cinereum*, Sœmm.), qui tient à ces nerfs, sous lesquels il s'enfonce un peu, et se prolonge postérieurement jusqu'aux éminences mamillaires, qui en sont comme enveloppées ; il forme une partie du plancher du troisième ventricule, et renferme dans son centre un petit noyau de substance blanche.

Du milieu de ce tubercule, descend obliquement en devant la *Tige pituitaire* (*Tige sus-sphénoïdale*, Chaussier), sorte de prolongement mince, grêle, conique, de couleur rougeâtre, qui passe sous la commissure des nerfs optiques, et se termine, par son sommet, à un petit corps molasse, logé dans la fosse pituitaire du sphénoïde. Elle n'est point creuse dans son intérieur, comme plusieurs auteurs l'ont pensé, et elle se trouve renfermée dans une enveloppe que l'arachnoïde lui fournit (1).

(1) C'est cette même partie qu'on a aussi désignée par les noms anciens de *Scyphus cerebri*, et d'*Encephali Sentina*.

Le petit organe auquel aboutit cette tige porte le nom de *Corps pituitaire* (*Glande pituitaire* de la plupart des anatomistes; *Appendice sus-sphénoïdale du cerveau*, Chauss.; *Hypophysis*, Sœmm.); sa structure et ses usages ne sont pas encore bien connus; arrondi et transversalement alongé, il est appuyé sur la dure-mère qu'il environne de tous côtés, excepté en haut où l'arachnoïde se déploie sur lui; il ne présente point la structure vasculaire uniforme propre aux glandes; mais il est évidemment composé de deux portions adossées, intimement unies l'une à l'autre, et cependant distinctes. La première de ces portions, qui est la plus considérable, est antérieure, d'une couleur jaune cendrée, convexe en devant, échancrée en arrière, elle a la forme d'un rein; la seconde, postérieure, plus petite, plus claire, est molle, pulpeuse, et imprégnée d'un liquide visqueux et blanchâtre. Le corps pituitaire est parcouru par quelques vaisseaux sanguins, il renferme quelquefois de petites concrétions calculeuses.

Les *Tubercules mamillaires* ou *pisiformes* (Chauss.) sont situés derrière la substance grise d'où naît la tige pituitaire; ils ont la forme et le volume d'un pois; blancs à l'extérieur, ils ont une teinte grise à l'intérieur; ils sont unis l'un à l'autre par un petit ruban grisâtre qui se déchire facilement, et qui concourt à former le plancher du troisième ventricule: c'est à eux que viennent aboutir les prolongements antérieurs de la voûte à trois piliers.

Plus loin, en arrière, entre les pédoncules antérieurs de la protubérance cérébrale, on rencontre une excavation triangulaire, dont le fond, rempli par de la substance blanche, forme aussi une partie du plancher du troisième ventricule, et est percé de plusieurs ouvertures pour des vaisseaux.

Sur les côtés de ces mêmes pédoncules antérieurs, on voit les lobes moyens du cerveau, séparés des postérieurs par un sillon oblique d'avant en arrière, bien moins profond que la scissure de Sylvius, et correspondant au bord supérieur du rocher. Les uns et les autres offrent des anfractuosités et des circonvolutions, moins sinueuses que celles de la face supérieure des hémisphères : la profondeur des premières n'égale guère que la moitié de celles des anfractuosités supérieures.

1485. Ainsi donc, entre le *Chiasma* ou la Commissure des nerfs optiques et les Pédoncules cérébraux, il est intercepté un espace lozangique dans l'aire duquel se voient l'espace interpédonculaire, les Tubercules mamillaires, le Tubercule cinereum, le Corps pituitaire et l'Infundibulum.

1486. Entre les lobes postérieur et moyen d'un côté et ceux de l'autre, est placée la protubérance cérébrale, derrière laquelle on trouve l'extrémité postérieure du corps calleux, réunissant les deux hémisphères cérébraux. Entre cette extrémité et la face supérieure de la protubérance, est une fente large, transversale, qui conduit dans le troisième ventricule l'arachnoïde et la pie-mère, et qui renferme le canal arachnoïdien et la glande pinéale. A droite et à gauche, elle se continue avec une autre fente demi-circulaire, placée entre les corps frangés et les couches des nerfs optiques, au fond d'une scissure que nous avons décrite, et qui laisse pénétrer la pie-mère dans les ventricules latéraux. Ces trois fentes, ainsi réunies, établissent une communication manifeste entre l'extérieur du cerveau et ses cavités intérieures, et Bichat leur donne le nom collectif de *grande Fente cérébrale.*

Enfin, on observe, tout-à-fait en arrière, et sur la ligne médiane de la face inférieure du cerveau, la terminaison de la grande scissure inter-lobaire, qui loge la fin de la faulx cérébrale.

2° Du Cervelet (Cerebellum) considéré à l'extérieur.

1487. Le cervelet offre moins du tiers du volume du cerveau ; son poids, qui varie beaucoup suivant les divers âges, est ordinairement, dans l'homme adulte, la huitième ou la neuvième partie de celui du cerveau; la seizième ou la dix-huitième dans l'enfant naissant. Sa forme, symétrique et régulière, répond à celle des fosses occipitales inférieures, qui le logent; il a beaucoup plus de largeur que de hauteur, et peut être comparé à deux sphéroïdes déprimés, placés à côté l'un de l'autre sur un plan horizontal, et confondus par une partie de leur surface. Il est d'un gris rougeâtre à l'extérieur, et est plus mou, plus léger proportionnellement que le cerveau. Sa surface présente un assemblage de lames grises (*Folia cerebelli*), épaisses d'une ligne à une ligne et demie, placées de champ les unes contre les autres, concentriques, régulières, plus étendues en arrière, plus courtes en devant, séparées par des sillons étroits que tapisse la pie-mère, et sur lesquels passe l'arachnoïde. De ces lames, les unes sont bornées à la face supérieure du cervelet; les autres à l'inférieure; elle ne se confondent point entre elles, et aucune ne fait le tour de l'organe. Chaque lobe du cervelet présente ordinairement à sa superficie soixante ou soixante-cinq de ces lames, trente à trente-cinq sur la face supérieure, vingt-quatre ou trente à la face inférieure. Mais, en écartant ces lames principales, on en aperçoit beaucoup d'autres semblables à elles pour la forme, mais plus petites et plus minces, entièrement cachées dans les sillons et se recouvrant mutuellement en partie. Quelques-unes sont très courtes, et ont à peine une ligne ou deux de hauteur; d'autres sont plus grandes; mais aucune n'arrive à la superficie du cervelet, et toutes sont attachées par leur base à une des circonvolutions primitives, dont elles sont, pour ainsi dire, des ramifications. Chaussier, qui le premier a fait connaître la plupart de ces particularités, dit que le nombre de ces lames secondaires, toujours très considérable, est sujet à beaucoup de variétés individuelles ; il paraît, au reste, monter constamment à six ou sept cents environ.

Quant aux lames primitives elles-mêmes, quoique toutes séparées par un sillon, elles se groupent, se réunissent au nombre de deux, trois, quatre, cinq ou six, de manière à partager en *lobules fasciculés* la surface du cervelet. Ces lobules sont distingués les uns des autres par des sillons plus larges et plus profonds, ainsi que par la disposition et la direction de leurs lames : ils ne sont point parallèles, mais ils se coupent presque tous à angle plus ou moins aigu. Leur nombre est assez grand : on en reconnaît ordinairement seize, savoir cinq *supérieurs*, deux *postérieurs*, et neufs *inférieurs*.

1488. *Surface supérieure du Cervelet.* Aplatie, inclinée obliquement en arrière et en dehors, recouverte par la tente du cervelet, elle offre, sur sa partie antérieure et moyenne, une saillie alongée (*Processus vermiformis superior ; partie fondamentale du Cervelet*, Gall), qui est formée par l'entrecroisement réciproque des lames dont sont composés les deux lobes ou hémisphères de l'organe. Toute cette surface supérieure est occupée par cinq lobules fasciculés, communs aux deux lobes, et disposés par bandes transversales arquées ; leur convexité est tournée en arrière ; ils sont seulement flexueux sur la ligne médiane ; ils ont à peu près la même forme. Le premier ou le plus antérieur, moins étendu, est plus courbé que les autres ; ses lames s'étendent sans interruption d'un lobe à l'autre, et sont seulement un peu plus larges sur la ligne médiane, où elle forme une saillie assez élevée. Les quatre autres lobules sont successivement plus longs et moins arqués ; leurs lames semblent interrompues le long de la ligne médiane ; quelques-unes se détachent de l'un d'eux pour s'unir à un autre, ou se replient de manière à former une espèce de nœud; d'autres se terminent au fond d'un sillon par une languette anguleuse ; quelques lames du lobe droit finissent à gauche, et réciproquement; d'autres lamelles se forment en cet endroit et se mêlent avec les autres lors de leur passage. C'est de cette disposition que résulte le processus vermiforme dont nous avons parlé.

1489. *Surface inférieure du Cervelet.* Elle présente, sur la ligne médiane, un enfoncement profond, qu'on a appelé le *Vallon*, qui loge en devant le commencement de la moelle vertébrale, et qui, en arrière, est partagé en deux par une éminence assez volumineuse (*Processus vermiformis inferior; Lobule médian*, Chauss.) : elle est entourée, des deux côtés, par un ruban de substance blanche, c'est un véritable lobule lamellé, composé d'un grand nombre de feuillets parallèles, transversaux, inégaux en grandeur et en hauteur. Quelques-uns d'entre eux sont un prolongement des languettes qui terminent les lobules latéraux ; d'autres naissent dans l'intervalle des sillons et sont plus ou moins longs ; au milieu, où ce lobule est plus large et plus élevé, ses lames sont triangulaires; en arrière, il offre un tubercule peu saillant; en avant, il se termine par un prolongement étroit, arrondi, long de sept à huit lignes, large de quatre à cinq, et que l'on a mal à propos comparé à la luette (*Eminence mamillaire du Vermis inferior*, Vicq-d'Azyr; *Luette*, Malacarne).

De chaque côté, la partie inférieure du cervelet offre une surface fortement convexe, arrondie, élevée dans son milieu, et où l'on distingue quatre lobules qui décrivent des arcs concentriques, et se contournent en dedans pour aboutir à la dépression moyenne. Le premier d'entre eux est moins long, mais plus large et plus épais que les suivants, il est composé d'un grand nombre de lames concentriques différentes par leur étendue et par leur direction : celles qui occupent les bords de la fosse médiane sont courtes et forment une sorte de protubérance arrondie. Au côté externe de ce premier lobule, et un peu en devant, est une petite touffe (*Lobule du nerf vague*, Vicq-d'Azyr; *Appendice lobulaire*, Chauss.) feuilletée ou lamellée, oblongue, arrondie, peu saillante, distincte par le peu de volume de ses lames et par un sillon très marqué.

Les trois autres lobules inférieurs latéraux sont moins composés que le premier et deviennent successivement plus longs : leurs lames sont moins obliques, ils ne conservent point la même épaisseur dans toute leur étendue; on voit, en différents endroits, leur lame se confondre; le dernier se termine par une languette dans l'enfoncement médian.

1490. *Circonférence du Cervelet.* En avant et en arrière, la courbure de cette circonférence est interrompue par deux échancrures ou larges enfoncements : l'une, *postérieure*, correspond à la crête occipitale interne, et reçoit la faulx du cervelet; l'autre, *antérieure*, plus large, évasée, semi-lunaire, embrasse une partie de la protubérance cérébrale et le commencement de la moelle vertébrale. Cette circonférence est en outre parcourue par un grand *sillon horizontal*, assez profond dans toute son étendue et très large en avant. Tout-à-fait en arrière, de chaque côté de l'échancrure postérieure, la circonférence du cervelet offre un lobule distinct, semblable à un segment cunéiforme d'ovoïde, et composé d'une grande quantité de lames et de lamelles; il se termine par une languette qui se perd près du lobule médian inférieur.

3° *De la Protubérance cérébrale* (*Pons Varoli*, HALLER; *Mésocéphale* CHAUSS.; *Nodus encephali*, SOEMM.) *considérée à l'extérieur.*

1491. C'est la portion la moins volumineuse de l'encéphale, dont elle forme, pour ainsi dire, le centre, et dont elle ne pèse que la soixantième ou la soixante-cinquième partie : sa consistance est plus grande que celle des deux organes précédents : placée entre le cerveau et le cervelet, elle a des connexions intimes avec tous les deux, au moyen de forts prolongements. Elle est limitée en haut, du coté du cerveau, par un sillon ou enfoncement circulaire, large et profond en devant, superficiel et peu marqué en arrière; en bas, par un étranglement demi-circulaire où commence la moelle vertébrale.

Elle présente une forme à peu près régulièrement quadrilatère; son épaisseur est presque égale à sa largeur; elle est obliquement dirigée en bas et en arrière.

1492. *Face antérieure* (*Commissure du Cervelet*, Gall). Elle est tournée en bas, convexe, plus large que la supérieure, appuyée sur la gouttière basilaire, comme une portion d'anneau, elle embrasse les pédoncules du cerveau, ce qui la fait souvent nommer *Protubérance annulaire.* Elle est creusée sur la ligne médiane par un large sillon, arrondi dans son fond, et dans lequel est placée l'artère basilaire, de chaque coté; plusieurs autres sillons plus petits, se rapprochant plus ou moins de la direction transversale, et plus superficiels, logent les rameaux de la même artère.

1493. *Face postérieure.* Elle est tournée en haut et cachée presque entièrement par l'échancrure inférieure de la circonférence du cervelet. Elle présente supérieurement quatre tubercules (*Tubercules quadrijumeaux*) blancs à l'extérieur, gris à l'intérieur, oblongs, arrondis, rapprochés par paire l'un contre l'autre, et séparés par deux sillons qui se coupent crucialement. De ces deux tubercules, qui sont rarement d'un volume égal, les deux supérieurs (*Nates*) sont plus gros, plus larges et plus saillants que les inférieurs (*Testes*) : ils sont situés immédiatement derrière la commissure postérieure. La glande pinéale correspond au point de section des deux sillons. Au-dessous et en dehors des tubercules inférieurs, on voit, de chaque côté, une éminence alongée qui pourrait être prise pour une troisième paire de tubercules, et qui se prolonge vers la racine du nerf optique. Derrière les tubercules quadrijumeaux, est une lame pulpeuse, grisâtre, très mince, facile à rompre, qui remonte vers le cervelet et forme la voûte du quatrième ventricule ; *c'est la Valvule de Vieussens :* elle paraît composée de fibrilles et de petites lames transversales d'une substance grisâtre, qui, dans leur milieu, sont entre-coupées par une sorte de *raphé* longitudinal. Après avoir passé sous l'échancrure antérieure du cervelet, cette lame s'élargit, s'amincit peu à peu, et s'unit à la paroi postérieure du quatrième ventricule : par ses cotés, elle se continue évidemment avec les pédoncules supérieurs du cervelet. Immédiatement au-dessous du point où elle abandonne la protubérance cérébrale, on remarque une ouverture qui est l'orifice postérieur de l'*Aqueduc de Sylvius*, par lequel le troisième et le quatrième ventricule communiquent à travers l'épaisseur de cette protubérance elle-même. Plus bas, est une surface légèrement excavée, à peu près verticale, qui constitue la paroi antérieure du quatrième ventricule; elle est couverte d'une couche de substance grisâtre et partagée dans toute sa longueur par un sillon étroit, anguleux, qui commence à l'orifice de l'aqueduc de Sylvius, et qui se termine sur la moelle à la hauteur de l'atlas : c'est ce sillon qu'on appelle communément *Calamus scriptorius* (*Fossette angulaire du quatrième Ventricule*, Chauss.), parce qu'en finissant il forme un angle aigu assez semblable au bec d'une plume à écrire. Plusieurs lignes obliques, blanches, très fines, viennent de haut en bas et de dehors en dedans, se rendre à cette rainure; elles semblent être des espèces de bandelettes légèrement appliquées à la surface de la protubérance. Haller, Vicq-d'Azyr, Sœmmering, regardent ces filets blancs comme l'origine du nerf acoustique; mais comme leur nombre et leur direction varient beaucoup, que quelquefois ils manquent tout-à-fait, Prochaska et Gall se déclarent contre cette opinion. Cependant, assez généralement, parmi ces stries, les supérieures vont au nerf acoustique, les moyennes et les inférieures au cervelet.

1494. L'*extrémité supérieure* de la protubérance cérébrale est large, saillante, et forme une espèce de bourrelet dont les côtés sont continus avec les pédoncules du cerveau; l'*inférieure* est moins volumineuse, plus arrondie, et séparée de la moelle par un sillon transversal, lequel est produit, non par une interruption dans la continuité de la substance encéphalique, mais par l'épaisseur des couches transversales de la protubérance cérébrale elle-même. *Ses côtés* sont unis aux pédoncules du cervelet.

De la Moelle vertébrale (*Prolongement rachidien*, CHAUSS.; *Medulla dorsalis Spinæ*) *considérée à l'extérieur.*

1495. C'est un long et gros cordon, irrégulièrement cylindroïde, qui, de la protubérance cérébrale, descend, dans le canal vertébral, jusqu'au niveau de la première ou de la deuxième vertèbre des lombes, et toujours chez l'adulte plus bas que dans l'enfant. Son poids varie de la dix-neuvième à la vingt-cinquième partie de celui du cerveau dans l'homme adulte; dans l'enfant naissant il n'en forme guère que la quarantième partie: ce poids, au reste, diminue proportionnellement, par la dessiccation, bien plus que celui des autres portions de l'encéphale. Son volume est différent dans les divers points de son étendue : fort renflée à son origine, qui n'est distincte de la protubérance cérébrale que par un enfoncement transversal, elle se rétrécit beaucoup ensuite, puis offre un nouveau renflement au milieu de la région cervicale. Rétrécie encore vers la fin de cette région, elle acquiert plus de grosseur au haut du dos, puis diminue dans sa partie inférieure, pour se terminer enfin par une espèce de tubercule ovale et renflé. Elle n'est point vacillante dans le canal vertébral ; elle n'est point non plus appuyée contre les surfaces osseuses, mais elle est constamment soutenue d'une manière fixe dans le milieu de cette cavité, un peu plus rapprochée pourtant de la paroi antérieure que de la postérieure.

On distingue dans la moelle vertébrale, une partie moyenne ou *corps* et deux *extrémités*.

1496. *Extrémité supérieure* (*Bulbe rachidien*, Ch.). Renfermée dans le crâne, elle forme une sorte de renflement étendu de la protubérance cérébrale au grand trou occipital, elle se rétrécit à mesure qu'elle descend, et est légèrement comprimée d'avant en arrière. Sa *face antérieure*, large, convexe, en rapport avec l'occipital, est remarquable par quatre éminences symétriquement placées les unes à côté des autres. Deux sont en dedans séparées l'une de l'autre par une rainure médiane, beaucoup plus profonde en haut qu'en bas, remplie par la pie-mère, et se continuant sur toute la face antérieure de la moelle jusqu'à son extrémité lombaire : ce sont les *Eminences pyramidales* (*Eminences médianes*, Chauss.; *Pyramides antérieures*, Gall); elles semblent naître de l'extrémité inférieure de la protubérance cérébrale, où elles ont plus de largeur et de saillie, et, après huit à dix lignes de trajet, elles disparaissent insensiblement dans le tissu de la moelle : à la hauteur de l'atlas on n'en reconnaît déjà plus de trace. Les deux éminences latérales sont appelées *olivaires* (*Corpora olivaria*, Sœmm.; *Eminences latérales*, Chauss.) : séparées des précédentes par une légère dépression, elles sont très consistantes, oblongues, saillantes dans leur milieu, et arrondies à leurs extrémités : elles sont blanches à l'extérieur.

La *face postérieure* de l'extrémité supérieure de la moelle vertébrale concourt à former le quatrième ventricule, et se continue sans démarcation avec la protubérance cérébrale : elle est creusée sur la ligne médiane, par une partie du *Calamus scriptorius*, qui est fermé en bas par un repli de l'arachnoïde, et qui se termine à la hauteur du trou de l'occipital. De chaque côté, on observe deux éminences oblongues, blanchâtres (*Processus restiformes*, Redley; *Pyramides postérieures*, Gall), qui contribuent à la formation du cervelet.

1497. *Corps de la Moelle vertébrale.* Nous avons déjà fait connaître les renflements et les étranglements qu'il présente dans son trajet (1494). Sa *face antérieure* correspond aux corps des vertèbres ; elle présente un grand nombre de petits replis ou sillons transversaux, plus ou moins rapprochés, particulièrement apparents depuis la dernière vertèbrale cervicale jusqu'à la neuvième dorsale : elle est parcourue dans toute son étendue par une scissure médiane très profonde et très visible, qui la partage en deux moitiés latérales. Sa *face postérieure* offre aussi des replis transversaux; mais ils sont moins visibles que sur l'antérieure : elle est aussi divisée dans toute sa longueur par un sillon médian qui commence entre les deux pyramides postérieures ; il est plus serré sur ses bords, plus étroit, et moins profond que l'antérieur, sur-tout chez l'adulte. Ses deux sillons médians, suivant la remarque de Chaussier, auquel nous empruntons plusieurs détails importants, reçoivent un repli de la membrane propre de la moelle, et servent au trajet d'un grand nombre de ramuscules vasculaires, qui, par une infinité de petits trous, pénètrent dans l'épaisseur de cette moelle, et s'y subdivisent. Dans le fond de chacun d'eux, on voit une couche de substance blanche : pour le postérieur, cette couche est formée par deux faisceaux longitudinaux; pour l'antérieur, elle est composée de filaments transverses qui s'entrecroisent sur la ligne médiane, et elle présente plus d'épaisseur au cou que dans le reste de son étendue. Par la disposition de ces sillons, l'organe est divisé profondément sur toute sa longueur, et comme partagé en deux gros cordons intimement unis dans toute leur étendue.

1498. Au reste, sur les faces antérieure et postérieure du corps de la moelle, de chaque côté et à quelque distance du sillon médian, sont des sillons collatéraux, superficiels, assez larges, dans lesquels viennent s'implanter les racines des nerfs vertébraux. Les postérieurs, plus marqués, ont des bords arrondis et très blancs, et un fond rougeâtre, formé par une substance très molle; ils commencent par une ligne peu sensible entre le corps olivaire et la pyramide postérieure, et ils s'élargissent et deviennent plus profonds en descendant : depuis l'axis jusqu'à la neuvième vertèbre dorsale, ils ont une demi-ligne de largeur; ensuite chacun d'eux se partage en deux lignes parallèles et séparées par de la substance blanche, qui se perdent peu à peu sur l'extrémité lombaire. Dans tout leur trajet, ils offrent uns série de petits trous régulièrement disposés les uns au-dessus des autres, et où les racines des nerfs étaient implantées.

Les deux sillons collatéraux antérieurs commencent entre les éminences pyramidales et olivaires; ils sont moins apparents, moins larges, plus superficiels; leur fond est moins rouge, plus ferme et plus dense.

Ces sillons s'aperçoivent beaucoup mieux sur les enfants nouveau-nés que sur les adultes.

1499. Les *faces latérales* du corps de la moelle correspondent à la base des apophyses transverses; elles sont étroites et arrondies, on n'y aperçoit aucune trace de sillon ni de division longitudinale, comme le veulent quelques anatomistes.

1500. L'*extrémité inférieure* de la moelle présente deux renflements : l'un supérieur, ovoïde, plus volumineux; l'autre inférieur, plus petit et conique.

5° Organisation intérieure de l'Encéphale en général.

1501. La substance encéphalique est molle et pulpeuse, mais sa consistance varie suivant l'âge : diffluente et presque fluide dans le fœtus, elle devient plus ferme à mesure qu'on avance en âge. Sa pesanteur spécifique, dans l'adulte, est : : 1510 : 1000. Son odeur est fade, comme spermatique, tenace, soluble dans l'eau, insoluble dans l'alkohol et dans les huiles. Cette substance n'est point homogène par-tout; mais on y distingue :

1502. 1° Une *Substance grisâtre*, molle, spongieuse, comme vasculaire (*Substance corticale* de la plupart des anatomistes), formant le plus souvent une espèce d'enveloppe superficielle aux diverses parties de l'organe, mais répandue aussi dans différents endroits de son épaisseur, et quelquefois mélangée d'une manière plus ou moins intime avec la substance blanche; cette pulpe, le solide le moins consistant du corps de l'homme, sans organisation bien apparente, reçoit une quantité considérable de vaisseaux artériels; elle est rougeâtre chez les enfants, cendrée chez les vieillards, pâle et incolore dans les hydropiques, sans doute à cause de la quantité plus ou moins grande du sang qui lui parvient. Dans quelques endroits du cerveau, que nous ferons connaître, cette substance acquiert une teinte noire ou jaune, et c'est là ce qui a fait admettre par Sœmmering et par Gennari, dans la composition de l'encéphale, deux substances particulières, l'une *noire* et l'autre *jaune*, que les autres anatomistes n'ont point encore généralement adoptées. Sa couleur se détruit par la macération dans l'eau, les acides ou l'alkohol. Par la coction dans l'eau ou dans l'huile, elle prend une apparence grenue. Elle est, du reste, de même nature dans le cerveau et dans le cervelet.

Examinée au microscope, elle paraît composée d'une immense quantité de globules irrégulièrement arrondis, d'une grosseur inégale, et huit fois plus petits que les globules du sang; ils sont unis entre eux par un tissu transparent très fin, gorgé d'un liquide séreux très abondant, et paraissent entassés confusément. C'est dans cette partie de la substance encéphalique que se trouvent les branches artérielles et veineuses les plus ténues.

Sous le rapport de la composition intime, cette substance diffère beaucoup de la suivante, puisque les chimistes y ont trouvé bien moins de graisse et ont constaté qu'elle ne renfermait pas de phosphore.

1503. 2° Une *Substance blanche* (*Substance médullaire* des auteurs), plus ferme, plus dense, moins gorgée de fluide que la précédente, ce qui fait qu'elle résiste un peu plus à la putréfaction, et que, par la dessiccation, elle ne perd que les six dixièmes de son poids, tandis que l'autre en perd les huit dixièmes. Elle prédomine aussi par sa masse sur la substance grise, et elle occupe surtout l'intérieur et la base de l'organe. Elle est parsemée d'une quantité innombrable de rameaux vasculaires très fins, dont la section représente autant de petits points rouges, et dont le calibre est beaucoup plus considérable vers le centre qu'à la périphérie de l'encéphale. Elle devient évidemment fibreuse en beaucoup d'endroits; les globules qui la composent paraissent, au microscope, disposés en lignes droites, et sont d'un diamètre plus grand que dans la substance grise. Les opinions sur sa structure intime sont très variées : les uns enseignent qu'elle est solide, les autres qu'elle est tubuleuse; on a dit qu'elle était absolument dépourvue de vaisseaux, et qu'elle en était entièrement composée; on l'a regardée comme médullaire; Gall et Spurzheim, avec MM. Bauer et Everard Home, se rangent du côté de ceux qui, comme Haller, Malacarne, Monro, Sœmmering, Vicq-d'Azyr, Meckel, Wensel, la croient fibreuse, et dont nous partageons la manière de voir.

Les chimistes indiquent comme éléments de cette substance, l'eau, dans la proportion de 80,00; une matière grasse, blanche, dans celle de 4,53; une matière grasse rougeâtre, dans celle de 0,70; de l'osmazome pour 1,12; de l'albumine pour 7,00 : du phosphore pour 1,50; du soufre et des sels, pour 5,15.

1504. L'idée la plus généralement adoptée par rapport à ces deux substances, c'est que la première, de nature presque entièrement vasculaire, est un organe sécrétoire, et que la seconde est un amas de vaisseaux excréteurs ou au moins de filaments conducteurs; que les nerfs sont des faisceaux de ces vaisseaux; que la moelle vertébrale est elle-même un de ces faisceaux, mais plus grand que les autres. Dans ces derniers temps, beaucoup de physiologistes ont, avec plus de raison, considéré le système nerveux, dans son ensemble, comme un réseau dont toutes les portions participent à l'organisation et aux fonctions du tout, et non plus comme un arbre divisé en branches et en rameaux : c'est l'opinion du docteur Gall; mais il pense en outre que la matière grise est la *matrice des filets médullaires*; partout où elle existe il naît de ces filets; chaque fois qu'un faisceau médullaire traverse de la matière grise il grossit par les filets qu'elle lui donne, et aucun de ces faisceaux ne grossit sans le concours de cette matière. Il regarde la moelle vertébrale non comme un faisceau de nerfs descendant du cerveau, mais comme un composé de substance grise qui se renfle au niveau de chaque paire de nerfs, et donne naissance aux filets blancs qui la doivent former par leur assemblage. Il démontre encore que le cerveau et le cervelet ne sont eux-mêmes que des développements de faisceaux venus de la moelle vertébrale, auxquels sont annexés d'autres masses de fibres blanches parties de la couche grise qui enveloppe les hémisphères. Enfin, il assimile cette dernière aux ganglions répandus dans tout le corps; et, selon lui dans l'encéphale elle forme plusieurs de ces ganglions que nous aurons soin d'indiquer bientôt.

1505. Au reste, ces deux substances de l'encéphale ne forment point une masse pulpeuse, disposée au hasard; outre les nuances de couleur qu'elles présentent, on leur voit affecter, dans certains endroits, des formes déterminées, constamment les mêmes dans les différents individus, et fort régulières. On leur voit former des éminences, des cavités, des lames, des cloisons, etc., toutes différentes par leur volume, leur position, leur teinte, leur consistance, etc. Le plus ordinairement, pour étudier ces diverses parties, on fait au cerveau et au cervelet des coupes horizontales, obliques ou verticales; on les répète à diverses hauteurs: mais de cette manière, les vrais rapports qu'elles ont entre elles, leur connexion intime nous échappent. En effet, avec un peu de soin, on parvient à reconnaître que toutes se dirigent vers certains points communs d'origine, et qu'elles ne sont nullement isolées les unes des autres. Nous suivrons donc une méthode particulière dans l'étude de l'encéphale considéré à l'intérieur, et cette méthode sera le résultat de la combinaison des divers procédés suivis jusqu'à ce jour dans la dissection de cet organe.

6° Structure de la Moelle vertébrale en particulier.

1506. La consistance de la substance qui forme cette moelle varie beaucoup suivant l'âge et quelques circonstances paticulières : dans l'adulte, elle est généralement moins ferme que le tissu de la protubérance cérébrale, mais plus dense que le cerveau et le cervelet, quoiqu'après la mort elle s'altère bien plus promptement et semble se liquéfier presque sur-le-champ : aussi faut-il disséquer cet organe sur des cadavres très frais, ou sur des enfants, chez lesquels sa consistance est plus marquée que dans un âge avancé. Chaussier a observé aussi que dans les femmes sa mollesse était plus grande.

1507. A l'extérieur, la moelle présente une couche de substance blanche, plus ou moins pulpeuse, d'une demi-ligne d'épaisseur, qui semble excavée pour renfermer de la matière grise, laquelle est d'autant plus abondante que le sujet est plus jeune, mais est constamment en moindre proportion que la pulpe corticale. Cette matière grise peut être divisée en trois portions, une moyenne et deux latérales. La première, dans sa coupe, forme une bande transversale, plus épaisse et plus large dans le cou, plus déliée et plus étroite au dos, et de nouveau plus volumineuse, mais non pas plus large dans la région lombaire. Les deux portions latérales, dans leur coupe tranversale également, paraissent courbées de manière à être opposées par leur convexité, tandis que leur concavité est tournée en dehors ; leur bord postérieur se prolonge jusqu'aux sillons collatéraux postérieurs (1494) : l'antérieur est arrondi et plus épais : ces deux portions sont très prononcées dans le haut du cou ; elles diminuent ensuite jusqu'à la partie inférieure de la région dorsale ; où elles se renflent manifestement.

L'ensemble de ces trois portions de matière grise, représente aux yeux de celui qui en opère une section transversale et qui les examine en connexion, la figure d'un X au commencement de la moelle, à peu près celle d'un H dans le reste de son étendue, et enfin une apparence quadrilatère, tout-à-fait en bas, comme l'a observé le docteur C. F. Bellingeri.

1508. Les éminences olivaires (1495) sont enveloppées, comme le reste de la moelle, d'une écorce blanche: si on l'enlève; on y trouve un noyau oblong, de substance grise, ferme et dense, qu'on peut séparer des parties voisines, qui semble divisé ou partagé en un certain nombre de feuillets plissés, et qui est entouré, dans tout son pourtour, d'une ligne flexueuse, jaunâtre, comme festonnée. En coupant les éminences olivaires transversalement, suivant le plan de leur épaisseur, on obtient, au centre de chacune d'elles, une sorte de figure *dendroïde*, terminée par un pétiole au sillon médian antérieur, et formée par ces noyaux de substance grise.

1509. Plusieurs anatomistes ont assuré avoir trouvé dans le centre de la moelle un canal central qui descendait plus ou moins, et était la suite du *calamus scriptorius*: Chaussier en regarde l'existence comme due aux moyens employés pour le démontrer. Mais récemment, Gall et Spurzheim ont rencontré, sur-tout chez les enfants nouveau-nés, un canal dans chacune des moitiés latérales de la moelle: ces canaux commencent dans la région lombaire, et se continuent dans la protubérance cérébrale, sous les tubercules quadrijumeaux, dans les pédoncules du cerveau, et jusques aux couches optiques, dans l'intérieur desquelles ils forment une cavité qui, étant insufflée, serait assez étendue pour loger une amande. Je les ai suivis chez plusieurs sujets avec beaucoup de succès.

7° Structure du Cerveau en particulier.

1510. Tous les faisceaux de fibres médullaires qui, par leur épanouissement, doivent constituer le cerveau, sont placés à la partie supérieure de la moelle vertébrale (*Bulbe rachidien*) : ce sont spécialement les éminences pyramidales antérieures et les éminences olivaires. Par rapport aux premières, il y a une particularité très notable à remarquer, c'est qu'elles ne contribuent point à former le cerveau du côté même où elles naissent : ainsi les fibres inférieures de la pyramide antérieure du côté droit, par exemple, se réunissent en petites bandelettes dont le nombre varie depuis deux jusqu'à cinq, à quinze lignes environ au-dessous de la protubérance cérébrale; ces bandelettes vont se porter au côté gauche, qui en envoie également au côté droit, mais de manière à ce que l'une d'elles passe le plus souvent par-dessus une autre, et par-dessous une troisième, d'où il résulte un entrelacement semblable à un tissu natté et de trois à quatre lignes d'étendue; au-dessus et au-dessous duquel on trouve un cordon transversal plus ou moins apparent. Après leur entrecroisement, leurs bandelettes montent sur la face antérieure de l'extrémité supérieure de la moelle (1494), en acquérant progressivement plus de volume, de manière à être plus larges en haut qu'en bas, et c'est ce qui produit la forme des pyramides. Celles-ci sont un peu étranglées dans leur rencontre avec la protubérance cérébrale, et, dans leur trajet, elles envoient fréquemment quelques fibres se contourner autour des corps olivaires.

1511. Bientôt les pyramides antérieures pénètrent dans la protubérance cérébrale, et se divisent tout de suite en un assez grand nombre de faisceaux plongés dans la substance grise, qui elle-même donne naissance à de nouveaux faisceaux qui se joignent aux premiers et les renforcent. Tous suivent différentes directions; ils sont stratifiés, ou entrecroisés entre eux et avec les fibres de la face antérieure de la protubérance (1489); enfin, ils se réunissent, et on les voit sortir sur les côtés de l'extrémité supérieure de cette portion de l'encéphale, et former à la face inférieure du cerveau, la plus grande partie de deux larges et gros cordons fibreux, blancs, qui, d'abord très rapprochés l'un de l'autre, se portent, en divergeant et en augmentant de volume, en avant et en dehors, et que l'on nomme les *Pédoncules du Cerveau* (*Brachia, Crura, seu Femora Cerebri; Jambes antérieures de la Moelle alongée*). Les fibres de ces pédoncules sont longitudinales, fasciculées, très apparentes à l'extérieur et en avant; à leur face inférieure elles laissent entre elles des intervalles, des stries plus ou moins marquées, que remplit de la substance grise; ils sont eux-mêmes réunis l'un à l'autre, au milieu, par la lame blanche qui forme le plancher du troisième ventricule. Ils renferment, dans leur intérieur, de la substance grise, qui a une teinte plus foncée que celle du reste de l'encéphale, et souvent même noirâtre; sa consistance est aussi plus ferme; sa coupe transversale forme une tache semi-lunaire. Cette substance leur fournit dans leur trajet de nouvelles fibres qui en augmentent sans cesse le volume. Leur bord externe répond au nerf optique, qui se contourne autour d'eux, et leur est attaché en avant par une couche de substance molle. A dater de cet endroit, les filets médullaires des pédoncules du cerveau s'écartent les uns des autres, et s'épanouissent; ils forment des couches de longueur inégale, dont les extrémités sont couvertes de substance grise, et constituent le centre de chacune des circonvolutions inférieures, antérieures et extérieures des lobes cérébraux antérieurs et moyens.

1512. Les éminences olivaires émettent de leur partie supérieure un faisceau fibreux qui se joint à quelques autres faisceaux sortis des côtés de la moelle, et qui monte, comme ceux des pyramides antérieures, à travers les fibres de la face antérieure de la protubérance cérébrale : pendant ce trajet, il n'augmente pas de volume d'une manière aussi marquée que les précédents, et il vient former la partie postérieure et interne des mêmes pédoncules cérébraux. Là, il rencontre une grosse masse de substance grise, en reçoit de nouveaux filets, qui suivent diverses directions dans son intérieur et constituent ce que l'on nomme les *Couches des Nerfs optiques* (*Colliculus Nervi optici*, Sœmm.; *Couches des Nerfs oculaires*, Chaussier; *Grand Ganglion inférieur du Cerveau*, Gall).

1513. Ces couches des nerfs optiques sont revêtues d'une écorce blanche; plus volumineuses en arrière qu'en devant, elle correspondent en partie dans les ventricules latéraux, en partie dans le troisième, en partie à l'extérieur du cerveau : leur figure est arrondie et irrégulière; leur *face supérieure* forme une partie du plancher des ventricules latéraux; elle présente sur sa longueur une légère dépression, et à chacune de ses extrémités un petit tubercule ovoïde ; l'*inférieure* offre en dehors deux renflements (*Corpora geniculata*) qui fournissent plusieurs filets aux nerfs optiques, et se voit à la surface inférieure du cerveau, au-dessus des méninges : l'*interne* constitue les parois latérales du troisième ventricule ; aplatie, oblique de dedans en dehors et de haut en bas, elle est unie en devant à celle du côté opposé par une bandelette transversale, grise, très facile à rompre, d'une forme et d'un volume variables, et à laquelle on a souvent donné le nom de *Commissure mollasse*; l'*externe* se confond avec le corps strié dont nous allons parler ; leur *extrémité antérieure* contribue à l'ouverture de communication des ventricules latéraux et du troisième ventricule ; la *posté-*

rieure, libre, contiguë au corps frangé, répond à la courbure des ventricules latéraux.

C'est entre les faisceaux émanés des pyramides et ceux des corps olivaires, dans le milieu même des pédoncules du cerveau et des couches des nerfs optiques, que se trouve la partie supérieure des canaux qui règnent dans la longueur de la moelle vertébrale (1504); et comme ces faisceaux changent de direction dans leurs cours, que les antérieurs passent en dehors et les postérieurs en dedans, celle de cette partie du canal éprouve aussi une déviation marquée.

1514. En avant et en dehors des couches des nerfs optiques, les faisceaux fibreux des éminences olivaires rencontrent une nouvelle masse de substance grise, s'y répandent, y prennent un nouvel accroissement, et constituent, avec elle, les *Corps striés* ou *cannelés* (*Corpora striata; Couches des Nerfs ethmoïdaux*, Chauss; *Grand Ganglion supérieur du Cerveau*, Gall), au nombre de deux, un de chaque côté du cerveau. Ces corps sont des éminences pyriformes, larges en devant, rétrécies en arrière, obliquement situées, de manière que très rapprochées antérieurement, elles s'écartent beaucoup postérieurement : leur teinte à l'extérieur est d'un gris un peu brunâtre; on aperçoit à leur superficie des ramifications vasculaires très remarquables : ce sont les radicules des *Veines de Galien*. Les corps striés font partie du plancher des ventricules latéraux; ils sont contigus au corps calleux par leur face supérieure, et au *Septum lucidum* par l'interne; en les fendant obliquement et à diverses hauteurs, on voit la substance blanche et la substance grise disposées dans leur intérieur par stries alternatives, d'une forme variable, et plus ou moins larges. Avec un peu de soin, on observe que toutes les bandelettes blanches se continuent avec les faisceaux primitifs des corps olivaires.

1515. Entre les couches optiques et les corps striés, dans un sillon qui les sépare, on rencontre un petit ruban de substance blanchâtre, mince, fibreux, demi-transparent : c'est la *Bandelette demi-circulaire* (*Tænia semicircularis; Bandelette du Corps strié*, Chauss.). Cette bandelette commence à l'extrémité antérieure de la couche optique, tantôt par plusieurs filets, tantôt par un seul cordon; en cet endroit, sa texture fibreuse est fort apparente, et elle a une ligne et demie ou deux lignes de largeur; de là elle remonte sur cette éminence, passe sur plusieurs des veines qui viennent du corps strié, et permet de les apercevoir en raison de sa transparence : elle se dirige en arrière, se rétrécit graduellement, se recourbe en bas et se perd vers le *Corpus geniculatum externum* (1513). En avant, elle est recouverte elle-même par une petite lame transparente, jaunâtre, très fine : c'est la *Lame cornée de la bandelette demi-circulaire*, au-dessous de laquelle est souvent épanchée un peu de sérosité d'une couleur ambrée.

1516. En quittant les corps striés, les faisceaux des éminences olivaires s'épanouissent en couches comme ceux des pyramides; comme eux aussi, ils forment des circonvolutions : et ce sont ces circonvolutions dont l'ensemble constitue les lobes postérieurs et la voûte des hémisphères cérébraux. Chaque circonvolution n'est pas formée par un faisceau unique, mais elle est composée de deux couches particulières qui se touchent et ne sont que très légèrement agglutinées : la substance grise en revêt la périphérie. Avec un peu de soin et de patience on peut venir à bout de démontrer la présence de ces deux couches et leur séparation sur la ligne médiane de chaque circonvolution. C'est en cela que consiste l'art de *déplisser* le cerveau.

1417. Nous venons de voir comment les hémisphères cérébraux sont formés par des trousseaux de fibres divergents ; mais toutes les parties d'un de ces hémisphères sont mises en communication avec les parties analogues de l'autre hémisphère par un nouvel ordre de fibres médullaires et blanches, convergentes, lesquelles proviennent de la matière grise qui enveloppe à l'extérieur les circonvolutions cérébrales, et constitue diverses *commissures*. Elles appartiennent soit aux circonvolutions supérieures, soit aux inférieures. Ce sont elles que nous allons étudier.

1518. Au fond des circonvolutions supérieures, on voit les filets convergents constituer une sorte de tissu avec les divergents, se réunir en filets de plus en plus gros, et tapisser le plafond des ventricules latéraux, pour sortir par le bord interne et inférieur des hémisphères et former le *Corps calleux (Corpus callosum; Maxima commissura cerebri*, Sœmm.; *Mésolobe*, Chauss.*)*, qu'on aperçoit distinctement au fond de la grande scissure inter-lobaire.

1519. Le *Corps calleux*, ou mieux le *Mésolobe*, est donc une longue et large bande de substance blanche, molle, fibreuse, d'une forme quadrilatère au premier aspect, mais recourbée en devant et en arrière sur elle-même. Sa direction est horizontale, sa largeur plus marquée en arrière qu'en devant, sa situation telle, qu'il est un peu plus près de la partie antérieure du cerveau que de la postérieure : il n'a que quelques lignes d'épaisseur. Sa *surface supérieure* est en partie cachée par les hémisphères, qui s'avancent au-dessus d'elle, en formant une espèce de cavité oblongue dont nous avons parlé (1484) : elle est convexe de devant en arrière, plane transversalement ; dans son milieu, suivant le trajet de la ligne médiane, est une ligne saillante, longitudinale, d'un tissu plus compacte, qui pénètre toute l'épaisseur de l'organe, et qu'on appelle communément le *Raphé*. De chaque côté de ce raphé, qui correspond au bord inférieur de la faulx du cerveau, règne un filet longitudinal aussi, séparé de lui par un petit sillon, et flexueux dans son court : c'est la trace de la position de l'artère calleuse ou mésolobaire; quelquefois, sur la partie antérieure du mésolobe, ces filets, que quelques auteurs ont appelés *Nerfs longitudinaux de Lancisi*, et qui sont toujours convergents, se réunissent en une seule ligne. Plus en dehors est une surface plus étendue, lisse en apparence, mais où l'on aperçoit en réalité plusieurs filets (*Tractus médullaires transverses*) saillants, plus ou moins transversaux, plus prononcés postérieurement, et se terminant au raphé, auprès duquel ils s'infléchissent vers les ventricules latéraux.

1520. La *surface inférieure* du mésolobe est visible et libre dans une bien plus grande étendue que la supérieure; latéralement elle concourt à la formation de la paroi supérieure des ventricules latéraux; au milieu, elle recouvre le trigone cérébral ou la voûte à trois piliers, à laquelle elle est immédiatement continue en arrière, et dont elle est séparée en avant et au milieu par la cloison des ventricules.

1521. A son *extrémité antérieure*, le mésolobe se réfléchit d'avant en arrière et de haut en bas, entre les deux hémisphères, où il forme une espèce de bourrelet arrondi. Il s'étend et se prolonge jusqu'à la base du cerveau, vers la scissure de Sylvius, près de l'origine du nerf olfactif, en embrassant la partie antérieure des corps striés, et en formant la région antérieure du plancher des ventricules latéraux. Dans ce trajet, il reçoit les fibres convergentes des circonvolutions inférieures du lobe antérieur. Enfin, il se termine par une sorte de strie blanche qui se perd dans le tissu fibreux des pédoncules du cerveau.

1522. A son *extrémité postérieure*, le mésolobe se réfléchit également, mais d'arrière en avant : il forme là une lame blanche qui se prolonge dans la partie inférieure des ventricules latéraux, et qui revêt en particulier, de chaque côté, une espèce de circonvolution formée par la substance grise : c'est ce qu'on appelle la *Corne d'Ammon* ou le *Pied d'Hippocampe* (*Pes Hippocampi*, *Cornu Ammonis*, *Protubérance cylindroïde*, Chauss.). Cette saillie volumineuse est recourbée sur elle-même, de manière à présenter sa concavité en dedans et en avant, et sa convexité en dehors : née à l'endroit où le corps calleux se recourbe, elle se porte d'abord en dehors, puis en devant, en s'élargissant continuellement, et enfin elle se termine par une extrémité renflée, large, épaisse, contournée en dedans, et surmontée par deux ou trois tubercules plus ou moins saillants, qui séparent des rainures sensibles, mais peu profondes. La *face supérieure* des cornes d'Ammon est libre dans le bas-fond des ventricules, et recouverte par le plexus choroïde; leur *bord convexe* est circonscrit par un sillon très marqué, derrière lequel la substance qui forme le fond des ventricules, offre un renflement (*Accessoire des pieds d'Hippocampe; Cuissart*, Malac.) qui suit la direction des cornes d'Ammon, et est quelquefois aussi marqué qu'elles; leur *bord concave* est couvert par le corps frangé, sous lequel on rencontre un cordonnet denticulé, d'un tissu compacte, d'une apparence grenue, d'une couleur rougeâtre (*Portion godronnée*, Vicq-d'Azyr), et dont peu d'auteurs ont parlé.

La masse de substance grise qui occupe l'intérieur de la corne d'Ammon se bifurque à son extrémité postérieure, sous le repli du mésolobe; une de ses branches communique avec une circonvolution du lobe postérieur; l'autre, plus courte, se confond dans une des circonvolutions du lobe moyen.

Dans son trajet en arrière, depuis le moment où il se recourbe, le mésolobe reçoit les filets convergents des circonvolutions internes des lobes postérieurs du cerveau.

1523. Nous avons avancé (1519) que les fibres transversales du mésolobe se courbent sur les côtés du raphé pour se porter en bas ; il est probable que ce sont elles qui, se prolongeant encore davantage, forment la *Cloison des Ventricules* (*Septum lucidum ; Cloison transparente ; Septum médian*, Chauss.), espèce de production molle, mince, lamelleuse, qui se continue en haut avec la partie moyenne de la face inférieure du mésolobe, dans toute son étendue, et qui, en bas et en arrière, tient au trigône cérébral, et en bas et en avant, à la lame recourbée de l'extrémité antérieure du mésolobe ; elle sépare l'un de l'autre les deux ventricules latéraux ; sa hauteur est très marquée en devant ; elle diminue progressivement en arrière, en sorte que ses faces latérales sont triangulaires ; elles correspondent postérieurement aux couches optiques et antérieurement aux corps striés. Cette cloison est composée de deux lames de substance blanche, fibreuse, tapissées, dans toute leur étendue, par l'arachnoïde, et seulement appliquées l'une contre l'autre. Il existe entre elles un écartement plus ou moins apparent, suivant les sujets, souvent bien plus grand dans le fœtus que dans l'enfant, et chez celui-ci que chez l'adulte ; il est cordiforme dans le premier âge de la vie ; c'est une fente alongée dans les vieillards ; il est rempli quelquefois par un fluide séreux assez abondant. On le nomme *Fosse de Sylvius* (*cinquième Ventricule*, Cuvier ; *Sinus du Septum médian*, Chauss.). Cette cavité est-elle tapissée par une membrane ? les frères Wenzel le pensent, et dans certains cas de maladie on peut facilement en enlever des lambeaux. Communique-t-elle avec les ventricules ? les mêmes anatomistes ont découvert, à son extrémité postérieure, une petite fossette dont l'étendue n'est pas toujours en rapport avec celle de la cavité principale : elle est triangulaire ou cordiforme ; en y enfonçant une soie, on parvient dans le troisième ventricule ; mais on ne peut reconnaître, dans l'état naturel, l'ouverture qui lui livre passage au-dessous de la commissure antérieure.

1524. Au-dessous du mésolobe et de la cloison des ventricules, on rencontre la *Voûte à trois piliers* (*Testudo*; *Fornix*; *Trigône cérébral*, Chauss.), formée par les filets convergents des circonvolutions postérieures du lobe moyen. C'est une lame de substance molle, blanche, fibreuse, ayant la forme d'un triangle courbé sur lui-même, et dont le sommet tourné en avant et en bas serait bifurqué : elle fait partie des deux ventricules latéraux et du troisième ventricule. Sa *surface supérieure* est, en grande partie, contiguë au mésolobe; sur la ligne médiane elle se continue avec la cloison des ventricules; l'*inférieure* est appliquée sur la toile choroïdienne et sur les couches des nerfs optiques; ses deux bords sont côtoyés, dans tout leur trajet, par les plexus choroïdes; postérieurement elle offre quelques stries, quelques lignes saillantes, plus ou moins obliques les unes vers les autres : c'est la *Lyre* (*Corpus psalloïdes*) : c'est ce que le docteur Gall regarde comme l'ensemble des filets de jonction de la voûte. L'*extrémité antérieure* (*Pilier antérieur*; *Pédoncules antérieurs du Trigône*, Chauss.) où le sommet du trigône se partage en deux faisceaux cylindriques, d'abord adossés l'un contre l'autre, et se recourbant autour des corps striés pour se porter directement en bas; ensuite ils s'écartent un peu, s'enfoncent dans la substance des circonvolutions, et se terminent aux tubercules pisiformes de la face inférieure du cerveau, après avoir passé derrière la commissure antérieure: en arrière de chacun de ces cordons, et au-dessous de la naissance de la bandelette demi-circulaire, est une ouverture ovalaire, plus ou moins large, par laquelle les ventricules latéraux communiquent avec le moyen, et par laquelle aussi la toile choroïdienne se continue avec les plexus choroïdes.

1525. Les *angles postérieurs* du trigône cérébral (*Pédoncules postérieurs*, Chauss.) fournissent chacun de leur côté un prolongement qui se bifurque; l'une des branches, fort courte et fort mince, se perd dans l'écorce blanche des cornes d'Ammon; l'autre, très longue (*Corpus fimbriatum, Corps frangé*), est une bandelette aplatie qui se prolonge dans le bas-fond des ventricules latéraux, en se contournant sur le bord concave des cornes d'Ammon (1522), et se perd enfin près de l'ouverture inférieure des ventricules. Entre cette bandelette et la couche optique, est une fente qui s'ouvre dans une scissure de la face inférieure du cerveau et par laquelle la pie-mère pénètre.

1526. Au-dessous et en arrière du trigône cérébral, dans les replis de la pie-mère, et au-dessus des tubercules quadrijumeaux, est le *Conarium* (*Glande pinéale*), petit corps grisâtre, du volume d'un gros pois, d'une forme variable, d'une consistance molle et pulpeuse, et partout isolé de la substance cérébrale. Seulement en devant, où sa largeur est plus grande, il reçoit deux cordons de substance blanche (*Pédicules du Conarium*, Chauss.), qui viennent de la partie supérieure et interne des couches optiques, où ils forment une légère saillie, se portent en arrière, en augmentant peu à peu de volume, passent sur les côtés de l'ouverture postérieure du troisième ventricule et se réunissent avant de s'attacher au conarium, pour lequel ils sont ce qu'est la tige pituitaire pour le corps du même nom. Il faut aussi remarquer que c'est entre le conarium et la toile choroïdienne que l'on trouve l'orifice postérieur du canal arachnoïdien.

La nature de ce petit corps est inconnue; il reçoit un assez grand nombre de vaisseaux; très souvent, dans l'adulte, il renferme une quantité notable de petits calculs très durs, transparents, comme siliceux, très variables pour le nombre et pour la disposition. Ordinairement ils sont réunis en une petite masse quadrilatère (*Acervulus*, Sœmm.) sous la toile choroïdienne, près de la commissure postérieure; d'autres fois, ils sont irrégulièrement répandus sur les côtés, ou dans le tissu même de l'organe. En examinant au microscope les amas de ces petites concrétions, les frères Wenzel ont cru y reconnaître une membrane propre qui les unissait les unes avec les autres. Les plus grosses d'entre elles ne sont pas formées d'une seule masse, mais sont le résultat de l'agglomération de plusieurs plus petites; leur figure est irrégulière au premier coup d'œil; mais, avec un peu d'attention, on reconnaît qu'elles sont toutes rondes. Leur surface est rugueuse et pointillée.

1527. Les différentes parties que nous venons de faire connaître dans l'intérieur du cerveau sont séparées les unes des autres, en divers endroits, par des cavités ou intervalles connus sous le nom de *Ventricules du cerveau*. On les distingue en *Ventricules latéraux* ou *supérieurs*, au nombre de deux, et en *Ventricule moyen*, ou *troisième Ventricule*.

Assez récemment (2 novembre 1824), M. Laurencet, de Lyon, a cherché, en *déployant* le cerveau par un procédé particulier, à démontrer que les ventricules encéphaliques n'existent réellement point et ne sont que le résultat du rapprochement des lames de la membrane nerveuse, qui, selon lui, constitue l'encéphale et peut être étalée sans qu'on soit obligé de la lacérer. Avant de prononcer sur cet objet, nous attendrons la décision de l'Académie royale de Médecine, au jugement de laquelle l'auteur a soumis ses opinions dans un mémoire fort bien écrit.

1528. Quoi qu'il en soit, les *Ventricules latéraux* (*Ventriculi tricornes*) sont deux cavités d'une étendue considérable, d'une figure assez difficile à déterminer, et disposées symétriquement à droite et à gauche dans l'épaisseur des hémisphères. Ils commencent derrière la scissure de Sylvius, à deux pouces environ de l'extrémité de chaque hémisphère, où ils se trouvent distants d'un pouce l'un de l'autre; de là ils se portent en haut, en arrière et en dedans, et ne sont plus séparés que par le *Septum lucidum*; ensuite ils marchent horizontalement et en s'écartant de nouveau jusqu'à la partie postérieure du corps calleux, d'où ils descendent en bas, en dehors et en avant; enfin il se rapprochent encore tout-à-fait inférieurement, et se terminent derrière la scissure de Sylvius, au-dessous du point où ils ont commencé, et dans le fond d'un sillon dont nous avons parlé. A l'endroit où la direction de ces cavités change totalement, on observe, dans l'épaisseur du lobe postérieur, un prolongement triangulaire, offrant sa base en devant, et courbée de manière à présenter sa concavité en dedans : c'est la *Cavité digitale* ou *ancyroïde*. Chaque ventricule latéral a donc la forme d'un *S* majeur italique renversé ∽.

La *moitié supérieure* des ventricules latéraux est un peu plus large en avant qu'en arrière; elle ressemble à une moitié de voûte elliptique; elle se prolonge en devant dans le lobe antérieur par une petite cavité anguleuse *(Corne antérieure)*; en haut elle est formée par la face inférieure du mésolobe; en bas, par le repli antérieur du même mésolobe, par les corps striés, les couches des nerfs optiques, la bandelette demi-circulaire, le trigône cérébral; en dedans, par le *Septum lucidum*; en dehors, par le tissu que font, en s'entremêlant, les fibres divergentes et convergentes des circonvolutions cérébrales.

La *Cavité digitale* (*Corne postérieure*) est entièrement tapissée par de la substance blanche. On trouve sur sa paroi inférieure une éminence (*Unguis, Ergot*; *petit Hippocampe,* Vicq-d'Azyr; *Eminence unciforme*, Chauss.)

large en devant, étroite et pointue en arrière, recourbée en dedans, plus ou moins saillante suivant les sujets; quelquefois divisée par une rainure et comme double : sa structure est la même que celle de la corne d'Ammon (1522).

La *moitié inférieure* des ventricules latéraux, qui occupe une partie du lobe postérieur et tout le lobe moyen, est un long canal étroit, courbé sur sa longueur et convexe en dehors. Ses parois sont constituées par les corps frangés, la corne d'Ammon, son accessoire et un petit ruban grisâtre.

1529. Dans toute leur longueur, les ventricules latéraux sont divisés par une fente dont les plexus choroïdes suivent le trajet. Cette fente est pratiquée entre les couches optiques et les bords du trigône cérébral en haut, entre les couches optiques et les corps frangés en bas. Elle commence, de chaque côté, à l'ouverture de communication avec le troisième ventricule, derrière les pédoncules antérieurs du trigône, et elle se termine à la face inférieure du cerveau, où elle est bouchée par l'arachnoïde, et où elle reçoit des prolongements de la pie-mère et des vaisseaux. Dans toute son étendue, au reste, elle est fermée par un repli de l'arachnoïde intérieure.

1530. Au-dessous du trigône cérébral, et entre les deux couches des nerfs optiques, existe une autre cavité qu'on nomme le *troisième Ventricule* ou le *Ventricule moyen :* il est beaucoup moins étendu que les précédents; placé sur la ligne médiane, il est impair; sa direction est horizontale, son plus grand diamètre antéro-postérieur, sa forme elliptique; sa paroi supérieure, moins étendue que l'inférieure, est bornée par la toile choroïdienne et par le trigône cérébral (1524); sa paroi inférieure, très mince, fait partie de la surface inférieure du cerveau; postérieurement, elle est formée par la lame médullaire qui occupe l'intervalle des deux pédoncules du cerveau;

plus en devant, par la partie supérieure des tubercules pisiformes, tout-à-fait en avant, par la substance grise qui se trouve derrière la commissure des nerfs optiques. Il est à remarquer que cette partie du ventricule est concave, et qu'en raison de son peu de largeur, elle semble former une petite fente dont la partie la plus profonde répond à la tige pituitaire, et qu'on a nommée *Infundibulum* : jamais, au reste, cet *infundibulum* ne se prolonge dans la tige pituitaire, comme quelques auteurs l'ont avancé. Les parois latérales du ventricule moyen sont bornées par les couches des nerfs optiques, qui sont contiguës dans la plus grande partie de leur étendue, et unies, dans un point, par une bandelette grisâtre.

En avant et en bas, ce ventricule est fermé par une membrane qui s'élève du carré des nerfs optiques (1485), et présente, à son niveau, une sorte d'ouverture que, depuis Colombo, on a généralement appelée la *Vulve* (*Vulva cerebri*), et sur les côtés de laquelle sont les deux trous de communication avec les ventricules latéraux (1524). En avant et en haut, il est borné par la *Commissure antérieure*, sorte de cordon blanchâtre, transversal, cylindrique, situé immédiatement derrière les pédoncules antérieurs du trigône cérébral, et du volume du nerf optique. Elle est libre et apparente naturellement dans l'étendue d'environ six lignes à sa partie moyenne, mais, de chaque côté, elle s'enfonce profondément dans la substance des hémisphères, en se recourbant en arrière d'une manière sensible; et parvient, suivant Chaussier, au mésolobe et aux pédoncules du cerveau. Ses portions latérales sont un peu aplaties, et plus volumineuses que la région moyenne.

En arrière et en haut, le troisième ventricule est borné par la *Commissure postérieure*, plus grosse et plus courte que l'antérieure, mais cylindrique et transversale comme elle ; son apparence fibreuse est aussi plus prononcée; par son bord postérieur, elle est contiguë aux tubercules quadrijumeaux. Au-dessous d'elle est l'ouverture postérieure du ventricule (*Anus*), espèce de petite fente étroite et garnie sur les bords d'une bandelette blanche très mince : c'est l'orifice antérieur de l'*Aqueduc de Sylvius* (*Canal intermédiaire des Ventricules*, Chauss.), conduit cylindrique, creusé obliquement dans l'épaisseur de la protubérance cérébrale, au-dessous des tubercules quadrijumeaux, et ouvert en arrière, dans le ventricule du cervelet, sous la valvule de Vieussens ; sa surface offre en bas une rainure qui se continue avec le *Calamus Scriptorius*, et, de chaque côté, une ou deux petites inégalités.

8° *Structure du Cervelet en particulier.*

1531. Les faisceaux des fibres convergentes et divergentes sont loin d'être aussi bien démontrés pour le cervelet que pour le cerveau ; nous ne pourrons ici adopter la même marche que dans l'article précédent, et nous décrirons toute la substance blanche de cet organe comme formée par des fibres du second genre.

1532. Nous avons dit (1492) que la face antérieure de la protubérance cérébrale était formée par une couche assez épaisse de matière blanche, manifestement fibreuse, à laquelle on avait donné le nom de *Pont de Varoli*, ou de *Protubérance annulaire*. Cette couche réunit en arrière et de chaque côté ses fibres, pour la plupart transversales en bas et en haut et courbées en arc au milieu, en deux gros faisceaux divergents, bien plus écartés l'un de l'autre que les pédoncules du cerveau, et diminuant de volume à mesure qu'ils se portent du mésocéphale vers le cervelet : ce sont les *Pédoncules du Cervelet* : chacun d'eux est convexe et arrondi en dehors.

Les pyramides postérieures (1495) forment, de chaque côté, une sorte de prolongement (*Processus ad medullam spinalem*; *Faisceaux primitifs du Cervelet*, Gall) qui, de la face postérieure du bulbe rachidien, monte sur le côté interne du pédoncule du cervelet et s'unit à lui.

Enfin la lame blanche qui recouvre les tubercules quadrijumeaux paraît aussi se rassembler en arrière en deux faisceaux longitudinaux (*Processus ad testes*), unis entre eux par la valvule de Vieussens, et appliqués sur la partie supérieure et interne du même pédoncule.

Par leur jonction, ces trois productions paraissent constituer un tronc commun, au milieu duquel est une espèce de noyau ovoïde, alongé, circonscrit de tous côtés par une ligne ondulée, jaunâtre et très marquée : c'est le *Corps rhomboïdal* ou *dentelé du Cervelet* (*Corpus dentatum sive serratum*); il est un peu plus rapproché de la surface supérieure de cet organe que de l'inférieure; il paraît légèrement comprimé; son tissu est plus ferme que celui du reste du cervelet; il est surmonté de plusieurs pointes, et traversé par quelques vaisseaux; sa couleur est un peu plus intense que celle de la substance grise ordinaire. On ne le voit qu'avec beaucoup de difficulté dans les enfants. On ne peut point, comme dans les couches des nerfs optiques, poursuivre les fibres blanches dans son intérieur; il semble être isolé comme le noyau des éminences olivaires (1508).

1533. En dehors des pédoncules du cervelet, on trouve l'appendice lobulaire (1488) et les troncs des nerfs facial et acoustique. En dedans, c'est-à-dire entre les deux prolongements qui montent des pyramides postérieures, existe le *Ventricule du Cervelet* ou *quatrième Ventricule*, formé tout à la fois par le cervelet, par le mésocéphale et par l'extrémité supérieure de la moelle vertébrale. Sa *paroi antérieure* est formée par la face postérieure de celle-ci et offre le *Calamus scriptorius*, des stries blanches transversales, et l'orifice postérieur de l'aqueduc de Sylvius (1490); ses *parois latérales* sont bornées par les longements qui viennent des tubercules quadrijumeaux et des pyramides postérieures, lesquels s'écartent l'un de l'autre en montant, ensorte que le ventricule est plus large en haut qu'en bas; sa *paroi postérieure* est plus courte que les autres; elle est formée par une partie de l'échancrure antérieure du cervelet; son *extrémité supérieure* est fermée par la valvule de Vieussens (1493); son *extrémité inférieure* l'est également, mais par une membrane dense et résistante, grisâtre, paraissant se continuer avec la pie-mère; celle-ci forme au-dessous d'elle un petit repli analogue à la toile choroïdienne. On trouve aussi dans cet endroit un petit amas de vaisseaux sanguins et de granulations rougeâtres, qu'on désigne sous le nom de *Plexus choroïde du quatrième Ventricule*; il forme un petit corps trilobé, dont le lobe moyen fait saillie dans le ventricule, tandis que les deux latéraux, moins considérables et arrondis, occupent les côtés de la scissure qui sépare le cervelet de la protubérance cérébrale.

Entre ces deux portions, à l'extrémité du lobule médian inférieur du cervelet, dans l'épaisseur du repli de la pie-mère, est un petit tubercule conoïde (*Tubercule lamineux du quatrième Ventricule*, Malac. et Chauss.) dont le sommet est composé de plusieurs lames transversales et parallèles, et dont la base tient à la substance du cervelet par un pédicule. En outre, de chaque côté, il envoie à l'appendice lobulaire du cervelet (1487) un repli membraneux, dans l'intérieur duquel est une lame de substance blanche, et dont le bord antérieur est concave, libre et flottant: ce tubercule a beaucoup d'analogie avec le *Conarium*.

1534. Chacun des pédoncules étant parvenu au centre de l'hémisphère correspondant du cervelet, forme une masse oblongue, alongée, entièrement blanche, envoyant de sa circonférence une lame dans le centre de chacun des lobules ; ces lames sont beaucoup moins marquées en haut qu'en bas et sur-tout en arrière ; chacune d'elles se partage en plusieurs rameaux pour chacun des feuillets principaux du cervelet, et ces rameaux se divisent en ramuscules pour les feuillets secondaires : c'est à cet assemblage qu'on a donné le nom d'*Arbre de vie* : la substance grise l'enveloppe de toutes parts.

En outre, la valvule de Vieussens et les deux prolongements des tubercules quadrijumeaux émettent de leur partie supérieure différentes lames blanches qui se comportent dans la partie centrale du cervelet à peu près comme les arbres de vie dans chacun des hémisphères ; ces ramifications se distribuent dans les feuillets de l'éminence vermiforme, dont l'extrémité antérieure a souvent été appelée *Luette.*

1535. Les artères du cerveau et du cervelet proviennent des carotides internes et des vertébrales, d'où naît l'artère basilaire, dont les branches forment avec celles des carotides ce que les anatomistes ont appelé *Cercle artériel de Willis.*

La moelle de l'épine reçoit les siennes des artères vertébrales, dorsales, lombaires et sacrées.

Les veines encéphaliques ont des tuniques fort déliées et se rendent dans les sinus qui sont pratiqués dans l'épaisseur de la dure-mère, lesquels se déchargent eux-mêmes dans les veines jugulaires internes.

Les sinus de la moelle de l'épine se terminent dans les veines vertébrales, dorsales, lombaires et sacrées.

On n'a point encore aperçu de vaisseaux lymphatiques dans le tissu encéphalique.

9o *Des Enveloppes membraneuses de l'Encéphale.*

De la Dure-mère (*Méninge*, CHAUSS.; *Meninx exterior*, SOEMM.).

1536. La dure-mère est l'enveloppe membraneuse la

plus extérieure de l'encéphale ; elle est destinée en partie à le soutenir, en partie à en isoler les diverses portions, elle appartient tout à la fois à cet organe et aux os de la cavité qui le contient, auxquels elle semble servir de périoste interne jusqu'à un certain point. C'est une membrane fibreuse, ferme, épaisse, compacte, blanchâtre, comme nacrée, demi-transparente, occupant l'intérieur du crâne et du canal vertébral.

1537. Sa *surface extérieure*, dans le crâne, est de toutes parts appliquée sur les os, ce qui lui donne un aspect inégal et floconneux, à cause du grand nombre de filaments et de vaisseaux sanguins qui la font communiquer avec eux.

1538. Elle est peu adhérente aux os larges et assez lisses de la voûte du crâne : aussi la détache-t-on avec facilité du coronal, des pariétaux, de l'occipital et de la portion écailleuse des temporaux. Cependant, au niveau des sutures, son union est bien plus intime, en raison des petits filaments fibreux et des nombreux vaisseaux qui les traversent pour aller se joindre au péricrâne, ce qui est surtout remarquable pour la suture sagittale. A la voûte du crâne aussi, la dure-mère envoie, par le trou pariétal, un petit conduit fibreux qui sert d'enveloppe à une vénule.

1539. A la base du crâne, cette même surface extérieure de la dure-mère est très compliquée dans sa disposition, à cause du grand nombre de trous et d'inégalités qu'on observe dans cette région. Elle s'enfonce dans le trou borgne (253), où elle contracte des adhérences assez intimes par plusieurs prolongements. Elle embrasse le sommet de l'apophyse *crista-galli* de l'ethmoïde, d'où elle descend de chaque côté dans les gouttières ethmoïdales ; là, au niveau de chaque trou de la lame criblée (254), elle fournit, pour les rameaux des nerfs olfactifs, un petit canal fibreux qui se termine dans la couche extérieure de la membrane pituitaire. Plus latéralement, de semblables canaux pénètrent dans les conduits orbitaires internes pour accompagner les nerfs et les vaisseaux qu'ils contiennent, et vont se continuer avec le périoste de l'orbite. Enfin, tout-à-fait sur les côtés, la dure-mère adhère peu aux voûtes orbitaires, même au niveau de la suture sphénoïdale (226).

1540. Plus en arrière, elle adhère d'une manière marquée à la gouttière placée au-devant de la fosse sus-sphénoïdale, et pénétre dans les trous optiques, en formant une enveloppe aux nerfs du même nom : cette enveloppe cylindrique, arrivée au point d'insertion postérieure des muscles droits de l'œil, se dédouble ; sa lame extérieure, assez mince, s'épanouit dans le périoste de l'orbite ; l'intérieure, plus blanche, plus dense, plus épaisse, immédiatement appliquée sur le nerf, l'accompagne jusqu'au globe de l'œil, et se continue avec la membrane sclérotique.

Derrière le trou optique, la dure-mère présente une ouverture circulaire qui embrasse l'artère carotide interne au moment où elle sort du sinus caverneux ; quelques fibres, nées de la circonférence de cette ouverture semblent se jeter dans les parois de l'artère : à sa partie antérieure, on rencontre l'orifice d'un petit canal creusé inférieurement entre les deux lames de l'enveloppe du nerf optique : il transmet dans l'orbite l'artère ophthalmique.

La dure-mère tapisse ensuite la fosse pituitaire (144), où elle est recouverte par le corps du même nom (1482), qui la sépare de l'arachnoïde en cet endroit ; puis elle passe sur les côtés du corps du sphénoïde, où elle se divise, pour former les sinus caverneux, en deux lames : l'une interne et mince, recouvre immédiatement la gouttière caverneuse ; l'autre, externe, libre, forme la paroi opposée du sinus.

1541. Sur le bord libre des apophyses d'Ingrassias, la dure-mère forme un petit repli qui entre dans la scissure de Sylvius ; puis, descendant de là verticalement, elle bouche la fente sphénoïdale, et envoie, par elle, un prolongement, plus épais du côté interne, qui se porte dans l'orbite et se continue avec le périoste de cette fosse, lequel paraît n'être ainsi qu'une expansion de la dure-mère. Ce prolongement offre plusieurs ouvertures pour le passage des vaisseaux et des nerfs qui entrent dans l'orbite.

1542. Ensuite la membrane s'étend dans les fosses latérales moyennes de la base du crâne : elle y adhère peu; mais, en se rapprochant des côtés du corps du sphénoïde, elle fournit d'abord une enveloppe aux nerfs maxillaires supérieur et inférieur dans les canaux osseux qui les transmettent en dehors du crâne; elle en donne une aussi à l'artère méningée moyenne, et elle concourt à former le sinus caverneux et différents conduits : l'un de ceux-ci est pour le nerf moteur oculaire commun ; il commence un peu au-devant de l'apophyse clinoïde postérieure ; et est fibreux dans tout son contour et revêtu par l'arachnoïde dans le commencement de son trajet, mais ensuite celle-ci l'abandonne pour se réfléchir sur le nerf, et on n'aperçoit plus le canal fibreux complet, mais seulement la lame de la dure-mère qui forme la paroi externe du sinus caverneux se trouve en dehors : en dedans, le nerf n'est séparé du sinus lui-même que par une membrane mince et comme cellulaire. Un autre conduit appartient au nerf pathétique ; un peu supérieur au précédent, beaucoup plus étroit, il est de même, fibreux et tapissé par l'arachnoïde dans la première portion de son trajet; ensuite il n'est plus formé aussi que par une seule lame de la dure-mère appliquée en dehors sur le nerf, qui est séparé du reste du sinus par une membrane mince et transparente. Enfin, un peu plus en arrière et au niveau du bord supérieur du rocher, la dure-mère forme au nerf trifacial un conduit composé de deux lames : l'une, supérieure, est fixé à l'apophyse clinoïde postérieure et se continue sur le bord supérieur du rocher; l'autre est placée entre le nerf et le sinus caverneux, et devient tellement mince qu'elle se change en un feuillet cellulaire qui se prolonge en dedans de la branche ophthalmique. En avançant, les trois nerfs moteur commun, pathétique et ophthalmique s'engagent chacun dans une nouvelle portion de conduit entièrement fibreuse, que leur présente le prolongement de la dure-mère qui passe de la fente sphénoïdale dans l'orbite.

1543. Sur le milieu de la face supérieure du rocher, la dure-mère recouvre le filet supérieur du nerf vidien, et peut facilement en être détaché.

1544. Ensuite elle adhère assez fortement au bord supérieur du rocher et à la lame quadrilatère du sphénoïde. Elle descend de là dans la gouttière basilaire, et tient d'une manière intime à l'occipital dans toute la circonférence du trou du même nom. Un peu latéralement, elle offre, pour le nerf moteur externe de l'œil, un trou auquel ne succède point un canal, et qui le transmet de suite dans le sinus caverneux : l'arachnoïde s'y enfonce jusqu'à ce sinus qu'elle bouche; elle se réfléchit ensuite sur le nerf. Plus loin, et sur la face postérieure du rocher, la dure-mère pénètre dans le conduit auditif interne, semble s'engager dans l'aqueduc de Fallope, mais ne peut être suivie dans les trous qui sont traversés par les filets du nerf acoustique. Plus bas, au niveau du trou déchiré postérieur, elle enveloppe les nerfs glosso-pharyngien, pneumo-gastrique et spinal, et se continue avec le périoste de la base extérieure du crâne : une lame plus mince entoure la veine jugulaire interne. Elle envoie aussi dans le trou condylien antérieur un canal fibreux qui se continue de même avec le périoste.

1545. Par le grand trou occipital la dure-mère s'engage dans le canal vertébral, dans l'intérieur duquel elle forme une gaîne membraneuse, infundibuliforme, arrondie dans toute son étendue, plus étroite que le canal osseux, beaucoup plus large, au contraire, que la moelle n'est volumineuse. Sa *surface extérieure* n'adhère point aux vertèbres, dont elle est séparée par un tissu cellulaire rougeâtre, graisseux, lâche et filamenteux, excepté en devant où elle contracte une union assez intime avec le ligament vertébral postérieur (609). Sur les côtés, cette gaîne membraneuse fournit un petit conduit à chaque nerf, au moment où il sort par le trou de conjugaison correspondant; ces petits conduits sont d'autant plus longs, plus larges et plus obliques qu'on les examine plus inférieurement : tous sont aussi manifestement dilatés dans l'intérieur du trou de conjugaison, à cause du petit ganglion qu'on y observe : au dehors de la colonne vertébrale, ils se perdent dans le tissu cellulaire voisin, sans se continuer avec le périoste, comme cela a lieu autour du crâne.

La gaîne méningienne de la moelle vertébrale se termine inférieurement par cinq filaments ligamenteux qui la fixent au sacrum et au coccyx.

1546. *Surface intérieure de la Dure-mère.* Elle est revêtue dans toute son étendue par l'arachnoïde, qui lui donne un aspect poli, lisse, brillant, et qui lui adhère intimement, excepté sur le milieu du sphénoïde où le corps pituitaire l'en sépare ; elle donne naissance à plusieurs replis, qui sont la *Faulx du cerveau*, la *Tente du cervelet*, et la *Faulx du cervelet*.

1547. *Faulx du Cerveau* (*Repli longitudinal de la Méninge*, Chauss.). C'est une espèce de lame étendue d'une extrémité du crâne à l'autre sur la ligne médiane, large en arrière, se rétrécissant progressivement en devant, ayant assez bien la forme d'une lame de faulx, et occupant la grande scissure inter-lobaire du cerveau, de manière à en séparer les deux hémisphères. Son *bord supérieur*, convexe, épais, correspond en devant à la crête coronale, puis au milieu à la suture sagittale, et en arrière à la gouttière moyenne de l'occipital; il loge le sinus longitudinal supérieur. Son *bord inférieur* est libre, concave, mince, bien moins étendu; il est placé au-dessus du mésolobe, qu'il touche en arrière, et renferme le sinus longitudinal inférieur; Son *extrémité antérieure* embrasse l'apophyse *crista-galli*; la *postérieure* se continue avec la tente du cervelet, et contient le sinus droit. Dans quelques sujets, le tissu de la faulx est interrompu dans sa continuité, de manière qu'on y observe des perforations plus ou moins grandes et plus ou moins irrégulières, et qui semblent former des mailles entre ses trousseaux ligamenteux.

1548. *Tente du Cervelet* (*Septum transverse*, Chauss.). C'est une sorte de voûte membraneuse qui sépare le cerveau du cervelet, qui borne en arrière les fosses postérieures de la base du crâne, et laisse en devant une ouverture en forme de croissant, correspondant à la protubérance cérébrale. Elle est, comme la faulx du cerveau, dans un état de tension continuelle, et recouverte par l'arachnoïde, qui lui donne un aspect lisse et poli. Sa *circonférence extérieure*, bien plus étendue que l'intérieure, répond en arrière, où elle est creusée pour le sinus latéral, aux deux rebords de la gouttière latérale de l'occipital, et en avant, au bord supérieur du rocher, sur lequel on rencontre le sinus pétreux supérieur. Sa *circonférence intérieure*, beaucoup plus petite, libre, presque ovale, forme en grande partie le contour de l'ouverture dont nous venons de parler, laquelle est plus large et plus élevée en arrière qu'en devant. Les *extrémités* des deux circonférences de la tente du cervelet se rencontrent à angle aigu, s'alongent, s'entrecroisent en X, et passent

5.

au-dessus l'une de l'autre, de chaque côté, pour venir se fixer aux deux apophyses clinoïdes correspondantes. La branche supérieure, qui se continue specialement avec la petite circonférence, est plus marquée que l'autre; elle passe sur le côté de la fosse pituitaire, en augmente la profondeur, et va s'implanter à l'apophyse clinoïde antérieure. La branche inférieure, qui termine la grande circonférence, complète le bord supérieur du trou par où passe le nerf trifacial, se porte obliquement en dedans, et va s'attacher à l'apophyse clinoïde postérieure.

1549. *Faulx du Cervelet* (*Septum médian du Cervelet*, Chauss.). C'est une petite lame triangulaire, assez large en haut, peu apparente en bas, étendue de la protubérance occipitale interne au trou occipital, au-devant de la crête du même nom, et placée entre les deux hémisphères du cervelet. Sa *base* se continue avec la tente du cervelet; son *sommet* se bifurque; et les deux branches de cette bifurcation se prolongent plus ou moins loin sur les côtés du trou occipital.

1550. La dure-mère ne présente aucune trace d'organisation musculaire dans aucun point de son étendue; elle est manifestement fibreuse, comme nous l'avons indiqué, et les fibres en sont surtout très apparentes dans les replis et en particulier à la partie supérieure de la faulx du cerveau; leur direction n'est jamais constante ni régulière; elles s'entrecroisent en différents sens, ou forment des plans obliques superposés les uns aux autres. La densité et la force de cette membrane sont très remarquables; elle ne paraît recevoir que très peu de nerfs, si ce n'est, comme le remarque Chaussier, quelques filets qui viennent du système des ganglions et accompagnent ses artères, qui sont assez nombreuses et ont des parois creusées dans son épaisseur: ce sont les artères méningées moyennes fournies par les maxillaires internes, et beaucoup d'autres branches plus petites données par les ethmoïdales antérieures et postérieures, les lacrymales, les pharyngiennes inférieures, les vertébrales, les occipitales et les temporales. Elle est en outre parcourue en divers points par des canaux veineux plus ou moins considérables, qu'on nomme les *Sinus de la Dure-mère.*

1551. Ces conduits, de dimensions variables, disposés d'une manière symétrique et régulière, ont des parois formées en dehors par la dure-mère, et tapissées en dedans par une membrane lisse et polie, d'un aspect séreux, et qu'on rencontre dans l'intérieur de toutes les veines. Continuellement tendus dans tous leurs points, ils ne peuvent ni changer de place, ni même se contracter sur eux-mêmes. Leur cavité offre, de distance en distance, des brides qui passent irrégulièrement d'une paroi à l'autre, et que constituent le plus souvent des faisceaux fibreux de la dure-mère. C'est dans les sinus que viennent se décharger toutes les veines de cette membrane et toutes celles du cerveau.

1552. *Confluent des Sinus* (*Torcular Herophili*). C'est une cavité lisse et polie, de forme irrégulière, placée à la réunion des trois grands replis de la dure-mère, audevant de la protubérance occipitale interne. Elle est tapissée par la membrane interne des veines, et offre six ouvertures; une supérieure, triangulaire, est celle du sinus longitudinal supérieur; deux inférieures, d'une forme et d'une largeur variables, répondent aux sinus occipitaux; une antérieure, arrondie, appartient au sinus droit; enfin deux latérales, très larges, mais d'un volume ordinairement différent à droite et à gauche, transversalement ovales, garnies d'un bourrelet épais dans leur contour, conduisent dans les sinus latéraux. Ces deux dernières, et les deux inférieures quelquefois, sont destinées à transmettre hors de la cavité le sang qui y est versé par les autres.

1553. *Sinus longitudinal supérieur* (*Sinus falciformis*

superior, Sœmm.). C'est un long conduit triangulaire, convexe en haut, présentant son angle aigu en bas, occupant tout le bord supérieur de la faulx cérébrale (1547), étroit en devant, plus large en arrière, commençant par une sorte de cul-de-sac, au-devant de l'apophyse *crista-galli* de l'ethmoïde, et répondant à la crête coronale, à la suture sagittale et à la gouttière verticale de l'occipital. A l'intérieur, il est lisse et poli dans toute son étendue, et offre une assez grande quantité de ces brides dont nous venons de parler, lesquelles sont revêtues, comme lui, par la membrane interne des veines. Ce sinus communique en haut avec les veines frontales par une certaine quantité de vénules qui passent à travers la suture sagittale; il reçoit aussi, dans le même sens, des veines qui viennent du diploë des os de la voûte du crâne; une petite branche le fait communiquer encore, par le trou pariétal, avec les veines de l'extérieur de la tête, il reçoit enfin quelques troncs de celles de la dure-mère, et toutes celles qui sont répandues sur les faces convexe et plane des deux hémisphères du cerveau; elles s'ouvrent presque toutes dans son intérieur obliquement d'arrière en avant. En général, les embouchures de ces veines sont couvertes en grande partie par des replis membraneux en forme de valvules, et dont le bord libre et concave est tourné en avant; tous ces replis sont formés par la membrane interne des veines appliquées sur elle-même, et sont en général bien moins visibles dans la région antérieure du sinus que dans la postérieure. Il est probable aussi que, par son extrémité antérieure, le sinus longitudinal supérieur communique souvent avec une veine du nez qui passe par le trou borgne (254).

1554. *Sinus longitudinal inférieur* (*S. falciformis inferior*). Bien plus étroit que le précédent, occupant le bord inférieur de la faulx cérébrale, depuis son tiers antérieur jusqu'à la tente du cervelet, il semble résulter de la réunion de plusieurs vénules de la faulx elle-même, et se termine ordinairement par deux branches dans le sinus droit. L'une se continue directement avec lui au-dessus de l'ouverture des veines de Galien ; l'autre remonte dans l'épaisseur de la faulx pendant quelque temps, se recourbe en bas en arrière, et pénètre obliquement dans le sinus droit, vers le milieu de sa longueur. Cette dernière seule est garnie d'un repli valvulaire.

1555. *Sinus droit* (*Sinus quartus seu perpendicularis*, Sœmm.). Triangulaire dans toute son étendue, large en arrière, rétréci en devant, un peu oblique en bas et en arrière, il règne tout le long de la base de la faulx, au-dessus de la tente du cervelet, depuis la terminaison du sinus longitudinal inférieur jusqu'au confluent. A l'intérieur, il offre le même aspect que le sinus longitudinal supérieur, c'est-à-dire que sur ses parois une grande quantité de faisceaux fibreux, plus rapprochés en devant qu'en arrière, font des saillies remarquables au-dessous de la membrane fine qui les recouvre. Il reçoit, comme nous l'avons dit, le sinus longitudinal inférieur ; les veines de Galien viennent se décharger dans sa partie antérieure et inférieure, en présentant un repli valvulaire saillant. Vers le milieu de sa longueur et en bas, le sinus droit reçoit encore le sang des veines cérébelleuses supérieures, au travers d'un écartement arrondi des fibres de la dure-mère.

1556. *Sinus occipitaux* (*S. occipitalis posterior dexter atque sinister*, Sœmm.). Ces sinus commencent sur les côtés du grand trou occipital, non loin de la terminaison des sinus latéraux, avec lesquels ils communiquent quelquefois, et remontent, en s'élargissant et en se rapprochant l'un de l'autre, dans l'épaisseur de la faulx du cervelet, où ils se réunissent assez souvent tout-à-fait : ils s'ouvrent chacun en particulier dans le bas du confluent. Ils reçoivent les veines de la faulx du cervelet, celles de la dure-mère qui tapisse les fosses occipitales inférieures, et celles de la partie postérieure du cervelet.

1557. *Sinus latéraux* (*Sinus transversi*, Sœmm.). Ils conduisent le sang depuis le confluent des sinus jusqu'au trou déchiré postérieur, dans le golfe de la veine jugulaire; leur trajet est marqué par une gouttière qui existe de chaque côté de l'intérieur du crâne (260). Presque toujours on observe entre eux une différence de capacité, qui est le plus ordinairement à l'avantage de celui du côté droit. Depuis le confluent jusqu'au bord supérieur du rocher, ils ont une forme triangulaire ; dans le reste de leur étendue, leur coupe est elliptique. Leur intérieur, partout lisse et poli, n'offre aucune des brides dont nous avons parlé à l'occasion des autres sinus. Ils reçoivent quelques veines du cervelet, de l'extrémité postérieure des hémisphères cérébraux, de la tente du cervelet et de la caisse du tympan ; ils présentent aussi dans la seconde partie de leur trajet les orifices des sinus pétreux supérieurs et inférieurs, qui leur apportent le sang de tous les autres sinus de la base du crâne. Par les trous mastoïdiens et condyliens postérieurs, ils communiquent en outre avec les veines occipitales à l'extérieur du crâne.

1558. *Sinus coronaire* (*S. circularis*, Sœmm.). Il entoure, d'une manière plus ou moins régulière, la fosse et le corps pituitaires, en passant derrière la gouttière des nerfs optiques et devant ou dessus la lame quadrilatère du sphénoïde. Il est fort étroit dans tout son trajet; il reçoit les vénules de ces diverses parties et celles de la portion voisine de la dure-mère, et s'ouvre à droite et à gauche dans les sinus caverneux.

1559. *Sinus caverneux* (*S. cavernosi*, Sœmm.). Ils sont beaucoup plus compliqués que tous les autres ; ils commencent au-dessous des apophyses clinoïdes antérieures, derrière le tiers interne de la fente sphénoïdale;

ils se portent de là horizontalement en arrière sur les côtés de la fosse pituitaire, d'où ils descendent dans l'espace qui sépare le sommet du rocher de la lame quadrilatère du sphénoïde : c'est là qu'ils se terminent en se déchargeant dans les sinus pétreux supérieurs et inférieurs. Leur largeur est considérable, et ils se trouvent logés dans les gouttières latérales du corps du sphénoïde, entre deux lames de la dure-mère ; de ces deux lames, par une disposition déjà indiquée en partie (1540), l'une intérieure tapisse immédiatement la surface osseuse et se prolonge dans la fente sphénoïdale ; tandis que l'autre, bien plus épaisse, forme la paroi externe du sinus, laquelle contient dans son épaisseur les nerfs moteur commun, pathétique, ophthalmique, et bouche les deux tiers externes de la fente sphénoïdale, en se confondant en haut avec les extrémités de la tente du cervelet (1548) qui ferment le sinus dans ce sens : tout-à-fait en dedans, cette dernière lame se réunit à la première. La cavité des sinus caverneux, offre ordinairement beaucoup de filaments rougeâtres, mous, entrecroisés et comme réticulés ; la nature intime de cette sorte de cellulosité est bien difficile à déterminer ; il me paraît évident qu'elle est formée à la fois par des filets nerveux des ganglions cervical supérieur et caverneux, par des fibres de la dure-mère, et par des replis de la membrane interne des veines. On rencontre encore en outre, dans l'intérieur de ces mêmes sinus, l'artère carotide interne et le nerf moteur oculaire externe, placés contre leur paroi interne, et plongés dans le sang, dont ils ne sont séparés que par la fine membrane interne des veines qui les enveloppe.

Les sinus caverneux reçoivent beaucoup de veines méningées, les veines ophthalmiques, dont les racines naissent dans l'intérieur de l'œil et de l'orbite, plusieurs veines émissaires qui traversent le sphénoïde, et le sinus coronaire.

Par-dessous le corps pituitaire, les deux sinus caverneux ont une communication (*Sinus transversalis Sellæ equinæ*, Haller) fort apparente.

1560. *Sinus pétreux supérieurs* (*S. petrosi superiores*, Sœmm.). Ils semblent naître de la terminaison des précédents vers le sommet du rocher, dont ils suivent le bord supérieur, logés dans une gouttière assez marquée, et dans une partie de la grande circonférence de la tente du cervelet. Ils passent au-dessus du nerf trifacial, et abandonnent pour un moment à son niveau la gouttière du temporal. Ils sont moins larges, mais plus longs que les inférieurs ; ils s'ouvrent dans les sinus latéraux, vers le point où ceux-ci éprouvent une courbure : ils sont triangulaires à l'intérieur, et n'offrent que fort peu de brides entrecroisées.

1561. *Sinus pétreux inférieurs* (*S. petrosi inferiores*, Sœmm.). Ils naissent des sinus caverveux au même point que les précédents avec lesquels ils communiquent au moment de leur origine, descendent en arrière et en dehors entre le bord inférieur du rocher et l'apophyse basilaire, et se terminent dans les sinus latéraux au niveau du golfe de la veine jugulaire interne. Ils sont plus larges à leurs extrémités que dans leur partie moyenne, et présentent la même structure que les supérieurs. Leur paroi inférieure, celle qui est appliquée immédiatement sur les os, ne paraît formée que par la membrane interne des veines : on n'y aperçoit point de lame de la dure-mère.

Les deux sortes de sinus pétreux reçoivent des veines peu importantes ; presque toutes viennent de la duremère ; quelques-unes transversent les os et communiquent au dehors du crâne.

1562. *Sinus tranverse* (*S. occipitalis anterior*, Sœmm.). Couché transversalement à la partie supérieure de l'apophyse basilaire, il fait communiquer la réunion des deux sinus pétreux et du sinus caverneux d'un coté, avec celle du côté opposé. Il a une largeur variable, mais toujours considérable, et est logé, entre deux lames de la dure-mère, dans une dépression superficielle de l'os. A l'intérieur, il offre un tissu caverneux fort apparent. Il reçoit plusieurs veines du labyrinthe.

Il n'est nullement rare de voir encore deux ou trois autres sinus transverses placés entre celui-ci et le trou occipital.

1563. Quelques anatomistes admettent encore un très petit *Sinus ophthalmique* qui se porte du sinus caverneux vers la fente sphénoïdale.

De la Pie-mère (*Meninx interior*, SOEMM.; *Lame interne de la Méningine*, CHAUSS.).

1564. La pie-mère, comme la dure-mère, recouvre le cerveau de toutes parts; comme l'arachnoïde, elle se prolonge dans ses cavités intérieures; mais, de plus qu'elles deux, elle appartient aux anfractuosités et aux enfoncements qu'on observe à sa superficie. Elle ne se prolonge pas sur la moelle vertébrale. Observons aussi qu'à proprement parler, elle n'est point une véritable membrane analogue aux organes qu'on connaît sous ce nom : c'est une trame cellulaire, lâche, transparente, sans consistance, dans laquelle se ramifient et s'entre-croisent dans mille directions différentes, une multitude de vaisseaux sanguins, plus ou moins fins, plus ou moins tortueux, et qui ne tient à la surface de l'encéphale que par les rumuscules de ces vaisseaux qui pénètrent dans la substance de celui-ci.

1565. *Pie-mère extérieure*. En haut, elle tapisse, de chaque côté, la surface convexe des deux hémisphères du cerveau, s'enfonce dans leurs anfractuosités, se réfléchit dans la grande scissure longitudinale, se prolonge sur la face supérieure du mésolobe, et descend sur son extrémité antérieure : au niveau de la postérieure elle se recourbe également en bas, mais elle entre dans le ventricule moyen. En bas, la pie-mère tapisse, de chaque côté, les lobes antérieurs, moyens et postérieurs du cerveau; elle s'enfonce dans la scissure de Sylvius, se réfléchit sur la commissure des nerfs optiques, après avoir tapissé l'espèce de membrane qui ferme en avant le troisième ventricule, passe sur la couche de substance grise qui en forme le plancher, enveloppe la tige pituitaire, revêt la face inférieure de la protubérance cérébrale, s'engage dans le sillon qui la sépare de la moelle vertébrale, sur laquelle elle cesse bientôt d'une manière insensible, pour se porter sur la face inférieure du cervelet et de là sur la supérieure, jusqu'à la fente cérébrale postérieure, par où elle entre dans le troisième ventricule. Elle s'enfonce entre les lobes du cervelet, et s'engage dans toutes les anfractuosités qui en séparent les feuillets concentriques.

Par sa *surface extérieure*, la pie-mère est contiguë et adhérente à l'arachnoïde au niveau de toutes les saillies cérébrales; mais elle en est entièrement isolée au niveau des enfoncements, dans lesquels elle pénètre seule. Souvent même alors un intervalle vide assez grand les sépare l'une de l'autre : c'est ce qu'il est facile de remarquer dans la scissure de Sylvius, dans les espaces qui existent entre les lobes du cervelet, entre le cerveau et la protubérance cérébrale, etc. Sa *surface intérieure* répond partout à la substance cérébrale.

1566. *Pie-mère intérieure.* La pie-mère pénètre dans le ventricule moyen par la fente transversale qui existe entre le mésolobe et la protubérance cérébrale, et dans les ventricules latéraux par celle qu'on rencontre de chaque côté entre la couche optique et le corps frangé.

1567. En pénétrant par la fente cérébrale transverse,

la pie-mère forme, dans le troisième ventricule, la *Toile choroïdienne*, sorte de prolongement membraneux qui tapisse la partie postérieure du mésolobe et la face inférieure du trigône, auxquelles elle adhère par une grande quantité de ramuscules vasculaires. Sa forme est celle d'un triangle tronqué, dont la base, très large, est tournée en arrière. Sa surface inférieure est libre en devant dans le ventricule moyen, et, plus en arrière, présente l'orifice du canal arachnoïdien, au-dessous du *conarium*, qui est embrassé dans les replis de la toile choroïdienne. Celle-ci tout-à-fait postérieurement, est appliquée sur la commissure postérieure et sur les tubercules quadrijumeaux; latéralement elle recouvre la région supérieure des couches des nerfs optiques, s'engage dans les fentes qui les séparent du trigône, et se continue avec le bord du plexus choroïde; antérieurement elle se continue avec ces mêmes plexus par les ouvertures de communication des ventricules latéraux et moyen.

1568. Les *Plexus choroïdes* sont des espèces de cordons membrano-vasculaires, aplatis, rougeâtres, fixés à la toile choroïdienne par un de leurs bords, lâches, flottants, onduleux par l'autre, qui règnent, dans les ventricules latéraux, tout le long des côtés du trigône et des corps frangés. Ils sont plus volumineux dans la partie inférieure que dans la partie supérieure des ventricules, et tout-à-fait en bas et en arrière, ils communiquent directement avec la pie-mère extérieure, qui s'enfonce dans le cerveau entre les couches des nerfs optiques et les corps frangés. Ils sont spécialement formés par des replis de la pie-mère, dans lesquels viennent se ramifier une multitude d'artérioles et sur-tout de vénules. Souvent on y aperçoit un nombre plus ou moins considérable de petits corps arrondis, de la grosseur d'un grain de millet, ou même plus petits : beaucoup d'anatomistes les ont regardés comme des glandes : mais Chaussier assure que ce sont des franges membraneuses, qu'on peut développer en les agitant dans l'eau. Souvent aussi on y trouve de petits kystes séreux, des espèces de vésicules.

De l'Arachnoïde (*Meninx media*, Soemm.; *Lame externe de la Méningine*, Chauss.).

1569. L'arachnoïde (1) est une membrane placée entre la dure-mère et la pie-mère, et qu'on a long-temps confondue avec cette dernière. Elle appartient à la classe des membranes séreuses ; elle est extrêmement mince, transparente, polie, continuellement humide de sérosité, elle ne renferme presque point de vaisseaux sanguins. Elle représente une sorte de sac sans ouverture, replié et sur toute la superficie de l'encéphale, et sur les parois de la cavité que lui forme la dure-mère ; elle fournit à tous les nerfs, à tous les vaisseaux qui entrent dans le crâne et dans le canal vertébral ou qui en sortent, une gaîne, une enveloppe qui les accompagne et se réfléchit sur eux, de manière qu'aucun de ces organes n'est contenu dans sa cavité, que remplit seule une vapeur séreuse. Son épaisseur est un peu plus marquée qu'ailleurs dans les endroits où elle est libre par ses deux faces et dans les gaînes dont nous venons de parler.

1570. *Arachnoïde extérieure.* Sur la convexité du cerveau, elle revêt les circonvolutions, sans pénétrer dans les anfractuosités qui les séparent, et donne à chaque veine qui va se décharger dans le sinus longitudinal supérieur, une gaîne qui se réfléchit sur la dure-mère. Descendue de chaque côté dans la grande scissure longitudinale, elle tapisse le mésolobe en passant au-dessus

(1) Ce mot dérive de ἀραχνοειδής, *qui ressemble à une toile d'araignée.*

des artères qui le recouvrent, et fournit aux veines du sinus longitudinal inférieur des enveloppes qui se continuent ensuite sur la faulx cérébrale.

En arrière, l'arachnoïde se prolonge sur les lobes postérieurs, enveloppe quelques unes des veines des sinus latéraux, se renverse sur la face supérieure du cervelet, entoure les veines du sinus droit, une partie de celles des sinus latéraux, puis recouvre la circonférence et la face inférieure du cervelet, entre les deux hémisphères duquel elle se trouve isolée par ses deux faces dans une plus ou moins grande étendue.

En avant, l'arachnoïde descend sur les lobes antérieurs et passe immédiatement de l'un à l'autre inférieurement, près de la commissure des nerfs optiques, sans pénétrer dans la scissure qui les sépare. Elle recouvre également la face inférieure des nerfs olfactifs, auxquels elle forme une petite gaîne près de leur extrémité; elle en fournit aussi une à chacun des nerfs optiques; mais celle-ci est conique, les accompagne fort loin, et ne se réfléchit sur leur enveloppe fibreuse que dans l'orbite. Elle descend plus loin autour de la tige pituitaire, et vient s'épanouir sur le corps du même nom qui la sépare de la dure-mère. Elle embrasse l'artère carotide interne à sa sortie des sinus caverneux elle se porte ensuite sous la protubérance cérébrale, étant séparée de la pie-mère dans tout l'espace qui existe entre cette protubérance et la commissure des nerfs optiques : elle en est aussi isolée, mais par un intervalle moins marqué, au niveau de la protubérance et des rainures qui bornent latéralement les prolongements antérieurs. Elle donne aussi des gaînes aux nerfs moteurs oculaires communs, pathétiques, trifaciaux, moteurs oculaires externes, faciaux et acoustiques. Elle se dirige enfin sur les parties latérales du cervelet, sur les prolongements postérieurs, sur les nerfs pneumo-gastrique, spinal, hypo-glosse et sous-occipital; sur les artères vertébrales, et sur la moelle elle-même, à laquelle elle ne tient que par un petit nombre de filets cellulaires faciles à rompre, et qui le plus souvent existent à peine, en sorte que, par l'insufflation, on peut très aisément l'en détacher. Sur les côtés de la moelle vertébrale, l'arachnoïde fournit à chaque nerf une enveloppe conique, qui se réfléchit sur la dure-mère au moment où le nerf pénètre celle-ci : elle en donne également une aux vaisseaux qui rampent sur ses faces antérieure et postérieure.

Enfin, parvenue à la dernière extrémité de la moelle, elle se termine par une sorte de canal étroit et fort long, grêle et cylindrique, qui descend verticalement au milieu du faisceau des nerfs lombaires, jusqu'à l'extrémité du canal sacré, où il se réfléchit sur la dure-mère.

C'est par le moyen de ce canal et de toutes les enveloppes des nerfs et des vaisseaux, qu'on peut concevoir comment l'arachnoïde recouvre dans toute son étendue la face interne de la dure-mère, et lui donne l'aspect lisse et poli qu'elle présente. Il est, au reste, assez difficile de séparer l'une de l'autre ces deux membranes à l'aide du scapel, à moins qu'on ne prenne des fœtus ou de très jeunes enfants.

1571. *Arachnoïde intérieure.* En se portant du mésolobe sur le cervelet, l'arachnoïde, devenue d'une extrême ténuité, s'enfonce dans le ventricule moyen par une ouverture ovalaire que Bichat a le premier découvert. C'est l'orifice d'un canal pratiqué dans la portion de pie-mère qui va former la toile choroïdienne (1567), et qui embrasse de toutes parts les veines de Galien et leurs nombreuses racines, auxquelles l'arachnoïde fournit une enveloppe. Prolongé ensuite sous ces veines, entre le *conarium* et les tubercules quadrijumeaux, ce canal, dont le docteur Martin Saint-Ange a cru récemment pouvoir nier l'existence (1), vient s'ouvrir dans le troisième ventricule, au-dessous de la toile choroïdienne, entre les amas de granulations du conarium (1526). C'est delà que part l'arachnoïde pour tapisser les parois du troisième ventricule, et la face inférieure de la toile choroïdienne; elle passe ensuite, à l'aide des ouvertures de communication, dans les ventricules latéraux, où elle recouvre les plexus choroïdes, en bouchant la fente qui existe entre le trigône cérébral, les corps frangés et les couches des nerfs optiques. Enfin, par l'aqueduc de Sylvius (1530), elle descend dans le ventricule du cervelet, dont elle bouche toutes les ouvertures.

1572. On n'a point encore observé de vaisseaux rouges dans cette membrane, même alors qu'elle est enflammée. Mascagni et Ludwig disent y avoir vu des vaisseaux lymphatiques, mais on n'y connaît point de nerfs.

10° *Granulations des Membranes encéphaliques.*

1573. On remarque, dans plusieurs points de l'étendue de la dure-mère et de la pie-mère, de petits corps blanchâtres ou jaunâtres, tantôt isolés, tantôt réunis en forme de grappe, qui reçoivent des vaisseaux et point de nerfs, dont la texture intime et les usages sont complétement ignorés, et qu'on ne rencontre point dans les enfants ni dans tous les sujets.

Le sinus longitudinal supérieur en contient une quantité remarquable, particulièrement à ses parties moyenne et postérieure : on les y désignait autrefois sous le nom de *Glandes de Pacchioni*, et cependant ils diffèrent beaucoup des glandes. Ces granulations occupent en général,

(1) *Journ. hebdom. de Méd.*, 23 janvier 1830.

dans ce sinus, le contour des orifices des veines, où elles font une saillie plus ou moins prononcée entre les brides intérieures. Il y en a fort peu d'isolées; presque toutes sont agglomérées en paquets, et sont intimement unies les unes aux autres. Elles sont recouvertes par la membrane interne du sinus.

Dans le confluent des sinus on en observe très peu; mais il y en a à l'embouchure des veines; dans la portion occipitale des sinus latéraux. Dans le sinus droit il y en a quelquefois à l'orifice des veines de Galien: tous les autres sinus en sont dépourvus.

1574. Dans la pie-mère extérieure on rencontre aussi des corps graniformes analogues à ceux des sinus; on en observe spécialement tout le long et en dehors du sinus longitudinal supérieur, autour des veines cérébrales: ici ils sont enveloppés par l'arachnoïde, et leur volume est d'autant plus considérable qu'ils sont plus près du sinus; quelques-uns s'engagent dans les écartements des fibres de la dure-mère qui donnent passage aux veines, et se continuent en quelque manière avec les granulations du sinus lui-même. A la base du cerveau et autour des autres sinus une pareille disposition ne se fait point remarquer.

1575. La pie-mère intérieure offre aussi de ces granulations. Il y en a dans les plexus choroïdes, où elles sont d'un rouge-gris et peu consistantes; il y en a également au-dessous de la toile choroïdienne, au-devant du *conarium*, où elles sont disposées sur deux rangs qui se réunissent en formant un triangle, à la base duquel s'ouvre le canal de l'arachnoïde. Enfin, il s'en rencontre également dans les plexus choroïdes du quatrième ventricule.

11° *De la Membrane propre de la Moelle vertébrale.*

1576. Plusieurs auteurs considèrent cette membrane

comme une suite de la pie-mère cérébrale; mais elle offre des différences assez marquées pour qu'on l'en distingue; elle est formée par un tissu solide, assez épais, fort et résistant, en quelque sorte fibreux; sa densité est d'autant plus prononcée qu'on l'examine plus inférieurement: peu de vaisseaux s'y ramifient, mais un grand nombre la traversent pour aller à la moelle; sa couleur est d'un blanc jaunâtre. Par sa *surface extérieure*, elle est en rapport avec l'arachnoïde, mais sans adhérence; latéralement, elle se continue avec le névrilemme des nerfs vertébraux et avec le ligament dentelé. Sa *surface intérieure* adhère à la moelle d'une manière si intime, qu'elle semble lui être continue et exerce une certaine constriction sur la pulpe de ce cordon qui vient faire hernie, si le tissu membraneux propre a éprouvé une solution de continuité. Son *extrémité supérieure* se prolonge en s'amincissant insensiblement jusque sur la protubérance cérébrale.

12° *Du Ligament dentelé* (*Ligament dentelé*, CHAUSS.; *Ligamentum dentatum*, SOEMM.).

1577. On nomme ainsi une bandelette blanchâtre, transparente, mince, mais très forte, qui s'étend depuis le grand trou occipital jusqu'à l'extrémité inférieure de la moelle, passant de chaque côté entre les racines antérieures et les racines postérieures des nerfs vertébraux. Plusieurs anatomistes modernes ont considéré le ligament dentelé comme une dépendance de la membrane propre de la moelle; mais il en est véritablement distinct.

Dans son *bord externe*, chaque ligament dentelé présente successivement vingt ou vingt-deux denticules qui lui ont mérité son nom, et dont les pointes, plus ou moins alongées, s'attachent à la gaîne que forme la dure-mère autour de la moelle, dans l'intervalle qui se trouve entre chaque paire des nerfs cervicaux et dorsaux. La base de chacun de ces denticules est triangulaire; mais leur forme et leur grandeur varient beaucoup, les supérieurs sont courts et transversaux, les inférieurs deviennent de plus en plus obliques et de plus en plus étendus. Le premier se fixe, par un filet très aigu, sur le bord du grand trou de l'occipital, entre le nerf hypoglosse et l'artère vertébrale; le dernier est attaché à la hauteur de la douzième vertèbre dorsale ou de la première lombaire, et sépare les nerfs dorsaux et lombaires.

Par son *bord interne*, ce ligament adhère à la membrane propre de la moelle, à l'aide d'un tissu cellulaire dense, sans qu'il y ait continuité de substance.

1578. Il ne faut pas le confondre avec l'arachnoïde qui le recouvre, et dont on peut le séparer par l'insufflation. On ne connaît, du reste, aucunement sa structure intime. Il paraît avoir pour usage d'assujettir la moelle dans son canal.

§ II. *Des Nerfs encéphaliques, ou des Organes conducteurs des Sensations et des Volitions.*

Considérations générales.

1579. Les nerfs encéphaliques sont des cordons blancs, d'un aspect nacré, à surface lisse et offrant cependant des espèces de plis en zigzag que fait disparaître la distension, cylindriques le plus souvent, communiquant le plus souvent aussi les uns avec les autres dans divers points de leur trajet, naissant, symétriquement et par paires, du cerveau et de la moelle vertébrale, et formés d'un nombre plus ou moins considérable de filets entrelacés et unis entre eux par du tissu cellulaire, disposition dont on peut parfaitement bien s'assurer par une section transversale.

1580. Tous les nerfs encéphaliques marchent par paires.

1581. On peut, à la rigueur, considérer tous les nerfs, comme naissant de la moelle rachidienne. Les nerfs olfactifs et optiques seuls paraissent faire exception à cette règle.

1582. Leur direction varie : ils sont parallèles, perpendiculaires ou inclinés à l'axe du corps ; mais quelle que soit cette direction, ils vont presque toujours en ligne directe au lieu d'être tortueux comme la plupart des artères. En s'éloignant du lieu de leur origine, les nerfs se divisent en branches et en rameaux qui se terminent par des filets, lesquels dégénèrent encore en fibrilles très fines. La séparation des branches et des rameaux a lieu suivant des angles plus ou moins aigus par rapport au tronc, et est indiquée long-temps d'avance par un sillon qui résulte d'une simple juxta-position de la branche contre le tronc, particularité qu'on n'observe point dans les divisions des vaisseaux.

En général, les troncs nerveux parcourent les grands interstices cellulaires des membres et du tronc ; le plus ordinairement ils sont cylindriques ; mais quelquefois aussi ils sont aplatis, comme on le remarque pour le nerf sciatique. Leur longueur varie beaucoup ; mais elle est plus considérable dans les membres qu'au tronc et à la tête. Ils peuvent être isolés dans leur trajet, ou accompagnés par des vaisseaux sanguins.

Tandis que chaque membre n'a qu'un tronc artériel principal, il possède plusieurs nerfs de première classe, fait digne d'être noté sous le rapport physiologique. Il faut remarquer aussi que la somme des diamètres réunis des divers rameaux d'un même nerf l'emporte de beaucoup sur le diamètre de son tronc principal ; en sorte qu'on peut dire que tout nerf représente un cône dont la base est à la périphérie du corps ou des organes, et le sommet au cerveau ou à la moelle de l'épine.

1583. Les filets qui terminent les rameaux des nerfs finissent en se continuant avec d'autres filets nerveux, ou en se perdant dans le tissu des organes, sans que jusqu'à présent, on puisse au juste dire de quelle manière. On nomme *anastomose* (1) la communication ou la continuation des filets nerveux les uns avec les autres; et il faut bien distinguer ce mode de jonction de celui par simple juxta-position qui s'observe quelquefois. Les anastomoses nerveuses peuvent avoir lieu de quatre manières différentes; 1° par deux branches qui appartiennent à des nerfs différents, comme cela se remarque entre le nerf hypoglosse et les nerfs cervicaux; 2° par des branches d'un même nerf, par exemple celles du nerf trifacial ou du nerf facial; 3° par des branches réunies sur la ligne médiane du corps et venant séparément de chaque côté, ainsi qu'on le peut voir dans les nerfs superficiels du cou et de la face. Ces trois premiers modes d'anastomoses sont dus à l'union des filets d'un même nerveux; mais, 4° par le quatrième, on voit des filets du système encéphalique se joindre à des filets du système des ganglions.

1584. Si deux ou plusieurs nerfs différents s'approchent, si leur divers rameaux se confondent par un grand nombre d'anastomoses ou même de juxta-positions, de manière à ce qu'il en résulte une sorte de réseau plus ou moins complexe, plus ou moins inextricable, et à mailles plus ou moins lâches, on donne à cet entrelacement le nom de *Plexus*. Les différentes branches nerveuses qui se sont épanouies pour former un plexus se réunissent ensuite de nouveau, et donnent naissance à des troncs

---

(1) Ἀναστόμωσις, inosculatio.

qui suivent leur trajet à la manière accoutumée : on en a des exemples sur-tout bien marqués pour les nerfs des membres.

1585. Les plexus dont nous venons de parler ne servent aucunement de point de départ à de nouveaux filets; ils n'émettent que ceux qu'ils ont reçus : ils ne consistent qu'en un simple échange de cordons, assez intimement combinés, mais sans ce mélange de matière grise spéciale mentionnée par Monro.

1586. Tout nerf encéphalique est formé d'un plus ou moins grand nombre de cordons juxta-posés, lesquels sont également la réunion de plusieurs filets de la même nature : le nombre de ces filets est toujours très considérable, et souvent même, avec les instruments d'optique, on ne peut venir à bout de le déterminer; mais à l'aide des réactifs, des acides, et des alkalis, on met, pour ainsi dire à découvert la structure des nerfs telle que nous allons l'indiquer tout à l'heure. Au reste, tous ces cordons, ainsi que leurs fibres, sont joints par un tissu cellulaire ; en les isolant, on s'aperçoit qu'ils s'envoient les uns aux autres de fréquents rameaux, de manière à former une espèce de plexus dans l'épaisseur même du nerf, ce qui fait qu'après un certain trajet, les filets qui composent les cordons ne sont plus les mêmes qu'au commencement du nerf.

Cette disposition, d'abord signalée par Prochaska et par Reil, l'a été également par Béclard et par M. Breschet.

Il en résulte donc que chaque nerf doit être considéré comme un véritable plexus.

La disposition des cordons nerveux offre de nombreuses variétés. Rarement leur grosseur est-elle la même dans des nerfs différents; elle n'est point non plus en proportion avec le volume du nerf ; ceux du nerf sciatique sont plus déliés, par exemple, que ceux des nerfs radial ou cubital ; quelquefois aussi un nerf n'est formé que d'un seul cordon divisé par beaucoup de sillons, tel est le nerf pneumo-gastrique; le même nerf réunit quelquefois de gros et de petits cordons; d'autres fois, ils sont tous égaux, comme dans le nerf sciatique, etc.

Les nerfs se terminent et se divisent non point en se *ramifiant* à la manière des vaisseaux, mais bien par la *séparation* ou l'émission des filets qui constituent leurs troncs.

Ils ne finissent point par des anses dans l'épaisseur des muscles, comme l'ont avancé deux savants estimables, MM. Prevost et Dumas.

1587. Tout nerf encéphalique est enveloppé par une membrane extérieure qui forme, pour chacun de ses filets, un véritable canal dans lequel est contenue une matière blanche, médullaire. Cette membrane est le *Névrilemme* (1); celle qui entoure les nerfs vertébraux se continue manifestement avec la membrane propre de la moelle (1576); de même aussi, celle qui enveloppe les nerfs au niveau de la protubérance cérébrale paraît s'identifier avec la pie-mère, qui tapisse cette portion de l'encéphale.

Le nerf olfactif est dépourvu de névrilemme : le nerf optique n'en présente qu'après sa commissure.

Le névrilemme est très adhérent au tissu cellulaire; il est transparent, comme fibreux; il se racornit avec une grande facilité par l'action des acides et du calorique; par l'ébullition long-temps continuée, il acquiert une teinte jaunâtre particulière; les alkalis ne l'attaquent point; la macération ne le dissout et la putréfaction ne s'en empare qu'au bout d'un très long espace de temps; sa résistance est considérable; mais sa nature intime est encore fort peu connue.

---

(1) Νεῦρον, *nervus*; Λεμμα, *tunica*.

1588. Dans chaque tuyau formé par le névrilemme est une substance médullaire, une sorte de pulpe, que constituent des faisceaux pénicelliformes de filaments d'une ténuité égale à celle du fil du ver-à-soie et simplement juxtaposés, et (1) qui le remplit exactement; elle semble analogue à la matière blanche du cerveau et de la moelle; c'est elle qui donne au nerf la teinte qu'on lui connaît; par la dessiccation elle jaunit sensiblement; elle résiste à la putréfaction plus que le tissu de l'encéphale; comme celui-ci, elle ne se racornit ni sous l'influence du calorique, ni sous celle des acides; comme lui aussi, elle reste suspendue dans l'eau en forme d'émulsion; par l'ébullition, elle acquiert une teinte grise et terne; l'acide sulfurique la durcit d'abord, et la réduit ensuite en pulpe; le nitrique la jaunit et la durcit seulement; l'alkohol la durcit également, tandis que les alkalis la dissolvent.

Remarquons, au reste, que beaucoup d'anatomistes, même aujourd'hui, n'admettent point encore cette structure intime des nerfs, et refusent au névrilemme la forme *canaliculée* que nous venons de lui attribuer; mais qu'on soumette ces organes à l'action des différents réactifs, comme l'ont fait Reil et Bichat, on reconnaîtra les particularités indiquées.

Mais, d'une autre part, Bogros, que la science a perdu depuis quelques années, et au travail duquel il me semble que l'on n'a pas généralement rendu assez de justice, avec de la patience et de la persévérance, est venu à bout de rendre évident, dans chaque filet nerveux, un *canal* qui se prolonge depuis l'origine du nerf jusqu'à sa terminaison, et qu'il a pu injecter avec du mercure coulant.

---

(1) Quelques auteurs, entre autres Monro, croient qu'il existe dans les nerfs une substance grise.

Ce canal, qui souvent se soustrait à l'action de ce liquide, ne me paraît être autre chose que la gaîne névrilémmatique dont je viens de parler. Ainsi donc rien n'empêche d'admettre la structure pénicelliforme dont il a été question tout à l'heure au sujet de la moelle nerveuse, et cela d'autant mieux que chaque filet est pourvu d'une enveloppe spéciale, contigue, en dehors, au névrilemme commun et, en dedans, à la substance nerveuse.

1589. Les nerfs sont revêtus et unis aux parties voisines par une couche abondante de tissu cellulaire graisseux, qui envoie en dedans des prolongements qui séparent et isolent les cordons et les filets nerveux les uns des autres : les principaux de ces prolongements contiennent le plus souvent de la graisse ; mais ceux qui s'interposent entre les filets nerveux eux-mêmes n'en renferment jamais. Ce tissu cellulaire unit tellement entre eux les cordons des nerfs et leurs filets, qu'aucun mouvement ne peut y avoir lieu : on n'en remarque pas autour des nerfs logés dans un canal osseux.

1590. Les troncs artériels qui accompagnent les nerfs leur envoient des rameaux qui pénètrent de toutes parts dans leur intérieur ; le nerf optique seul fait exception à cette règle. Ces artérioles rampent d'abord dans le tissu cellulaire intermédiaire aux cordons et y ont un volume plus ou moins considérable ; elles envoient de petites branches dans toutes les interstices des filets, lesquelles s'épanouissent sur le névrilemme et semblent se perdre à sa face interne.

1591. Les veines des nerfs suivent le même trajet que leurs artères, mais elles ne sortent pas par les mêmes endroits qui donnent entrée à celles-ci.

1592. On n'a point encore pu suivre dans tous les nerfs de vaisseaux absorbants ; quelques auteurs en ont seulement indiqué dans les nerfs principaux ; on n'a point démontré non plus que des filets nerveux allassent se répandre sur le névrilemme.

1593. On divise ordinairement les nerfs encéphaliques en plusieurs classes, d'après le lieu où leur tronc tient à l'encéphale, et on les distingue ainsi en nerfs qui naissent du cerveau, de la protubérance cérébrale, de la moelle alongée et de la moelle vertébrale : le cervelet n'en fournissant point. Mais des découvertes récentes, indiquées cependant par plusieurs anatomistes plus ou moins anciens, donnent des nerfs des idées toutes différentes : comme les diverses parties de l'encéphale, ils semblent produits, à leur origine, par des faisceaux de fibres renforcés par de la substance grise; il paraît même démontré qu'en suivant les racines des différents nerfs, on les voit remonter de la moelle vertébrale vers le point où ils se montrent au dehors : et effectivement, le nerf olfactif est actuellement le seul dont on ne puisse pas démontrer les rapports directs avec la moelle, ou au moins avec la protubérance formée spécialement par les cordons médullaires qui naissent de sa partie supérieure. Pour plusieurs nerfs cependant, chez l'homme, cette disposition n'est pas si manifeste qu'elle n'ait besoin de l'analogie que fournit l'anatomie des animaux des autres classes; mais, ne nous occupant que de la connaissance de notre propre organisation et d'une manière *graphique*, nous croyons devoir nous arrêter là où le témoignage des sens ne peut plus nous guider dans nos recherches : nous n'indiquerons en conséquence que les particularités qui peuvent être reconnues dans l'homme.

Des Nerfs encéphaliques en particulier.

Des Nerfs olfactifs (*Par primum*, Willis; *première Paire* de la plupart des anatomistes français; *Nerf ethmoïdal*, Chauss.; *Nervus olfactorius*, Soemm.).

1594. Peu de parties en anatomie peuvent offrir autant de variations dans les sentiments des auteurs que les nerfs olfactifs, tant sous le rapport de leur origine que sous celui de leur texture et même de leur usage. Les Anciens les considéraient comme des espèces d'émonctoires ou de canaux par où s'écoulaient la sérosité et la pituite séparées par le cerveau, et les nommaient *Caruncula*s ou *Processus mamillares* : ils furent la cause d'une longue suite de discussions, et les travaux des anatomistes les plus récents nous ont seuls mis à même de connaître leur vraie structure et leur distribution exacte. Ce sont, du reste, les seuls nerfs qui proviennent véritablement du cerveau. C'est-là un caractère qui leur est exclusif.

1595. L'origine des nerfs olfactifs a lieu par trois filets qu'on nomme leurs racines, et qu'on a poursuivis au-delà de la superficie du cerveau, et profondément dans la substance de cet organe. Deux de ces racines sont formées par de la substance blanche, et sont distinguées en externe et en interne : la troisième est grise.

1596. La *racine blanche externe*, qui est la plus longue, se dirige en dehors, en arrière et en haut, cachée en grande partie par la scissure de Sylvius ou inter-lobulaire, et placée au-dessus des rameaux contournés de l'artère carotide interne. Elle naît de la région externe du corps strié (1514), et devient apparente extérieurement à la partie la plus reculée du lobe antérieur du cerveau, dans son point de réunion avec le moyen, sur la substance grise de sa dernière circonvolution, au milieu d'ouvertures très prononcées qui donnent passage à d'assez gros troncs vasculaires qui pénètrent dans le cerveau. Souvent aussi elle reçoit dans cette région un ou deux petits filaments médullaires qui la font paraître comme palmée.

1597. La *racine blanche interne*, plus courte et plus large, présente, comme la précédente, une couleur argentine; elle paraît se confondre en arrière et en dedans avec la substance blanche qui occupe la partie interne de la scissure de Sylvius, et, quelquefois bifurquée, elle se prolonge jusqu'à la partie antérieure du mésolobe; mais, ainsi que l'autre, elle semble toujours incrustée dans la substance grise, et paraît dessinée seulement sur la face inférieure du cerveau.

1598. Souvent le mode d'origine de ces deux racines n'est pas le même à droite et à gauche; souvent aussi, dans l'angle qui résulte de leur réunion, on voit quelques filets blancs qui viennent se joindre à elles, et qui partent de la circonvolution cérébrale la plus voisine. Quelquefois enfin, l'une ou l'autre d'entre elles se partage, dans le milieu de son trajet, en deux branches qui ne tardent pas à se réunir, en sorte qu'elles circonscrivent une espèce d'*île* de substance grise.

1599 Indépendamment des deux racines principales que nous venons de décrire et qui sont superficielles, on trouve encore, à leur point de réunion; un assez grand nombre de stries blanches, qui s'enfoncent profondément dans la pulpe du lobe antérieur du cerveau en divergeant vers la commissure antérieure.

1600. La *racine grise* a la forme d'un corps pyramidal couché sur le point de jonction des deux précédentes, et réuni à elles par son sommet, qui est tourné en avant. Après cette jonction, elle devient un cordon mince, toujours grisâtre, qui règne sur le milieu de la face supérieure du nerf. En la fendant suivant le sens de sa longueur, on trouve son centre occupé par de la substance blanche, et, à trois ou quatre lignes au-delà de sa réunion, on voit peu à peu la matière cendrée s'amincir et disparaître enfin tout-à-fait, de manière à laisser à nu cette partie médullaire centrale.

1601. On observe entre les trois racines du nerf olfactif une portion de la substance blanche de l'encéphale, tout-à-fait à découvert à la face inférieure du cerveau, et percée d'un grand nombre de trous plus ou moins verticaux pour le passage d'artérioles, en sorte que ces racines sont, pour ainsi dire, environnées et comme pénétrées de vaisseaux.

1602. A l'endroit de leur réunion, le nerf présente un renflement triangulaire; il s'aplatit aussitôt, se rétrécit et se dirige en devant horizontalement au-dessous du lobe antérieur du cerveau, placé dans un sillon qui lui est spécialement destiné, qui cache entièrement sa portion grise, et qui l'empêche de faire saillie en bas et d'être comprimé sur les os de la base du crâne. Ce sillon, que nous avons déjà indiqué (1514), se prolonge toujours plus loin en avant que l'extrémité du nerf, et est beaucoup plus profond à sa partie moyenne qu'à ses deux extrémités. La surface inférieure de celui-ci, qui présente sept stries longitudinales, dont trois cendrées et quatre blanches, est recouverte par la membrane arachnoïde; elle est aplatie manifestement, tandis que la supérieure offre une crête saillante qui pénètre dans le sillon; disposition qui fait que le nerf semble renfermé dans un canal dont la partie supérieure est formée par ce sillon du cerveau, et l'inférieure par la membrane arachnoïde.

A mesure qu'il avance, le nerf olfactif se porte un peu en dedans, de manière à se rapprocher de son semblable, et à n'être plus enfin séparé de lui que par l'épaisseur de l'apophyse *crista-galli*. Sa forme prismatique change aussi insensiblement, de manière qu'il ne présente pas dans tous les points de son étendue une coupe également triangulaire. Il repose postérieurement sur la face supérieure du corps du sphénoïde, et antérieurement sur la gouttière ethmoïdale, où il devient plus volumineux, et où il forme même une saillie qu'elle reçoit, et qui est une espèce de bulle ou de ganglion olivaire, plus arrondi en avant qu'en arrière, lequel contient beaucoup de substance cendrée, mais ne ressemble aux autres ganglions nerveux que par sa couleur.

Pendant ce trajet, le nerf olfactif, quelquefois plus gros à droite qu'à gauche, et réciproquement, est mou et pulpeux, et non enveloppé par un névrilemme. Beaucoup d'auteurs ont avancé qu'il était creusé par un canal dans toute son étendue; mais les recherches les plus minutieuses n'ont pu me le faire découvrir, non plus qu'aux plus célèbres anatomistes de nos jours.

1603. C'est de la face inférieure du bulbe qui remplit la gouttière ethmoïdale, que partent les rameaux qui doivent se distribuer dans les fosses nasales et qui traversent les ouvertures de la lame criblée. Leur nombre, leur volume et leur direction varient beaucoup; souvent les trous les plus grands en reçoivent deux ou trois, mais on les peut toujours distinguer en externes, en internes et en moyens.

1604. Leur nombre est très différent suivant les sujets: tantôt ils sont très fins et très multipliés; tantôt on n'en trouve que fort peu et ils sont beaucoup plus gros. Chacun d'eux est embrassé par un petit conduit infundibuliforme et fibreux fourni par la dure-mère, lequel cesse un peu au-delà du trou et se continue avec la couche extérieure de la membrane pituitaire. Ils sont aussi enveloppés par la membrane arachnoïde, qui leur adhère lâchement, et qui les abandonne après un court trajet, pour se porter sur le conduit fibreux et rentrer le crâne, en formant une sorte de cul-de-sac. Une lame grise, transparente, et la pie-mère, qui descend plus ou moins loin dans les fosses nasales, les accompagnent aussi.

1605. Une fois enveloppés par la dure-mère, les rameaux du nerf olfactif s'épaississent, et durcissent tellement qu'ils ne ressemblent plus à ce qu'ils étaient d'abord.

1606. Les *rameaux externes* se prolongent dans les conduits qu'on remarque sur les cornets (387, 389), ils s'y divisent et s'y subdivisent en s'anastomosant entre eux sans abandonner ces conduits qui s'anastomosent eux-mêmes. Lorqu'ils en sont sortis, leurs anastomoses deviennent encore plus fréquentes, et ils forment un véritable plexus que l'on peut bien apercevoir en disséquant sous l'eau. Sur le cornet supérieur on en remarque beaucoup qui se recourbent en arrière de manière à ce que leur convexité soit tournée vers le sinus du sphénoïde. Ceux de la partie antérieure, plus nombreux, sont presque verticaux. Les moyens sont les plus longs de tous, ils se recourbent en arrière sur le cornet ethmoïdal et s'y ramifient beaucoup, mais sans passer à la surface concave, à la membrane des cellules ethmoïdales, à celle des sinus et au cornet inférieur.

1607. Les *rameaux internes*, déjà divisés avant d'avoir quitté la lame criblée, suivent la cloison, sur laquelle ils se partagent de nouveau en un grand nombre de filaments entre les deux couches de la membrane pituitaire. D'abord au nombre de douze ou quatorze, chacun d'eux se subdivise au point de paraître *pénicelliforme*, et d'être l'origine d'un faisceau très composé. Plusieurs de ces filaments, joints ensemble, forment des bandelettes blanchâtres de diverses longueurs, dont une ou deux atteignent presque le bas de la cloison. En avant, ils ne vont guère au-delà de son milieu; en arrière, ils sont bien plus courts, et se recourbent sur la convexité des sinus sphénoïdaux.

1606. Les *rameaux moyens*, parvenus dans les fosses nasales, se perdent presque aussitôt dans la portion de la membrane qui tapisse leur voûte.

1607. Comment se terminent ces rameaux? Beaucoup d'anatomistes ont cru que c'étaient eux qui formaient les papilles ou les villosités de la membrane pituitaire. Les dissections les plus soignées, et à l'aide même de divers réactifs, ne m'ont rien appris à ce sujet. Scarpa n'a pu s'en assurer non plus à l'aide du microscope; il les a seulement vu former en serpentant une espèce de membrane propre, dans laquelle ils semblent pour ainsi dire se fondre, suivant la remarque du célèbre professeur Blumenbach de Goëttingen, chez lequel j'ai eu l'insigne honneur de visiter un magnifique Musée d'anatomie.

1608. Dans leur tronc, les nerfs olfactifs reçoivent des artères qui naissent des artères mésolobaires antérieures, et qui se répandent dans la pie-mère qui en recouvre la face inférieure. Elles sont très nombreuses, et suivent les filets nerveux jusque dans le nez, où elles paraissent quelquefois à travers la membrane pituitaire. On observe aussi des vénules autour de leur tronc, ainsi que quelques vaisseaux lymphatiques.

1609. Les nerfs olfactifs diffèrent de tous les autres par les caractères suivants :

Leur tronc a trois racines que concourent à former les deux substances du cerveau.

Il converge en avançant vers celui du côté opposé;

Sa forme est celle d'un prisme triangulaire;

Il est logé dans un sillon spécial du cerveau;

L'arachnoïde ne lui fournit point une gaîne et ne le recouvre que sur une de ses faces;

Il est entièrement mou et pulpeux;

Il manque de névrilème;

Ses filets ne s'astomosent avec ceux d'aucun autre nerf;

Ils sortent du crâne par un grand nombre de trous.

Des Nerfs optiques (*Nerfs de la seconde Paire* de beaucoup d'Anatomistes; *Nerfs oculaires*, CHAUSS.; *Nervi optici*, SOEMM.).

1610. Plus volumineux que les précédents et que tous les autres nerfs qui sortent de la tête, à l'exception du trifacial, remarquables en ce qu'ils parcourent un plus long trajet à l'intérieur qu'à l'extérieur du crâne, et ne fournissent aucune branche depuis leur origine jusqu'à leur terminaison, les nerfs optiques ne viennent point des couches de ce nom, comme on l'a assez généralement écrit; ils paraissent évidemment sortir des tubercules quadrijumeaux. En effet, la paire antérieure (*nates*) de ces tubercules fournit une bandelette blanche, fibreuse, qui se contourne sur le côté extérieur des couches optiques, et se renforce en se joignant d'une manière intime au *Corpus geniculatum externum* (1513), espèce de renflement formé de matière grise : jusque là, la bandelette adhère par une de ses faces tout entière à la couche optique; mais bientôt elle passe sous le pédoncule du cerveau, auquel elle n'est plus attachée que par son bord externe et antérieur. La paire postérieure des tubercules quadrijumeaux (*testes*) fournit aussi une bandelette analogue, qui passe sous le *Corpus geniculatum internum*, mais ne peut pas être suivie plus loin, en sorte qu'on ne peut pas décider si réellement elle appartient aux nerfs optiques.

1611. Aussitôt après leur origine, ceux-ci se portent en devant et en dedans, abandonnant la scissure qui sépare les lobes moyens de la protubérance cérébrale, et dans laquelle ils étaient d'abord cachés. Parvenus au-delà des pédoncules du cerveau, ils cessent d'être larges et aplatis; ils se rétrécissent et s'arrondissent, se trouvent à découvert sous le plancher du troisième ventricule, et adhèrent à la couche de substance grise (*tuber cinereum*) qui le forme en grande partie. Cette couche envoie à la face supérieure du nerf plusieurs nouveaux filets blancs, qui ne s'entrecroisent pas, mais qui s'unissent en suivant une ligne droite à chacun de ses côtés.

1612. Au-devant de la fosse pituitaire, les deux nerfs optiques se sont tellement rapprochés qu'ils s'unissent et se confondent, sans qu'on puisse encore affirmer d'une manière positive s'ils s'entrecroisent de manière à ce que celui de gauche passe à droite et réciproquement, s'ils forment une décussation véritable, s'ils représentent les jambages d'un X, une sorte de *chiasma*, ou si leur substance s'identifie, se mêle en cet endroit pour constituer une commissure, ce qui paraît plus probable; mais l'anatomie comparée et les affections pathologiques fournissent presque autant de faits pour l'une que pour l'autre de ces opinions. Au reste, à l'endroit de cette réunion, les nerfs optiques forment un corps quadrilatère qui repose sur une gouttière transversale du sphénoïde, donne attache par sa face supérieure à la membrane qui bouche en avant le troisième ventricule, et se continue manifestement en arrière avec le *tuber cinereum*, d'où naît la tige pituitaire. Ce corps présente, d'ailleurs, de nombreuses différences individuelles, tant pour le volume que pour la figure générale, ainsi que Morgagni et les frères Wenzel l'ont démontré.

1613. Alors les nerfs optiques s'écartent de nouveau; mais ils sont tout-à-fait cylindriques et isolés de toutes parts; ils se dirigent en avant et en dehors vers le trou optique par lequel ils sortent du crâne, avec l'artère ophthalmique, qui est placée à leur partie inférieure et externe. Dans cette seconde partie de leur trajet, ils commencent à être enveloppés par un névrilème, tandis que depuis le moment où ils sortent de dessous le lobe moyen du cerveau jusqu'à celui de leur réunion, ils n'étaient recouverts que par la pie-mère et par l'arachnoïde et encore à leur face inférieure seulement.

1614. Cette dernière membrane, tout-à-fait en avant, forme cependant autour d'eux une gaîne qui les accompagne dans le trou optique, et se réfléchit ensuite sur la dure-mère, qui leur fournit aussi un canal fibreux que nous avons décrit (1539). En traversant les trous optiques, ils se coudent légèrement à angle obtus, et deviennent d'un moindre diamètre. A leur entrée dans l'orbite, ils sont environnés par les extrémités postérieures des quatre muscles droits de l'œil, des corps charnus desquels ils sont séparés par une masse considérable de tissu cellulaire adipeux, dans laquelle se trouvent plongés les nerfs et les vaisseaux ciliaires et le ganglion ophthalmique. Pendant leur trajet dans cette cavité, les nerfs optiques décrivent une légère courbure dont la convexité est tournée en dehors; parvenus à la partie postérieure, interne et inférieure du globe de l'œil, ils éprouvent un étranglement manifeste, traversent les membranes sclérotique et choroïde, et se terminent au milieu de la rétine par une extrémité tronquée, que ne recouvre point une lame criblée spéciale, comme l'ont écrit plusieurs auteurs.

1615. Jusqu'au moment de leur réunion, les nerfs optiques sont mous et entièrement pulpeux; ils ne présentent à leur surface aucune trace de stries ni de substance grise; ils offrent seulement assez ordinairement quelques ouvertures que traversent des vaisseaux sanguins. Au-delà de leur commissure, ils deviennent plus denses et plus résistants. Depuis le trou optique jusqu'à leur terminaison, ils sont entourés par un névrilème extérieur, bien distinct de la gaîne méningienne, à laquelle il tient cependant par de petits prolongements comme lamineux. Ce névrilème est plus épais, plus fort et plus blanc que celui des autres nerfs; de sa face interne il se détache des prolongements en forme de cloison, lequels semblent partager l'intérieur du nerf en une grande quantité de petits canaux remplis par la substance blanche, et lui donnent l'aspect d'un de ces *rotangs* ou roseaux des Indes qui servent de canne. Le nerf optique n'est donc point, comme les autres nerfs, formé d'un assemblage de filets réunis en cordon, et on peut très bien reconnaître sa structure en le laissant pendant quelque temps macérer dans un solutum de deuto-hydrochlorate de mercure, et en lavant dans une solution de deutoxyde de potassium le parenchyme qu'on obtient par ce moyen, et qu'on doit faire sécher promptement après l'avoir lié par les deux bouts avec un fil.

1616. Au moyen du microscope, M. Bauer a trouvé il y a une quinzaine d'années (septembre 1820) que les fibres dont l'assemblage constitue le nerf optique sont composées en grande partie de globules très petits, dont le diamètre varie entre $\frac{1}{2800}$ et $\frac{1}{4000}$ de pouce, globules semblables à ceux du sang dépouillés de leur enveloppe de matière colorante et unis entre eux par une substance gélatineuse très soluble dans l'eau et parfaitement transparente.

1617. Depuis 1816, le docteur Wedmeyer a signalé, dans le nerf optique du fœtus, l'existence d'un canal ayant des communications avec le corps vitré. Les recherches de MM. Sœmmering et Carus paraissent être favorables à cette découverte, que cependant, ainsi que le professeur Treviranus, je n'ai point encore pu constater d'une manière exacte.

1618. Outre ces particularités de structure, le nerf optique a encore cela qui le distingue des autres, qu'il est enveloppé par la dure-mère jusqu'au lieu de sa terminaison, qu'il s'unit à son semblable, et qu'un peu avant de finir, il présente un étranglement.

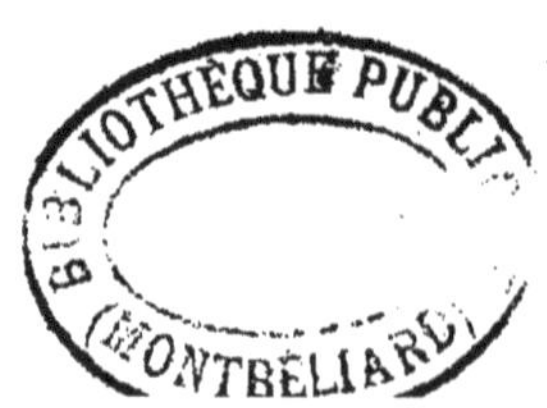

Des Nerfs moteurs oculaires communs (*troisième Paire* de beaucoup d'Anatomistes ; *Nerfs oculo-musculaires communs*, Chauss. ; *Nervus oculo-motorius* ; Soemm.).

1619. Tenant le milieu pour le volume entre les nerfs optique et pathétique, égalant ordinairement le nerf acoustique, ceux-ci *sortent* (1) des pédoncules du cerveau, vers leur bord interne, et reçoivent des filets de l'*espace cendré perforé* intercepté entre les deux pédoncules et les tubercules mamillaires. Au moment où ils paraissent, les filets du nerf moteur oculaire sont très mous et se brisent avec la plus grande facilité ; avec des précautions cependant on reconnaît qu'ils sont rangés sur une ligne qui suit presque la direction des pédoncules ; que les postérieurs sont les plus longs, et que la plus grande partie d'entre eux peut être suivie sous la protubérance cérébrale, et jusqu'à la tache noire centrale des pédoncules.

1620. Au moment de leur réunion, ces filets forment un cordon aplati, qui est étroitement embrassé par les artères cérébrale postérieure et cérébelleuse supérieure. Bientôt ce cordon se rétrécit et arrondit ; il acquiert plus de consistance ; il est enveloppé par un névrilème et par l'arachnoïde ; libre au-dessous du cerveau, il se porte obliquement en avant et en dehors jusqu'au niveau de la pointe que forme en devant la tente du cervelet. Là, il se trouve logé dans un canal pratiqué dans la paroi externe du sinus caverneux de la dure-mère (1541), à l'entrée

(1) Il faut remarquer que nous employons cette expression de *sortir*, pour nous conformer au langage généralement adopté ; car il paraît démontré aujourd'hui que les nerfs, isolés de la moelle épinière et de l'encéphale, viennent, par suite d'une marche concentrique, s'insérer, au contraire, dans le tissu de ces dernières parties.

duquel il est abandonné par l'arachnoïde, qui forme un cul-de-sac; il parvient ainsi à la fente sphénoïdale, n'étant séparé de l'artère carotide interne que par une lame mince de tissu cellulaire. Dans cette partie de son trajet, c'est-à-dire depuis son entrée sous la dure-mère, le nerf moteur oculaire commun est placé en dedans et au-dessus du nerf pathétique et de la branche ophthalmique du nerf trifacial; mais, sous l'apophyse clinoïde antérieure, il est, à son tour, recouvert par ces deux nerfs, qui le croisent obliquement et qui lui deviennent internes.

1621. Un peu avant de traverser la fente sphénoïdale, le nerf moteur oculaire commun se divise en deux branches, l'une supérieure et l'autre inférieure, qui traversent la dure-mère et pénètrent dans l'orbite par la partie la plus large de cette fente, en passant entre les deux portions de l'extrémité postérieure du muscle droit externe de l'œil, avec le nerf moteur oculaire externe et le rameau nasal du nerf ophthalmique, auxquels elles sont unies par du tissu cellulaire.

1622. *Branche supérieure.* Elle se dirige en avant et un peu en dedans, passe au-dessus du nerf optique et du rameau nasal, va aussitôt se porter à la face inférieure du muscle droit supérieur de l'œil, et lui fournit un grand nombre de filets divergents. Un autre filet un peu plus volumineux, suit le bord interne de ce muscle ou même le traverse pour aller s'épanouir dans le muscle élévateur de la paupière supérieur. Cette branche reçoit aussi un ou deux petits rameaux du nerf nasal.

1623. *Branche inférieure.* Beaucoup plus volumineuse que la précédente, elle s'avance entre la partie inférieure et externe du nerf optique et le muscle droit inférieur de l'œil, et, après un trajet de quelques lignes, elle se divise en trois rameaux : 1° l'un, *interne*, plus considérable, va gagner obliquement l'origine du muscle droit interne de l'œil, dans l'épaisseur duquel il s'épanouit; 2°

un autre, *moyen*, beaucoup plus court et moins gros, se porte directement en devant et se ramifie dans le muscle droit inférieur ; 3° le troisième, *externe*, bien plus long et plus grêle que les deux autres, donne, dès sa naissance, un filet court et aplati qui remonte en dehors du nerf optique, et va s'unir à la partie postérieure du ganglion ophthalmique ; ensuite il marche entre les muscles droits inférieur et externe de l'œil, sans leur fournir aucun filet, passe sous le globe de l'œil, et pénètre enfin, à angle presque droit, dans le muscle oblique inférieur, près de son tendon.

1624. Ce nerf, dont la structure n'a rien de particulier, donne le mouvement à tous les muscles de l'œil, excepté au droit externe et à l'oblique supérieur. Il communique avec le ganglion ophthalmique.

Des Nerfs pathétiques (*Nerfs de la quatrième Paire* de beaucoup d'Anatomistes ; *Nerfs oculo-musculaires internes ;* CHAUSS.; *Nervus cerebri quartus*, SOEMM.).

1625. Ces nerfs, qui sont les plus grêles de ceux que fournit l'encéphale, parcourent un trajet considérable dans le crâne et ne donnent des rameaux qu'au moment de leur terminaison. On aperçoit leur origine, tantôt plus haut, tantôt plus bas, derrière la paire postérieure des tubercules quadrijumeaux (*testes*), sur les parties latérales de la valvule de Vieussens (1493). Le nombre de leurs racines varie depuis une jusqu'à quatre, et n'est pas toujours le même des deux côtés ; quelquefois celles d'un des nerfs sont unies à celles du nerf opposé par une bandelette transversale ; quelquefois, elles ne sont même point de niveau : molles et sans névrilème, elles se rompent avec la plus grande facilité.

1626. Elles se réunissent presque tout de suite en un seul cordon très mince, arrondi, plus résistant, qui descend en dehors et en avant, se contourne sur les pédoncules du cerveau, entre celui-ci et le cervelet, passe au-dessus de l'arachnoïde et le long de la petite circonférence de la tente du cervelet, et parvient à l'apophyse clinoïde postérieure. Là, il s'engage dans un canal que lui fournit la dure-mère (1541), est abandonné par l'arachnoïde, qui se réfléchit sur celle-ci, fournit un rameau qui se porte d'avant en arrière dans l'épaisseur de la tente du cervelet, jusqu'auprès du sinus latéral, où il se divise en deux ou trois filets, s'anastomose souvent avec un filet de la première branche du nerf trifacial, et se trouve séparé, en dedans, du sinus caverneux par la lame cellulaire mince qui en séparait aussi le précédent : d'abord horizontal et placé au-dessus de celui-ci et au-dessus de la branche ophthalmique, il change de direction près de la fente sphénoïdale, et remonte obliquement au-dessus du nerf moteur oculaire commun avec la branche ophthalmique, en dedans de laquelle il se porte. Alors il pénètre dans l'orbite par la partie la plus large de la fente sphénoïdale et en traversant la dure-mère. Arrivé dans cette cavité, il marche en avant, conjointement avec le rameau frontal du nerf ophthalmique, au-dessus des muscles droit supérieur de l'œil et releveur de la paupière, et au-dessous du périoste. Enfin, il se dirige en dedans, gagne la partie moyenne du muscle oblique supérieur de l'œil, après avoir augmenté sensiblement de volume, et s'y termine entièrement en se partageant en plusieurs filets.

Le savant professeur Ch. Bell a considéré ce nerf comme le nerf respiratoire de l'œil.

Selon Wrisberg, le nerf pathétique droit est souvent plus volumineux que le gauche. C'est une particularité que je n'ai pas eu occasion d'observer.

Des Nerfs trifaciaux, CHAUSS. (*Nerfs de la cinquième Paire* de beaucoup d'Anatomistes; *Nerfs sympathiques moyens* de quelques autres; *Nerfs trijumeaux*, BOYER, BICHAT; *Nervus quintus Cerebri*, SOEMM.).

1627. La première origine de ces nerfs se trouve à l'extrémité supérieure de la moelle vertébrale, entre les éminences olivaires et le corps restiforme : c'est un faisceau de fibres blanches qui remonte en dehors dans l'épaisseur de la protubérance cérébrale, au-dessus de la partie postérieure du pont de Varoli (1491); qui reçoit dans ce trajet un assez grand nombre de nouvelles fibres blanches; qui augmente ainsi de volume, et qui semble dès lors divisé en trois branches. Parvenu à la partie externe et inférieure des pédoncules du cervelet, près du bord externe de la protubérance, il devient libre, abandonne l'encéphale, et forme un cordon aplati, très volumineux, composé d'un fort grand nombre de filets distincts et parallèles, enveloppés chacun d'un névrilème qui leur donne plus de solidité et de densité.

1628. En examinant avec beaucoup de soin tous ces petits filets nerveux, on voit que ceux qui occupent le centre du cordon reçoivent leur névrilème plus tard que ceux qui sont situés à la périphérie. Il en résulte qu'ils doivent se rompre à des distances inégales, et voilà pourquoi lorsqu'on détache le tronc du nerf trifacial de l'endroit où il devient libre, on trouve à la superficie de l'encéphale, au point même qu'il occupait, une sorte de mamelon blanchâtre, qui semblait être caché dans l'intérieur du nerf : ce n'est autre chose que la solution de continuité des filets qui le composent, et non comme le pense Bichat, un tubercule spécial.

1629. Quoi qu'il en soit, ces filets, dont le nombre varie de soixante-dix à quatre-vingt ou cent, sont séparés évidemment en deux paquets par des lames cellulaires ou par des vaisseaux sanguins : l'un, antérieur et interne, est formé de cinq ou six filets plus gros, plus mous, plus blancs, placés au-dessous des autres, et ne contribuant pas, par leur rupture, à la formation du mamelon indiqué (1628). L'autre faisceau, placé en arrière et en dehors, renferme le reste des filets, et avance en dehors jusqu'à l'extrémité du bord supérieur du rocher où il s'engage dans un canal que lui donne la dure-mère (1541), canal large d'environ cinq lignes en avant et de trois seulement en arrière, et où l'arachnoïde ne tarde point à l'abandonner en formant un cul-de-sac. Il parvient ainsi dans la fosse temporale interne, après s'être élargi et aplati beaucoup en passant sur le bord supérieur du rocher, qui offre une dépression pour le loger. Alors ces filets cessent d'être parallèles ; ils s'écartent les uns des autres sans s'entrelacer, sans s'anastomoser entre eux, comme cela arrive dans le trajet des autres nerfs : tous viennent se terminer à un renflement gangliforme ou plexiforme, grisâtre, déprimé, semi-lunaire, concave en arrière pour les recevoir, plat en dessous, où il repose sur la base du crâne, un peu bombé en dessus. Cette espèce de ganglion, qu'on appelle parfois *Ganglion de Gassari* ou *de Gasser*, ou *Ganglion semi-lunaire*, est placé dans une fossette spéciale du rocher et adhère intimement à la dure-mère, sans qu'on puisse assurer qu'il lui founisse des filets ; son tissu semble formé par un faisceau de fibres inextricables, et ne permet point de suivre les filets nerveux primitifs, qui s'y confondent intimement les uns avec les autres. Sa substance, homogène, paraît absolument analogue à celle des ganglions du système du trisplanchnique.

1630. Le bord antérieur de cette espèce de ganglion ou de plexus est convexe ; il en naît successivement, d'avant en arrière, trois troncs nerveux, plexiformes et divergents à la manière d'une patte d'oie, savoir : 1° le nerf ophthalmique, moins volumineux, et logé dans la paroi externe du sinus caverneux; 2° le nerf maxillaire supérieur, plus gros et sortant par le trou grand rond du sphénoïde; 3° le nerf maxillaire inférieur, plus volumineux encore et s'échappant par le trou ovale du même os.

1631. Quant au premier faisceau formé par les cinq ou six filets plus blancs, il ne s'engage pas dans le ganglion, il passe isolément au-dessous de lui, et va, sous la dénomination de *Nerf crotaphyto-buccal*, se joindre au nerf maxillaire inférieur.

1632. Le ganglion de Gasser envoie plusieurs filets à la dure-mère dans l'épaisseur de la tente du cervelet, et dans la portion de cette membrane qui revêt le rocher et le sphénoïde.

1° *Du Nerf ophthalmique* (*Primus ramus quinti nervi*, Soemm.; *Nerf orbito-frontal*, Chauss.).

1633. C'est la moins volumineuse et la plus élevée des trois branches que fournit le nerf trifacial; c'est aussi celle qui s'éloigne le moins de la direction primitive du tronc qui lui a donné naissance. Elle marche de derrière en devant, de dedans en dehors et de bas en haut, au-dessous de la dure-mère, dans la paroi externe du sinus caverneux, dont elle est séparée, comme les nerfs moteur oculaire commun et pathétique, par des lames distinctes de tissu cellulaire. D'abord placée au-dessous du nerf moteur oculaire commun, elle lui devient supérieure et interne ainsi que nous l'avons dit. Elle a, tant qu'elle est contenue dans le crâne, une teinte grisâtre, une apparence plexiforme très marquée et une surface inégale. Avant d'arriver à la fente sphénoïdale, par laquelle elle pénètre dans l'orbite, elle reçoit un filet du ganglion cervical supérieur, envoie un filet récurrent à la tente du cervelet à côté de celui du nerf pathétique, puis elle se divise en trois rameaux qui percent chacun isolément la dure-mère : l'un est externe : c'est le *Nerf lacrymal*; l'autre supérieur : c'est le *Nerf frontal*; et le dernier interne : c'est le *Nerf nasal*.

1634. *Du Nerf lacrymal* (*Nervus lacrymalis*, Sœmm.). C'est le plus petit des trois : séparé du nerf ophthalmique au moment où il change de direction pour monter au-dessus du nerf moteur oculaire commun, il s'engage aussitôt dans un canal long de quelques lignes et que lui fournit la dure-mère, à laquelle il adhère fortement. Il se dirige en dehors et en avant, entre dans l'orbite et se porte le long de sa paroi externe, entre le périoste et le muscle droit externe, jusqu'à la glande lacrymale et à la paupière supérieure.

1635. Dans ce trajet, il donne un filet postérieur ou *sphéno-maxillaire*, qui s'anastomose avec un filet du nerf maxillaire supérieur vers l'extrémité antérieure de la fente orbitaire inférieure, et un filet antérieur ou *malaire*, lequel s'engage dans un conduit pratiqué dans l'épaisseur de l'os de la pommette, et sort sur la joue, où il s'anastomose avec un filet du nerf facial. Ce dernier filet, et quelquefois tous les deux, traversent la glande lacrymale avant de sortir de l'orbite.

1636. Lorsque le nerf lacrymal est arrivé à la glande du même nom, il se place à sa face interne, et lui fournit trois ou quatre filets qui se distribuent dans son tissu, ou en sortent pour se perdre dans la membrane conjonctive.

1637. Enfin le rameau lui-même, étant parvenu au-delà de la glande, se porte en dedans, derrière l'aponévrose du muscle releveur de la paupière supérieure, la perce et se termine par un grand nombre de filets dans cette paupière elle-même, d'où il se porte souvent jusque dans les téguments de le région antérieure de la tempe correspondante.

1638. *Du Nerf frontal* (*Nervus frontalis*, Sœmm., *Nerf palpébro-frontal*, Chauss.). Plus gros que les deux autres branches du nerf ophthalmique, il se sépare du tronc commun plus tard que le précédent, s'introduit dans l'orbite entre le périoste et l'extrémité postérieure du muscle droit supérieur de l'œil, marche obliquement en avant et en dehors, selon l'axe de l'orbite, et se porte au-dessus du muscle releveur de la paupière supérieure, où il se divise plus ou moins promptement en deux rameaux, l'un interne plus petit, l'autre externe plus gros; quelquefois cependant leur volume est le même. — Le *Rameau frontal interne* se dirige un peu en dedans vers la poulie cartilagineuse du muscle grand oblique de l'œil, et fournit d'abord un filet qui descend s'anastomoser par arcades, avec un filet du nerf nasal. Il en donne ensuite, au niveau même de la poulie cartilagineuse, plusieurs autres qui se portent de dedans en dehors dans la paupière supérieure, dans l'épaisseur de laquelle ils s'anastomosent souvent par arcades avec ceux qui terminent le nerf lacrymal; quelquefois ces anastomoses ne sont point visibles. Plusieurs de ces mêmes filets se perdent aussi dans la face antérieure des muscles sourcilier et frontal; l'un d'eux pénètre dans les sinus frontaux par une ouverture spéciale, et va se distribuer, à la membrane qui les revêt; mais le rameau, continuant son trajet, sort de l'orbite entre la poulie du muscle grand optique et le trou orbitaire supérieur, se réfléchit de bas en haut, monte derrière les muscles sourcilier et frontal, donne des filets à leur face postérieure, et finit en s'épanouissant dans le tissu cellulaire sous-cutané vers le sommet de la tête. — Le *Rameau frontal externe* se porte directement en avant, passe par le trou orbitaire supérieur, et, le plus ordinairement, donne aussitôt un filet qui se porte transversalement en dehors, se subdivise dans la paupière supérieure, s'anastomose avec ceux du nerf facial, et remonte derrière le muscle sourcilier. Un autre filet s'en sépare au même niveau et gagne transversalement la racine du nez, où il paraît s'unir avec un filet du nerf frontal interne. Au reste, dans l'intérieur du trou orbitaire supérieur, quelquefois plus tôt, le nerf lui-même se partage en deux ramifications qui se réfléchissent sur le front, derrière le muscle sourcilier, et se subdivisent en un grand nombre de filets *profonds* et *superficiels*. Les premiers se distribuent dans les muscles sourcilier et frontal et dans les téguments ; les seconds, beaucoup plus longs, s'étendent sur le sommet de la tête, jusques vers l'occiput, s'anastomosent en dedans avec ceux du côté opposé, en dehors avec ceux du nerf facial, en arrière avec ceux des premiers nerfs cervicaux : ils ne deviennent superficiels qu'après avoir percé l'aponévrose épicrânienne. On a prétendu avoir suivi leurs derrières divisions dans les bulbes des cheveux.

1639. *Du nerf nasal* (*N. naso-ocularis*, Sœmm. ; *Nerf naso-palpébral*, Chauss.). Plus volumineux que le lacrymal, mais moins fort que le frontal, il pénètre dans l'orbite entre les deux attaches postérieures du muscle droit externe de l'œil, placé en dedans du nerf moteur commun et au-dessus du nerf moteur externe. De là il se porte obliquement en dedans, en avant, et un peu de bas en haut, remonte entre le nerf optique et le muscle droit supérieur de l'œil, gagne la paroi interne de l'orbite sous le muscle grand oblique, et se partage en deux rameaux secondaires au milieu de beaucoup de tissu cellulaire graisseux. Souvent, avant d'entrer dans l'orbite, ce nerf reçoit un filet du ganglion cervical supérieur ; en y entrant, il en donne lui-même un grêle, long d'environ six lignes, qui côtoye en dehors le nerf optique, et va se rendre à la partie supérieure et postérieure du ganglion ophthalmique, après avoir communiqué par un ou deux petits rameaux avec la branche supérieure du nerf moteur oculaire commun (1622). En passant au-dessus du nerf optique, le nerf nasal produit deux ou trois *filets ciliaires*, qui vont se distribuer au globe de l'œil, comme nous l'indiquerons plus bas.

C'est au niveau du milieu de la paroi interne de l'orbite que le nerf nasal éprouve sa dernière division; les deux rameaux qui en résultent sont d'un égal volume; l'un est interne et postérieur : il pénètre dans les fosses nasales; l'autre est antérieur et se distribue au dehors de l'orbite.

1640. *Rameau nasal interne.* Son trajet est fort remarquable; accompagné par une petite artère, il s'introduit dans le trou orbitaire interne et antérieur, se dirige en dedans et en haut dans le canal dont ce trou est l'orifice, en sort pour entrer dans le crâne au-dessous de la dure-mère, qui le recouvre et qui le maintient dans un sillon osseux jusque sur les côtés de l'apophyse *crista-galli*. Là, il pénètre, sans avoir fourni aucun filet à la dure-mère et sans s'être anastomoser avec le nerf olfactif, dans la petite fente qui existe à la partie antérieure des gouttières ethmoïdales, et parvient ainsi à la voûte des fosses nasales, où il augmente de volume et se divise en deux filets, l'un interne et l'autre externe.

Le premier descend sur la partie antérieure de la cloison entre les deux feuillets de la membrane pituitaire; après un court trajet, il se partage en deux autres filets; l'un (*Naso-lobaire*, Chauss.), très mince, descend sur la face postérieure de l'os du nez, logé dans un sillon osseux ou même dans un canal véritable, qui commence à l'épine nasale du coronal; il sort ensuite entre les os propres du nez et les portions latérales de son cartilage, augmente de volume et de solidité, et se ramifie dans les téguments du lobe; l'autre, un peu moins fin, descend sur la membrane pituitaire au niveau du rebord de la cloison, et se termine près de sa base en se subdivisant.

Le second fournit, presque dès son origine, un filet qui s'engage dans un canal osseux pratiqué derrière l'os du nez ou sur l'épine nasale du coronal; il se retrouve à nu au-dessous de la membrane inférieurement, où il traverse un des petits trous creusés sur les os, pour se terminer dans la peau. Ensuite, on voit naître deux ou trois autres filets qui descendent à la partie antérieure de la paroi externe des fosses nasales jusqu'au cornet inférieur. Quelquefois l'un d'eux est contenu dans un canal osseux.

Je n'ai pas pu rencontrer les filets que plusieurs anatomistes font venir du nerf nasal interne, dans les sinus frontaux et dans les cellules ethmoïdales.

1641. *Rameau nasal externe (R. palpébral,* Chauss.). Il marche dans la direction primitive du nerf, le long de la paroi interne de l'orbite, et, parvenu au-dessous de la poulie cartilagineuse du muscle grand oblique, il jette deux filets dans le muscle lacrymal de Horner et Trasmondi, il s'anastomose avec un filet du nerf frontal interne, sort de l'orbite, et se divise en plusieurs filets qui se distribuent à la paupière supérieure, où ils s'unissent avec des filets du nerf frontal interne; à l'inférieure, où ils rencontrent ceux des nerfs sous-orbitaire ou facial; à la caroncule lacrymale; sur le sac du même nom; sur le dos du nez, où ils s'anastomosent souvent avec les ramifications naso-lobaires : dans le muscle pyramidal, et dans la peau.

2° *Du Nerf maxillaire supérieur* (*Nerf sus-maxillaire*, Chauss.; *Nervus maxillaris superior*, Soemm.).

1642. Plus gros que le nerf ophthalmique, plus petit que le maxillaire inférieur, le nerf maxillaire supérieur naît de la partie moyenne, du renflement commun du nerf trifacial, se dirige en avant et un peu en dehors, et pénètre dans le trou grand rond du sphénoïde, pour passer dans la fosse sphéno-maxillaire (399). Depuis son origine jusqu'à ce point, le nerf, large d'abord, rétréci ensuite, offre une forme triangulaire, et conserve une teinte grise et une disposition plexiforme très apparente. A son entrée dans la fosse sphéno-maxillaire, il ressemble aux autres nerfs; il traverse celle-ci horizontalement, s'introduit dans le canal sous-orbitaire, le parcourt et en sort pour s'épanouir dans la joue.

1643. *Rameau orbitaire*. En traversant le trou rond du sphénoïde, quelquefois dans la fosse sphéno-maxillaire même, le nerf maxillaire supérieur fournit un rameau assez considérable, qui se porte en avant et en haut, et pénètre dans l'orbite par la fente sphéno-maxillaire. Il s'y divise, au-dessous du muscle droit inférieur de l'œil, en deux filets : l'un, *malaire*, s'anastomose d'abord avec le nerf lacrymal, fournit quelques filaments à la glande du même nom, en envoie quelques-uns à l'angle externe de la paupière supérieure, traverse un conduit de l'os de la pommette, se distribue au muscle orbiculaire des paupières et à la peau, et se termine en s'unissant à un filet du nerf facial; l'autre, *temporal*, passe à travers la portion orbitaire du même os, se rend dans la fosse temporale, communique avec un rameau du nerf maxillaire inférieur, remonte obliquement en dehors et en arrière, perce l'aponévrose temporale, devient sous-cutané, accompagne l'artère temporale superficielle, s'anastomose avec quelques filets du nerf facial, et se perd dans la peau des tempes et du sommet de la tête.

1644. Dans la fosse sphéno-maxillaire, le nerf maxillaire supérieur reçoit un ou deux rameaux courts et gros, qui viennent du ganglion sphéno-palatin, et se dirigent, au milieu du tissu cellulaire graisseux, de bas en haut, de dedans en dehors et d'arrière en avant, suivant une marche contraire à celle du tronc nerveux. Il fournit encore, dans le même endroit, les *Rameaux dentaires postérieurs et supérieurs*, d'un volume assez considérable, au nombre de trois ou quatre, et descendant sur la tubérosité maxillaire, où, après plusieurs flexuosités, ils s'engagent dans des ouvertures qu'elle leur présente (281). Ces ouvertures les transmettent dans des canaux creusés dans l'épaisseur de l'os, où ils se divisent en plusieurs filets qui descendent en avant pour aller gagner les racines des trois ou quatre dernières dents molaires. Un de ces filets pénètre dans le sinus maxillaire par un orifice spécial, en suit la paroi externe, et va s'anastomoser avec un rameau du nerf dentaire antérieur : un autre n'entre point dans les conduits de la tubérosité; il se contourne sur le bord alvéolaire, et se distribue aux gencives et aux muscles buccinateur et ptérygoïdien interne.

1645. Dans l'intérieur du canal sous-orbitaire, le nerf qui nous occupe ne fournit point de branche marquée, mais il semble divisé en plusieurs faisceaux qui restent accolés les uns aux autres et qui marchent parallèlement. Cependant, tout-à-fait en avant, il s'en détache inférieurement un rameau considérable : c'est le *Nerf dentaire antérieur*, qui descend dans le canal du même nom (275), fournit à la membrane muqueuse du sinus maxillaire un filet qui s'anastomose avec un des nerfs dentaires postérieurs (1644), et se partage en plusieurs autres, qui ont chacun leur conduit particulier, et qui vont se rendre aux racines des dents incisives, de la canine, et des deux premières molaires du côté correspondant. Quelquefois ces nerfs rampent à nu sous la membrane du sinus et lui fournissent quelques filaments très ténus. Ils donnent aussi quelques ramifications à la membrane pituitaire qui recouvre le cornet inférieur, et qui ont des conduits particuliers.

1646. *Rameaux sous-orbitaires.* Ils sortent du canal

sous-orbitaire par le trou du même nom, derrière l'élévateur de la lèvre supérieure, auquel ils donnent quelques ramifications très fines ; ils résultent de l'épanouissement du tronc maxillaire supérieur lui-même; leur nombre est indéterminé, mais toujours considérable ; ils s'écartent les uns des autres en rayonnant, et, par leurs anastomoses entre eux et avec les nerfs facial et buccal, ils constituent une espèce de plexus entre la pommette et le nez. Parmi ces rameaux, les uns, *supérieurs* ou *palpébraux*, peu nombreux, vont se distribuer à la paupière inférieure, aux muscles orbiculaire des paupières et pyramidal du nez, aux téguments de la joue, à la caroncule lacrymale et au sac du même nom, en s'anastomosant avec les filets du nerf nasal externe (1641), du nerf facial, et quelquefois avec ceux du nerf lacrymal qui ont traversé l'os de la pommette : d'autres, *inférieurs* ou *labiaux*, plus nombreux et plus gros, fournissent des ramifications aux muscles élévateur propre, canin, orbiculaire des lèvres, et à la peau, ainsi qu'aux cryptes muqueuses labiales; quelques-uns, *internes* ou *nasaux*, se répandent sur le dos et sur l'aile du nez, dans les muscles élévateur commun, transversal du nez, myrtiforme, autour de l'ouverture des narines, en communiquent avec les filets naso-lobaires du nasal interne (1640); enfin les derniers, *externes*, sont destinés aux deux muscles zygomatiques, au canin et à la peau : ils ont des anastomoses avec les rameaux du nerf facial.

3° *Du Nerf maxillaire inférieur* (*Nerf maxillaire*, CHAUSS.; *Nervus maxillaris inferior*, SOEMM.).

1647. Cette branche est la plus grosse de celles que donne le nerf trifacial; mais elle parcourt dans le crâne un trajet moins étendu que les deux autres; dirigée en dehors et en avant, elle sort du crâne par le trou ovale du sphénoïde, et elle est composée de deux portions distinctes: l'une, extérieure, plexiforme, triangulaire, aplatie plus considérable, vient du renflement semi-lunaire du tronc du nerf; l'autre, cachée par celle-ci, est formée par les filets blancs, plus gros, dont nous avons parlé (1632); elle est composée de filaments parallèles, non réunis en plexus. Ces deux portions sortent isolément par le trou ovale, et ne se réunissent que dans la fosse zygomatique, où la petite portion devient antérieure, et paraît se distribuer particulièrement dans le nerf buccal et dans un des rameaux temporaux profonds.

1648. Parvenu dans la fosse zygomatique, entre le sphénoïde et le muscle ptérygoïdien externe, le nerf maxillaire inférieur semble se diviser en deux troncs principaux; l'un, supérieur et externe, donne naissance aux rameaux temporaux profonds, massétérin, buccal et ptérygoïdiens; l'autre, inférieur et interne, plus gros, fournit les rameaux dentaire inférieur, lingual et auriculaire.

1649. *Rameaux temporaux profonds* (*R. temporo-musculaires*, Chauss.). Ils sont ordinairement au nombre de deux et quelquefois de trois; chez quelques sujets on n'en trouve qu'un: ils naissent isolément ou par un tronc commun. Quoi qu'il en soit, l'un d'eux, antérieur, que fournit, dans quelques cas, le nerf buccal, se porte en devant dans la partie la plus profonde de la fosse temporale, après s'être prolongé quelque temps horizontalement entre le muscle ptérygoïdien externe et la paroi supérieure de la fosse zygomatique; l'autre, postérieur, né quelquefois du nerf massétérin, suit d'abord la même marche, mais devient bientôt plus superficiel. Tous deux se recourbent sur l'os temporal pour remonter entre le muscle et la fosse du même nom, et se subdivisent en un grand nombre de filets qui se perdent dans l'épaisseur de ce muscle, ou s'anastomosent ensemble ou avec des ramifications du nerf facial, à l'aide de petites ouvertures dont est percée son aponévrose. Le rameau antérieur s'anastomose, en outre, avec le nerf lacrymal (1635), et avec un filet du rameau orbitaire du nerf maxillaire supérieur (1645), qui traverse l'os de la pommette.

1650. *Rameau massétérin* (*R. sous-zygomatique*, Chauss.). Situé en arrière des précédents, il a à peu près le même volume qu'eux, et marche aussi d'abord horizontalement en dehors et en arrière entre le muscle ptérygoïdien externe et la paroi supérieure de la fosse zygomatique, au-devant de la racine transverse de l'apophyse du même nom ; il traverse ensuite l'échancrure sigmoïde du maxillaire inférieur, entre le muscle temporal et le col du condyle de la mâchoire, donne quelques filets à l'articulation temporo-maxillaire, se place à la face interne du muscle masséter, lui fournit quelques filets en arrière, et se perd enfin, par plusieurs autres filets, dans la partie moyenne de ce muscle, sans descendre jamais jusqu'à son attache inférieure.

1651. *Rameau buccal* (*R. bucco-labial*, Chauss.). Plus volumineux que les précédents, il naît quelquefois par un tronc commun avec le nerf temporal profond antérieur (1649), mais se dirige, dès son origine, en avant et en bas, passe entre les deux muscles ptérygoïdiens, et donne quelques filets à l'externe et au muscle temporal; ensuite, il se place entre le muscle ptérygoïdien interne et la branche de la mâchoire, et se porte entre l'apophyse coronoïde et le muscle buccinateur, sur lequel il se divise en plusieurs filets, après avoir marché quelque temps sans se partager, et être devenu de plus en plus superficiel. Tous ces filets, au nombre de six ou sept, s'anastomosent fréquemment entre eux, et viennent seulement du côté inférieur du nerf; les premiers qui s'en séparent sont fort grêles et se jettent dans le muscle temporal; les suivants se distribuent aux muscles buccinateur et canin, et à la peau;

les derniers parviennent jusqu'à la commissure des lèvres, passent sous son muscle abaisseur, et se perdent dans les environs. Plusieurs d'entre eux communiquent avec les nerfs facial et sous-orbitaire.

1652. *Rameaux ptérygoïdiens* (*R. ptérygo-musculaires*, Ch.). Ils sont souvent au nombre de deux; quelquefois cependant il n'y en a qu'un seul. Toujours ils sont extrêmement petits et minces; d'abord cachés profondément entre les muscles ptérygoïdien et péristaphylin externes, ils se dirigent en bas et vont se terminer dans le muscle ptérygoïdien interne.

1653. *Rameau lingual.* Un peu moins gros que le nerf dentaire inférieur, il communique avec lui, peu après son origine, par un filet court, mais assez volumineux, qui laisse, entre lui et ce nerf, un intervalle que traverse l'artère maxillaire interne. Presque en même temps le filet nerveux, connu sous le nom de *Corde du tympan*, et qui naît du ganglion sphéno-palatin, comme nous le démontrerons, vient, en formant un angle très aigu en haut, s'accoler, au-dessous de la scissure glénoïdale, avec le nerf lingual, dont le volume se trouve alors sensiblement accru. Situé d'abord entre les muscles ptérygoïdien et péristaphylin externes et le pharynx, ce nerf descend ensuite obliquement en avant entre le muscle ptérygoïdien interne et la branche de l'os maxillaire inférieur, puis s'engage entre la glande sous-maxillaire et la membrane muqueuse de la bouche : il passe ensuite, avec le canal de Warton, entre les muscles mylo-hyoïdien et hyo-glosse, d'où il va gagner la partie latérale inférieure de la langue, après avoir remonté au-dessus de la glande sublinguale.

1654. Dans ce trajet, le nerf lingual donne au muscle ptérygoïdien interne un filet qui s'anastomose parfois avec un des rameaux ptérygoïdiens (1652) : il en fournit deux ou trois aux tonsilles et au muscle constricteur supérieur du pharynx ; plus bas, il s'en détache deux ou trois autres qui se perdent dans la partie postérieure et interne des gencives ; au niveau de la glande sous-maxillaire, la corde du tympan l'abandonne pour aller se porter dans un ganglion particulier qui est environné par un petit plexus nerveux très compliqué et à mailles lâches ; ce plexus est le résultat de l'entrecroisement réticulaire de plusieurs filets qui naissent du nerf lingual et du ganglion lui-même, et dont les ramifications pénètrent la glande de toutes parts.

1655. Au-delà de cette glande, le nerf lingual envoie plusieurs filets qui descendent s'anastomoser avec ceux du nerf hypoglosse ; il en fournit quatre ou cinq à la glande sublinguale et à peu près autant à la partie antérieure des gencives et à la membrane de la bouche. Alors quelques rameaux plus considérables sortent de son bord supérieur et passent entre les muscles lingual et génio-glosse, pour se distribuer dans le tissu de la langue. Enfin, il continue à se subdiviser dans cet organe, jusqu'à sa pointe, et monte vers sa face supérieure se distribuer par un grand nombre de filets pénicelliformes, fasciculés, plissés dans le sens de leur longueur, dans sa membrane muqueuses : quelques-uns ont été suivis dans les papilles qui la recouvrent, particulièrement en devant.

1656. *Rameau dentaire inférieur* (*R. maxillo-dentaire*, Chauss.). Un peu plus volumineux que le précédent, dont il reçoit un filet (1655), il descend à côté de lui, d'abord entre les deux muscles ptérygoïdiens, puis entre le muscle ptérygoïdien interne et la branche de la mâchoire. Dans cette seconde partie de son trajet, il est séparé du muscle ptérygoïdien interne et du nerf lingual par le ligament latéral interne de l'articulation temporo-maxillaire.

Parvenu vers le milieu de la face interne de la branche de la mâchoire, ce nerf donne un rameau (*R. mylo-*

hyoïdien, Chauss.) qui descend en devant dans un sillon creusé sur cet os, et où il est retenu par une expansion fibreuse du même ligament latéral interne; il est accompagné par une artériole et par une vénule; après être sorti du sillon, il se place entre l'os maxillaire et le muscle mylo-hyoïdien, donne quelques filets à la glande sous-maxillaire, s'approche du menton, se partage en quatre ou cinq autres filets, et se distribue aux muscles mylo-hyoïdien, génio-hyoïdien et digastrique.

Au moment où il fournit ce rameau, le nerf dentaire lui-même s'engage dans le canal du même nom (326) avec une artère et une veine. Il le parcourt dans toute son étendue en fournissant des rameaux à toutes les racines des dents, depuis la dernière grosse molaire jusqu'à la première petite inclusivement, mais au niveau du trou mentonnier (320), il se divise en deux branches : l'une, plus petite, reste dans l'épaisseur de la mâchoire et s'y distribue aux racines des dents canines et incisives; l'autre, plus volumineuse, sort par le trou mentonnier, et se divise en un grand nombre de filets qui vont, en rayonnant, se perdre dans les muscles triangulaire, carré, releveur du menton, buccinateur, orbiculaire des lèvres, et s'anastomoser avec des rameaux du nerf facial. La plupart de ces filets commencent par remonter entre la membrane de la bouche et les muscles; plusieurs s'épanouissent dans cette membrane; d'autres parviennent au bord libre de la lèvre inférieure, où ils forment une sorte de plexus, aux cryptes muqueuses qui s'y trouvent, et à la peau des parties environnantes.

1657. *Rameau auriculaire* ou *temporal superficiel* (*R. temporal cutané*, Chauss.). Son origine a lieu tantôt par une seule, tantôt par deux racines, dans l'intervalle desquelles passe l'artère spheno-épineuse; il se contourne ensuite en arrière et en dehors, entre le condyle de la mâchoire et le conduit auriculaire, et là il donne deux filets qui s'anastomosent avec le nerf facial ; puis, couvert par la glande parotide, il remonte profondément au-devant de ce conduit, fournit un filet à l'articulation temporo-maxillaire, et gagne la base de l'apophyse zygomatique, après avoir donné des ramifications aux parties profondes de l'oreille, et spécialement à la peau du conduit auditif, où elles parviennent en passant entre sa portion osseuse et sa portion fibro-cartilagineuse : plusieurs d'entre elles se répandent un peu plus loin sur le pavillon et dans la conque. Alors il se divise en deux filets, l'un antérieur, l'autre postérieur, qui accompagnent, en se subdivisant, les branches de l'artère temporale, et se répandent dans les téguments de la tempe, du front et du sommet de la tête, en s'anastomosant fréquemment avec ceux du nerf facial et du rameau occipital du second nerf cervical. Le filet postérieur, en particulier, envoie beaucoup de ramifications à l'oreille externe, c'est-à-dire à l'hélix et aux deux muscles auriculaires antérieur et supérieur.

Du Nerf moteur oculaire externe (*Sixième Paire* de la plupart des Anatomistes ; *Nerf oculo-musculaire externe*, CHAUSS.; *Nervus sextus sive abducens*, SOEMM.).

1658. Au premier coup d'œil, ce nerf paraît naître du sillon qui sépare la protubérance annulaire de la moelle vertébrale ; mais, avec un peu d'attention, on voit que ses racines sont situées à côté des éminences pyramidales, le long desquelles elles montent sans cependant en provenir véritablement, jusqu'au sillon, où elles se partagent en deux faisceaux distincts, que recouvrent quelquefois les dernières fibres de la protubérance, et qui ne tardent point à se réunir un peu plus en avant. Chacun de ces faisceaux est composé de deux ou trois filets placés les uns derrière les autres. L'interne est plus petit ; l'externe est plus volumineux.

1659. Le nerf, ainsi formé, tient le milieu, pour la grosseur, entre les nerfs pathétique et moteur commun ; il est entouré d'un névrilemme depuis l'instant où il paraît sous la protubérance ; il se porte en avant, en haut et en dehors, le long de la gouttière basilaire, jusqu'au dessous de l'apophyse clinoïde postérieure, où il perce la dure-mère sur les côtés de la lame quadrilatère du sphénoïde. Il entre alors dans le sinus caverneux, dans l'intérieur duquel il est accompagné jusqu'à une certaine distance par l'arachnoïde, qui lui a fourni une enveloppe depuis son origine. Il se place en dehors de l'artère carotide interne, à laquelle il tient par un tissu cellulaire assez serré, et est séparé du sang du sinus par un repli de la membrane interne de celui-ci ; dans le sinus même, il se dirige en avant, en dehors et en bas, et il acquiert une teinte rougeâtre et un volume un peu plus considérable. En passant au-dessus de l'orifice du canal carotidien, il reçoit, d'arrière en avant, deux ou trois filets grisâtres et mous qui viennent du ganglion cervical supérieur.

1660. Le nerf moteur externe entre dans l'orbite par la fente sphénoïdale ; la dure-mère lui offre une ouverture particulière au-dessus de celle de la veine ophthalmique. Il passe entre les deux faisceaux postérieurs du muscle droit externe de l'œil, avec les nerfs moteur commun et nasal, auxquels il est uni assez intimement ; puis, se prolongeant le long de la face oculaire de ce muscle, il se perd entièrement dans son épaisseur par plusieurs filets qui le pénètrent en divergeant.

Du Nerf facial (*Portion dure de la septième Paire* de beaucoup d'Anatomistes, *Nerf facial*, CHAUSS.; *Nervus facialis*, SOEMM.).

1661. La véritable origine de ce nerf est très difficile

à distinguer, et on ne peut point le faire venir d'une manière claire d'un endroit reculé de la moelle vertébrale. Il devient apparent immédiatement derrière le bord postérieur de la protubérance annulaire, dans son angle de réunion avec le corps restiforme, à quelques lignes en dehors du précédent et à une ligne seulement en avant du nerf acoustique. Il forme d'abord un cordon aplati, très blanc, mou, non enveloppé par le névrilemme, et adhérent pendant quelque temps, par son côté supérieur, au pédoncule du cervelet. Quelques filaments très déliés s'y réunissent alors, et semblent s'être détachés du nerf acoustique ; leur rapport avec ce dernier nerf est rarement évident ; mais toujours ils forment une origine distincte entre celles des deux nerfs eux-mêmes.

1662. Après être devenu libre, le nerf facial se revêt de névrilemme, et continue à se porter en dehors, en haut et en avant, appliqué dans une sorte de gouttière creusée sur le nerf acoustique, avec lequel il pénètre dans le conduit auditif interne, et qu'il abandonne ensuite pour passer dans l'aqueduc de Fallope (211); il parcourt ce canal dans toute son étendue, et en sort par le trou stylo-mastoïdien, pour ce répandre sur la face.

1663. Au niveau de l'*hiatus Fallopii*, le filet supérieur du nerf vidien vient s'appliquer d'arrière en avant contre le nerf facial, sans s'anastomoser véritablement avec lui. Un peu plus loin, il s'en détache un filet très ténu qui va se perdre dans le muscle interne du marteau, en passant par une petite ouverture pratiquée dans l'os. A la paroi postérieure de la caisse du tympan, un autre encore plus petit, traverse la base de la pyramide et va se jeter dans le muscle de l'étrier. Encore plus bas, le rameau supérieur du nerf vidien s'en sépare de nouveau, descend parallèlement à lui pendant quelque temps, se réfléchit en haut et en dehors, et s'introduit dans la caisse du tympan par une ouverture située au-dessous de la pyramide : alors ce rameau prend le nom de *Corde du tympan.*

1664. En sortant par le trou stylo-mastoïdien, le nerf facial fournit plusieurs rameaux qui vont aux parties voisines : le plus considérable est le

1665. *Rameau auriculaire postérieur.* Il descend d'abord profondément pendant quelques lignes, puis il se réfléchit sur la partie antérieure de l'apophyse mastoïde, d'où il se porte derrière le pavillon de l'oreille. Là, il se divise en deux filets : l'un, *antérieur*, se ramifie sur la face interne de ce pavillon, et donne quelques filaments au muscle auriculaire postérieur, l'autre, *postérieur*, se répand, en se subdivisant, sur l'apophyse mastoïde et dans le muscle occipital et les téguments environnants. Ces ramifications s'anastomosent avec celles du plexus cervical.

Les autres rameaux que le nerf facial fournit au même point, sont le

1666. *Rameau stylo-hyoïdien.* Celui-ci envoie plusieurs filets aux muscles qui naissent de l'apophyse styloïde du temporal ; un ou deux de ces filets traversent le muscle stylo-hyoïdien, et vont s'anastomoser avec les filets du ganglion cervical supérieur,

1667. Et le *Rameau sous-mastoïdien.* Il se porte dans le ventre postérieur du muscle digastrique, le traverse après lui avoir fourni quelques filets, et se divise en deux filets : l'un d'eux remonte en dedans derrière la veine jugulaire interne, et s'anastomose avec le nerf glosso-pharyngien au moment où il sort du crâne ; l'autre descend le long de l'apophyse styloïde, et va s'unir au rameau laryngé supérieur du nerf pneumo-gastrique.

1668. Après avoir fourni ces trois rameaux, le tronc du nerf facial lui-même entre dans la glande parotide, où il est d'abord caché profondément, mais de la superficie de laquelle il se rapproche en descendant obliquement en avant. Au bout de sept ou huit lignes de trajet, il se divise en deux branches : une *supérieure* ou temporo-faciale, plus grosse ; l'autre *inférieure* ou cervico-faciale plus petite.

1669. *Branche temporo-faciale.* Elle se porte en avant et en haut, dans l'épaisseur de la glande, vers le col du condyle de la mâchoire, dont elle croise la direction, et derrière lequel elle envoie un ou deux filets s'anastomoser avec ceux du nerf temporal superficiel (1643); ensuite elle se partage en sept ou huit rameaux, qui vont, en rayonnant, se répandre sur la tempe et sur la face, et que, d'après leur position, on distingue en :

1670. *Rameaux temporaux.* Au nombre de deux ou trois, ils sont assez petits, et se portent obliquement en haut et en devant vers la tempe, en croisant la direction de l'arcade zygomatique. Ils donnent d'abord quelques filets à la glande parotide, qui les couvre à leur origine ; au-dessus de l'arcade zygomatique, ils se subdivisent en un nombre considérable de filets qui se répandent sur le front et sur la tempe, jusqu'au sommet de la tête, entre les téguments et l'aponévrose temporale. Ces filets se ramifient dans la partie antérieure du pavillon de l'oreille, dans les muscles auriculaires antérieur et supérieur, frontal, temporal et orbiculaire des paupières, et dans les téguments. Ils s'anastomosent avec les filets des nerfs temporal superficiel (1637), auriculaire postérieur (1665), temporaux profonds (1649), frontal (1638), orbitaire du maxillaire supérieur (1643), et lacrymal (1634), et avec ceux du plexus cervical. Au reste, il y a aussi de fréquentes communications établies entre eux et les rameaux suivants, en sorte qu'ils offrent vraiment un réseau très compliqué au-dessous de la peau des tempes.

1671. *Rameaux malaires.* Au nombre de deux ou trois aussi, ils montent en avant vers l'os de la pommette, où ils s'épanouissent en un grand nombre de filets. Le rameau *supérieur*, uni par arcade avec le dernier des temporaux, se dirige vers l'angle interne de l'œil, et s'y termine en s'anastomosant avec un des filets du nerf nasal externe (1641). Conjointement avec les deux autres, il forme un plexus très apparent sur la joue, lequel, plus superficiel en arrière qu'en devant, envoie de nombreux filets dans les muscles zygomatiques, orbiculaire des paupières, canin, élévateur de la lèvre supérieure et à la peau de la paupière inférieure et de la partie supérieure de la joue. Ces filets, outre leurs communications réciproques, s'unissent encore à ceux des nerfs lacrymal (1654), sous-orbitaires (1646), frontal interne (1638), nasal externe (1641), et accompagnent toutes les divisions de la veine faciale, en formant autour d'elle un réseau nerveux plus ou moins prolongé.

1672. *Rameaux buccaux*. Au nombre de trois ou quatre, ils sortent de dessous la glande parotide vers le milieu du muscle masséter, communiquent avec les précédents et avec la branche cervico-faciale, et suivent une direction presque horizontale. Le *supérieur* gagne les côtés du nez, et fournit aux muscles zygomatiques, canin, releveur propre et releveur commun de la lèvre supérieur. Le *moyen* est le plus considérable des rameaux de la branche temporo-faciale; souvent il naît par un tronc commun avec le supérieur; il marche au-dessous du conduit de Sténon, dont il suit la direction, passe transversalement sur le muscle buccinateur, arrive à la commissure des lèvres, et donne des filets à la lèvre supérieure, ainsi qu'aux muscles et à la peau des parties voisines. L'*inférieur* se comporte à peu près de la même manière, et gagne la lèvre inférieure. Tous les filets émanés de ces divers rameaux forment un plexus analogue à ceux que nous venons de signaler, et communiquent avec les leurs, ou avec ceux des nerfs sous-orbitaire (1646), mentonnier (1656) et buccal (1661); avec ce dernier surtout, ils ont des anastomoses multipliées qui se remarquent autour de l'artère et de la veine faciales, et qui envoient des filets secondaires le long de leurs divisions.

1673. *Branche cervico-faciale.* Elle descend obliquement en bas dans l'épaisseur de la glande parotide, derrière la branche de la mâchoire, vers l'angle de laquelle elle s'enfonce sous le muscle peaucier en se portant en devant. On distingue les rameaux qu'elle fournit en ceux qui en naissent au-dessous de la base de la mâchoire, et en ceux qui s'en séparent au-dessous de ce point.

1674. *Rameaux sus-maxillaires.* Ils sont au nombre de de deux. Le *supérieur*, assez volumineux, naît à angle droit immédiatement au-dessous du lobule de l'oreille, et se porte transversalement en avant sur la partie inférieure du muscle masséter, caché pendant quelque temps par la glande parotide. Il s'enfonce ensuite dessous les muscles peaucier et triangulaire, en se partageant en quatre ou cinq filets qui se distribuent à ces muscles, au buccinateur, à l'orbiculaire des lèvres et aux téguments. Quelques-uns de ces filets remontent vers l'os de la pommette; quelques autres descendent vers la lèvre inférieure; tous ont des anastomoses fréquentes avec les rameaux précédents et suivants, avec les nerfs sous-orbitaire, mentonnier et buccal.

Le *Rameau inférieur* se contourne sur l'angle de la mâchoire en envoyant quelques filets à la partie inférieure des muscles masséter et ptérygoïdien interne, et en étant couvert par le muscle peaucier. Il se dirige ensuite obliquement en avant et en bas sur la face externe du muscle masséter; il croise la direction des fibres de celui-ci, près du bord antérieur duquel il se divise en plusieurs filets qui se jettent dans les mêmes muscles que ceux du rameau précédent, et en outre dans ceux de la lèvre inférieure et du menton, ainsi que dans la peau de ces parties : ils ont aussi des anastomoses entièrement analogues.

1675. *Rameaux sous-maxillaires.* Au nombre de deux ou trois, nés ensemble ou séparément, quelquefois même unis à leur origine avec le rameau sus-maxillaire inférieur, ils descendent en avant et en bas sur la partie antérieure et supérieure du cou, couverts par le muscle peaucier. Vers l'angle de la mâchoire, ils se divisent en un grand nombre de filets divergents qui suivent la base de l'os en s'anastomosant avec les rameaux sus-maxillaire et mentonnier, et qui se portent dans les téguments du cou et dans le muscle peaucier, où il s'unissent à quelques filets du plexus cervical.

1676. La disposition du nerf facial, telle qu'elle vient d'être indiquée, n'est pas constante ; il offre des variétés individuelles extrêmement nombreuses, et il est rare qu'il se présente de la même manière chez deux sujets différents : au reste, la distribution qu'il adopte de préférence est celle que nous avons fait connaître. Ses anastomoses, très multipliées, comme on a pu le voir, lui ont fait donner, par plusieurs auteurs, le nom de *petit Sympathique.*

Des Nerfs acoustiques (1) (*Portion molle de la septième Paire* de beaucoup d'Anatomistes ; *Nerf labyrinthique*, CHAUSS. ; *Nervus auditorius*, SOEMM.).

1677. Le nerf acoustique naît, transversalement sur le corps restiforme, de la substance d'un petit ruban gris, un peu saillant, qui couvre constamment la base de ce nerf, et qui l'unit au plancher du quatrième ventricule ; le plus ordinairement, quelques-unes de ses racines traversent ce cordon, et vont se continuer manifestement avec

(1) Ἀκούω, *audio.*

les deux plus supérieures des stries blanches qu'on observe sur les côtés du *calamus scriptorius* (1497). On remarque, en outre, une sorte de bandelette transversale qui semble unir les deux origines des nerfs acoustiques et leur servir de commissure : elle est recouverte par la couche postérieure de la protubérance.

Le nerf acoustique commence à s'isoler de la substance de l'encéphale dans une petite excavation à peu près triangulaire, et placée entre l'éminence olivaire, le pédoncule du cervelet, la protubérance et le corps restiforme. Cette excavation renferme aussi le nerf facial, qui, outre son origine distincte, est encore séparé de l'acoustique par une petite apophyse de la moelle vertébrale qui passe entre deux, et par quelques petits vaisseaux. Jusque là ce nerf est très mou et comme pulpeux; il est le moins consistant de tous les nerfs, circonstance, qui lui a valu le nom par lequel l'ont désigné les Anciens. Mais il prend alors l'apparence des autres nerfs, c'est-à-dire qu'il est composé de filets nombreux revêtus d'un névrilemme. D'un volume égal à celui du nerf moteur commun, il devient aussi plus consistant que le nerf olfactif; mais il reste néanmoins plus mou que les autres nerfs.

A mesure qu'il s'éloigne de l'encéphale, il forme un cordon aplati, comme roulé sur lui-même, et creusé en dedans d'un sillon qui loge le tronc du nerf facial. Tous les filets qui le constituent sont très déliés et anastomosés entre eux, de manière à former un plexus très complexe et fort serré; en arrière seulement on remarque, presque dès la naissance du nerf, un cordon plus blanc, plus mou que le reste, et non formé de filets distincts : il semble homogène et pulpeux. En outre, les filets intermédiaires qui vont se porter vers le nerf facial ordinairement, et que nous avons indiqués, viennent quelquefois se mêler aux siens après avoir fait un petit plexus à part.

Le nerf acoustique marche parallèlement au facial tant

qu'il est renfermé dans l'intérieur du crâne; il s'introduit avec lui dans le conduit auditif interne (207), où sa structure plexiforme devient de plus en plus apparente, et au fond duquel il se divise en deux branches.

1678. *Branche du Limaçon.* Celle-ci est formée par le cordon blanc et non filamenteux que l'on distingue de bonne heure en arrière du reste du nerf. Elle se porte un peu en avant et en haut vers le fond du conduit auditif interne, et, parvenue à la base du limaçon, elle se partage en beaucoup de filets très ténus. Tous ces filets s'engagent dans autant de petites ouvertures que présente cette base, et pénètrent ainsi dans le limaçon parallèlement à son axe; ils répandent alors leurs ramifications sur la lame spirale qui le partage en deux rampes; elles sont d'autant plus courtes et plus fines, qu'on les observe plus près du sommet; toutes forment, sur la partie membraneuse de cette lame, un réseau très dense et très épais. Au reste, pour cette distribution de filets, le nerf se contourne sur lui-même autour de l'axe du limaçon, et celui de ses rameaux qui le termine passe par le canal central, et va se distribuer à l'infundibulum et au dernier demi-tour de la lame spirale : il est plus fort que les autres.

1679. *Branche du Vestibule et des Canaux demi-circulaires.* Son faisceau, d'abord uni au précédent, s'en sépare dans le conduit auditif interne, se porte en arrière et en dehors, forme un renflement grisâtre, gangliforme, duquel émanent trois rameaux d'un volume différent.

1680. *Grand rameau.* Plus volumineux que les autres, en arrière desquels il est situé, il entre dans le vestibule par plusieurs porosités, et s'y partage en deux portions, après avoir abandonné ses enveloppes et être devenu plus blanc. L'une de ses portions s'épanouit dans le vestibule lui-même, et forme une sorte de membrane nerveuse composée de ramifications très déliées, réticulées et comme diffluentes; l'autre s'avance vers les orifices rapprochés des conduits demi-circulaires vertical supérieur et horizontal; là elle se bifurque, se mêle avec l'espèce de pulpe qui se renfle en forme d'ampoules à leur origine, et disparaît ainsi d'une manière encore peu connue.

1681. *Rameau moyen.* Celui-ci, partagé en deux filets et entrant sur-le-champ dans le vestibule, se perd dans la membrane qui tapisse cette cavité, par une foule de ramifications très subtiles, très blanches et très molles.

1682. *Petit rameau.* Placé au-dessous des autres, il entre dans le vestibule par une ouverture unique qu'on trouve à la partie externe du conduit auditif interne. Il se dirige vers le canal demi-circulaire vertical postérieur, et semble se prolonger dans son intérieur, après s'être épanoui sur l'ampoule pulpeuse qu'on observe à son orifice.

Des Nerfs glosso-pharyngiens (1) (*Portion de la huitième Paire* de beaucoup d'Anatomistes; *Nerf pharyngo-glossien*, CHAUSS.; *Nervus glosso-pharyngeus*, SOEMM.).

1683. Les nerfs glosso-pharyngiens viennent des parties supérieure et latérales de la moelle vertébrale, entre les nerfs faciaux et pneumo-gastriques, mais plus près de ces derniers dans le sillon qui sépare les éminences olivaires des corps restiformes. Cette origine est composée de deux, trois, quatre ou cinq filaments, plus ou moins séparés, et quelquefois réunis en une seule racine qui est séparée du nerf pneumo-gastrique par des vaisseaux, par une apophyse lamellée de la circonférence du cervelet, ou par une petite portion du plexus choroïde du quatrième ventricule (1537). Ces filets s'étant réunis,

---

(1) Γλῶσσα, *lingua*; Φάρυγξ, *pharynx*.

constituent un faisceau placé au-dessus et en avant du tronc du nerf pneumo-gastrique, et se portent directement en dehors vers la partie antérieure du trou déchiré postérieur. Là, le nerf glosso-pharyngien s'engage dans un canal isolé que lui donne la dure-mère, traverse le trou, offre un renflement qu'Andersch a nommé *Ganglion pétreux* et que d'autres appellent *Ganglion d'Andersch*, et se trouve, en sortant, séparé du nerf pneumo-gastrique par le tronc de la veine jugulaire interne. Ensuite il se dirige en bas et en devant, passe sur l'artère carotide interne et sous le muscle stylo-pharyngien, puis entre lui et le muscle stylo-glosse, et descend obliquement en devant, en suivant sa direction jusqu'à la partie postérieure et inférieure de la langue, dans laquelle il pénètre.

1684. Immédiatement à sa sortie du crâne, le nerf glosso-pharyngien jette une de ses ramifications dans le conduit auditif; il en envoie une autre sur le promontoire du tympan pour aller, après avoir pénétré dans cette cavité par un pertuis ouvert près du trou stylo-mastoïdien, s'anastomoser avec un des rameaux du filet pétreux superficiel du nerf vidien. Puis il reçoit un filet qui vient du rameau stylo-hyoïdien du nerf facial (1666), et un autre que lui envoie le tronc du pneumo-gastrique (1690). Ensuite il fournit deux filets longs et grêles qui descendent sur l'artère carotide interne, laissant échapper dans leur trajet plusieurs filaments qui vont s'anastomoser avec le nerf pharyngien du pneumo-gastrique, ou se jeter dans le plexus du même nom. Ces deux filets continuent à descendre en dedans de l'artère carotide primitive jusqu'à la partie inférieure du cou, où ils s'unissent à des rameaux des ganglions cervicaux, et particulièrement à quelques-uns des nerfs cardiaques. Après eux, le nerf glosso-pharyngien en envoie deux autres dans le muscle stylo-pharyngien. Il fournit aussi deux rameaux considérables, isolés ou réunis au moment de leur origine, et qui en partent au niveau du sommet de l'apophyse styloïde ou un peu plus bas : ceux-ci descendent en dedans et en arrière, et donnent, en passant, des ramifications aux muscles constricteurs supérieur et moyen et à la membrane muqueuse du pharynx : une de ces ramifications se jette dans l'amygdale ; deux ou trois autres se perdent dans le muscle stylo-pharyngien, et quelques-unes gagnent la partie superficielle et postérieure de la langue : les rameaux, continuant ensuite à descendre, se dispersent dans le plexus pharyngien.

1685. Après avoir fourni ces diverses branches, le nerf lui-même s'engage sous les muscles stylo-glosse et hyo-glosse; il se divise alors en trois ordres de rameaux : les uns, *supérieurs*, se portent dans les muscles lingual et glosso-staphylin, et dans les cryptes muqueuses environnantes ; ceux-ci, conjointement avec un filet précédemment indiqué (1667), forment autour de l'amygdale un véritable plexus (*circulus tonsillaris*) ; et lui fournissent des filets marqués ; d'autres, *inférieurs*, descendent dans le muscle hyo-glosse et dans les replis muqueux glosso-épiglottiques (1457) ; ceux de cette dernière partie en envoient un ou deux qui tombent sur l'épiglotte, mais ne peuvent être suivis que très difficilement dans le tissu de cet organe. Les rameaux du troisième ordre ou les *moyens* s'enfoncent dans les fibres de la langue, au-dessous du muscle hyo-glosse, remontent à la surface supérieure de cet organe, et se perdent dans ses follicules muqueux, ne se répandant que très peu dans son tissu charnu.

1686. Le nerf glosso-pharyngien est placé, dans la langue, au-dessus du nerf hypo-glosse et au-dessous du rameau lingual du nerf maxillaire inférieur ; il est plus petit qu'eux deux, et ne paraît point s'anastomoser avec leurs filets.

Des Nerfs pneumo-gastriques, CHAUSS.; (*Nerfs vagues ou de la huitième Paire* de la plupart des Anatomistes; *Nervus vagus*, SOEMM.).

1687. Les nerfs pneumo-gastriques naissent immédiatement au-dessous des précédents, derrière les éminences olivaires et très près des corps restiformes, par une ou deux rangées de filets, longues de cinq à six lignes, et régulièrement disposées. Ces filets, qui sont fort nombreux, le plus souvent bifurqués et très grêles; ne se prolongent jamais jusqu'au ventricule du cervelet; ils sont, dès leur origine, enveloppés par le névrilemme, et présentent une solidité remarquable. Réunis d'abord en six, huit ou dix faisceaux plus considérables, placés les uns sous les autres, ils forment un ruban large et mince dans lequel ils restent parallèles sans communiquer entre eux. Ce ruban, entouré par l'arachnoïde, se porte en dehors et en avant, arrive au trou déchiré postérieur, et le traverse dans un canal spécial de la dure-mère, inférieur à celui du nerf glosso-pharyngien, qui n'a ainsi alors aucune communication avec le nerf pneumo-gastrique : une cloison fibreuse très apparente les sépare l'un de l'autre en effet dans cette partie de leur trajet; une autre cloison, quelquefois osseuse (241) en tout ou en partie, les distingue tous deux de la veine jugulaire interne, qui se place entre eux inférieurement.

1688. Immédiatement à sa sortie du crâne ou dans l'intérieur même du conduit, on observe que le nerf pneumo-gastrique offre un renflement ganglionnaire analogue au ganglion de Gasser et prend la forme d'un cordon arrondi; tous les filets qui le composent s'anastomosent les uns avec les autres dans l'étendue d'un pouce environ, et lui donnent l'apparence d'un plexus très serré, très dense, et quelquefois celle d'un ganglion. Au reste, dans cette partie, il est constamment un peu renflé et à une teinte grisâtre : il se trouve aussi alors uni intimement aux nerfs hypo-glosse ; spinal et glosso-pharyngien par un tissu cellulaire serré, résistant, non adipeux, fort adhérent, et dans lequel sont également plongés les filets ascendants du ganglion cervical supérieur.

1689. D'abord placé devant le nerf hypoglosse, presque aussitôt le pneumo-gastrique lui devient postérieur en descendant, et s'en sépare tout-à-fait au niveau de l'apophyse transverse de l'atlas : alors il passe sur les muscles grand droit antérieur de la tête et long du cou, en dehors de l'artère carotide primitive et en arrière de la veine jugulaire interne auxquelles il est uni, ainsi qu'au cordon nerveux de communication des ganglions cervicaux, par un tissu cellulaire moins dense que celui qui l'entourait à sa sortie du crâne, mais, comme lui, dépourvu de graisse, filamenteux et membraneux.

Arrivé à la partie inférieure du cou, le tronc du nerf pneumo-gastrique entre dans la poitrine en se glissant derrière la veine sous-clavière, et se comporte différemment à droite et à gauche : dans le premier sens, il passe devant l'artère sous-clavière ; dans le second, devant la crosse de l'aorte ; il se dirige d'abord en arrière, et augmente de volume ; placé ensuite derrière les troncs des bronches, il les quitte pour se porter sur l'œsophage qu'il accompagne à travers le diaphragme pour se terminer sur l'estomac. Dans cette dernière partie de son trajet ; le nerf du côté droit est manifestement placé beaucoup plus en arrière que celui du côté gauche.

1690. Dans l'intérieur même du trou déchiré postérieur, le nerf pneumo-gastrique envoie un ou deux filets anastomotiques au nerf spinal ; en sortant il communique avec le nerf glosso-pharyngien (1684) par un autre filet qui décrit une courbe, de la convexité duquel s'échappent quelques ramifications qui se perdent dans le muscle grand droit antérieur de la tête ; il s'anastomose aussi avec le nerf hypoglosse et avec des ramifications du ganglion cervical supérieur.

1691. *Rameau pharyngien.* Tout près du filet de communication avec le nerf glosso-pharyngien, soit au-dessus, soit au-dessous, le nerf pneumo-gastrique donne aux parois du pharynx un rameau assez considérable auquel vient se joindre, au moment de son origine, un filet du nerf spinal. Ce rameau descend obliquement en dedans derrière l'artère carotide interne dont il croise la direction, et à laquelle il est comme collé au niveau de l'atlas; là, il fournit un ou deux filets qui s'unissent à ceux que le nerf glosso-pharyngien envoie autour de cette artère, et forme avec eux une espèce de plexus réticulé qui l'embrasse. Le rameau approche ensuite du pharynx, augmente sensiblement de volume, et se partage en un grand nombre de filets vers le bord supérieur du muscle constricteur moyen. Ces filets s'anastomosent dans une foule de directions différentes avec des filets du nerf glosso-pharyngien, du rameau laryngé supérieur, et du premier ganglion cervical; ils constituent avec eux le *Plexus pharyngien*, dont les mailles irrégulières, plus ou moins nombreuses suivant les individus, envoient sur tout le pharynx des ramifications multipliées et souvent fort étendues, quelques-unes d'entre elles qui, comme le plexus lui-même, ont une teinte grisâtre, remontent dans le constricteur supérieur; d'autres descendent dans l'inférieur; une ou deux suivent l'artère carotide interne et s'anastomosent avec des filets des ganglions cervicaux sur l'artère carotide primitive.

1692. *Rameau laryngé supérieur.* Séparé du tronc au-dessous du précédent et plus ou moins loin de lui, ce rameau, plus gros, plus arrondi et plus blanc, se glisse de même derrière l'artère carotide interne, descend en dehors du ganglion cervical supérieur, forme une anse autour de son extrémité inférieure, et se divise en deux rameaux secondaires, l'un externe, l'autre interne, après s'être anastomosé par quelques filets avec le ganglion cervical supérieur, et avec le nerf hypoglosse, et en avoir jeté quelques autres dans le plexus pharyngien.

Le *Rameau laryngé externe* descend en bas et en dedans, parvient sur le côté du larynx, donne aux muscle sterno-thyroïdien, hyo-thyroïdien, constricteur inférieur et crico-thyroïdien, des filets dont quelques-uns pénètrent dans le larynx entre les cartilages thyroïde et cricoïde. Quelques-unes de ses ramifications se prolongent jusque sur le corps thyroïde.

Le *Rameau laryngé interne* se dirige en dedans derrière le muscle thyro-hyoïdien, entre l'os hyoïde et le cartilage thyroïde, traverse la membrane qui les unit et s'épanouit tout de suite en plusieurs filets rayonnants qui grossissent et qui se ramollissent très manifestement en s'écartant les uns des autres. Les *supérieurs* remontent au-devant de l'épiglotte et de sa glande, auxquelles ils se distribuent, ainsi qu'à la membrane du pharynx, en s'anastomosant quelquefois sur la ligne moyenne avec ceux du côté opposé : plusieurs de ceux qui rampent à la surface de l'épiglotte s'engagent dans les trous dont est percé ce fibro-cartilage, ainsi que l'a remarqué Bichat; mais on ne peut point les poursuivre sur la face opposée. Les *filets inférieurs*, d'un volume plus marqué, se distribuent dans les membranes muqueuses du larynx et du pharynx, à la glande aryténoïde, au muscle aryténoïdien : l'un d'eux, moins remarquable par son volume que par son trajet, descend entre le cartilage thyroïde et le muscle thyro-aryténoïdien, puis entre le cartilage et le muscle crico-aryténoïdien latéral, pour se jeter en totalité dans le muscle crico-thyroïdien : quelquefois il se trouve renfermé dans un canal creusé dans l'épaisseur du cartilage. Jamais ces ramifications ne s'étendent aux autres muscles du larynx, auxquels est réservé le nerf laryngé inférieur;

quelques-unes d'entre elles s'anastomosent, sur la membrane muqueuse, avec des filets ascendants de ce dernier.

1693. Au-dessous du nerf laryngé, les pneumo-gastriques, descendant le long du cou, donnent un filet qui va s'unir à la branche cervicale du nerf hypo-glosse, un autre qui se joint à la première paire cervicale, et deux ou trois filaments grisâtres et déliés qui se portent sur l'artère carotide interne, et se perdent dans ses parois au moment où elle se sépare de l'externe.

1694. *Rameaux cardiaques.* Mais constamment les nerfs dont il s'agit fournissent des rameaux plus considérables et différents à droite et à gauche, lesquels semblent destinés à se porter dans les plexus nerveux du cœur. Le nerf du côté droit donne les siens à un pouce environ au-dessus de l'orgine de l'artère carotide correspondante, sur laquelle ils se collent, en descendant en dehors et en se prolongeant sur l'artère innominée, pour se perdre enfin dans les filets cardiaques du ganglion cervical inférieur. Le supérieur est plus constant et plus considérable que les inférieurs, qui sont au nombre de deux ou trois.

Le nerf du côté gauche n'envoie ordinairement qu'un seul rameau qui descend le long de l'artère carotide, se répand sur la crosse de l'aorte, et se perd dans le plexus cardiaque voisin. Il est rare qu'il en fournisse d'autres.

1695. *Rameaux laryngés inférieurs ou récurrents* (*Rameaux trachéaux*, Chauss.). Ces rameaux présentent des différences assez remarquables suivant qu'on les examine à droite ou à gauche: ils naissent du tronc du pneumo-gastrique dans l'intérieur même du thorax, et remontent se distribuer au cou.

Celui du côté droit se sépare au niveau du bord inférieur de l'artère sous-clavière, se porte en arrière et en dedans, se recourbe en haut derrière elle et de manière à l'embrasser, se place derrière les artères carotide primitive et thyroïdienne inférieure correspondantes, s'applique sur le côté de la trachée-artère, occupe le sillon qui la sépare de l'œsophage, et arrive au larynx. Au moment de sa naissance, le nerf laryngé inférieur donne deux ou trois filets qui vont s'unir au filet cardiaque du tronc pneumo-gastrique et à ceux du ganglion cervical inférieur, et forment avec eux un plexus entre l'artère sous-clavière et la trachée-artère. Un peu plus haut, il en fournit quelques autres, en nombre variable, lesquels descendent sur le devant de la trachée-artère, se jettent en partie dans l'entrelacement des précédents, et accompagnent en partie les artères pulmonaires droites. Quelques-unes de leurs ramifications se perdent dans les plexus cardiaques antérieurs. Le long de la trachée-artère, il s'en sépare encore quelques-uns qui se distribuent dans les parois de l'œsophage, où ils s'anastomosent avec ceux du côté opposé et avec ceux des ganglions cervicaux, ou qui se répandent à la partie inférieure et superficielle du corps thyroïde, ou qui enfin, perçant la membrane postérieure de la trachée-artère, vont se ramifier sur la face intérieure de ce conduit en donnant à ses cryptes muqueuses. Mais, à la partie inférieure du larynx, le nerf récurrent envoie des filets au muscle constricteur inférieur du pharynx sous lequel il se glisse, et se partage en deux ou trois rameaux secondaires : l'un d'eux fournit des subdivisions à la membrane muqueuse du pharynx, derrière le larynx ; les autres donnent aux muscles crico-aryténoïdiens postérieur et latéral, et, s'engageant à travers la membrane crico-thyroïdienne, vont se terminer au muscle thyro-aryténoïdien et à la membrane muqueuse du larynx, où il y a quelques communications entre eux et les filets du nerf laryngé supérieur interne (1692). Les autres muscles du larynx n'en reçoivent aucun.

Quant au nerf laryngé inférieur gauche, il diffère du précédent, parce qu'il naît beaucoup plus bas que lui dans la poitrine, qu'il décrit à son origine une arcade bien plus étendue, vu qu'il se contourne autour de la crosse de l'aorte, et que ses filets pulmonaires et cardiaques appartiennent à la partie postérieure de l'artère pulmonaire et du cœur.

1696. Après avoir donné naissance aux rameaux laryngés inférieurs, le nerf pneumo-gastrique, dans l'intérieur du thorax, fournit des filets nombreux au niveau de la bifurcation de la trachée. Trois ou quatre descendent sur la face antérieure de celle-ci, se subdivisent et s'anastomosent un grand nombre de fois avec ceux du rameau laryngé inférieur et du ganglion cervical inférieur avec lesquels ils concourent à la formation du *Plexus pulmonaire* : quelques-unes de ces ramifications se perdent isolément sur l'artère pulmonaire et sur la partie antérieure des bronches qu'elles accompagnent plus ou moins loin. Trois ou quatre autres filets se portent derrière la trachée, et vont en partie se distribuer à sa portion membraneuse et à ses cryptes muqueuses, en partie se ramifier sur l'œsophage. Ils jettent également quelques subdivisions dans le plexus pulmonaire.

1697. Immédiatement avant de parvenir aux bronches, le tronc du nerf augmente considérablement de volume ; ses filets s'écartent les uns des autres, et forment une espèce de trame aréolaire, à mailles plus ou moins larges, plus ou moins nombreuses, dans lesquelles se trouvent logés des vaisseaux enveloppés de beaucoup de tissu cellulaire. Cette disposition des filets du nerf a ici l'aspect d'un véritable plexus, et c'est en effet le commencement du *Plexus pulmonaire* ; c'est de là que partent le plus grand nombre des ramifications que donne le nerf pneumo-gastrique à ce plexus, un des plus compliqués du corps : car, outre les différents filets que nous avons déjà vu entrer dans sa composition, il en reçoit encore du ganglion cervical inférieur et des premiers ganglions thoraciques. Il occupe la partie postérieure de chaque poumon, où il forme un réseau dans lequel sont renfermés beaucoup des ganglions lymphatiques des bronches: ce réseau envoie de toutes parts des filets grêles et peu ramifiés, mais communiquant assez fréquemment ensemble, lesquels paraissent destinés à la membrane et aux cryptes muqueuses des bronches, sur lesquelles ils se subdivisent à l'infini, sans paraître appartenir au tissu parenchymateux ou aux vaisseaux sanguins du poumon.

1698. Après s'être écartés les uns des autres au niveau des plexus pulmonaires, les différents filets des nerfs pneumo-gastriques se réunissent de nouveau, et forment deux cordons alongés qui descendent le long de l'œsophage, et que, pour cette raison, on nomme les *Cordons œsophagiens.*

Le *Cordon œsophagien du côté droit* semble formé par quatre ou cinq rameaux principaux sortis de la région inférieure du plexus pulmonaire correspondant, et descend sur les parties latérale et postérieure de l'œsophage. Avant de se réunir définitivement, ces rameaux, d'abord très éloignés les uns des autres, ont ensemble de fréquentes communications.

Le *Cordon œsophagien du côté gauche* est constitué par deux ou trois rameaux seulement, venus de la même manière du plexus pulmonaire gauche : il marche sur le côté antérieur de l'œsophage.

Les deux cordons œsophagiens communiquent souvent ensemble par plusieurs filets, qui du droit descendent au gauche, en passant devant l'œsophage, et par d'autres plus nombreux, qui du gauche descendent au droit en marchant derrière ce conduit. En outre, l'un et l'autre donnent de nombreuses ramifications à ses parois, et envoient des filaments sur l'artère aorte; tout-à-fait en bas, ils sortent de la poitrine par l'ouverture œsophagienne du diaphragme (913).

1699. En entrant dans l'abdomen, le cordon œsophagien droit, plus volumineux que le gauche, et collé à la partie droite et postérieure de l'œsophage, se divise et se subdivise de manière à former autour du cardia un véritable plexus très compliqué, dont les filets se répandent sur l'estomac et sur les organes environnants.

Les *filets stomachiques* appartiennent à la face postérieure du viscère, et se portent de la petite courbure à la grande, en s'enfonçant dans l'épaisseur des parois, et en devenant par conséquent de moins en moins superficiels. Quelques-uns suivent la petite courbure, derrière l'artère coronaire stomachique, communiquent avec les filets du côté gauche, et vont se perdre au-delà du pylore.

Les autres filets se jettent dans les plexus hépatique, splénique, cœliaque, gastro-épiploïque droit, et s'y entrelacent avec les nombreuses irradiations du plexus solaire; plusieurs s'épanouissent sur la veine-porte, ou parviennent au pancréas, au duodénum et à la vésicule du fiel.

1700. Le cordon œsophagien gauche se divise en plusieurs filets longitudinaux, qui du cardia se portent au pylore le long de la petite courbure, et envoient des ramifications sur la face antérieure de l'estomac; celles-ci sont, comme celles de la face postérieure, superficielles d'abord, et engagées ensuite dans l'épaisseur de la couche charnue. Les filets primitifs, parvenus au pylore, communiquent avec ceux du côté droit, ou suivent l'artère pylorique, pour aller se jeter dans le plexus hépatique.

1701. La distribution très étendue du nerf pneumogastrique et ses nombreuses communications, lui ont fait donner par quelques auteurs le nom de *moyen Sympathique.* Il offre, au reste, une foule de variétés dans ses divisions secondaires, et il est rare de le trouver semblable sur deux sujets.

Des Nerfs spinaux (*Nerf accessoire de* Willis, de plusieurs Anatomistes; *Nerf trachélo-dorsal*, Chauss.; *Nervus ad par vagum adcessorius*, Soemm.)

1702. Les nerfs spinaux naissent de la moelle dans l'intérieur du canal vertébral, à une distance plus ou moins considérable du crâne, et à une hauteur qui n'est pas toujours semblable à droite et à gauche sur un même sujet. Ordinairement leur premier point d'origine existe à la partie latérale et postérieure de la moelle au-dessus de la racine postérieure du quatrième nerf cervical. Quelquefois on le rencontre plus bas, c'est-à-dire vis-à-vis la sixième ou la septième vertèbre de la même région, rarement plus haut vers la deuxième ou la première. Ce premier filet, souvent plus gros d'un côté que de l'autre, remonte, ou bien entre les deux racines de chaque nerf cervical, ou bien derrière elles, près du ligament dentelé correspondant; à chaque naissance de ces nerfs, il augmente de volume, parce qu'alors de nouveaux filets viennent s'y joindre; ceux-ci semblent eux-mêmes formés de la réunion de plusieurs filaments qui sortent de la moelle, et se dirigent en dehors et en haut, d'autant moins obliques qu'ils sont plus supérieurs : le dernier est très rapproché du nerf pneumo-gastrique.

1703. Ainsi formé, le nerf spinal communique dans l'intérieur du canal vertébral avec le nerf sous-occipital et quelquefois avec le premier nerf cervical, dont il n'est point rare de voir les filets postérieurs venir s'ajouter à lui, et entrer dans le crâne par le trou occipital, derrière l'artère vertébrale, sans produire un ganglion, comme on l'a prétendu. Alors il se porte beaucoup plus en dehors, et un peu en avant, gagne le trou déchiré postérieur au-dessous du nerf pneumo-gastrique, s'introduit dans le même canal que lui, et n'en est séparé que par l'arachnoïde. Il est même souvent tellement attaché à lui, qu'on les prendrait pour un seul tronc, et, avant d'en sortir, il lui envoie un filet assez marqué.

1704. En se dégageant du trou déchiré postérieur, le nerf spinal s'éloigne du nerf pneumo-gastrique pour adhérer fortement à l'hypoglosse, qu'il abandonne à son tour, afin de se porter, en passant derrière la veine jugulaire interne, vers le muscle sterno-cléido-mastoïdien : il traverse celui-ci au niveau de son tiers supérieur, et s'engage sous le muscle trapèze, dans lequel il se perd entièrement.

1705. Le premier rameau qu'il donne dans ce trajet est le plus considérable de tous, et offre de nombreuses variétés. Il paraît uniquement destiné à augmenter le volume du nerf pneumo-gastrique. Né dans l'intérieur du canal fibreux que fournit la dure-mère, il envoie un ou deux filets au rameau pharyngien de ce nerf (1691), passe ensuite derrière lui, lui adhère intimement, donne souvent un filet au nerf hypoglosse ; puis, arrivé au-dessous de l'origine du rameau laryngé supérieur (1698), il paraît former un ganglion, et se divise en plusieurs filets qui se perdent parmi ceux qui composent le tronc du nerf pneumo-gastrique, lequel offre en cet endroit une apparence plexiforme.

1706. En traversant le muscle sterno-cléido-mastoïdien, il envoie deux ou trois filets se perdre dans ses fibres charnues, et un ou deux rameaux se porter dans le plexus cervical et communiquer spécialement avec les branches antérieures des troisième et quatrième nerfs de cette région ; le second et le troisième lui en envoient, au contraire, chacun un, qui accroissent manifestement son volume, après avoir formé avec lui plusieurs anastomoses d'où résultent des aréoles triangulaires qui concourent à la formation du plexus cervical. Ensuite il s'épuise, en s'épanouissant dans la partie supérieure du muscle trapèze, en un nombre plus ou moins considérable de filets, dont un traverse ce muscle, en remontant derrière lui plus ou moins haut.

Des Nerfs hypoglosses (1) (*Neuvième Paire* de beaucoup d'Anatomistes; *Nerf hypo-glossien*, Chauss.; *Nervus hypoglossus, seu lingualis medius*, Soemm.).

1707. Ils naissent par dix ou douze filets très fins, devant lesquels passe l'artère vertébrale, des sillons qui séparent les éminences pyramidales et olivaires. Ces filets, placés sur une même ligne les uns au-dessus des autres, et commençant chacun par deux ou trois petites racines, descendent un peu en dehors en convergeant. Ils se réunissent bientôt en un seul cordon, quelquefois en deux, communiquent fréquemment ensemble, et sortent du crâne par le trou condylien antérieur, renfermés dans un canal de la dure-mère, recouverts immédiatement par le névrilemme, et enveloppés dans une gaîne de l'arachnoïde.

1708. En quittant le trou condylien, le nerf hypoglosse est uni au côté externe du pneumo-gastrique par du tissu cellulaire et quelquefois par un filet nerveux. Il descend ensuite en avant et devient plus superficiel, placé sur les deux branches de la carotide primitive, sur le nerf pneumo-gastrique et sur le ganglion cervical supérieur, et recouvert par les muscles stylo-hyoïdien et digastrique, par l'artère occipitale et par la veine jugulaire interne. Là, il communique, par un ou deux filets, avec l'anse nerveuse que forment autour de l'apophyse transverse de l'atlas le premier nerf cervical et le sous-occipital. Ensuite il paraît entre les branches de la veine jugulaire

---

(1) Ὑπό, *sub*; γλῶσσα, *lingua*.

interne, et immédiatement au-dessous du muscle sterno-cléido-mastoïdien.

Parvenu à l'angle de la mâchoire, il change de direction, se recourbe sous le tendon moyen du muscle digastrique, envoie une branche considérable le long du cou, et remonte lui-même en avant vers la langue, où il se termine.

1709. *Branche cervicale descendante.* Elle naît à l'endroit où le nerf hypo-glosse forme un coude autour du muscle digastrique, et est quelquefois fortifiée à son origine par un filet du pneumo-gastrique. Elle descend verticalement le long du côté antérieur de la veine jugulaire interne, jusqu'au milieu du cou, où elle se recourbe en arrière et en haut pour s'anastomoser avec la branche descendante interne du plexus cervical, au-dessous du muscle sterno-cléido-mastoïdien et sur l'artère carotide primitive et la veine jugulaire interne. Cette anastomose forme une arcade renversée, de la convexité de laquelle partent plusieurs filets qui constituent en cet endroit un petit plexus plus ou moins compliqué.

Depuis son origine, cette branche nerveuse ne fournit aucun rameau; mais, immédiatement avant sa communication avec le plexus cervical, elle en donne antérieurement deux, qui se réunissent bientôt en un seul pour se porter sous le muscle omoplat-hyoïdien; là, ils se séparent de nouveau: l'un se perd sur la face interne de ce muscle; l'autre le traverse, gagne le muscle sterno-hyoïdien, et se divise dans son épaisseur jusqu'à son attache inférieure, en envoyant quelques filets au muscle sterno-thyroïdien.

Le petit plexus qui termine cette branche donne des rameaux *internes*, *externes* et *inférieurs*. Les premiers, au nombre de deux, glissent sous le muscle omoplat-hyoïdien et vont se jeter dans le sterno-thyroïdien, où il se partagent en filets ascendants et en filets descendants.

Les seconds, au nombre de deux aussi, descendent sous le muscle omoplat-hyoïdien, et se perdent dans son extrémité scapulaire. Les troisièmes, très grêles, au nombre de deux ou trois, se portent le long de l'artère carotide primitive, fournissent quelques filets à ses parois, puis vont communiquer avec les troisième et quatrième nerfs cervicaux, et avec le nerf diaphragmatique souvent.

1710. *Branche linguale.* Elle est la véritable continuation du tronc. Elle s'engage d'abord entre les muscles mylo-hyoïdien et hyo-glosse, augmente sensiblement de volume par l'écartement de ses filets, donne un rameau assez considérable au muscle thyro-hyoïdien, en reçoit un du ganglion cervical supérieur, et envoie quelques filets aux muscles constricteur supérieur du pharynx, stylo-pharyngien, génio-hyoïdien, mylo-hyoïdien et génio-glosse : dans ces deux derniers muscles on observe une union entre l'un des filets de l'hypoglosse et le filet mylo-hyoïdien du nerf dentaire inférieur (1656); plusieurs de ces filets remontent sur la face externe du muscle hyo-glosse, y forment une sorte de plexus par leurs fréquentes anastomoses, et vont tous communiquer avec des filets du rameau lingual du nerf maxillaire inférieur (1655).

Arrivée au bord antérieur du muscle hyo-glosse, cette branche se plonge, avec l'artère linguale, entre les muscles génio-glosse et lingual, et se porte en dedans, en avant et en haut ; puis elle se termine, à un pouce environ de la pointe de la langue, par un grand nombre de filets qui ne se distribuent pas aux papilles de sa membrane muqueuse, mais se perdent tous dans les fibres charnues des muscles de cette région, où ils communiquent fréquemment entre eux.

Des Nerfs sous-occipitaux (*Première Paire cervicale* de beaucoup d'Anatomistes; *première Paire trachélienne*, CHAUSS.; *Nervus cervicalis primus*, SOEMM.).

1711. Le nerf sous-occipital naît sur les côtés de la moelle vertébrale, immédiatement au-dessous de son renflement supérieur, par sept ou huit filets réunis en deux ou trois faisceaux au-devant du ligament dentelé. Quelquefois deux ou trois autres filets, sortis de la moelle derrière ce même ligament, lui forment une racine à part et un peu inférieure à l'autre; le nerf spinal passe quelquefois entre ces deux origines; mais le plus ordinairement, il est placé derrière la postérieure, et communique avec l'antérieure (1705).

Les deux racines du nerf se portent, en convergeant, en dehors et en arrière; l'antérieure reçoit un filet du premier nerf cervical; elles traversent le canal fibreux par lequel pénètre l'artère vertébrale dans le crâne en sens inverse de ce vaisseau, et se placent entre elle et la gouttière de l'arc postérieur de l'atlas, unies à ces parties par un tissu cellulaire assez serré. Là, elles se joignent et forment un ganglion fort alongé et grisâtre, duquel émanent deux branches, une *antérieure*, et l'autre *postérieure*.

1712. *Branche antérieure.* Longue et grêle, d'un moindre volume que la postérieure, elle se contourne d'abord de dedans en dehors, et ensuite d'arrière en avant sur le côté externe de l'artère vertébrale, passe au-dessus de l'apophyse transverse de l'atlas, et ne tarde point à paraître entre les muscles petit droit antérieur et droit latéral de la tête. Alors elle change de direction, descend au-devant de l'apophyse transverse, et se termine en s'anastomosant avec un filet du premier nerf cervical, de manière à embrasser cette apophyse par une espèce d'anse.

Cette branche donne successivement dans son cours, 1° un ou deux filets aux muscles droit latéral et petit droit antérieur de la tête ; 2° un filament très grêle qui accompagne l'artère vertébrale jusqu'au tronc basilaire, et qui manque quelquefois ; 3° un autre, plus constant, plus long, aussi grêle, qui descend à la partie interne du canal qui loge ce vaisseau le long de la colonne cervicale, et qui s'y anastomose avec un filet ascendant du ganglion cervical inférieur, et avec le tronc de la première paire cervicale à son passage entre l'atlas et l'axis ; 4° un rameau à la partie supérieure du muscle grand droit antérieur de la tête. De l'anse qu'elle forme avec le premier nerf cervical, naissent plusieurs autres petits filets, qui vont communiquer avec les nerfs pneumo-gastrique et hypoglosse (1708), et avec le ganglion cervical supérieur.

1713. *Branche postérieure* Plus grosse et plus courte que l'autre, elle monte un peu en arrière à travers le tissu cellulaire graisseux qui remplit l'espace triangulaire compris entre les muscles obliques inférieur et supérieur, et grand droit postérieur de la tête, et, après avoir parcouru un trajet de quatre ou cinq lignes, elle se divise en trois rameaux qui s'écartent les uns des autres en rayonnant. Le premier, *supérieur* et *interne*, se dirige transversalement en dedans, entre les muscles grand complexus et grand droit postérieur de la tête, dans lesquels il se perd, ainsi que dans le muscle petit droit postérieur. Le second, *supérieur* et *externe*, monte en dehors et se distribue au muscle oblique supérieur de la tête : il est quelquefois double ou triple, en sorte que, eu égard à son peu de volume, ce muscle reçoit une grande quantité de filets nerveux. Le troisième, *inférieur*, descend vers la partie moyenne du bord supérieur du muscle grand oblique, et se subdivise en plusieurs filets, dont les uns se perdent dans ce muscle, tandis que les autres, souvent fort grêles, et au nombre de deux le plus ordinairement, s'anastomosent dans leur trajet, en formant une espèce d'anse nerveuse, avec la branche postérieure du premier nerf cervical : l'un de ces derniers passe derrière le muscle et l'autre le traverse pour se jeter dans la partie moyenne du muscle grand complexus : leur grosseur est au reste très variable.

Chez plusieurs sujets, au lieu de ces trois rameaux, la branche se divise sur-le-champ en sept ou huit filets qui se rendent immédiatement à leur destination.

Des Nerfs qui sortent par les Trous de conjugaison de la Colonne vertébrale et par les Trous sacrés.

1714. Ces nerfs, au nombre de trente paires, savoir sept pour la région cervicale, douze pour la dorsale, cinq pour la lombaire et six pour la sacrée, ont tous les caractères communs suivants : 1° ils naissent sur les côtés de la moelle, à l'aide de deux racines, dont l'une est antérieure, plus petite, l'autre postérieure, plus grosse, et entre lesquelles passe le ligament dentelé ; 2° chacune de ces racines est formée par un nombre plus ou moins grand de filaments distincts et isolés d'abord les uns des autres ; 3° avant de sortir du canal vertébral, elles parcourent dans son intérieur un chemin plus ou moins long ; 4° dans leur passage à travers les trous de conjugaison, elles se réunissent ; 5° mais, auparavant, la racine postérieure seule forme un renflement particulier ou une sorte de ganglion grisâtre, dur, ovalaire, d'une texture difficile à déterminer, mais non homogène, et logé dans une concavité que lui présentent les surfaces osseuses.

Des Nerfs cervicaux (Nerfs trachéliens, Ch.; *Nervi cervicales*, Soemm.).

1715. Le premier de ces nerfs passe entre l'atlas et l'axis; le dernier, entre la septième vertèbre cervicale et la première dorsale : on les distingue par leur nom numérique, en comptant de haut en bas. Leurs racines antérieures naissent ordinairement de la moelle par deux faisceaux formés de sept ou huit filaments isolés au lieu même de l'origine, mais réunis presque sur-le-champ, et allant en augmentant de volume de haut en bas. Les postérieures, beaucoup plus volumineuses, naissent par un nombre variable de faisceaux (*trois ou quatre pour la première, six ou sept pour les trois suivantes, huit ou neuf pour les dernières*), dans une rainure assez apparente de la moelle (1499). Chacun de ces faisceaux est composé de plusieurs filaments isolés, moins distincts que ceux des racines antérieures, d'autant plus gros qu'ils sont plus inférieurs, et qui convergent les uns vers les autres, de manière à donner à la racine une forme pyramidale. On remarque encore assez souvent qu'entre deux de ces racines il existe un filet moyen, qui se bifurque de manière à leur appartenir à toutes deux à la fois.

Les deux premières paires des nerfs cervicaux marchent à peu près transversalement dans le canal vertébral; les suivantes descendent d'autant plus obliquement vers le trou qui leur doit livrer passage, qu'on les examine plus inférieurement, en sorte qu'entre l'origine et l'issue de la dernière il y a l'intervalle de la hauteur d'une vertèbre.

Dans les trous de conjugaison, les deux racines, très rapprochées, sont séparées par une cloison mince qui semble partager en deux le conduit fibreux de la dure-mère (1549), et ne se réunissent qu'au-delà du ganglion formé par la postérieure. Alors elles donnent naissance au tronc du nerf lui-même, qui, après un très court trajet, se partage en deux branches, une *postérieure* et une *antérieure*.

De la première Paire des Nerfs cervicaux (*Seconde Paire* de beaucoup d'Anatomistes et de CHAUSS.; *Nervus cervicalis secundus*, SOEMM.).

1716. *Branche postérieure*. Plus volumineuse que l'antérieure, ce qui est le contraire de ce qui a lieu pour les nerfs suivants, elle se réfléchit de bas en haut sous le bord inférieur du muscle grand oblique de la tête, remonte entre lui et le muscle grand complexus, se porte en dedans, traverse ce dernier, devient sous-cutanée et se divise en plusieurs rameaux sur l'os occipital. A sa naissance, elle communique en haut avec le nerf sous-occipital (1711), et en bas avec la branche correspondante du second nerf cervical (1718); elle donne aussi un filet à la partie la plus élevée du muscle angulaire de l'omoplate. Au moment de sa réflexion, elle envoie, au-devant du muscle grand complexus, de nombreux filets qui se perdent en descendant dans son épaisseur, ou qui, passant sous son bord interne, gagnent sa face postérieure et s'y distribuent en même temps que dans les muscles petit complexus et splénius, et quelquefois trapèze et sterno-cléido-mastoïdien. Enfin, derrière la tête, elle se termine par des rameaux qui se répandent dans le muscle occipital et dans les téguments, ou qui s'anastomosent avec les filets des nerfs frontal (1614), et sous-occipital (1711) et auriculaire postérieur (1662), et avec ceux du plexus cervical (1730).

1717. *Branche antérieure*. Elle se sépare de la précédente à angle presque droit; elle se contourne sur l'articulation atloïdo-axoïdienne latérale, entre les apophyses transverses des deux premières vertèbres; là, elle est recouverte par les muscles angulaire de l'omoplate, splénius et premier inter-transversaire du cou; elle se divise toute suite en plusieurs rameaux. L'un remonte sur l'atlas pour former une anse nerveuse avec un filet du nerf sous-occipital (1710); un autre se partage en plusieurs filets qui vont gagner le ganglion cervical supérieur; un troisième se perd dans le muscle grand droit antérieur de la tête; un quatrième entre dans la formation du plexus cervical en s'unissant par deux ou trois anastomoses à la branche antérieure du second nerf cervical; un cinquième, très petit et très élevé, va s'anastomoser avec le nerf pneumo-gastrique.

De la seconde Paire des Nerfs cervicaux (*Troisième Paire* de beaucoup d'Anatomistes et de CHAUSS.; *Nervus cervicalis tertius*, SOEMM.).

1718. *Branche postérieure.* De moitié plus petite que l'antérieure, elle se contourne sur l'articulation latérale de l'axis avec la troisième vertèbre, et en particulier sur sa capsule synoviale; elle descend d'abord un peu, puis remonte au-devant du muscle grand complexus, en croisant les rameaux inférieurs de la branche postérieure du nerf précédent (1716), perce ce muscle et le trapèze, et devient sous-cutanée vers le haut du cou. Son premier filet remonte pour s'unir à un filet du nerf précédent; elle fournit un autre rameau plus considérable, qui passe entre les apophyses articulaire et transverse de la troisième vertèbre, donne trois ou quatre filets aux muscles droits et obliques postérieurs de la tête, en jette un dans chaque muscle inter-épineux supérieur, se glisse sous le bord du muscle grand complexus, et se distribue, par plusieurs filets, dans les muscles petit complexus, splénius, transversaire et transversaires épineux; tandis qu'elle-même se termine dans les téguments de la nuque et de la région occipitale, ainsi que dans le muscle trapèze.

1719. *Branche antérieure.* Dirigée en devant et en dehors, couverte par les muscles splénius et angulaire, elle communique en haut avec la branche antérieure du nerf précédent (1717), en bas avec celle du suivant, et concourt ainsi, en se bifurquant, à former le plexus cervical. Par sa partie moyenne, elle reçoit un filet du ganglion cervical supérieur, et un autre de son cordon qui descend vers le ganglion moyen ou l'inférieur : elle en donne aussi quelques-uns aux muscles grand droit antérieur de la tête et angulaire de l'omoplate.

De la troisième Paire des Nerfs cervicaux (Quatrième Paire de beaucoup d'Anatomistes ; *Nervus cervicalis quartus*, SOEMM.).

1720. *Branche postérieure.* Plus petite que celle du précédent (1718), elle se trouve logée dans une gouttière creusée entre les apophyses articulaires des troisième et quatrième vertèbres, passe entre les insertions des muscles grand complexus et transversaires épineux, descend quelque temps entre eux, leur donne quelques filets, traverse les muscles splénius et trapèze, et se perd dans les téguments. Elle communique avec le précédent par un petit filet, et envoie aussi quelques ramifications aux muscles petit complexus, transversaire et angulaire.

1721. *Branche antérieure.* Dirigée d'abord en dehors, puis se contournant sur la quatrième vertèbre, elle communique avec le ganglion cervical supérieur et les seconde et quatrième paires des nerfs cervicaux, et contribue à la formation du plexus du même nom.

Du Plexus cervical (Plexus trachélo-sous-cutané, CHAUSS.).

1722. Chacune des branches antérieures des première, seconde et troisième paires des nerfs cervicaux, après avoir reçu un filet du ganglion cervical supérieur, se bifurque et se réunit à la suivante et à la précédente par deux rameaux formant une arcade de la convexité de laquelle en partent d'autres qui se réunissent de nouveau plus en dehors. Ce sont ces anastomoses, très variables, suivant les sujets où on les examine, qui constituent le *Plexus cervical*, couché sur le muscle scalène postérieur, en dehors du nerf pneumo-gastrique, de l'artère carotide et de la veine jugulaire, sous le bord postérieur du muscle sterno-cléido-mastoïdien, au niveau des deuxième, troisième et quatrième vertèbres. Plongé dans une grande quantité de tissu cellulaire adipeux, entremêlé de vaisseaux, renfermant dans ses mailles beaucoup de ganglions lymphatiques, il communique en haut avec le nerf sous-occipital, en bas avec le plexus brachial, et en dedans avec les ganglions cervicaux supérieur et moyen par plusieurs filaments. Il envoie aussi un ou deux filets au nerf spinal (1704), en fournit quelques-uns aux muscles sur lesquels il est appliqué, et donne diverses branches qu'on distingue en descendantes internes et externes, en ascendantes et en cervicales superficielles.

1723. *Branche descendante interne.* Elle est formée par deux filets distincts que fournissent manifestement les branches antérieures des deux premiers nerfs cervicaux, qui se réunissent en un seul cordon, lequel, descendant en dedans sous le muscle sterno-cléido-mastoïdien, va au milieu du cou s'anastomoser, par arcade renversée, avec la branche cervicale du nerf hypoglosse (1700).

1724. *Branche phrénique* ou *diaphragmatique.* Elle termine inférieurement le plexus cervical, et reçoit son filet principal d'origine de la branche antérieure du troisième nerf de cette région. Le plus souvent, il s'y en joint un très ténu qui vient du second, et deux ou trois qui s'échappent du plexus brachial et ne se joignent à elle qu'au bas du cou, ou même dans la poitrine seulement :

quelquefois son volume est augmenté par un rameau de la branche descendante du nerf hypoglosse ou du plexus qui la termine, et par un filet du ganglion cervical supérieur.

Ainsi formé d'une manière plus ou moins variable, et qu'il est difficile d'indiquer avec précision dans l'entrelacement inextricable qui forme le plexus, le nerf diaphragmatique descend le long de la partie antérieure et latérale du cou, entre les muscles grand droit antérieur de la tête et scalène antérieur, puis sur le bord antérieur de celui-ci : il leur donne quelques filets très déliés. A la partie inférieure de cette région, il communique avec le ganglion cervical inférieur par un ou deux autres filets, puis il pénètre dans la poitrine entre l'artère sous-clavière qui est en arrière, et la veine du même nom qui est en devant, et, se portant en dedans, en avant et en bas, il croise l'artère mammaire interne et s'engage dans l'épaisseur du médiastin antérieur ; là, il envoie des ramifications au thymus ; il passe ensuite sur les troncs des vaisseaux pulmonaires, et, glissant au-devant de la racine du poumon, il descend jusqu'au muscle diaphragme entre la plèvre et les parties latérales du péricarde, auquel il se colle intimement, toutefois sans fournir aucun filet ni à lui, ni au poumon.

Le nerf phrénique du côté droit, plus vertical et placé plus en avant que le gauche, se divise, avant d'entrer dans le diaphragme, en six ou sept filets qui s'écartent les uns des autres et communiquent fréquemment entre eux. Ils répandent d'abord des ramifications sur la face supérieure du muscle, puis les internes, collés contre la veine cave inférieure, parviennent, par l'ouverture qui livre passage à ce vaisseau, à sa face inférieure, à laquelle ils se distribuent en partie, se perdant en partie aussi d'ailleurs ; dans le plexus cœliaque. Les autres, plus longs et dirigés en avant, en arrière et en devant, percent l'aponévrose diaphragmatique, accompagnent les artères et les veines du même nom, et envoient plusieurs filaments s'anastomoser avec le plexus cœliaque et les filets stomachiques du nerf pneumo-gastrique.

Le nerf phrénique gauche, postérieur au précédent, se contournant sur la pointe du cœur, et, par conséquent, plus long que lui aussi, fournit des ramifications à la face convexe du diaphragme, le perce, après s'être divisé en plusieurs filets, se répand en partie sur sa face concave, en partie sur l'œsophage, et donne des filaments d'anastomose aux plexus solaire et cœliaque. Il en fournit aussi aux piliers du diaphragme et aux capsules surrénales, et en envoie quelques-uns s'anastomoser avec ceux du nerf opposé.

Il n'est point rare de voir les rameaux de terminaison des nerfs diaphragmatiques offrir des renflements plus ou moins multipliés et analogues à des ganglions.

1725. *Branches descendantes externes.* Au nombre de quatre ou cinq, quelquefois de deux seulement, mais fournissant toujours aux mêmes parties une égale quantité de rameaux, elles naissent particulièrement du troisième nerf cervical et un peu seulement du second. Leur trajet est très court, et elles se divisent presque sur-le-champ, et avec de nombreuses variétés, en beaucoup de rameaux que, d'après leur position, on distingue en :

1726. *Rameaux sus-claviculaires.* Ils descendent le long de la partie latérale du cou, sur le muscle peaucier, et se partagent en un grand nombre de filets fort longs, dont les uns passent au-devant de la partie moyenne de la clavicule et de l'extrémité inférieure du muscle sterno-cléido-mastoïdien, pour aller se répandre sur le muscle grand pectoral, dans les téguments du thorax et aux mamelles, tandis que les autres, se portant plus en dehors et en arrière, se placent entre les muscles deltoïde et grand pectoral, et se ramifient dans la peau du moignon de l'épaule et de la partie externe et supérieure du bras.

1727. *Rameaux sus-acromiens.* Ils marchent le long du bord supérieur du muscle trapèze, lui envoient quelques filets qui s'anastomosent dans son épaisseur avec ceux de terminaison du nerf spinal (1706); puis parvenus à l'acromion, ils se subdivisent, et recouvrent la partie externe et postérieure du muscle deltoïde d'une grande quantité de ramifications.

1728. *Rameaux sous-claviculaires.* Ils sont plongés profondément au milieu du tissu cellulaire, dans l'espace triangulaire qui existe entre la clavicule et les muscles trapèze et sterno-cléido-mastoïdien. Arrivés au-dessous de la clavicule, ils se distribuent à l'extrémité scapulaire du muscle omoplat-hyoïdien, à la partie supérieure des muscles sous-scapulaire et grand dentelé, et ils se perdent dans le creux de l'aisselle.

1729. *Rameaux cervicaux profonds.* Ceux-ci descendent en arrière avec le nerf spinal, avec lequel ils communiquent un plus ou moins grand nombre de fois, et se distribuent dans les muscles trapèze, angulaire et rhomboïde, ainsi que dans le tissu cellulaire et les ganglions lymphatiques voisins.

1730. *Branche mastoïdienne* (*B. occipito-oriculaire*, Chauss.). C'est une des deux branches ascendantes du plexus cervical. Elle monte le long du bord postérieur du muscle sterno-cléido-mastoïdien, entre les téguments et le muscle splénius, et, parvenue à l'apophyse mastoïde, elle se partage en plusieurs filets qui se distribuent aux téguments de la partie postérieure et latérale de la tête, à la face interne du pavillon de l'oreille et au muscle occipital. Ils s'anastomosent avec le rameau auriculaire du nerf facial (1662), et avec la branche postérieure du second nerf cervical (1718).

1731. *Branche auriculaire* (*B. zygomato-oriculaire*, Chauss.). C'est la seconde branche ascendante du plexus; elle forme presque le double en volume de la précédente, et est située au-devant d'elle. Dirigée d'abord en dehors au moment où elle naît du plexus, elle se réfléchit bientôt sur le bord postérieur du muscle sterno-cléido-mastoïdien, et, après avoir formé une espèce d'anse, elle se porte obliquement en haut et en avant entre la face externe de ce muscle et les téguments. Lorsqu'elle est parvenue, sur son bord antérieur, à la hauteur de l'angle de la mâchoire, elle se divise en plusieurs rameaux dont le nombre varie suivant les sujets. Les *antérieurs*, montant sur la face externe de la glande parotide, lui donnent de nombreux filets, parmi lesquels il y en a un qui va s'anastomoser profondément avec la branche inférieure du nerf facial (1675), et gagnent la partie inférieure du pavillon de l'oreille; là ils s'épanouissent et se ramifient sur ses deux faces, en se distribuant surtout aux téguments; quelques-uns de leurs filets, plus prononcés que les autres, suivent le contour de l'hélix, après avoir traversé l'épaisseur du pavillon de dedans en dehors et de bas en haut, entre le lobule et la fin du fibro-cartilage. Ils s'anastomosent avec le nerf temporal superficiel du maxillaire inférieur (1656). Les *rameaux postérieurs*, au nombre d'un ou deux, longent le bord antérieur du muscle sterno-cléido-mastoïdien, et se divisent sur l'apophyse mastoïde en filets qui vont gagner la face interne du pavillon de l'oreille, la partie supérieure du conduit auditif externe, et les téguments de la partie latérale de la tête, où ils s'anastomosent avec les ramifications de la branche précédente.

1732. *Branches cervicales superficielles* (*B. sous-mentonnières,* Chauss.). Ordinairement on en rencontre deux, dont l'une est plus considérable; mais il n'est point rare non plus de n'en voir qu'une seule qui vient quelquefois d'un tronc commun avec l'auriculaire. Nées de la partie moyenne du plexus, et spécialement du second nerf cervical, elles se réfléchissent, comme la précédente et au-dessous d'elle, sur le bord postérieur du muscle sterno-cléido-mastoïdien, d'où elles se portent transversalement entre lui et le peaucier. Elles se divisent bientôt en un nombre plus ou moins considérable de rameaux et de filets, dont les uns montent s'unir profondément à la branche descendante du nerf facial (1675) et à quelques filets de la branche auriculaire du même plexus (1731), tandis que les autres se portent, en divergeant et en tous sens, dans les muscles peaucier et digastrique, dans les téguments du cou et dans la glande maxillaire, où ils communiquent avec les filets du rameau mylo-hyoïdien du nerf maxillaire inférieur (1656), et avec ceux du nerf facial. Quelques-uns vont transversalement s'anastomoser sur la ligne médiane avec les ramifications du côté opposé; quelques autres remontent superficiellement vers le bas de la face pour s'unir au nerf mentonnier (1656).

Des quatrième, cinquième, sixième et septième Paires des Nerfs cervicaux (*cinquième, sixième, septième et huitième Paires* de plusieurs Anatom.).

1733. *Branches postérieures.* Elles ont un volume bien moins considérable que celui des branches correspondantes des trois premières paires; elles descendent obliquement en dehors entre les muscles transversaires épineux et grand complexus, auxquels elles donnent des filets, et parvenues aux apophyses épineuses, elles traversent les muscles splénius et trapèze, et se perdent dans leurs fibres et dans les téguments de la partie postérieure du cou et supérieure du dos.

1734. *Branches antérieures.* Elles sont remarquables par leur volume: d'abord situées entre les deux muscles scalènes, au-devant du postérieur, elles fournissent toutes un ou deux filets pour aller s'anastomoser avec ceux des ganglions cervicaux, et quelques autres qui vont se perdre dans les muscles scalènes. Ensuite elles communiquent toutes ensemble, et forment le *Plexus brachial.* Il faut en outre observer ici que celle du quatrième nerf envoie un rameau au nerf phrénique (1724) et communique avec celle du troisième, tandis que celle du septième s'unit à une branche du premier nerf dorsal.

Du Plexus brachial (*Plexus nervorum Brachii*, SOEMM.).

1735. Formé par la réunion et l'entrelacement des branches antérieures des quatre derniers nerfs cervicaux et du premier dorsal, large en haut et en bas, rétréci dans son milieu, le plexus brachial s'étend depuis la partie latérale et inférieure du cou jusque dans le creux de l'aisselle, où il se partage en plusieurs branches qui vont se distribuer au bras. Pour le constituer, les branches antérieures des nerfs précités se comportent de la manière suivante : Celles des quatrième et cinquième nerfs cervicaux descendent obliquement en dehors, et, après un trajet d'un pouce et demi environ, se réunissent en un seul tronc qui conserve la même direction ; celles du septième nerf cervical et du premier dorsal se joignent aussi et forment un tronc qui devient presque horizontal; celle du sixième nerf cervical enfin marche pendant long-temps entre ces deux troncs isolément ; mais, au niveau de la première côte, elle se réunit à tous les deux. Ainsi le plexus brachial, divisé en trois portions distinctes au moment de son origine, forme ensuite un gros faisceau aplati dans lequel les filets nerveux sont mêlés et entrelacés d'une manière inextricable.

1736. Le plexus brachial est placé à sa naissance entre les muscles scalènes : l'antérieur est couché sur lui de manière à le recouvrir en bas dans une assez grande étendue, mais à le laisser en haut presque à nu. Ensuite il est plongé dans le tissu adipeux sous-claviculaire, passe entre le muscle sous-clavier et la première côte, est appliqué sur la portion supérieure du muscle grand dentelé, et se trouve logé dans le haut du creux de l'aisselle. Jusqu'à cet endroit il est resté placé derrière l'artère et la veine axillaires ; mais alors les diverses branches qui le terminent entourent l'artère de toutes parts et lui forment une espèce de gaîne, tandis que la veine, qui avait toujours été plus superficielle, conserve sa position.

1737. Les branches que fournit le plexus brachial sont distinguées en thoraciques, en sus et sous-scapulaires, et en brachiales, qu'on désigne sous les noms de *Nerfs brachial cutané interne, brachial cutané externe, médian, radial, cubital et axillaire.*

Branches thoraciques (*B. sterno-thoraciques*, CHAUSS.).

1738. *B. thoracique antérieure.* Fournie spécialement par le sixième nerf cervical, elle sort de la partie antérieure du plexus, descend derrière la clavicule au-devant de l'artère axillaire, et se partage en un nombre assez considérable de filets. Les uns, qu'on ne rencontre pas constamment, forment une espèce d'anse en se contournant d'avant en arrière autour de l'artère axillaire, et remontent, postérieurement à elle, se réunir de nouveau au plexus vers le point où le septième nerf cervical se joint au premier dorsal. Les autres continuent à descendre sur la poitrine, et vont se porter dans les fibres du muscle grand pectoral, et vers la face interne du petit. Souvent un petit rameau part isolément du cordon que forment le dernier nerf cervical et le premier dorsal, passe sous l'artère axillaire, et va se distribuer entièrement au muscle petit pectoral.

1739. *B. thoracique postérieure.* Elle se détache de la partie supérieure du plexus et en arrière de lui, et naît, par deux rameaux, dont l'un vient du quatrième, et l'autre du cinquième nerf cervical : quelquefois aussi le sixième lui en fournit un. Celui du quatrième envoie un filet se perdre dans les muscles scalène postérieur et angulaire de l'omoplate. Ensuite, réunis en un seul tronc, ils passent derrière les vaisseaux axillaires, et descendent sur les côtés de la poitrine, collés au muscle grand dentelé, dans le tiers inférieur duquel ils se consument par un grand nombre de ramifications, sans avoir fourni jusque là aucun filet.

Branche sus-scapulaire.

1740. Sortie de la partie supérieure et postérieure du plexus brachial, et émanée en particulier du quatrième nerf cervical, elle descend obliquement en arrière vers le bord supérieur de l'omoplate, s'engage sous le ligament qui convertit en trou l'échancrure coracoïdienne, donne auparavant un filet au muscle sous-scapulaire, traverse obliquement ensuite la région externe de la fosse sus-épineuse, et fournit plusieurs filets au muscle du même nom, sous lequel elle est située. Alors elle passe dans la fosse sous-épineuse, au-devant de l'épine de l'omoplate, vers la base de l'acromion, et se divise en trois ou quatre rameaux, qui, en descendant, se subdivisent dans le muscle sous-épineux et dans le petit rond.

Branches sous-scapulaires.

1741. Elles naissent à des points variables du plexus brachial, et quelquefois du nerf axillaire qui en provient lui-même, soit isolément, soit par un tronc commun. Leur nombre est aussi sujet à varier que leur origine; mais le plus ordinairement on en rencontre trois.

La *première*, plus volumineuse, vient de la partie postérieure du plexus et passe derrière les vaisseaux axillaires, pour descendre, entre les muscles grand dentelé et sous-scapulaire, traverser le grand rond, et se perdre par deux ou trois rameaux sur la face antérieure du grand dorsal.

La *seconde*, qui est la plus petite des trois, sort aussi du plexus en arrière, se jette sur la face interne du muscle sous-scapulaire et s'y distribue.

La *troisième* a quelquefois une origine commune avec la première, et vient souvent aussi du nerf axillaire. Elle descend obliquement le long du muscle sous-scapulaire, et va se ramifier dans son épaisseur, ainsi que dans les muscles grand et petit ronds.

Du Nerf brachial cutané interne (*N. cubito-cutané*, Chauss.; *Nervus cutaneus medius*, Soemm.).

1742. Il est la plus petite des six branches qui terminent le plexus brachial, de la partie interne et inférieure duquel il provient, étant fourni presque exclusivement par le premier nerf dorsal et par le dernier cervical. Il descend verticalement sous l'aponévrose brachiale, le long de la face interne du bras, près de la veine basilique, qui est placée tantôt devant tantôt derrière lui, et quelquefois sur ses côtés. D'abord caché profondément dans le tissu cellulaire de l'aisselle, entre les nerfs médian et cubital, il devient plus superficiel en descendant; mais il ne donne que quelques filets très grêles qui vont se perdre dans le tissu cellulaire et dans la peau, et dont l'un se dirige vers l'épitrochlée. C'est vers cette tubérosité, et quelquefois plus tôt, que le tronc du nerf lui-même se divise en deux branches, l'une externe, l'autre interne.

1743. *Branche externe.* Plus petite que l'interne, elle côtoie le bord du muscle biceps, perce presque sur-le-champ l'aponévrose brachiale, et se dirige obliquement en bas et en devant, placée au-dessus du nerf médian qu'elle accompagne jusqu'à la partie inférieure du muscle biceps; traversant ensuite le milieu du pli du bras, elle reste couchée sur l'aponévrose de l'avant-bras jusque vers le poignet, où elle se termine par des rameaux qui se jettent dans les téguments et qu'on ne peut guère suivre au-delà du ligament annulaire du carpe. En passant sur l'avant-bras, elle donne, en dehors et en dedans, des filets qu'on peut distinguer en *radiaux* et en *cubitaux*, lesquels se portent obliquement en bas, et se répandent dans les téguments de cette partie du membre thoracique en s'anastomosant d'une part avec les rameaux du nerf brachial cutané externe, et de l'autre, avec ceux de la branche interne du cutané interne lui-même (1744).

1744. *Branche interne.* On peut la regarder comme la suite même du tronc; elle continue de descendre sur le muscle brachial antérieur et accompagnée par la veine basilique. Près de l'épitrochlée, c'est-à-dire après un court trajet, elle se divise en deux rameaux : l'un, *antérieur*, se porte obliquement sur le faisceau des muscles antérieurs de l'avant-bras, passant tantôt derrière, tantôt devant la veine médiane basilique, et fournit ensuite, par son côté interne spécialement, plusieurs filets qui descendent fort loin derrière l'avant-bras, et se ramifient dans ses téguments; quelques-uns s'étendent jusqu'au bord interne de la main. L'autre, *postérieur*, se contourne en arrière au-dessous de l'épitrochlée, descend le long du cubitus, et se termine par un grand nombre de filets qu'on peut suivre dans les téguments jusque sur le dos de la main et vers le petit doigt.

Du Nerf brachial cutané externe (*N. radio-cutané*, Chauss.; *Nervus musculo-cutaneus*, Soemm.).

1745. Un peu plus volumineux que le précédent, mais moins gros que les autres nerfs brachiaux, il sort de la partie externe du plexus, et provient en particulier des quatrième est cinquième nerfs cervicaux, qui, après avoir formé un seul tronc jusqu'au niveau de l'attache commune des muscles biceps et coraco-brachial, se divisent de nouveau en deux cordons divergents; l'un, interne, passe devant l'artère axillaire pour concourir à la formation du nerf médian; l'autre, externe, constitue le nerf qui nous occupe.

1746. Ce nerf descend d'abord obliquement en dehors derrière le muscle coraco-brachial, et s'engage dans une ouverture que lui offrent ses fibres, en sorte qu'il le traverse, après lui avoir fourni un filet très mince qu'on peut suivre jusqu'auprès de son insertion à l'humérus. Après quoi il descend le long de la partie interne et antérieure du bras, entre les muscles brachial antérieur et biceps; il leur abandonne plusieurs rameaux: l'un d'eux, plus marqué, descend en dedans, se divise en deux filets et se porte jusqu'à l'extrémité inférieure du muscle brachial antérieur: un autre suit la même direction et va communiquer avec le nerf médian vers le bas du bras. Alors le nerf cutané externe se dégage au niveau du tendon du muscle biceps et en dehors de lui, traverse le milieu du pli du coude sous la veine médiane céphalique, et descend le long de la partie antérieure et externe de l'avant-bras, entre l'aponévrose et la peau. Lorsqu'il est parvenu à quelque distance du poignet, endroit où son volume est sensiblement diminué à cause des nombreux filets qu'il a fourni aux téguments pendant son trajet, il se divise en deux branches, l'une externe, l'autre interne et se termine ainsi.

1747. *Branche externe*. Plus volumineuse que l'autre, elle envoie, sur le dos de la main, un rameau qui se prolonge plus ou moins loin sur les doigts; puis elle descend en arrière du pouce et sur son côté externe, donnant aussi quelques filets au doigt indicateur. Plusieurs de ses ramifications s'anastomosent avec celles du nerf radial.

1748. *Branche interne.* Elle descend sur les muscles propres du pouce, dans la paume de la main, et s'y subdivise en une foule de filets qu'on peut suivre jusque sur les doigts.

Du Nerf médian (*N. médio-digital*, Chauss.; *Nervus medianus*, Soemm.).

1749. C'est le plus gros des nerfs du plexus brachial, de la partie antérieure duquel il naît, derrière le nerf brachial cutané interne, et entre les nerfs cubital et cutané externe. Les sixième et septième nerfs cervicaux, réunis au premier dorsal, forment sa principale origine, à laquelle vient se joindre une branche du tronc commun des quatrième et cinquième nerfs cervicaux (1735); laquelle forme, avec toutes les autres racines, une sorte d'entrelacement nerveux autour de l'artère axillaire (1736).

1750. Après avoir ainsi pris naissance, le nerf médian descend un peu en dehors derrière la partie interne du muscle biceps brachial et en dedans de l'artère brachiale. Il parvient au pli du coude sans fournir aucune ramification, et le traverse dans sa partie moyenne, en dedans du tendon du biceps et sous la veine médiane : alors il s'enfonce derrière l'aponévrose anti-brachiale, entre les muscles brachial antérieur et rond pronateur; il passe dans l'intervalle des deux portions de l'attache supérieure de ce dernier, et se porte le long de l'avant-bras entre les muscles fléchisseurs des doigts superficiel et profond, entre les tendons desquels il devient apparent en bas. Enfin il s'engage, avec eux, au-dessous du ligament annulaire antérieur du carpe, leur adhère par un tissu cellulaire membraneux très fin, devient plus large et plus épais qu'il n'était auparavant, et, parvenu dans la paume de la main vers la partie supérieure des os du métacarpe, il se divise en plusieurs rameaux qui vont se distribuer aux doigts, et qu'on distingue par leur nom numérique, en comptant de dehors en dedans.

1751. En s'enfonçant entre les muscles brachial antérieur et rond pronateur, le nerf médian fournit ses premiers rameaux en nombre indéterminé, fasciculés, et destinés aux muscles rond pronateur, grand et petit palmaires, cubital antérieur, fléchisseurs des doigts superficiel et profond, et long fléchisseur du pouce. Ils pénètrent par la face interne de la plupart de ces muscles, et se perdent plus ou moins loin dans leurs fibres charnues.

1752. *Rameau interosseux.* Plus considérable que les précédents, né au-dessous d'eux, celui-ci se sépare du nerf médian en formant un angle très aigu et fournit dès son origine un filet qui se jette dans le muscle fléchisseur superficiel, où il se perd. Ensuite le nerf interosseux s'engage d'abord entre les deux muscles fléchisseurs, va gagner la face antérieure du ligament interosseux, en accompagnant l'artère de ce nom, et donne latéralement plusieurs filets destinés aux muscles fléchisseur profond des doigts et long fléchisseur du pouce. Arrivé au bord supérieur du muscle carré pronateur, il s'enfonce au-dessous de lui en lui laissant quelques filets, puis il sort par l'ouverture inférieure du ligament interosseux, pour se répandre sur le dos de la main, où il fournit un grand nombre de ramifications qui deviennent superficielles, mais qui s'étendent moins loin que celles de l'artère interosseuse qu'elles accompagnent.

1753. Assez souvent, après avoir donné naissance au rameau interosseux, le nerf médian en fournit un autre qui descend en dedans, suit le trajet de l'artère cubitale, et va s'anastomoser avec le nerf cubital. Ensuite il envoie encore quelques filets irréguliers aux muscles fléchisseurs des doigts et grand palmaire. Mais, à la partie inférieure de l'avant-bras, il s'en sépare le *Rameau palmaire cutané*, lequel est assez considérable, sort entre les tendons du muscle fléchisseur superficiel, et va se perdre dans les téguments de la paume de la main, au bout d'un trajet plus ou moins court.

1754. *Premier Rameau digital*. Dirigé obliquement en dehors, il donne aussitôt plusieurs filets aux muscles court abducteur, opposant et court fléchisseur du pouce, descend le long de ce dernier, auquel il envoie encore une ramification, et parvient, en suivant le bord radial du pouce, jusqu'à l'extrémité de ce doigt. Au niveau de la première phalange, il jette en arrière, dans les téguments de la face postérieure du pouce, un filet qui remonte ensuite également en dehors. Souvent aussi les premiers filets qui s'en échappent pour se partager entre les muscles de l'éminence thénar, forment un rameau absolument séparé,

1755. *Second Rameau digital*. Il suit d'abord la direction du précédent ; mais il s'en écarte en descendant, pour se porter sur le bord cubital du premier os du métacarpe et du pouce, en donnant un filet au muscle court fléchisseur, et d'autres ramifications assez multipliées aux téguments de la face postérieure de ce doigt.

1756. *Troisième Rameau digital*. Placé sur le premier des muscles lombricaux, il lui fournit d'abord un filet, puis il descend le long du bord radial du second os du métacarpe et de l'index jusqu'à l'extrémité de celui-ci, où, après avoir donné un ou deux filets postérieurs, il s'épanouit et s'anastomose avec une des branches du suivant.

1757. *Quatrième Rameau digital*. Descendant entre le deuxième et le troisième os du métacarpe, il donne un filet au second des muscles lombricaux, et se bifurque au niveau de la séparation des doigts index et médius, et quelquefois plus tôt. Un de ces rameaux secondaires suit le bord cubital du premier, l'autre le bord radial du second de ces doigts; ils fournissent tous deux des filets postérieurs tégumentaires, au niveau des premières phalanges, et s'épanouissent au sommet des doigts.

1758. *Cinquième Rameau digital.* Il suit, dans l'intervalle des troisième et quatrième os du métacarpe, la direction primitive du nerf médian. Après avoir donné un filet au troisième muscle lombrical, il se divise en deux rameaux secondaires qui descendent sur les bords cubital du doigt du milieu et radial du doigt annulaire. Le dernier reçoit un filet du nerf cubital; mais tous deux envoient des filets postérieurs dans les téguments de ces doigts, et se terminent en s'anastomosant dans leur pulpe.

1759. Au reste, tous les rameaux digitaux fournis par le nerf médian, accompagnent les artères collatérales des doigts, et donnent de tous côtés des filets très fins au tissu cellulaire et à la peau.

Du Nerf cubital (*N. cubito-digital*, CHAUSS.; *Nervus cubitalis*, SOEMM.).

1760. Né de la partie interne et postérieure du plexus brachial, et en particulier des deux dernières branches qui entrent dans sa formation, ce nerf descend presque verticalement, en s'inclinant seulement un peu en arrière, le long du bord interne du muscle triceps-brachial, auquel il est uni assez intimement par du tissu cellulaire. Non loin du coude, il donne quelques filets longs et grêles qui vont se rendre à la partie inférieure de ce muscle et aux téguments de la partie supérieure et postérieure de l'avant-bras. Il s'engage ensuite entre l'épitrochlée et l'olécrâne, traverse l'extrémité supérieure du muscle cubital antérieur, et se dirige obliquement en bas et en devant, le long de la partie antérieure et interne de l'avant-bras, entre les muscles cubital antérieur et fléchisseur profond des doigts, et en dedans de l'artère cubitale.

Son volume diminue graduellement à mesure qu'il descend. Vers la région inférieure de l'avant-bras, un peu au-dessus du poignet, il se divise en deux branches ; l'une se porte sur le dos, l'autre dans la paume de la main.

1761. Avant cette division, et depuis son passage dans l'épaisseur du muscle cubital antérieur, le nerf cubital donne ordinairement de quatre à six filets qui vont se distribuer aux muscles voisins, et spécialement au cubital antérieur et fléchisseur profond des doigts. L'un d'eux accompagne pendant assez long-temps l'artère cubitale, et se perd dans les deux muscles fléchisseurs, près du poignet.

1762. *Branche palmaire.* Plus volumineuse que la dorsale et paraissant être la véritable continuation du tronc, elle sort de derrière le tendon du muscle cubital antérieur, marche le long de son bord externe, s'engage entre le ligament annulaire et les téguments, à côté de l'os pisiforme, et, avant d'arriver à la paume de la main, se divise en deux rameaux, l'un *profond*, l'autre *superficiel*.

Le premier passe derrière l'extrémité supérieure du muscle opposant du petit doigt, s'enfonce derrière le faisceau formé par les tendons des muscles fléchisseurs et par les muscles lombricaux, et se recourbe ensuite en dehors, de manière à former une espèce d'arcade dont la concavité est en haut, et dont la convexité fournit quelques filets : parmi ceux-ci, les deux premiers vont se distribuer aux muscles du petit doigt, quatre ou cinq autres s'enfoncent dans l'épaisseur des interosseux et s'y perdent vers le dos de la main, tandis que ceux qui terminent le rameau, se répandent dans les muscles adducteur du pouce et abducteur de l'index.

Le *Rameau superficiel* donne un filet aux muscles du petit doigt au-dessous de l'os pisiforme, et se divise bientôt en deux rameaux secondaires, l'un *externe*, l'autre *interne*. — Le premier est le plus considérable ; il descend verticalement sous l'aponévrose palmaire, donne un filet qui va s'anastomoser avec le dernier rameau digital du nerf médian (1758), en fournit un autre au quatrième muscle lombrical, et se bifurque de manière à ce que l'une de ses ramifications descende le long du côté interne du doigt annulaire, et l'autre le long du côté externe du petit doigt, en se comportant, au reste, comme celles du nerf médian. — Le second se dirige absolument obliquement en dedans, donne d'abord des filets aux muscles de la région palmaire interne, au-devant desquels il passe, et va gagner le bord interne du petit doigt, à l'extrémité duquel il s'anastomose par arcade avec le précédent.

1763. *Branche dorsale*. Beaucoup plus petite que la précédente, se contournant entre la partie inférieure du cubitus et le tendon du muscle cubital antérieur, elle va gagner la partie interne du dos de la main, où, après avoir donné un ou deux filets aux téguments, elle se partage en deux rameaux, l'un *interne*, l'autre *externe*.

Le premier descend le long du bord interne du cinquième os du métacarpe, donne un grand nombre de filets au muscle abducteur du petit doigt et aux téguments, et se perd sur la face dorsale de ce même doigt.

Le second se porte entre les quatrième et cinquième os du métacarpe, et se partage, plus ou moins haut, en deux filets, dont l'un descend en arrière sur les côtés externe du petit doigt et interne du doigt annulaire, tandis que l'autre se répand sur les côtés externe de celui-ci et interne du doigt médius. Ces ramifications distribuent un grand nombre de filaments dans la peau du dos des doigts, et s'anastomosent, à leur extrémité, avec elles-mêmes, ou, sur celle du doigt médius, avec le nerf radial.

Du Nerf radial (*N. radio-digital*, CHAUSS.; *N. radialis*, SOEMM.)

1764. Il naît de la partie interne et postérieure du plexus brachial, où il est spécialement formé par les cinquième, sixième et septième nerfs cervicaux, et par le premier dorsal. Son volume égale celui du nerf médian, et quelquefois même le surpasse. Il descend d'abord obliquement de devant en arrière entre les trois portions du muscle triceps brachial et la partie interne de l'humérus : puis il se contourne de dedans en dehors, et de haut en bas dans la gouttière que présente la face externe de cet os ; et enfin, parvenu à la partie antérieure, externe et inférieure du bras, entre les muscles brachial antérieur et long supinateur, il se porte sur l'articulation huméro-cubitale et s'y partage en deux branches, l'une *antérieure*, l'autre *postérieure*.

1765. Mais, avant sa division, ce nerf fournit un assez grand nombre de rameaux. Ainsi il en donne deux ou trois qui s'en séparent au niveau du tendon des muscles grand dorsal et grand rond réunis, et qui vont se jeter dans le muscle triceps-brachial. Plus bas, il envoie encore plusieurs rameaux dans le même muscle : l'un d'eux traverse sa portion inférieure et externe, et vient se perdre dans le muscle brachial antérieur; un autre descend verticalement sous sa grande portion, s'y ramifie, et transmet un filet très long et très remarquable au muscle ançoné. Plus bas encore, le nerf radial donne une branche assez considérable et destinée aux téguments de l'avant-bras ; quelquefois elle est double ; elle perce le muscle brachial antérieur, en sort entre lui et le long supinateur, passe derrière le côté externe du coude, et descend le long de la partie externe et postérieure de l'avant-bras et de la main jusqu'au pouce, en donnant un grand nombre de filets à la peau et au tissu cellulaire. Enfin, en passant entre les muscles brachial antérieur et long supinateur, le nerf radial envoie encore quelques filets à ce dernier et au premier radial externe.

1766. *Branche antérieure.* Plus petite que l'autre, elle descend le long de la partie antérieure et externe de l'avant-bras, entre les deux muscles supinateurs, et en dehors de l'artère radiale. Vers le tiers inférieur de l'avant-bras, elle se détourne un peu en dehors, passe sous les tendons des muscles grand supinateur et premier radial externe et descend entre les téguments et les tendons des muscles grand abducteur et court extenseur du pouce ; bientôt après, elle se divise en deux rameaux, l'un *externe*, plus petit, l'autre *interne*, plus considérable. Le premier descend sur la face dorsale du pouce, et se divise en deux filets, dont l'un se ramifie le long de son côté externe, tandis que l'autre se bifurque pour se distribuer à son côté interne et au côté externe du doigt indicateur. Le second se porte sur le dos de la main et se divise en deux filets, dont l'un appartient au côté interne de l'index, et l'autre au côté externe du médius. Tous ces filets, avant de se terminer à l'extrémité des doigts, fournissent beaucoup de ramifications aux muscles intérosseux, adducteur et abducteur de l'index, aux téguments, et aux environs des premières articulations métacarpo-phalangiennes.

1767. *Branche postérieure.* Elle se détourne obliquement en dehors, passe au-dessous des muscles long supinateur et radiaux externes, leur donne plusieurs filets ainsi qu'au muscle anconé, s'engage entre les fibres charnues du muscle petit supinateur, lui fournit plusieurs filets aussi, le traverse suivant sa longueur, en contournant obliquement de haut en bas l'extrémité supérieure du radius, et parvient à la face postérieure de l'avant-bras, divisée en plusieurs rameaux variables pour le nombre et l'origine. Les uns, *postérieurs*, se perdent, en se prolongeant plus ou moins bas, dans les muscles petit supinateur, cubital postérieur et extenseurs des doigts et de l'indicateur. Les autres, *antérieurs*, appartiennent aux muscles de la couche profonde et postérieure de l'avant-bras : l'un de ceux-ci, plus volumineux et plus long que les autres, descend derrière le ligament interosseux, donne quelques ramifications aux muscles voisins, passe sur l'articulation du poignet, au-dessous du ligament annulaire postérieur du carpe, et se divise, sur le dos de la main, en un grand nombre de filets qui se perdent dans les muscles interosseux et dans le tissu cellulaire.

Du Nerf axillaire ou circonflexe (*N. scapulo-huméral*, CHAUSS.; *Nervus axillaris*, SOEMM.).

1768. Né de la partie interne et postérieure du plexus brachial, dans certains sujets il paraît n'être qu'une branche du nerf radial ; mais le plus ordinairement, il est produit en particulier par les deux derniers nerfs cervicaux et par le premier dorsal. Aussitôt après son origine, il descend au-devant du muscle sous-scapulaire, qui en reçoit un rameau considérable, puis il s'enfonce entre les deux muscles ronds, se contourne de devant en arrière et de dedans en dehors entre la capsule de l'articulation huméro-scapulaire et la longue portion du muscle triceps-brachial, et gagne enfin le bord postérieur de la face interne du muscle deltoïde, après avoir donné quelques filets au muscle petit rond.

1769. Au niveau du muscle triceps-brachial, ce nerf se divise en deux branches : l'une, *supérieure*, plus courte, envoie un rameau dans le muscle sous-épineux, et se perd ensuite dans le muscle deltoïde, après avoir marqué quelque temps sur sa face interne; l'autre, *inférieure*, plus longue, se perd entièrement dans ce dernier muscle, et vient finir près de son bord antérieur et de son attache humérale.

Des Nerfs dorsaux, ou de ceux qui sortent par les Trous de conjugaison de la région dorsale de la Colonne vertébrale.

1770. Ils naissent, comme les nerfs cervicaux (1715), des parties latérales de la moelle vertébrale, par deux racines distinctes, l'une antérieure, plus petite, l'autre, postérieure, plus grosse, séparées par le ligament dentelé, d'autant plus obliques en bas qu'on les examine plus inférieurement, et réunies en un seul tronc au-delà du trou de conjugaison et d'un petit ganglion gris et dur formé par la racine postérieure. En un mot, l'analogie la plus grande existe entre eux et les nerfs cervicaux. Ils sont au nombre de douze paires, qu'on distingue par leur ordre de naissance, en comptant de haut en bas. La première sort entre les deux premières vertèbres dorsales, et la dernière entre la douzième vertèbre de cette classe et la première lombaire.

1771. En sortant du trou de conjugaison qui lui appartient, chaque nerf dorsal, moins volumineux que les derniers nerfs cervicaux et que les nerfs lombaires, se partage immédiatement en deux branches, l'une *postérieure*, plus petite ou *dorsale* proprement dite; l'autre *antérieure*, plus grosse, ou *intercostale*.

Branches postérieures ou dorsales.

1772. Elles se portent tout de suite en arrière entre les apophyses transverses des vertèbres du dos, sous les muscles transversaires épineux, où elles se partagent le plus ordinairement en deux ordres de rameaux. Les uns, *internes*, au nombre d'un ou de deux pour chaque branche, assez grêles, entrent sur-le-champ dans les muscles transversaires épineux, les traversent obliquement en leur abandonnant plusieurs filets, en sortent entre eux et le muscle long dorsal, qui en reçoit également des ramifications, percent les muscles qui recouvrent ceux-ci, et se perdent la plupart dans la peau du dos : quelques-uns restant cependant dans les muscles trapèze et rhomboïde. — Les autres, *externes*, plus considérables, descendent obliquement en dehors sous les muscles transversaires épineux et long dorsal, sortent dans les espaces triangulaires que forment en haut les muscles sur-costaux, et passent entre les muscles sacro-lombaire et long dorsal, auxquels ils fournissent des filets. Ensuite ils s'épanouissent en plusieurs ramifications qui rampent sous les muscles grand dorsal, trapèze et rhomboïde, les traversent et se distribuent en dernier lieu à la peau.

Branches antérieures (*B. sous-costales*, CHAUSS.).

1773. La première sort au-dessous de la première côte, et la douzième au-dessous de la dernière ; elles ont cela de commun, qu'elles reçoivent chacune un ou deux filets de chaque ganglion thoracique. Ensuite elles se portent en dehors au-dessous de la plèvre jusqu'à l'angle des côtes, où elles s'engagent entre les deux plans des muscles intercostaux, puis elles s'approchent du bord inférieur de la côte qui est au-dessus et en suivent le trajet, ce qui leur donne une inclinaison différente. Elles accompagnent aussi d'une manière plus ou moins intime les vaisseaux intercostaux, et en particulier l'artère de ce nom.

1774. *Branche antérieure de la première Paire dorsale.* Aussitôt après son origine, et après sa communication avec le premier ganglion thoracique, elle fournit un rameau qui se porte obliquement en bas sous la face inférieure de la première côte, marche le long de son bord interne, arrive près du sternum, perce les muscles intercostaux, et se perd sur la partie supérieure et antérieure de la poitrine, après avoir donné plusieurs filets aux muscles que nous venons de nommer. Quant à la branche elle-même, elle monte en dehors au-devant du col de la côte, et va s'unir au septième nerf cervical pour la formation du plexus brachial (1755).

1775. *Branche antérieure de la seconde Paire dorsale.* Elle se dirige le long de la face interne de la deuxième côte, jusqu'au niveau du bord antérieur du muscle grand dentelé, où elle se divise en deux rameaux, l'un *intercostal* proprement dit, l'autre *brachial*, après avoir toutefois fourni un filet considérable qui se ramifie dans la partie postérieure des muscles intercostaux.

Le *Rameau intercostal* continue à marcher le long du bord inférieur de la côte, donne des filets aux muscles intercostaux, et, parvenu au sternum, sort entre cet os et le muscle intercostal externe, pour se répandre par plusieurs filets sur la partie antérieure de la poitrine et dans le muscle grand pectoral.

Le *Rameau brachial* perce immédiatement le muscle intercostal externe, après lui avoir abandonné quelques minces filets, et descend obliquement en dehors dans le creux de l'aisselle, où il reçoit quelquefois un filet de communication du nerf brachial cutané interne (1742), qui en augmente le volume. Ensuite il descend le long de la partie interne et postérieure du bras, envoie plusieurs filets aux téguments, et se perd auprès du coude par un grand nombre de ramifications.

1776. *Branche antérieure de la troisième Paire dorsale.* Elle suit le bord inférieur de la troisième côte jusqu'à son milieu, donne quelques filets à la partie postérieure des muscles intercostaux, et se partage en deux rameaux. L'un, *intercostal*, suit la même direction que la branche, ne donne que peu de filets, s'engage sous le muscle triangulaire du sternum, lui fournit quelques ramifications, et se répand, près du sternum, sur la partie antérieure de la poitrine. L'autre, *brachial*, donne quelques filets aux muscles intercostaux, perce l'externe, descend dans la partie inférieure du creux de l'aisselle, et se perd sur la partie interne du bras, moins bas que le rameaux brachial de la seconde paire. Il est aussi moins volumineux que lui.

1777. *Branches antérieures des quatrième, cinquième, sixième et septième Paires dorsales.* Elles côtoient le bord inférieur des côtes auxquelles elles correspondent, jusque vers son milieu, où, après avoir envoyé des filets nombreux et assez longs dans les muscles intercostaux, elles se divisent en deux ordres de rameaux. Les *internes* suivent le trajet primitif de la branche, donnent des ramifications aux muscles intercostaux et triangulaires du sternum, s'engagent sous ce dernier, et sortent par un ou deux filets sur les côtés du sternum, pour aller se distribuer au muscle grand pectoral, à la mamelle et aux téguments. Les *externes* percent les muscles intercostaux externes et se partagent en deux filets, dont l'un se porte en arrière dans les téguments de la partie latérale de la poitrine, tandis que l'autre va se ramifier dans le muscle grand oblique de l'abdomen et dans la peau du bas-ventre.

1778. *Branches antérieures des huitième, neuvième, dixième et onzième Paires dorsales.* Elles suivent la même marche que les précédentes; mais leur division arrive d'autant plus près de l'extrémité antérieure de chaque espace intercostal qu'on les examine plus inférieurement, parce qu'elle a toujours lieu à la même distance du trou de conjugaison, quoique les espaces se raccourcissent successivement. Les *rameaux internes* suivent le bord inférieur de chacune des côtes, et l'abandonnent, en passant au-dessus des insertions du diaphragme, qui n'en reçoit point de filets, pour aller s'engager dans les parois de l'abdomen, entre les muscles transverse et petit oblique, dans lesquels ils envoient quelques divisions; puis, arrivés au bord externe du muscle droit, ils se partagent en *filets profonds* qui pénètrent ses fibres par sa face postérieure, et en *filets superficiels* qui vont se perdre dans les téguments de la région antérieure de l'abdomen. Les *rameaux externes* percent les muscles intercostaux externes, et se partagent en filets qui vont, comme ceux des branches précédentes, se distribuer, d'une part, dans les téguments des parties latérales de la poitrine, et de l'autre, dans les muscles grand dentelé et grand oblique, et dans les téguments du bas-ventre.

1779. *Branche antérieure de la douzième Paire dorsale.* Au moment de son origine, elle envoie un filet de communication à la branche antérieure du premier nerf lombaire, puis elle s'écarte de la douzième côte, se dirige en dehors et en bas, passe derrière le feuillet antérieur de l'aponévrose du muscle transverse et au-devant du muscle carré lombaire, lui donne quelques filets, ainsi qu'au diaphragme, et se divise en deux rameaux au niveau de l'extrémité antérieure de la côte. L'un d'eux se porte entre les deux muscles obliques de l'abdomen, leur donne quelques ramifications, devient superficiel, et se perd dans les téguments en descendant jusqu'à la crête iliaque. L'autre s'insinue entre les muscles petit oblique et transverse, leur dônne des filets, et se perd dans les muscles droit et pyramidal du bas-ventre.

Des Nerfs lombaires, ou de ceux qui sortent par les Trous de conjugaison de la portion lombaire de la Colonne vertébrale (Nervi lumborum, Soemm.).

1780. Ils sont au nombre de cinq paires, et on les distingue par leur nom numérique en comptant de haut en bas : la première paire sort entre les deux premières vertèbres des lombes, et la cinquième entre la dernière vertèbre et le sacrum. Ces nerfs naissent, très près les uns des autres, du renflement inférieur de la moelle vertébrale ; leurs racines sont, comme celles de tous les autres nerfs vertébraux, formées de deux faisceaux de filets ; mais ici ces faisceaux sont très larges, surtout pour les trois dernières paires ; les filets qui les constituent sont enveloppés aussitôt du névrilemme, et, quoique très rapprochés, ils ne communiquent point entre eux : on peut par conséquent les suivre isolément pendant long-temps, et ils contribuent ainsi à former une espèce de cordon épanoui en beaucoup de fils, et que les Anciens ont nommé la *Queue de cheval.* Ces racines descendent fort obliquement dans le canal vertébral, et cette disposition est bien plus marquée pour les paires inférieures que pour les supérieures : il en résulte que le lieu de leur sortie est fort éloigné de celui de leur naissance. La racine postérieure de chacun d'eux se renfle en manière de ganglion dans le trou de conjugaison, et se réunit ensuite à l'antérieure, pour former un tronc commun placé entre les échancrures des vertèbres, et bientôt divisé en deux branches, l'une postérieur, l'autre antérieure.

Du premier Nerf lombaire.

1781. *Branche postérieure.* Plus volumineuse que celles

des nerfs lombaires suivants, elle se porte en arrière entre les apophyses transverses des deux premières vertèbres de cette région, donne quelques filets en dedans aux muscles transversaires épineux, perce la masse charnue inférieure du muscle sacro-spinal (872), y laisse plusieurs rameaux, devient superficielle, rampe au-dessous des aponévroses réunies des muscles grand dorsal, oblique interne de l'abdomen, et petit dentelé inférieur, traverse ces aponévroses vers la crête iliaque, et se ramifie enfin dans les téguments de la partie supérieure de la fesse.

1782. *Branche antérieure.* Elle reçoit un filet de communication des ganglions lombaires, et un autre filet de la douzième paire dorsale (1779), puis elle se porte en devant et en dedans sous les origines du muscle grand psoas (867), envoie un rameau à la branche antérieure du second nerf lombaire (1784), et se jette dans le plexus lombo-abdominal.

Du second Nerf lombaire.

1783. *Branche postérieure.* Un peu moins grosse que la précédente, elle passe également entre les apophyses transverses, envoie en dedans des rameaux aux muscles transversaires épineux, traverse la masse du muscle sacro-spinal, lui donne quelques filets, rampe de même sous l'aponévrose lombaire, la perce vers la crête iliaque, et se répand, par un grand nombre de subdivisions, dans les téguments de la partie supérieure et postérieure de la cuisse.

1784. *Branche antérieure.* Elle communique avec celles des ganglions lombaires, avec les branches antérieures des première et seconde paires de sa région, et entre dans la composition du plexus lombo-abdominal.

Du troisième Nerf lombaire.

1785. *Branche postérieure.* Encore plus petite que celle du second, elle se conduit absolument de la même manière, et va se ramifier aussi dans les téguments de la partie postérieure et supérieure de la cuisse.

1786. *Branche antérieure.* Elle communique avec celles des second et quatrième nerfs lombaires, avec les ganglions du même nom, et concourt à la formation du plexus lombo-abdominal.

Des quatrième et cinquième Nerfs lombaires.

1787. *Branches postérieures.* Elles sont toutes les deux fort peu volumineuses, et se perdent dans la masse charnue du muscle sacro-spinal, sans aller jusqu'à l'aponévrose qui la recouvre : elles envoient aussi quelques filets dans les muscles transversaires épineux.

1788. *Branches antérieures.* Elles communiquent entre elles et avec les ganglions lombaires ; celle du quatrième nerf reçoit une branche du troisième, et celle du cinquième termine le plexus lombo-abdominal, en descendant dans le bassin pour se jeter dans le plexus sciatique.

Du Plexus lombo-abdominal ou lombaire (Portion lombaire du plexus crural, Chauss.).

1789. Formé par la réunion des branches antérieures des cinq nerfs lombaires, qui s'envoient toutes réciproquement des rameaux, ce plexus est situé sur les parties latérales du corps des seconde, troisième et quatrième vertèbres des lombes, au-devant de la base de leurs apophyses transverses, et derrière le muscle grand psoas.

Il représente une sorte de cordon alongé, très étroit en haut, beaucoup plus large en bas, où les nerfs se réunissent entre eux plus loin de la colonne vertébrale que dans le premier sens. Il communique en haut avec la branche antérieure du douzième nerf dorsal (1779), et en bas avec le plexus sacré par la branche antérieure du cinquième nerf lombaire (1788). Il se termine inférieurement par trois cordons qu'on nomme les nerfs crural, obturateur et lombo-sacré, et il fournit auparavant quelques branches qu'on nomment musculo-cutanées et génito-crurale.

Des Branches musculo-cutanées.

1790. Elles sont ordinairement au nombre de trois; mais elles offrent une foule de variétés, soit dans leur disposition, soit dans le mode de leur origine. En général, au reste, elles se dirigent en dehors, au-dessous du péritoine, vers la crête iliaque, pénètrent là dans les muscles de l'abdomen et deviennent sous-cutanées.

1791. *Branche supérieure* ou *ilio-scrotale* (Chauss.). Elle naît évidemment du premier nerf lombaire, traverse la partie supérieure du muscle grand psoas, auquel elle laisse un filet, et descend obliquement en dehors sur le muscle carré des lombes, jusqu'à la partie postérieure de la crête iliaque. Là, elle se loge dans une gouttière que forme le muscle transverse en s'attachant à cette crête, et envoie quelques rameaux à ce muscle et au muscle iliaque. Vers le tiers antérieur de la crête, elle perce le muscle transverse, se place entre lui et le petit oblique, leur fournit quelques filets et se partage en deux rameaux: l'un, *externe*, se distribue à la partie inférieure des trois muscles larges de l'abdomen et se perd dans les téguments; l'autre, *interne*, continue le trajet primitif de la branche, descend entre les muscles transverse et petit oblique jusqu'à l'épine iliaque antérieure et supérieure, suit l'arcade crurale jusqu'à l'anneau inguinal, perce l'aponévrose du muscle grand oblique, et se ramifie dans les téguments du pli de l'aîne et de la région pubienne, ainsi que dans le scrotum, chez l'Homme, et les grandes lèvres, chez la Femme.

1792. *Branche moyenne.* Née également du premier nerf lombaire, elle traverse le muscle psoas, descend le long de son bord externe, se dirige en dehors au-devant du muscle iliaque et au-dessous du péritoine, perce le muscle transverse auprès de la crête de l'os des îles, se place entre lui et le petit oblique, puis entre ce dernier et le grand, donne à tous ces muscles beaucoup de filets; en fournit également aux téguments, et en envoie un en particulier le long de l'arcade crurale, à la partie supérieure et externe du scrotum.

1793. *Branche inférieure* ou *inguino-cutanée* (Chauss.). Elle naît ordinairement, par deux racines, du second nerf lombaire, et au-dessous des deux précédentes. Après avoir percé le muscle psoas, elle suit pendant quelque temps son bord externe, passe obliquement devant le muscle iliaque, gagne l'épine antérieure et supérieure de l'os des îles, et sort du bassin entre elle et l'inférieure. Alors elle grossit un peu, s'aplatit, et se divise en deux rameaux derrière l'aponévrose crurale. L'un est externe et moins considérable que l'autre; il se dirige aussitôt en dehors vers la partie postérieure et supérieure de la cuisse, dans les téguments de laquelle il répand un grand nombre de filets. L'autre est interne, et semble continuer la branche; après un court trajet, il perce l'aponévrose crurale, devient sous-cutané, descend sur la partie antérieure et externe de la cuisse jusqu'au genou, et jette beaucoup de filets dans les téguments et dans le tissu cellulaire.

De la Branche génito-crurale (*Rameau sus-pubien*, Chauss.).

1794. Elle provient du premier nerf lombaire, descend d'abord verticalement dans l'épaisseur du muscle grand psoas, reçoit du second nerf lombaire un filet qui augmente son volume, sort alors du muscle psoas, suit pendant quelque temps sa face antérieure, recouverte par le péritoine, et, près de l'arcade crurale, se divise en deux rameaux : l'un, *interne*, plus grand, accompagne le cordon des vaisseaux spermatiques, passe avec lui à travers l'anneau inguinal et se ramifie dans les téguments du scrotum et de la partie supérieure et interne de la cuisse, dans le tissu du dartos, et dans les enveloppes du testicule ; l'autre, *externe*, descend avec les vaisseaux cruraux derrière l'arcade crurale, au milieu des ganglions lymphatiques et du tissu cellulaire du pli de l'aîne, et s'épanouit là en un grand nombre de filets qui deviennent cutanés et parviennent jusqu'au milieu de la cuisse, où ils s'anastomosent quelquefois avec ceux du nerf crural.

Du Nerf crural (*Nerf fémoro pré-tibial*, Chauss.; *Nervus femoralis prior*, Soemm.).

1795. Il naît des branches antérieures des quatre premiers nerfs lombaires à la fois, et forme le plus externe des trois cordons de terminaison du plexus. D'abord situé sous le muscle psoas, il s'en isole au niveau de l'avant-dernière vertèbre, se porte en dehors le long de son bord externe, au-devant du muscle iliaque, leur donne quelques filets qui, avant de les pénétrer, forment à leur surface une sorte de réseau, et sort de l'abdomen derrière l'arcade crurale, conjointement avec l'artère du même nom, en dehors et au-dessous de laquelle il est situé, et qu'il entourne d'une sorte de plexus plus ou moins compliqué, et qui manque quelquefois.

1796. Aussitôt que le nerf crural est sorti de l'abdomen, il se divise en un nombre variable de rameaux, mais toujours assez considérable ; quelquefois cette division a lieu avant son passage sous l'arcade crurale; mais on peut toujours les distinguer en superficiels et en profonds.

1797. *Rameaux superficiels.* Moins volumineux que les autres, ils varient en nombre depuis deux jusqu'à six; mais la distribution de leurs filets est constante et uniforme. Ils rampent pendant quelque temps sous l'aponévrose crurale, et la percent plus ou moins haut pour devenir sous-cutanés : les trous qui leur livrent passage sont fort apparents. Bientôt après ils se partagent en une multitude de filets qui s'épanouissent sur la partie interne et antérieure de la cuisse, qui se distribuent aux téguments, et dont plusieurs descendent jusqu'à la partie supérieure de la jambe en accompagnant la veine saphène.

1798. *Rameaux profonds externes.* Leur nombre et leur volume sont très variables ; mais, en général, ils sont toujours plus considérables que les précédents. Ils descendent en dehors entre les muscles iliaque, couturier et crural antérieur, et se partagent en filets qui se distribuent aux muscles voisins. Ainsi l'extrémité inférieure du muscle iliaque en reçoit quelques-uns ; le couturier est traversé par trois ou quatre d'entre eux qui, après lui avoir laissé des ramifications, vont se perdre dans les téguments ; un gros rameau pénètre dans le muscle crural antérieur, et avant d'y entrer se partage en deux filets, l'un supérieur, l'autre inférieur ; trois ou quatre autres vont se jeter dans la portion externe du muscle triceps-fémoral : il s'en distribue un pareil nombre dans sa portion moyenne, et le tenseur de l'aponévrose crurale en obtient ordinairement un dernier.

1799. *Rameaux profonds internes.* Ils sont moins

nombreux que les externes ; ils se distribuent spécialement à la portion interne du muscle triceps-crural, et aux muscles pectiné et couturier. L'un d'eux accompagne l'artère crurale ; placé d'abord au-devant d'elle, et ensuite à son côté interne, il s'en écarte en bas pour se glisser sous le bord interne du couturier auquel il donne quelques filets, puis descend jusqu'au genou, où il s'épanouit. Mais le plus gros de tous ces rameaux est celui qu'on appelle le *Nerf saphène interne* (*Nerf tibio-cutané*, Chauss.), lequel accompagne la veine du même nom. Il descend d'abord en dedans de l'artère crurale, reçoit un rameau du nerf obturateur, passe au-dessous du muscle couturier, dans la gouttière que forme le muscle grand adducteur, donne plusieurs filets à ces muscles, sort en dedans du genou, entre les tendons des muscles grand adducteur et triceps-fémoral, envoie des ramuscules aux téguments ; puis, joint à la veine saphène interne, il se ramifie comme elle, l'accompagne dans toutes ses divisions, et descend jusqu'au premier orteil, après avoir fourni beaucoup de filets cutanés.

Du Nerf obturateur (*Nerf sous-pubio-fémoral*, Chauss.; *Nervus obturatorius*, Soemm.).

1800. Il provient principalement des deuxième et troisième nerfs lombaires, et quelquefois du quatrième. Plus petit que le nerf crural, il descend d'abord presque verticalement entre le bord interne du muscle psoas et le corps de la cinquième vertèbre des lombes ; ensuite il suit la partie latérale et supérieure de l'excavation du bassin, en marchant un peu au-dessus de la ligne du détroit supérieur, accompagné par l'artère et par la veine obturatrices, et placé sous la première et sur la seconde. Parvenu à la partie supérieure du trou sous-pubien, il donne un rameau qui se perd dans les deux muscles obturateurs, puis il traverse ce trou, et arrive à la partie supérieure et interne de la cuisse, caché par les muscles pectiné et premier adducteur. Là, il se divise en deux branches; l'une *antérieure*, l'autre *postérieure*. — La première descend entre les muscles petit et moyen adducteurs, et se partage en deux rameaux, dont l'un, *interne*, donne des filets au premier de ces muscles, et va se perdre dans la partie supérieure du droit interne, tandis que l'autre, *externe*, appartient en totalité à ce dernier; tous deux donnent au reste des ramifications cutanées, et fournissent une ou deux anastomoses au nerf saphène interne (1799). — La seconde se porte entre les muscles petit et grand adducteurs, et se perd dans le dernier, après avoir donné des filets au muscle obturateur externe.

Du Nerf lombo-sacré (Bichat).

1801. D'un volume double de celui du nerf crural, il est formé par la branche antérieure du cinquième nerf lombaire, à laquelle vient se joindre un fort rameau du quatrième. Il descend dans le bassin au-devant du sacrum, près de la symphyse sacro-iliaque, et s'unit au plexus sciatique. Dans son trajet, il fournit une seule branche, qui est le

1802. *Nerf fessier* (*les Fessiers*, Chauss.; *Nervus glutæus superior*, Sœmm.). Il tire quelques racines du plexus sciatique, sort par l'échancrure du même nom, au-dessus du muscle pyramidal, et se divise en une multitude de rameaux, dont les uns vont dans le muscle petit fessier, et les autres dans le moyen; ces derniers parviennent souvent, en se recourbant en devant, jusqu'au muscle tenseur de l'aponévrose crurale.

Des Nerfs sacrés, ou de ceux qui sortent du Canal sacré (Nervi sacrales, Soemm.).

1803. Les nerfs sacrés sont ordinairement au nombre de six paires, souvent de cinq, et rarement de quatre seulement. La première sort par les trous sacrés supérieurs, et la dernière par les échancrures qu'on observe en haut du coccyx: ou, s'il n'y en a que cinq, elle s'échappe entre cet os et le sacrum. Leur grosseur va en diminuant successivement, en sorte que les deux dernières sont très déliées.

1804. Ces nerfs naissent de la partie inférieure du renflement qui termine la moelle vertébrale, par un double cordon de filets, comme les nerfs vertébraux en général. Ces différents cordons descendent verticalement dans le canal vertébral et dans le canal sacré, forment, avec ceux des dernières paires lombaires, le faisceau connu sous le nom de *Queue de cheval*, et se comportent du reste absolument comme les autres nerfs qui naissent des côtés de la moelle. Seulement les renflements gangliformes de la racine postérieure, au lieu de se trouver à la partie externe du trou de transmission, occupent le canal osseux du sacrum : les trois derniers même sont éloignés des trous sacrés inférieurs, en sorte que le tronc commun qui résulte de la réunion des deux racines parcourt un certain trajet avant de s'y engager.

1805. Les nerfs sacrés transmettent, par les trous antérieurs du sacrum, des branches qui vont en diminuant de volume en haut en bas, tandis qu'au contraire les branches postérieures augmentent jusqu'à la quatrième, et diminuent ensuite.

Du premier Nerf sacré.

1806. *Branche postérieure.* Très petite, assez courte, à sa sortie du premier trou sacré postérieur, elle communique avec celle du nerf suivant, descend ensuite un peu obliquement en dehors au-devant de la partie inférieure du muscle sacro-spinal, la traverse, lui fournit beaucoup de filets, et se perd dans le muscle grand fessier et dans la peau.

1807. *Branche antérieure.* Elle égale à peu près en volume celle du cinquième nerf lombaire. En sortant du premier trou sacré antérieur, elle communique, par deux filets, avec les ganglions sacrés, puis elle descend en dehors le long du bord supérieur du muscle pyramidal, et se joint en haut au nerf lombo-sacré (1801), et en bas au second nerf sacré, concourant ainsi à la formation du plexus sciatique.

Du second Nerf sacré.

1808. *Branche postérieure.* Plus grosse que celle du nerf précédent, elle communique avec elle et avec la troisième, descend obliquement en dehors, perce les muscles sacro-spinal et grand fessier, auxquels elle laisse des filets, et s'épanouit sur la surface postérieure du dernier, et dans les téguments de la fesse et de la marge de l'anus.

1809. *Branche antérieure.* Elle sort par le second trou sacré antérieur, entre les deux languettes supérieures du muscle pyramidal, elle communique avec les ganglions sacrés, descend en dehors, et se jette dans le plexus sciatique, en s'unissant à la précédente et à la suivante.

Du troisième Nerf sacré.

1810. *Branche postérieure.* Elle communique, à sa sortie du troisième trou sacré postérieur, avec les branches correspondantes des second et quatrième nerfs sacrés, descend en dehors sous les insertions du muscle grand fessier, le traverse en y laissant quelques filets, devient sous-cutanée, s'épanouit, et envoie ses filets dans les téguments de la partie inférieure et interne de la fesse et de la marge de l'anus.

1811. *Branche antérieure.* Plus petite que celle des deux premières paires, elle communique avec les ganglions sacrés, jette des filets dans le plexus hypogastrique, descend en dehors, et, s'unissant aux deux nerfs voisins, entre dans le plexus sciatique.

Du quatrième Nerf sacré.

1812. Les deux branches de ce nerf se comportent absolument comme celles des précédents, et ne méritent aucune description particulière. L'antérieure entre dans la formation du plexus sciatique,

Des cinquième et sixième Nerfs sacrés.

1813. *Branches postérieures.* Elles sont évidemment moins volumineuses que celles des nerfs précédents; elles communiquent entre elles, et la cinquième en outre reçoit un filet de la quatrième : elles se perdent ensuite autour de l'anus.

1814. *Branches antérieures.* Celle du cinquième passe entre le sacrum et le coccyx, et celle du sixième s'échappe par l'échancrure latérale et supérieure de ce dernier *os.* Elles communiquent entre elle et avec la quatrième, mais ne concourent que fort peu au plexus sciatique. Elles se distribuent aux muscles ischio-coccygien, et releveur et sphincter de l'anus.

Du Plexus sciatique ou sacré (Portion sacrée du plexus crural, Chauss.).

1815. Il est particulièrement formé, comme nous l'avons annoncé, par la branche antérieure du cinquième nerf lombaire, et par celle des quatre premiers nerfs sacrés. Il occupe la partie latérale et postérieure de l'excavation du bassin, et est couché sur le muscle pyramidal, derrière les vaisseaux hypogastriques, le rectum et la vessie, l'utérus et une grande quantité de tissu adipeux. Sa largeur est bien plus prononcée en dedans, où il est borné par les trous sacrés antérieurs, qu'en dehors, où il se continue avec le nerf sciatique; sa structure est différente de celle des autres plexus que nous avons eu occasion d'examiner jusqu'à présent. Au lieu de former une espèce de réseau, en s'envoyant réciproquement des rameaux, les branches qui le constituent se joignent immédiatement, de manière à donner naissance à une sorte de gros nerf aplati d'avant en arrière.

1816. Les branches et les rameaux qu'il fournit peuvent être distingués en antérieurs et en postérieurs : les premiers, qui naissent surtout des troisième et quatrième nerfs sacrés, et dont le nombre est très variable, sont les nerf hémorrhoïdaux, vésicaux, vaginaux et utérins ; les seconds sont les nerfs fessier inférieur et honteux.

Des Branches et Rameaux antérieurs du Plexus sciatique.

1817. *Nerfs hémorroïdaux.* Ils se dirigent vers la partie inférieure du rectum, en pénètrent la paroi postérieure, et se partagent en filets *ascendants*, qui remontent vers l'S iliaque du colon, et en *descendants*, qui arrivent jusqu'au muscle sphincter de l'anus. Leurs ramifications s'arrêtent en partie dans la couche charnue de l'intestin, et s'épanouissent en partie dans sa membrane muqueuse.

1818. *Nerfs vésicaux.* En nombre variable et irrégulièrement entrelacés, comme les précédents, dont ils naissent souvent en partie, ceux-ci passent sur les côtés du rectum, et gagnent les parties latérales et le bas-fond de la vessie, aux fibres musculaires et à la membrane muqueuse de laquelle il se distribuent. Quelques-uns de leurs filets se répandent, chez l'Homme, dans la prostate et dans les vésicules séminales, et, chez la Femme, dans les parois du canal de l'urèthre.

1819. *Nerfs utérins et vaginaux.* Ils n'existent que chez la Femme seulement en raison de leur destination. Ils naissent en partie isolément, en partie confondus avec les précédents, passent sur les côtés du rectum, et pénètrent, en s'écartant les uns des autres, dans toute l'étendue des parties latérales du vagin, à la membrane muqueuse duquel ils parviennent. Ceux qui sont les plus élevés gagnent les côtés du col et du corps de l'utérus, où ils se répandent : ils sont moins nombreux que ceux du vagin.

1820. Au reste, tous ces nerfs sont tellement entremêlés les uns avec les autres, qu'il devient très difficile de suivre chacun d'eux en particulier. Ils sont d'ailleurs entrelacés encore d'une manière plus ou moins intime avec les filets des ganglions lombaires et sacrés qui forment le plexus hypogastrique, en sorte qu'ils concourent réellement à la formation de ce plexus.

Des branches postérieures du Plexus sciatique.

1821. *Du Nerf fessier inférieur* (*Petit Nerf sciatique*, Boyer; *petit fémoro-poplité*, Chauss.). Il est fourni, à la partie postérieure et inférieure du plexus, par les deuxième et troisième nerfs sacrés : il reçoit aussi quelques racines plus ou moins grêles du quatrième et du nerf honteux. Abandonnant le plexus en même temps que le nerf sciatique, il sort du bassin avec lui par l'échancrure du même nom, et au-dessous du muscle pyramidal, puis il se partage presque sur-le-champ en un grand nombre de rameaux que l'on distingue en

1° *Rameaux fessiers proprement dits* (*Nervi glutœi medius et inferior*, Sœmm.). Peu nombreux, grêles et assez courts ; ils se séparent du nerf le plus ordinairement par un tronc commun, dont les *rameaux ascendants*, recourbés sur le bord inférieur du muscle pyramidal, se perdent, par beaucoup de filets, à la partie supérieure de la face antérieure du muscle grand fessier, tandis que les *descendants*, moins multipliés, se distribuent tout de suite dans son épaisseur. Un des rameaux ascendants, plus volumineux que les autres, se porte de dedans en dehors jusqu'au bord externe de ce muscle.

2° *Rameau sciatique* (*R. cutané sous-pelvien*, Chauss.; *N. pudendalis longus inferior*, Sœmm.). Il se recourbe en dedans et en haut, en formant une espèce d'arcade renversée au-dessous de la tubérosité de l'ischion. Au bout d'un court trajet, il s'épanouit en un grand nombre de filets, dont les uns pénètrent dans la partie interne et inférieure du muscle grand fessier, tandis que les autres se distribuent aux téguments de la partie interne et supérieure de la cuisse, du périnée et de la verge, jusqu'à la région moyenne de laquelle ils s'étendent.

3° *Rameau crural* (*R. cutané postérieur de la cuisse*, Chauss.). Il est plus volumineux que les autres, et est placé à leur partie externe. Il passe au-devant du muscle grand fessier, sur le bord inférieur duquel quelques filets se recourbent en haut pour aller se répandre sur sa face postérieure. Ensuite ce nerf devient sous-cutané ; il continue à descendre derrière la cuisse au-dessous de l'aponévrose crurale, à travers laquelle il envoie successivement aux téguments un grand nombre de filets qui parcourent un trajet plus ou moins considérable. Lorsqu'il est arrivé au creux du jarret, il se divise en deux ou trois filets qui descendent derrière la jambe superficiellement, et se perdent dans ses téguments par un grand nombre de subdivisions : ils s'étendent quelquefois jusqu'au talon.

1822. *Du Nerf honteux* (*Nerf iskio-pénien* ou *iskio-clitoridien*, Ch.; *Nervus pudendalis superior*, Sœmm.). Emané spécialement des troisième et quatrième nerfs sacrés (et quelquefois du cinquième, il envoie un rameau d'origine au précédent (1821), sort du bassin avec lui au-dessous du muscle pyramidal, s'engage entre les deux ligaments sacro-sciatiques avec l'artère honteuse interne et se partage en deux rameaux, l'un supérieur, l'autre inférieur.

1823. *Rameau inférieur chez l'Homme.* D'abord parallèle au supérieur pendant quelque temps, et remontant le long de la partie interne de la tubérosité sciatique, il envoie quelques filets aux muscles releveur et sphincter de l'anus, au tissu adipeux et aux téguments voisins ; puis il se porte de derrière en devant et de bas en haut, le long du périnée, entre les muscles bulbo et ischio-caverneux, et va gagner le scrotum, où il se perd principalement dans le dartos par un grand nombre de filets. Mais auparavant il en donne aux muscles transverses du périnée et bulbo et ischio-caverneux, ainsi qu'aux téguments. Quelques-uns de ces filets, traversant les parois de l'urèthre, s'épanouissent à la surface interne du canal.

1824. *Rameau supérieur chez l'Homme.* Il remonte le long de la branche de l'ischion et de celle du pubis, et gagne la symphyse de ce nom ; alors il se glisse entre elle et la racine correspondante du corps caverneux, arrive à la face supérieure de la verge, la parcourt jusqu'à la couronne du gland, et se termine dans cette partie ainsi que dans le prépuce par un grand nombre de ramifications. Mais, dans ce trajet, il fournit des filets aux muscles obturateur interne et bulbo-caverneux, à la membrane muqueuse de l'urèthre, à la peau du dos de la verge, et au tissu cellulaire de la rainure du corps caverneux.

1825. *Du Nerf honteux chez la Femme.* Le *rameau inférieur*, beaucoup plus gros proportionnellement qu'il ne l'est chez l'Homme, donne plusieurs divisions le long du périnée, pénètre dans la grande lèvre de son côté, lui distribue quelques filets, ainsi qu'aux muscles constricteur du vagin et ischio-caverneux, et se portant sur les cotés du clitoris, parvient au mont de Vénus, où il se perd. — Le *Rameau supérieur*, très grêle, remonte le long de la branche du pubis, au-devant du muscle obturateur interne, donne des filets à celui-ci, et gagne le dos et le sommet du clitoris, où il se ramifie.

Du Nerf sciatique (*N. grand fémoro-poplité*, CHAUSS.; *Nervus ischiadicus*, SOEMM.).

1826. Il est le plus gros et le plus long de tous les nerfs du corps, et termine le plexus de son nom, dont toutes les racines concourent à le former. Il descend d'abord au-devant du muscle pyramidal, lui donne quelques filets, sort du bassin entre lui et le muscle jumeau supérieur par l'échancrure sciatique, et s'engage entre le grand trochanter et la tubérosité de l'ischion. Ensuite il descend un peu obliquement en dehors, le long de la partie postérieure de la cuisse jusqu'au jarret, où il se divise en deux troncs principaux, dont l'un est le nerf poplité externe, et l'autre l'interne, et qui sont quelquefois distincts depuis le haut du membre.

1827. Par son *côté antérieur*, le nerf sciatique est appliqué successivement de haut en bas sur les deux muscles jumeaux, sur le tendon de l'obturateur interne, et sur les muscles carré crural et grand adducteur. Son *côté postérieur* est recouvert en haut par le muscle grand fessier, inférieurement par la longue portion du muscle biceps de la cuisse, et un peu par le demi-tendineux; enfin, tout-à-fait en bas, il est placé dans le creux poplité au milieu de la graisse, sous l'aponévrose crurale et sous la peau, et entre les muscles biceps de la cuisse et demi-membraneux.

1828. En sortant du bassin, le nerf sciatique laisse quelques rameaux aux muscles jumeaux, obturateur interne et carré. Le grand fessier en reçoit ordinairement aussi plusieurs, à moins que les rameaux du nerf fessier inférieur (1821) ne soient très considérables: dans ce cas, le nerf sciatique ne lui en envoie point. Deux ou trois autres rameaux vont à la longue portion du muscle biceps; l'un d'eux l'accompagne jusqu'au genou et devient quelquefois cutané. Un autre est destiné à la courte portion du même muscle. Les derniers se répandent dans les muscles demi-tendineux, demi-membraneux et grand adducteur. Parmi ces rameaux il y en a beaucoup qui s'étendent jusqu'à la peau, dans laquelle ils se terminent, soit à la cuisse, soit à la jambe.

1° *Du Nerf poplité externe* (*Branche péronière*, CHAUSS.; *Nervus peroneus*, SOEMM.).

1829. Moins gros que l'interne, il descend obliquement en dehors le long de l'extrémité inférieure du muscle biceps, derrière le condyle externe du fémur, et le tendon du muscle jumeau correspondant; puis, se contournant un peu en devant et en dedans, il s'engage entre la partie supérieure du péroné et le muscle long péronier latéral, et là se partage en deux branches : la *musculo-cutanée* et la *tibiale antérieure*.

1830. Au moment de sa naissance, et quelquefois même un peu avant, ce nerf fournit un filet mince et long, qui se glisse entre le fémur et l'extrémité inférieure du muscle biceps-crural, donne quelques ramifications à ce dernier, et s'épanouit ensuite sur la partie antérieure et externe des articulations fémoro-tibiale et péronéo-tibiale. Avant d'arriver au niveau des condyles du fémur, il donne un autre rameau (*R. péronéo-cutané*, Chauss.) d'un volume remarquable, qui envoie beaucoup de filets au muscle jumeau externe sur lequel il descend, se porte le long de la partie externe et postérieure de la jambe, au-dessous de l'aponévrose, et se partage en beaucoup d'autres filets qui se perdent dans les téguments. L'un d'eux, cependant, plus considérable, et naissant souvent isolément, s'unit au côté externe du tendon d'Achille avec un rameau du nerf poplité interne pour former le nerf saphène externe.

1831. *Branche musculo-cutanée* (*N. prétibio-digital*, Chauss.; *N. peroneus externus*, Sœmm.) Elle descend d'abord un peu obliquement en dedans et en avant entre les muscles long péronier latéral et extenseur commun des orteils, puis entre celui-ci et le court péronier latéral et auxquels elle envoie des filets, ainsi qu'au muscle péronier antérieur. Vers le milieu de la jambe, ce nerf devient plus superficiel et se place sous l'aponévrose, derrière laquelle il rampe pendant quelque temps; il la perce vers son tiers inférieur à peu près, envoie en dehors quelques filets dans les téguments qui revêtent l'extrémité tarsienne du péroné, et se divise en deux rameaux qui se portent superficiellement sur le dos du pied en divergeant, l'un, interne, plus gros, l'autre, externe plus petit.

1832. *Rameau interne et superficiel du dos du pied.* Il

se dirige en dedans et donne d'abord plusieurs filets aux téguments, lesquels communiquent avec ceux du nerf saphène interne (1799). Une fois arrivé sur le pied, il se bifurque et produit deux rameaux secondaires divergents. L'*interne* suit le bord correspondant du pied, fournit plusieurs filets au tissu cellulaire, aux téguments, aux muscles du gros orteil, et côtoie le premier os du métatarse et cet orteil, au bout duquel il parvient presque. L'*externe* marche entre les deux premiers os du métatarse, et envoie ses ramifications sur la partie supérieure et externe du second.

1833. *Rameau externe et superficiel du dos du pied.* Il marche le long de la partie moyenne de la face supérieure du pied, entre les tendons des muscles extenseurs des orteils et les téguments, après avoir répandu quelques filaments sur la malléole externe. Vers l'extrémité postérieure du métatarse, il se partage en trois rameaux secondaires. L'*interne* se prolonge entre le second et le troisième os de cette région, et répand ses divisions sur le côté externe du second orteil et sur le côté interne du troisième. Le *moyen*, passant entre les troisième et quatrième os du métatarse, se distribue de la même manière aux troisième et quatrième orteils. Enfin l'*externe* suit l'intervalle des quatrième et cinquième os du métatarse, et se perd sur les deux derniers orteils. Souvent ce dernier rameau est remplacé par un de ceux du nerf saphène externe; mais il communique au moins constamment avec lui.

1834. *Branche tibiale antérieure* (*N. prétibio-susplantaire*, Chauss., *Nervus tibialis antérior*, Sœmm.). Elle traverse l'extrémité supérieure des muscles grand péronier et extenseur commun des orteils, descend d'abord obliquement en dedans entre le péroné et ces deux muscles, leur donne plusieurs filets, puis se porte entre le dernier et les muscles extenseur propre du gros orteil et jambier antérieur, au-devant du ligament interosseux et le long de l'artère tibiale antérieure, qui est placée en dedans de lui supérieurement, et en dehors inférieurement. Après avoir passé sous le ligament annulaire du tarse avec le tendon du muscle extenseur du gros orteil, ce nerf se partage sur le dos du pied en deux rameaux, l'un interne et l'autre externe, et placés tous deux profondément.

1835. Le plus considérable des rameaux de ce nerf, avant sa division, naît près de son origine; il traverse horizontalement l'extrémité supérieure du muscle extenseur commun des orteils, et se partage en plusieurs filets, dont les inférieurs se distribuent à ce muscle et au jambier antérieur, tandis que les supérieurs remontent sous l'attache de celui-ci, et vont se perdre autour de l'articulation fémoro-tibiale. Il envoie aussi plus bas un rameau assez remarquable au muscle extenseur commun des orteils, et deux ou trois autres aux muscles extenseur propre du gros orteil et jambier antérieur.

1836. *Rameau interne et profond du dos du pied.* Il se dirige le long du bord interne du muscle pédieux, auquel il donne quelques filets, passe au-dessous de sa portion destinée au gros orteil, se place entre les deux premiers os du métatarse, envoie des ramifications au premier muscle interosseux dorsal et aux téguments, et se divise enfin en deux filets qui s'épanouissent, l'un en dehors du premier orteil, l'autre en dedans du second, en communiquant avec les filets superficiels indiqués déjà (1832).

1837. *Rameau externe et profond du dos du pied.* Il se dirige au dehors et en avant sous la partie postérieure du muscle pédieux; puis il se divise en un grand nombre de filets qui se distribuent à ce muscle et aux interosseux.

2° *Du Nerf poplité interne* (*Branche tibiale*, CHAUSS.; *Nervus tibialis*, SOEMM.).

1838. Plus volumineux que l'externe, il semble être la continuation véritable du nerf sciatique; il descend d'abord presque verticalement dans le creux du jarret, le long du bord externe du muscle demi-membraneux, entre l'aponévrose crurale et les vaisseaux poplités, dont il est séparé ordinairement par beaucoup de tissu graisseux. S'engageant ensuite entre les deux muscles jumeaux, il passe derrière l'articulation tibio-fémorale et le muscle poplité, puis entre celui-ci et l'extrémité supérieure du muscle soléaire; là, il traverse l'ouverture cintrée que ce muscle présente, et il prend le nom de *Nerf tibial*. Alors il descend le long de la jambe, entre le muscle soléaire, qui est en arrière, et les muscles jambier postérieur et long fléchisseur des orteils, qui sont en devant, et en dehors de l'artère tibiale postérieure, à laquelle il est comme collé. Vers le bas de la jambe, il devient superficiel, se place au côté interne du tendon d'Achille, s'enfonce sous la voûte du calcanéum, au-dessus de l'insertion du muscle adducteur du premier orteil, et se divise en deux branches : l'une est le *Nerf plantaire interne*, et l'autre l'*externe*.

1839. *Rameau saphène externe*. Il naît du poplité interne, à un pouce environ au-dessus du condyle fémoral correspondant, descend, avec la veine du même nom, le long de la partie postérieure de la jambe, dans l'intervalle qui sépare en haut les deux muscles jumeaux; puis il se place derrière leur réunion, gagne le côté externe du tendon d'Achille, envoie plusieurs filets aux téguments, et se joint à un rameau du nerf poplité externe (1830). Il en résulte un tronc assez volumineux, qu'on nomme *Nerf saphène externe* et qui continue à descendre en dehors de la jambe, derrière le muscle long péronier et sous l'aponévrose : il en part alors un grand nombre de filets qui s'engagent presque tous sous le tendon d'Achille, et se répandent au loin dans la gaîne qui lui est antérieure. Ensuite il se contourne derrière la malléole du péroné, gagne la partie externe et supérieure du pied, parvient à l'extrémité postérieure du cinquième os du métatarse et là se divise en deux rameaux secondaires, après avoir envoyé plusieurs filets au muscle abducteur du petit orteil, et au tissu cellulaire voisin. De ces deux rameaux, l'un *interne*, placé au-dessus du muscle pédieux, suit le quatrième os du métatarse et se perd sur les côtés corréspondants des deux derniers orteils ; l'autre, *externe*, marche le long du bord externe du pied et du petit orteil, et y distribue un certain nombre de filets.

1840. Dans le creux même du jarret, le nerf poplité interne envoie un ou deux rameaux très marqués à la partie supérieure de chaque muscle jumeau ; il en donne un autre qui se divise dans le muscle soléaire après un trajet considérable ; il en fournit également aux muscles poplité et plantaire grêle, et à l'articulation du genou : tandis qu'un dernier rameau se recourbe sous le bord inférieur du muscle poplité, envoie un long filet qui suit la marche de l'artère tibiale postérieure, en donne quelques autres au muscle jambier postérieur, traverse l'ouverture supérieure du ligament interosseux, et s'épanouit dans le haut des muscles antérieurs de la jambe en s'anastomosant avec les filets du nerf tibial antérieur.

1841. Après avoir traversé l'arcade du muscle soléaire, le nerf poplité interne fournit plusieurs filets grêles et longs qui descendent en entourant l'artère tibiale postérieure, et en s'anastomosant fréquemment ensemble; ils se perdent ensuite dans la partie inférieure du muscle soléaire et de ceux qui occupent la région postérieure et profonde de la jambe. Plus bas, il s'en sépare encore quelques-uns qui vont aux téguments. Mais, vers la malléole interne, il en naît un autre qui, uni à l'un des précédents, se porte dans les téguments de la plante du pied.

1842. *Du Nerf plantaire interne.* Plus gros que l'externe, qui s'en sépare en formant un angle aigu, il marche directement et horizontalement en avant au-dessus du muscle adducteur du gros orteil, à côté du tendon de son long fléchisseur, jusqu'à l'extrémité postérieure du premier os du métatarse, et donne en passant des ramifications aux muscles adducteur du gros orteil, court fléchisseur commun et accessoire. Mais là, il se partage d'une manière variable en quatre rameaux, qu'on peut désigner par leurs noms numériques en comptant de dedans en dehors. — Le *premier*, plus petit que les autres, suit la face inférieure du muscle court fléchisseur du gros orteil qui en reçoit quelques filets, se porte le long de la partie inférieure et interne de ce doigt, et s'y perd, en envoyant néanmoins quelques filets en haut. — Le *second*, horizontalement dirigé en avant, entre les deux premiers os du métatarse, d'abord au-dessus, puis au-dessous du muscle petit fléchisseur commun des orteils, qui en reçoit plusieurs filets, de même que le premier muscle lombrical, se partage, vis-à-vis la première articulation métatarso-phalangienne, en deux rameaux secondaires, dont l'un se répand en dehors du premier orteil, et l'autre en dedans du second, en envoyant en haut quelques filets qui s'anastomosent avec ceux du nerf interne et profond du dos du pied (1836), et qui, eux-mêmes, sont anastomosés par arcades dans la pulpe des orteils. —Le *troisième*, placé entre les second et troisième os du métatarse, donne des filets au second muscle lombrical, et par rapport aux second et troisième orteils, suit absolument la même marche que le précédent. — Le *quatrième*, enfin, avance entre les troisième et quatrième os du métatarse, et suit encore la même marche par rapport aux troisième et quatrième orteils.

1843. *Du Nerf plantaire externe.* Celui-ci marche obliquement en avant et en dehors, entre les muscles court fléchisseur commun des orteils et accessoire du long fléchisseur auxquels il donne des filets, et dans l'espèce de gouttière placée près de la grosse tubérosité du calcanéum. Arrivé à l'extrémité postérieure du cinquième os du métatarse, il se divise en deux branches, l'une superficielle, l'autre profonde. Mais, auparavant, il envoie le plus ordinairement un rameau assez fort au muscle abducteur du petit orteil.

1844. *Branche superficielle.* Elle avance sous le bord externe du pied, et se partage bientôt en deux rameaux, l'un *externe*, qui donne un filet au muscle fléchisseur du petit orteil, et se perd sur le bord correspondant de cet orteil; l'autre *interne*, qui se porte entre les deux derniers os du métatarse, donne un filet au quatrième muscle lombrical, communique avec le rameau précédent, et se subdivise sur les côtés contigus des quatrième et cinquième orteils.

1845. *Branche profonde.* Elle fournit, dès sa naissance, un filet au muscle court fléchisseur du petit orteil, et s'enfonce en remontant en dedans et en avant entre les muscles interosseux et abducteur oblique du gros orteil, en formant une sorte d'arcade dont le côté postérieur ne donne point de filets, mais dont l'antérieur en envoie aux muscles interosseux et abducteur transverse du gros orteil.

§ III. *Du Système nerveux des Ganglions, ou du Nerf grand sympathique et intercostal de beaucoup d'auteurs.*

Considérations générales.

1846. On appelle *Ganglions* de petits centres nerveux, de la périphérie desquels partent des filets qui vont s'anastomoser avec les nerfs voisins ou se perdre dans le tissu des organes. On ne les rencontre qu'au tronc, car les membres en sont dépourvus ; ils communiquent tous les uns avec les autres, et offrent une structure particulière. Ils se présentent constamment sous l'apparence de petits corps rougeâtres ou grisâtres, toujours profondément situés au milieu du tissu cellulaire, dépourvus d'une enveloppe spéciale, d'une forme et d'un volume assez variables ; leur tissu est mou, spongieux ; il est homogène et n'offre aucune trace de fibres ni de filaments au premier coup d'œil ; mais, après des dissections soignées, on croit le voir composé d'une multitude de filets nerveux : c'est au moins l'opinion de Scarpa, qui est d'un grand poids en anatomie ; il se raccornit par l'effet de la coction, à moins qu'elle ne soit long-temps prolongée ; alors, au contraire, il se ramollit graduellement et devient pulpeux ; il se dissout en partie dans les alkalis ; il résiste long-temps à la putréfaction.

Les ganglions renferment fort peu de tissu cellulaire dans leur intérieur ; ils reçoivent une grande quantité de vaisseaux sanguins qui les pénètrent de toutes parts, et s'y ramifient en s'anastomosant fréquemment entre eux.

1847. Les filets nerveux qui émanent des ganglions leur adhèrent d'une manière intime, sans paraître avoir avec eux une véritable continuité de substance, et sont entourés par la même enveloppe cellulaire qu'eux. Ils communiquent avec les nerfs encéphaliques un grand nombre de fois; ils mettent les ganglions eux-mêmes en rapport les uns avec les autres; ils ne pénètrent que rarement des muscles; ils forment entre eux de très nombreux plexus, principalement autour des artères; ils semblent même spécialement destinés à suivre le système artériel dans toutes ses ramifications, et ne se trouvent que fort peu souvent autour des veines.

Quelques-uns de ces filets nerveux sont blancs, composés de fibrilles comme les nerfs encéphaliques, et comme eux aussi entourés d'un névrilemme; quelques autres sont rougeâtres ou gris, non fibreux et non entourés de névrilemme, au moins à ce qu'il paraît.

Des Ganglions en particulier, et de chacun des Nerfs qui en naissent.

1° *Ganglions de la Tête.*

Du Ganglion ophthalmique ou lenticulaire (*G. orbitaire*, Chauss.; *Ganglion ophthalmicum*, Soemm.).

1848. C'est un des plus petits ganglions du corps; il est placé contre le côté externe du nerf optique, à peu de distance de son entrée dans l'orbite, et il existe constamment. Sa forme, très sujette à varier, est cependant souvent celle d'un carré alongé d'arrière en avant; sa *face externe*, convexe, est en rapport avec le muscle abducteur de l'œil; l'*interne*, concave, est appliquée sur le nerf optique. Sa couleur est rougeâtre, quelquefois blanche; son volume diffère beaucoup aussi suivant les individus; enfin il est plongé dans un amas de graisse molle et comme demi-fluide. Son *angle postérieur et supérieur* communique avec le nerf nasal de l'ophthalmique (1636); le *postérieur et inférieur*, avec un filet de la branche inférieure du nerf moteur oculaire commun (1621); ses deux *angles antérieurs* aussi fournissent chacun un faisceau de petits nerfs, l'un supérieur et l'autre inférieur : ce sont les

1849. *Nerfs ciliaires* (*N. iriens*, Chauss, *Nervi ciliares*, Sœmm,). Ils sont très déliés, mous, flexueux, rougeâtres, et constamment accompagnés par un, deux ou trois filets venant immédiatement du nerf nasal (1636), et qui ont absolument la même distribution qu'eux.

Le *faisceau supérieur*, plus petit, est d'abord partagé en trois nerfs, qui se bifurquent en avançant de manière à en produire six qui marchent parallèlement l'un à l'autre immédiatement au-dessus du nerf optique, qu'ils accompagnent jusqu'au globe de l'œil.

Le *faisceau inférieur*, situé en dehors et au-dessous du nerf optique et un peu éloigné de lui, contient six, huit ou dix nerfs, ou même un plus grand nombre, qui sont réunis en six petites branches à leur origine. Ils se contournent autour du nerf optique; quelques-uns même passent au-dessous de lui pour aller gagner son côté interne; un autre se détache du faisceau, marche au dehors, s'anastomose souvent avec un des filets particuliers du nerf nasal, et gagne isolément la sclérotique au-dessous du muscle droit externe.

1850. Ces nerfs, au nombre de douze à seize en totalité, arrivés à la partie postérieure du globe de l'œil, traversent séparément et obliquement la membrane sclérotique, plus ou moins loin du nerf optique; ils s'entrelacent auparavant avec les artères ciliaires; mais ils ne s'anastomosent point entre eux et ne forment point de plexus. Une fois entrés dans l'œil, ils s'aplatissent un peu, et deviennent des espèces de petits rubans qui se portent en avant directement entre les membranes sclérotique et choroïde, mais qui ne donnent de filets à aucune des deux, et se trouvent logés dans des sillons étroits creusés sur la face interne de la première. Ils sont parallèles alors les uns aux autres et s'envoient souvent des filets de communication.

1851. Ils parviennent ainsi au cercle ciliaire, se subdivisent chacun en deux, quelquefois trois filets qui entrent dans ce cercle et semblent s'y perdre. Quelques-uns de ces filets, arrivés à la partie antérieure de l'œil, percent la choroïde, pénètrent dans les procès ciliaires, se recourbent en arrière et se perdent dans le lieu où la rétine se joint et au cercle ciliaire. D'un autre côté, ce cercle envoie à l'iris une multitude d'autres filets qui ne paraissent pas être la suite des premiers, disposition qui fait que plusieurs anatomistes considèrent le cercle ciliaire comme un ganglion véritable; et l'on ne peut se dissimuler que sa couleur et sa texture ajoutent encore un nouveau poids à cette opinion. Les filets ciliaires qui se répandent sur l'iris y forment des lignes blanches qui gagnent en rayonnant sa petite circonférence.

1852. En considérant le cercle ciliaire comme un ganglion, la communication du ganglion ophthalmique avec lui est évidente; ce dernier a aussi des rapports avec le ganglion cervical supérieur ou avec le ganglion caverneux, par un filet qu'ils envoient au nerf nasal (1636), et qui paraît s'accoler à lui et former spécialement celui qui se porte à l'angle supérieur et postérieur du ganglion.

Du Ganglion de Meckel ou spheno-palatin (*G. sphénoïdal*, CHAUSS.; *Ganglion spheno-palatinum*, SOEMM.).

1853. C'est un petit corps rougeâtre, un peu dur, triangulaire ou cordiforme, d'un volume variable, mais toujours peu considérable, convexe dans sa surface externe, aplati du côté interne, et placé en dehors du trou spheno-palatin. Plongé dans le tissu cellulaire graisseux de la fente ptérygo-maxillaire, il est profondément caché entre les os, et difficile à découvrir. Il fournit un grand nombre de rameaux par les divers points de sa périphérie; les *internes* sont les nerfs spnéno-palatins; les *inférieurs* sont les palatins; les *supérieurs* servent de communication avec le nerf maxillaire supérieur : nous en avons parlé (1641); le *postérieur* enfin est le nerf vidien ou ptérygoïdien.

1854. *Des Nerfs sphéno-palatins.* Leur nombre varie de trois à cinq au moment de leur origine; ils s'introduisent sur-le-champ dans les fosses nasales, par le trou sphéno-palatin, près de l'extrémité postérieure du cornet moyen; leur consistance est toujours fort peu marquée; ils se répandent sur la cloison ou sur la paroi externe de ces cavités de la manière suivante : 1° Deux ou trois filets se portent d'abord entre le périoste et le feuillet muqueux de la membrane pituitaire, à la face concave du cornet supérieur; ils se perdent dans le méat correspondant, près de l'ouverture des cellules ethmoïdales postérieures, sans qu'on ait encore pu s'assurer s'ils envoient des ramifications dans ces cellules. 2° D'autres rameaux fort courts vont au cornet moyen; le plus élevé d'entre eux, après un certain trajet sur sa surface convexe, le traverse par un petit trou et se perd sur sa surface concave dans la membrane : les autres se terminent sur son extrémité postérieure. 3° Quelques-uns, extrêmement déliés, se réunissent en un seul et se recourbent au-devant du sinus sphénoïdal, pour gagner la partie postérieure de la cloison. 4° Plus considérable que les précédents, un rameau, nommé *naso-palatin*, se recourbe d'abord au-devant du sinus sphénoïdal; traverse la voûte des fosses nasales, et se porte sur la cloison entre les deux feuillets de la membrane pituitaire. Il descend très obliquement en avant le long de cette cloison, et parvient ainsi, sans se ramifier, aux ouvertures supérieures du canal palatin antérieur : là il s'introduit dans un conduit qui lui est propre et dont nous avons parlé, celui du côté droit se prolonge un peu plus en avant que le gauche, pour rencontrer l'orifice qui doit le recevoir. Mais tous les deux, parvenus au milieu du canal palatin antérieur, sortent de leurs conduits particuliers, et viennent se terminer aux angles supérieurs du ganglion naso-palatin, sans arriver jusque dans la bouche. Le nerf naso-palatin s'anastomose d'une manière évidente avec un filet émané du nerf dentaire supérieur et antérieur, lequel se prolonge le long de la paroi du sinus maxillaire pour pénétrer dans les fosses nasales.

1855. *Des Nerfs palatins* (*Nerfs gutturo-palatins*, Chauss.; *Nervi palatini*, Sœmm.). Ils sont au nombre de trois, un grand et deux petits.

1856. Le *grand Nerf palatin* (*Nerf palatin inférieur*, Chauss.), placé au-devant des deux autres, entre tout de suite dans le canal palatin postérieur, après avoir toutefois donné un filet *nasal* qui s'introduit dans les fosses de ce nom, entre les cornets moyen et inférieur, au niveau de l'apophyse sphénoïdale de l'os du palais, et qui se distribue au bord libre du cornet moyen, à sa face concave, et à la face convexe du cornet inférieur, jusqu'auprès de son extrémité antérieure.

Ensuite le grand nerf palatin parcourt son conduit, où ses filets se trouvent souvent épanouis et seulement réunis par un tissu cellulaire lâche ; un peu avant d'en sortir, il envoie dans les fosses nasales une seconde ramification : celle-ci traverse une petite ouverture de la portion verticale de l'os du palais, se porte horizontalement le long du bord du cornet inférieur, et se perd sur l'apophyse montante de l'os maxillaire supérieur. Elle est souvent renfermée dans un petit canal osseux.

Au même endroit, le nerf palatin transmet, par un des conduits accessoires, un filet qui va gagner le voile du palais et s'y distribuer (*R. staphylin*, Chauss.), et lui-même sort aussitôt de son canal, se porte en devant sous la voûte du palais et se partage en plusieurs rameaux. Les *externes*, plus nombreux et plus volumineux, suivent le bord interne de l'arcade alvéolaire supérieure, et se perdent dans les gencives; les *internes* se subdivisent sur le milieu de la voûte, et fournissent spécialement des filets au follicule muqueux de cette région. Quelques-uns vont s'anastomoser avec les filets inférieurs du ganglion naso-palatin.

1857. *Nerf palatin moyen* (*R. guttural*, Chauss.). Né en arrière du précédent, il descend le long de la partie postérieure de la fente ptérygo-maxillaire, s'engage dans un conduit particulier, et en sort derrière le crochet de l'apophyse ptérygoïde, en se divisant en deux filets, dont l'un va à l'amygdale correspondante et se termine par quatre ou cinq ramifications dans le voile du palais, tandis que l'autre, partagé en deux ou trois filaments, est entièrement destiné à ce dernier organe.

1858. *Petit Nerf palatin*. Situé encore plus en arrière que le précédent, il descend entre le muscle ptérygoïdien externe et l'os maxillaire supérieur, puis entre celui-ci et l'os palatin, dans une rainure spéciale, et se divise en deux filets, l'un pour la luette, l'autre pour l'amygdale et les follicules de la membrane du palais.

1859. *Du Nerf vidien* ou *ptérygoïdien* (*N. pterygoideus*, Sœmm.). En abandonnant le ganglion sphéno-palatin, il se porte horizontalement en arrière, envoie deux filets très ténus à la membrane du sinus sphénoïdal, s'engage dans le conduit ptérygoïdien, et le parcourt en donnant, à travers ses parois, des ramifications à la partie supérieure et postérieure de la cloison des fosses nasales, à la membrane du pharynx près de l'orifice de la trompe d'Eustachi, et à cet orifice lui-même. En sortant de son canal, le nerf vidien traverse la plaque fibro-cartilagineuse qui bouche le trou déchiré antérieur, et se divise en deux rameaux, l'un *supérieur*, l'autre *inférieur*.

Le *rameau inférieur* ou *carotidien* sert de moyen de communication entre le ganglion sphéno-palatin et les ganglions caverneux et cervical supérieur. Il se porte dans le canal carotidien en s'appliquant contre les parois de l'artère, et s'anastomose avec les filets que le ganglion cervical supérieur envoie au nerf moteur oculaire externe et au ganglion caverneux.

Le *rameau supérieur* (*R. crânien*, Bichat), par une marche assez compliquée, fait communiquer les ganglions sphéno-palatin et sous-maxillaire. En abandonnant le nerf vidien, il rentre dans le crâne entre le rocher et le sphénoïde, et se porte en arrière et en dehors sur la face supérieure du premier, où il est logé dans une petite gouttière, et recouvert par le nerf maxillaire inférieur et par la dure-mère à laquelle il adhère fortement. Là, il jette dans la caisse du tympan, par deux conduits dont les orifices très ténus se voient dans la gouttière l'un au-dessus de l'autre, deux filets d'une excessive délicatesse, lesquels vont s'anastomoser entre eux sur le promontoire et communiquer avec un autre filet du ganglion cervical supérieur et avec le nerf glosso-pharyngien; puis il se glisse avec une artériole dans l'*hiatus Fallopii*, et parvient dans l'aqueduc de Fallope, où il s'applique contre le tronc du nerf facial sans s'anastomoser avec lui (1662); il l'accompagne jusqu'au niveau de la base de la pyramide du tympan, au-dessous de laquelle il pénètre dans cette cavité par une petite ouverture spéciale, et en se réfléchissant en haut et en dehors. Après avoir envoyé un filet s'anastomoser sur le promontoire avec un filet du plexus carotidien interne (1659), il traverse le tympan d'arrière en avant, placé d'abord sous l'enclume, puis entre sa longue branche et la partie supérieure du manche du marteau, contre laquelle il est immédiatement collé. Au-dessus du muscle interne du marteau, sa grosseur et sa consistance augmentent un peu, et sa direction devient horizontale; mais bientôt après il descend en devant et sort par la scissure glénoïdale, à côté du tendon du muscle antérieur du marteau : alors il se dirige en bas, en dedans et en avant, et vient s'accoler au nerf lingual du maxillaire inférieur (1652). Depuis son entrée dans le tympan jusqu'à cette jonction, ce filet nerveux porte ordinairement le nom de *Corde du tympan* (*Filet tympanique*, Chauss.). Il reste uni au nerf lingual jusqu'au niveau de la glande sous-maxillaire, où il l'abandonne pour gagner le ganglion du même nom.

Des autres Ganglions nerveux de la Tête.

1860. On trouve encore à la tête les ganglions suivants :

1° Le *Ganglion caverneux*. Situé dans le sinus de la dure-mère dont il porte le nom, celui-ci n'existe pas constamment et est souvent remplacé par un petit plexus que forment les filets ascendants du ganglion cervical supérieur autour de l'artère carotide interne. Sa couleur est d'un gris rougeâtre assez foncé, son volume ordinairement peu considérable, et sa forme variable. Il est placé au côté externe de l'artère carotide interne, vers le milieu du sinus caverneux, et envoie des filaments très déliés se porter vers les nerfs moteur oculaire externe et ophthalmique ; souvent il en envoie un au nerf nasal, pour communiquer avec le ganglion ophthalmique. Je l'ai vu aussi fournir un filet à la tige pituitaire. Par sa partie inférieure, il communique avec les filets ascendants du ganglion cervical supérieur.

2° Le *Ganglion naso-palatin*. J'ai découvert celui-ci dans le trou palatin antérieur (1), au point de réunion

(1) *Voyez* ma *Dissertation sur les Odeurs, sur le Sens et les Organes de l'Olfaction*, in-4°, Paris, 1815, chez Crochard, et mon *Osphrésiologie*, in-8°. Paris, 1821.

des deux branches duquel il est situé. C'est une petite masse rougeâtre, fongueuse, un peu dure et comme fibro-cartilagineuse, et plongée dans un tissu cellulaire graisseux : sa forme la plus ordinaire est celle d'un ovoïde, dont la grosse extrémité, tournée en haut, reçoit les deux rameaux nasaux palatins (1854), tandis que la petite émet en bas un ou deux filets qui s'engagent dans de petits canaux osseux particuliers, et qui parviennent à la voûte palatine, où ils se ramifient dans la membrane du même nom, en s'anastomosant avec des filets du grand nerf palatin (1856). Après l'avoir coupé transversalement, à l'aide de ciseaux extrêmement déliés, j'y ai reconnu, au moyen d'une forte loupe à trois lentilles, tous les caractères indiqués plus haut comme signalant la structure intime des ganglions et en particulier des ganglions cervicaux. J'ai constaté ce fait non seulement sur l'homme, mais encore sur le mouton et le chien.

3° Le *Ganglion sous-maxillaire*. Il existe au niveau de la glande dont il porte le nom, et semble formé par le rameau supérieur du nerf vidien ; il a aussi quelques filets de communication avec le nerf lingual du maxillaire inférieur et avec ceux du grand sympathique ; mais le plus grand nombre de ses filets forme un petit plexus dont les rameaux pénètrent la glande.

4° Le *Ganglion du trou ovale*, ou *Ganglion auriculaire*. A la partie inférieure et postérieure du trou ovale, M. F. Arnold, professeur à Heidelberg, a découvert dernièrement, au milieu d'un amas de graisse, de tissu cellulaire et de vaisseaux sanguins, un ganglion assez volumineux, et adhérent au nerf maxillaire inférieur (1). Ce ganglion que j'ai eu, après beaucoup de recherches pénibles, le

---

(1) M. Arnold a donné à cet organe la dénomination de *Ganglion otique*.

bonheur d'observer aussi après lui, est assez irrégulier, mou et d'un gris rougeâtre.

De sa partie supérieure et postérieure, partent deux filets.

L'un va concourir à former l'anastomose nerveuse de Jacobson.

L'autre est destiné au muscle interne du marteau et passe au-dessus de l'épine du sphénoïde.

Ce ganglion a plusieurs communications avec le plexus nerveux des carotides, et est traversé par le nerf vidien. Il a aussi des rapports avec les nerfs glosso-pharyngien et acoustique.

5°. On indique encore un ganglion à la tête le long du trajet du nerf temporal superficiel ; mais ce n'est qu'un simple renflement de ce nerf au moment où il est recouvert par la glande parotide.

2° *Des Ganglions du Cou ou cervicaux.* (1).

Du Ganglion cervical supérieur (*G. cervicale primum*, Soemm.).

1861. Remarquable par son volume, par son existence constante, ce ganglion est situé sous la base du crâne, profondément caché dans un enfoncement qui se trouve au-dessus de l'angle de la mâchoire inférieure et derrière lui. Il correspond ordinairement, pour l'étendue, aux apophyses transverses des trois premières vertèbres ; mais souvent il se prolonge jusqu'à la qua-

---

(1) On désigne ordinairement sous le nom de *grand Nerf sympathique*, la réunion, l'ensemble de tous les ganglions que l'on rencontre depuis le haut du cou jusqu'au bas du sacrum, et des filets qui en émanent. Mais, d'après l'idée que l'on doit se faire du système des ganglions, il est impossible de ne voir ici qu'un seul et même nerf.

trième, et même beaucoup plus bas. Il est olivaire, ovoïde ou fusiforme, plus large au milieu qu'aux extrémités ; son épaisseur est toujours en raison inverse de sa longueur, en sorte que son volume est très sujet à varier. Il éprouve assez souvent un étranglement dans sa partie moyenne, de manière à paraître double : quelquefois il est cylindrique. Sa couleur est d'un rouge-gris, sa consistance mollasse. Son *côté postérieur* est couché sur le muscle grand droit antérieur de la tête ; l'*antérieur* est couvert par l'artère carotide interne ; l'*interne* est intimement uni aux nerfs pneumo-gastrique et hypoglosse. Il reçoit un assez grand nombre de ramuscules sanguins, et envoie de sa périphérie une grande quantité de filets qu'on distingue en supérieurs, inférieurs, internes, externes et antérieurs.

1° *Des Filets supérieurs ou ascendants.*

1862. Ils sont au nombre de deux le plus communément ; leur volume, toujours considérable, leur peu de consistance et leur teinte rougeâtre, les font ressembler exactement à de véritables prolongements du ganglion. Ils embrassent l'artère carotide interne, et s'introduisent avec elle dans le canal carotidien, où ils s'écartent l'un de l'autre, se divisent en beaucoup de ramuscules, se rapprochent, se réunissent un grand nombre de fois, et forment, en un mot, un véritable plexus autour des parois du vaisseau. De ce plexus émanent différents filets secondaires.

L'un d'eux (*Filet ptérygoïdien*, Chauss.) glisse sous l'artère, va s'anastomoser avec le filet inférieur du nerf vidien (1859), et donne, en s'y réunissant, deux ou trois ramuscules qui se distribuent au haut du pharynx.

Deux ou trois autres, mous, transparents, d'un gris corné, assez résistant, remontent dans le sinus caverneux, forment une sorte de plexus isolé en s'envoyant quelques filaments, et vont s'unir au nerf moteur oculaire externe (1654). Lorsque le ganglion caverneux existe, un ou deux d'entre eux se joignent à lui et les autres vont directement au nerf (1860).

Quelquefois une partie de ces filets viennent de la réunion de celui du ganglion cervical supérieur avec le rameau inférieur du nerf vidien.

Plusieurs filets (*F. sus-sphénoïdaux*, Chauss.) vont se porter dans la tige pituitaire.

Un filet très ténu s'enfonce dans une petite ouverture pratiquée dans les parois de l'aqueduc de Fallope, parcourt une rainure ou un petit canal creusé sur le promontoire du tympan, et s'y anastomose avec un filet du nerf glosso-pharyngien qui est entré vers le trou stylo-mastoïdien, et avec un autre filet qui se sépare en cet endroit du rameau supérieur du nerf vidien (1859).

Un autre filet traverse encore le sinus caverneux et va se joindre au nerf ophthalmique, ou au nerf nasal; quelquefois il se bifurque et donne à tous les deux à la fois : c'est lui qui fait communiquer les ganglions cervical supérieur et ophthalmique.

Les autres filets de ce plexus, en très grand nombre, restent appliqués sur les parois de l'artère, à laquelle ils forment une espèce de gaîne nerveuse. Il s'en détache un faisceau assez considérable qui accompagne l'artère ophthalmique, et se subdivise en autant de petites gaînes flexueuses que cette artère a de branches; l'une d'elles suit l'artère centrale du nerf optique, et fait probablement communiquer la rétine avec le ganglion cervical supérieur (1). D'autres faisceaux accompagnent les autres branches de l'artère carotide qui se rendent dans

(1) Ribes, *Mém. de la Société méd. d'Émul.*, tom. VII, pag. 97.

la pie-mère, comme les artères cérébrales antérieure et moyenne, etc. Ces derniers sont constamment assez visibles.

2° *Du Filet inférieur.*

1863. Il provient de l'extrémité inférieure du ganglion, qui semble se prolonger en bas pour le former, ou qui quelquefois se termine d'une manière abrupte et le fournit sur-le-champ. Son volume varie ; il est quelquefois très grêle, d'autres fois double ; mais jamais il ne manque ; sa solidité le fait ressembler aux nerfs de l'encéphale, dont il ne diffère que par sa couleur grisâtre. Il descend verticalement au-devant des muscles grand droit antérieur de la tête et long du cou, recouvert par l'artère carotide, par la veine jugulaire interne, et par les nerfs pneumo-gastrique et hypoglosse ; il est uni à ces parties par un tissu cellulaire filamenteux, assez lâche. Au niveau de la cinquième ou de la sixième vertèbre, il se termine au ganglion cervical moyen ; mais lorsque celui-ci manque, il va jusqu'à l'inférieur, c'est-à-dire jusqu'auprès du col de la première côte.

1864. Dans son trajet, ce cordon nerveux reçoit quelques filets longs et minces, qui viennent des troisième et quatrième paires cervicales, augmentent un peu sa grosseur, et se joignent à lui suivant différentes directions, et en formant assez souvent de petits renflements gangliformes. Quelques autres filets, encore plus ténus, paraissent s'en détacher en dedans pour se porter à l'œsophage et dans le tissu cellulaire voisin : l'un d'eux s'anastomose avec le nerf laryngé externe du pneumo-gastrique, et semble se distribuer au corps thyroïde spécialement. Enfin il envoie dans la poitrine un, deux ou trois rameaux, qui concourent à la formation des divers plexus cardiaques.

3° *Des Filets externes.*

1865. Ils sont assez nombreux, très distincts, couchés en travers sur le muscle grand droit antérieur de la tête, plus ou moins séparés les uns des autres, et souvent anastomosés entre eux dans leur trajet. Les *deux supérieurs*, d'abord fort rapprochés l'un de l'autre, se bifurquent bientôt chacun de leur côté et s'anastomosent ainsi par quatre points avec l'anse nerveuse que forment, autour de l'apophyse transverse de l'atlas, les nerfs sous-occipital et premier cervical (1710). Le troisième est plus long; il se bifurque aussi; mais l'un de ses filets va gagner la branche antérieure du premier nerf cervical, et l'autre, celle du second. Les *inférieurs*, qui lorsque le ganglion est très court, naissent du cordon de communication précédent, envoient des filaments dans les muscles scalènes: l'un d'eux se partage également en deux filets secondaires, dont le supérieur se plonge entre les muscles scalène et droit antérieur de la tête pour s'anastomoser avec la troisième paire cervicale, au moment où elle abandonne le trou de conjugaison, tandis que l'inférieur, plus superficiel, va s'unir plus loin à la branche antérieure du même nerf.

Plusieurs autres de ces filets externes s'anastomosent en outre très souvent et d'une manière irrégulière avec les branches du plexus cervical: il est impossible de les décrire à part, tant leur disposition est sujette à varier.

4° *Des Filets internes.*

1866. Tous ces filets sont mous, minces et grêles, et encore exposés à de plus grandes variétés que les précédents pour le nombre, la disposition, les anastomoses, etc. On peut avancer cependant d'une manière générale qu'après avoir distribué plusieurs ramifications aux muscles grand droit antérieur de la tête et long du cou, ils se terminent au larynx et au pharynx, soit isolément, soit en se réunissant à des nerfs encéphaliques.

Dans quelques sujets, le plus grand nombre d'entre eux est fourni par le cordon de communication des deux premiers ganglions cervicaux ou par le nerf cardiaque supérieur.

Les supérieurs ont une direction oblique en bas, les inférieurs sont horizontaux à peu près.

Les premiers gagnent la partie postérieure du pharynx ; là, ils s'anastomosent avec des rameaux des nerfs glosso-pharyngien et pneumo-gastrique, pour former le *Plexus pharyngien.*

Les seconds se contournent sur les côtés du larynx et recouvrent le corps thyroïde et les muscles de la région hyoïdienne inférieure de ramifications nombreuses et plexiformes, dont quelques-unes pénètrent dans le larynx à travers les membranes thyro-hoïdienne et crico-thyroïdienne, et s'anastomosent ensuite avec les nerfs laryngé interne et récurrent. Quelques autres anastomoses avec ce dernier, ont aussi lieu derrière le corps thyroïde, à l'aide d'un filet qui vient séparément du ganglion.

5° *Des Filets antérieurs.*

1867. Très nombreux, et entrelacés continuellement les uns avec les autres pour la plupart, ces filets sont de trois sortes :

1° Les uns, supérieurs et très courts, vont s'anastomoser immédiatement et à peu de distance de leur sortie du crâne, avec les nerfs facial, pneumo-gastrique et hypoglosse : cette dernière communication n'existe cependant que fort rarement; peut-être même ne la rencontre-t-on jamais. Un de ces filets, plus long que les autres et fort ténu, va s'unir avec le rameau stylo-hyoïdien du nerf facial, et envoie quelquefois une ramification dans le trou stylo-mastoïdien, pour former, sur le promontoire du tympan, l'anastomose dont nous avons déjà parlé : cette ramification remplace alors une de celles des filets supérieurs, ou bien encore elle se joint au tronc même du nerf facial.

2° D'autres rougeâtres et mous, au nombre de deux ou trois seulement, nommés *Nerfs mous (Nervi molles)*, abandonnent le ganglion pour se porter en devant, derrière le point de division de l'artère carotide primitive, où ils forment un plexus à mailles multipliées, conjointement avec des filets descendants du nerf glosso-pharyngien. Des filaments qui sortent de ce plexus, les uns se jettent derrière l'artère carotide primitive et l'accompagnent jusqu'à la crosse de l'aorte ou jusqu'à l'artère brachio-céphalique, en s'entrecroisant à l'infini : ils constituent le *Plexus carotidien primitif*; les autres se contournent sur l'artère carotide externe et l'enveloppent d'un plexus qui se divise en autant de plexus secondaires que celle-ci offre de branches, et auxquels concourent en outre des filets très déliés des nerfs facial et pneumo-gastrique; souvent à l'origine de ces *Plexus secondaires lingual, facial, occipital, temporal, pharyngien inférieur, maxillaire interne*, on rencontre de petits ganglions blancs ou gris qui en fournissent les filaments comme autant de rayons. On ne peut point assigner au juste le point où ces plexus se terminent; mais il est plus que problable qu'ils accompagnent les artères jusqu'à leurs dernières ramifications : on en suit jusqu'au milieu de la face, vers la division des artères labiales.

Le plexus carotidien primitif envoie quelques rameaux au pharynx, au larynx et à la trachée-artère. Celui de l'artère faciale en envoie à la glande sous-maxillaire et communique avec ceux de son ganglion (1860), et avec ceux du nerf lingual du maxillaire inférieur et du nerf hypoglosse; celui de l'artère maxillaire interne parvient à la dure-mère en suivant l'artère méningée moyenne.

3° Les derniers filets antérieurs du ganglion cervical supérieur se réunissent après un court trajet pour former le *Nerf cardiaque supérieur* ou *superficiel* dont nous parlerons bientôt.

Du Ganglion cervical moyen (G. cervicale medium seu thyroideum, SOEMM.).

1868. Ce ganglion, qui manque souvent tout-à-fait, qui quelquefois est double, et dont le volume varie extrêmement, est placé au niveau de la cinquième ou de la sixième vertèbre, vers la courbure de l'artère thyroïdienne inférieure. Sa couleur est grisâtre; il est arrondi, large, aplati ou lenticulaire, mais jamais fusiforme ou alongé, et présente, du reste, une figure très différente suivant les sujets. Son tissu est plus ferme que celui du précédent.

Son *côté antérieur* répond à l'artère carotide, à la veine jugulaire interne et au nerf pneumo-gastrique; le postérieur est appliqué immédiatement sur le muscle long du cou.

Ses filets sont distingués en inférieurs, externes, internes et antérieurs.

1° *Des Filets inférieurs.*

1869. Leur nombre est peu constant et indéterminé; le plus souvent on en compte cinq ou six; ils sont minces et grêles; les uns descendent devant l'artère sous-clavière, les autres derrière, en envoyant quelques ramifications dans les plexus qui la recouvrent, et tous, après s'être rapprochés, se terminent au ganglion cervical inférieur.

2° Des Filets externes.

1870. Souvent il n'y en a qu'un seul qui perce transversalement le muscle scalène et va s'anastomoser avec le sixième nerf cervical. Dans d'autres circonstances, le cinquième et le quatrième en reçoivent aussi chacun un.

3° Des Filets internes.

1871. Les uns passent derrière l'artère carotide, et vont former un plexus nerveux autour de l'artère thyroïdienne inférieure et de ses divisions; d'autres se jettent isolément sur le corps thyroïde, l'œsophage et la trachée-artère, où ils s'anastomosent avec des ramifications du nerf récurrent. Il en est qui gagnent le tronc même du nerf récurrent et qui en augmentent manifestement le volume. Quelques-uns s'unissent au plexus carotidien primitif, et un dernier se joint au nerf diaphragmatique.

4° Des Filets antérieurs.

1872. Ils sont au nombre d'un, de deux ou de trois, et constituent les *Nerfs cardiaques moyens* ou *profonds*, dont nous parlerons ci après.

Du Ganglion cervical inférieur (Ganglion cervicale inferius, Soemm.).

1873. Il est quelquefois double, et il se continue assez fréquemment avec le ganglion cervical moyen ou avec le premier ganglion thoracique. Sa figure est si peu constante et si irrégulière qu'on ne saurait lui attribuer aucune forme déterminée : souvent cependant il est comme semi-lunaire ou arrondi. Il est situé derrière l'artère vertébrale, entre l'apophyse transverse de la septième vertèbre et le col de la première côte : quelquefois on le trouve entre le bord concave de cette côte et le corps de la première vertèbre dorsale ; mais il s'étend pour l'ordinaire jusqu'au premier espace intercostal. Ses filets sont supérieurs, inférieurs, internes, externes et antérieurs.

1° *Des Filets supérieurs.*

1874. Quelques-uns communiquent avec le ganglion cervical moyen : nous en avons parlé (1869).

Mais en outre un faisceau de filaments se jette en dehors derrière l'artère vertébrale, remonte dans son canal en formant autour d'elle un plexus très visible, jusqu'à la troisième ou à la seconde vertèbre. Là, les filets deviennent moins nombreux et moins apparents : cependant on aperçoit encore l'un d'eux s'anastomoser avec un filet descendant de la branche antérieure du nerf sous-occipital ; quelques autres entrent dans le crâne et se perdent sur l'artère basilaire. Dans son trajet, ce *Plexus vertébral* envoie un grand nombre de ramuscules aux muscles inter-transversaires, près du corps des vertèbres, et s'anastomose par un filet particulier avec chacun des nerfs cervicaux, au moment où ils abandonnent les trous de conjugaison.

Un autre filet ascendant forme une espèce d'anse dont la convexité est en bas, et remonte en dehors entre les muscles grand droit antérieur de la tête et long du cou, auxquels il donne des ramifications.

2° *Du Filet inférieur.*

1875. Il communique avec le premier ganglion thoracique et est quelquefois double ; dans ce dernier cas, il embrasse ordinairement l'artère sous-clavière entre ses deux branches.

3° Des Filets internes.

1876. Peu nombreux, grêles, peu constants dans leur disposition, ces filets prennent des directions différentes : les uns se perdent dans le muscle long du cou ; les autres se portent dans le plexus pulmonaire ou sur la courbure de l'aorte du côté gauche : il en est qui s'associent aux nerfs récurrent et diaphragmatique.

4° Des Filets externes.

1877. Ils sont nombreux et très déliés. Rassemblés en fascicules, ils embrassent l'artère sous-clavière, autour de laquelle ils forment un plexus qui accompagne ses branches en se subdivisant, et qu'on peut suivre avec du soin jusqu'à la partie supérieure du bras. On voit en particulier très bien ceux de l'artère mammaire interne. Quelques autres se perdent dans les fibres du muscle scalène antérieur, près de son insertion inférieure.

On voit aussi des filets externes aller s'anastomoser avec les branches antérieures des paires cervicales, au moment où elles vont former le plexus brachial, et avec la première paire dorsale.

5° Des Filets antérieurs.

1878. Ils se réunissent après un court trajet pour former les *Nerfs cardiaques inférieurs*, qui n'existent souvent que du côté droit.

Des Nerfs cardiaques.

1879. Particulièrement destinés au cœur, ces nerfs, au

nombre de trois de chaque côté, ne présentent point la même disposition à droite et à gauche, et viennent se réunir au ganglion cardiaque, duquel émanent les plexus du même nom.

1° *Des Nerfs cardiaques supérieurs* (*N. cardiaci superficiales*, SOEMM.).

1880. Celui du côté droit est formé par cinq ou six filets sortis de la partie antérieure et inférieure du premier ganglion cervical. Il se trouve fortifié presqu'aussitôt par quelques ramuscules qui se détachent du cordon de communication de ce ganglion avec le second (1863), et jette quelques filaments dans le plexus carotidien externe. Toutes ces racines se réunissent ensuite en un seul tronc grêle, qui descend verticalement le long du cou, à côté de la trachée-artère et du corps thyroïde, entre l'artère carotide primitive et le cordon de communication des ganglions cervicaux.

Ce nerf envoie quelques filets à la partie inférieure du plexus pharyngien et au corps thyroïde : ces derniers s'anastomosent avec ceux du nerf récurrent. Il communique aussi par un ou deux autres filets avec le nerf pneumo-gastrique. En général, toutes ses ramifications ont fort peu de solidité, et quelques anatomistes leur ont donné le nom de *Nerfs mous*. Au niveau du ganglion cervical moyen, il présente souvent lui-même une solution de continuité par l'effet d'un ganglion particulier dont l'existence n'est rien moins que constante. Là aussi, il fournit en dedans un rameau d'un volume remarquable, qui passe derrière la carotide et se jette dans le plexus de l'artère thyroïdienne inférieure (1871), après s'être anastomosé sur la carotide avec un filet du nerf pneumo-gastrique. Il s'en sépare aussi un autre au même point, lequel communique avec le plexus de la branche cervicale du nerf grand hypoglose. Quelques autres se portent dans les muscles de la région hyoïdienne inférieure, sur le corps thyroïde et à la trachée-artère.

Ensuite le nerf cardiaque supérieur se porte en dehors, croise en arrière la direction du nerf cardiaque moyen, pénètre dans la poitrine derrière la veine sous-clavière, au niveau de la bifurcation de l'artère brachio-céphalique, et se divise aussitôt en plusieurs rameaux qui s'associent à des filets du ganglion cervical inférieur et du nerf récurrent correspondant. Quelquefois aussi, il se réunit en partie au nerf cardiaque moyen.

1881. Le nerf cardiaque supérieur du côté gauche a une origine analogue à celui du coté droit, et offre la même disposition dans la plus grande partie de son étendue. Mais il descend entre les artères carotide primitive et sous-clavière, près de la naissance desquelles il se partage en un grand nombre de filets qui passent sur l'aorte pour s'unir à ceux du nerf cardiaque inférieur ou du filet cardiaque du nerf pneumo-gastrique. Quelques-uns, se glissant derrière l'aorte, se joignent au ganglion cardiaque.

2° *Des Nerfs cardiaques moyens* (*N. cardiaci magni*, Scarpa).

1882. Celui du côté droit est le plus volumineux des trois qui existent de ce côté. Il naît en dedans et en avant du ganglion cervical moyen, par cinq ou six filets aussi, d'abord réunis en deux ou trois branches, et ensuite en un seul tronc qui descend en dedans près de l'artère carotide primitive, et passe au-devant de la sous-clavière en s'anastomosant avec un ou deux filets du nerf pneumo-gastrique. Au-dessous de ce vaisseau, il s'associe un rameau du nerf récurrent, se glisse au-devant du nerf cardiaque inférieur, reçoit encore là deux filets assez marqués du nerf pneumo-gastrique, forme une sorte de ganglion ou de renflement plus ou moins prononcé, et continue sa marche sur le côté externe de l'artère brachio-céphalique. Enfin, entre la crosse de l'aorte et la bifurcation de la trachée-artère, il se termine dans le ganglion cardiaque.

Souvent le nerf cardiaque moyen se divise dans sa marche en deux rameaux qui se réunissent ensuite, et circonscrivent une sorte d'*île*.

1883. Le nerf cardiaque moyen du côté gauche reçoit sa principale branche du ganglion cervical inférieur; elle passe derrière l'artère sous-clavière, et se dirige obliquement en avant et en bas, en suivant son côté externe. Mais, vers la naissance de l'artère thyroïdienne inférieure, un grand nombre de rameaux émanés du ganglion cervical moyen et entrelacés plusieurs fois ensemble, viennent se réunir à cette branche et forment une seconde origine au nerf. Celui-ci se porte alors derrière la crosse de l'aorte, reçoit plusieurs filaments du nerf pneumo-gastrique, et se termine dans le ganglion cardiaque sans se diviser, ou en s'épanouissant en plusieurs ramuscules.

3° *Du Nerf cardiaque inférieur* (*Nervus cardiacus Aortœ superficialis*; SCARPA).

1884. Du côté droit, les filets qui sont destinés à sa composition forment, en quittant le ganglion cervical inférieur, une sorte de plexus qui se réunit en rameaux plus considérables, lesquels descendent verticalement derrière l'artère sous-clavière, auprès du nerf récurrent. Ils se dirigent à gauche le long du tronc brachio-céphalique, marchent sur le côté antérieur de la crosse de l'aorte, et vont, entre elle et l'artère pulmonaire, se perdre dans le plexus cardiaque antérieur.

1885. Le plus ordinairement, du côté gauche, les

nerfs cardiaques moyen et inférieur sont réunis en un seul et même tronc (1883).

2° *Des Ganglions nerveux de la Poitrine, ou Ganglions thoraciques.*

Du Ganglion cardiaque (*Plexus cardiaque*, Bichat).

1886. Cest le point central de réunion des nerfs cardiaques : il est placé derrière la crosse de l'aorte, près de l'origine de cette artère, et au-devant de la division des bronches ; il s'étend de haut en bas, depuis la naissance de l'artère brachio-céphalique jusqu'à la division de l'artère pulmonaire en deux branches. Il est alongé, sinueux, d'un volume inégal dans les divers points de son trajet ; sa couleur est grisâtre ; il est comme transparent et gélatineux; sa consistance est fort molle. Sa partie supérieure reçoit les nerfs cardiaques moyens droit et gauche, quelques filets des nerfs cardiaques supérieurs, sur-tout du gauche, et quelques-uns aussi de l'inférieur du côté droit; mais en avant, en arrière et en bas, il fournit des filets qui constituent divers plexus que nous allons étudier, et dans la formation desquels entrent aussi des filaments nombreux et isolés des nerfs cardiaques inférieurs et supérieurs,

1887. Ses *filets antérieurs*, en fort petit nombre, se distribuent aux parois de la partie antérieure de l'aorte ; quelques-uns se réunissent, au-dessous d'elle, au plexus coronaire antérieur.

1888. Les *postérieurs*, plus nombreux, sont forts courts et se jettent dans la partie antérieure du plexus pulmonaire (1696).

1889. Les *inférieurs*, encore plus multipliés et beaucoup plus voluminenx, appartiennent spécialement au cœur. On peut les partager en deux classes.

1° Les uns, réunis en un faisceau considérable, et toujours pulpeux et gélatineux, comme tous les autres rameaux de ce ganglion, embrassent en arrière le ligament artériel, et se contournent de haut en bas sur l'artère pulmonaire gauche, où il commencent à s'écarter les uns des autres. Alors plusieurs pénètrent dans le poumon, s'entrelacent avec les divisions du plexus pulmonaire correspondant, et accompagnent les branches des artères et des veines du même nom. D'autres redescendent sur le tronc de l'artère pulmonaire jusque vers le cœur.

Mais un rameau bien plus remarquable que tous ceux-là, croise obliquement de haut en bas l'artère pulmonaire gauche, et gagne la partie postérieure de la base du cœur, vers l'origine de l'artère coronaire postérieure. Là il se divise en un grand nombre de filaments très ténus qui s'entrelacent autour de cette artère, et forment le *Plexus coronaire postérieur*. Ces filets, très multipliés, donnent naissance à autant de plexus secondaires que le vaisseau a de branches. Ainsi l'un de ces plexus secondaires se porte de gauche à droite sur la base du cœur, et se perd sur sa face plane. Un autre suit le bord gauche du cœur, depuis la base de l'artère pulmonaire jusqu'au sommet de l'organe. Un troisième descend immédiatement derrière le cœur : il est moins considérable. Quelques-uns des filets qui constituent ces plexus s'isolent et se distribuent aux parois du cœur.

2° Les filets de la seconde classe naissent un peu au-dessous des précédents, entre l'aorte et l'artère pulmonaire. Une partie passe derrière celle-ci et gagne le plexus coronaire postérieur, auquel d'autres se rendent également, après avoir descendu entre les deux vaisseaux. Mais il en est qui se contournent sur l'aorte, se rendent à la partie antérieure de la base du cœur, et constituent le *Plexus coronaire antérieur*, destiné à accompagner l'artère du même nom.

Ce plexus, bien moins considérable que le précédent, reçoit cependant, de plus que lui, le nerf cardiaque inférieur gauche, qui lui appartient entièrement; il se répand sur l'oreillette droite et sur toute la face convexe du cœur, en s'anastomosant avec le postérieur vers le bord gauche de cet organe.

Des Ganglions thoraciques.

1890. Beaucoup plus petits et moins marqués que les ganglions cervicaux, ils sont au nombre de douze de chaque côté, disposés sur une seule et même ligne, au-dessous de la plèvre, au-devant de la tête de chaque côte, ou dans les espaces intercostaux. Leur nombre est cependant sujet à varier; souvent on n'en trouve qu'onze, parce que le premier se confond avec le ganglion cervical inférieur (1873). Le premier ganglion, plus considérable que les autres, est placé au côté externe du muscle long du cou. Au reste, ils sont tous fermes, oblongs, *hordéiformes*. Ils communiquent tous entre eux par des filets qui vont de la partie inférieure de l'un à la partie supérieure de l'autre, et fournissent en outre des filets externes et internes.

1° *Des Filets de communication.*

1891. Ils sont forts et volumineux ; ils égalent souvent le diamètre des ganglions eux-mêmes, et ne sont jamais multiples ni ramifiés entre deux ganglions voisins. Leur direction n'est pas non plus la même pour tous : ils naissent, pour chaque ganglion, à un point plus ou moins rapproché de la colonne vertébrale. Les artères intercostales passent constamment derrière eux.

Dans leur trajet ils donnent latéralement de petits filaments à la surface des côtes et aux muscles intercostaux

2° *Des Filets externes.*

1892. Leur nombre varie ; quelquefois on n'en trouve qu'un pour chaque ganglion ; mais, le plus ordinairement, il y en a deux et même quatre. Dans quelques circonstances, le rameau unique se bifurque. Quoi qu'il en soit, ils marchent tous en haut et en dehors, et, au bout d'un trajet peu considérable, ils s'anastomosent avec chacune des branches antérieures des nerfs dorsaux au moment où elles sortent des trous de conjugaison. Lorsqu'il existe plusieurs filets pour un même ganglion, il n'est point rare de les voir se réunir au moment de l'anastomose. Les plus grêles néanmoins se perdent dans les muscles intercostaux.

3° *Des Filets internes.*

1893. Leur nombre est considérable et leur distribution extrêmement variable. Il en naît de tous les ganglions qui existent dans l'intérieur de la poitrine ; d'autres, au contraire, ne proviennent que des ganglions inférieurs et constituent les *Nerfs splanchniques*

Les premiers, très courts et très déliés, s'entrelacent les uns avec les autres au moment de leur origine, et se portent sur la colonne vertébrale. Là, une partie se dissipe dans le tissu cellulaire, une autre s'associe au plexus pulmonaire du pneumo-gastrique. — Un de ces filets, plus long et plus gros que les autres, sort du dixième ganglion isolément du nerf petit splanchnique, descend en avant, et se porte sur la partie antérieure de l'aorte, dont il suit le trajet en se subdivisant à l'infini, et en s'anastomosant avec les filaments analogues du côté opposé. Ce filet entre dans l'abdomen et se termine dans le plexus cœliaque.

Des Nerfs splanchniques.

1894. Ils sont au nombre de deux, et on les distingue en grand et en petit, ou accessoire. Leur existence et leur disposition sont assez constantes. Ils naissent des six derniers ganglions thoraciques, qui fournissent chacun en dedans un rameau long et blanc, dont la réunion successive produit deux cordons cylindriques qui passent à travers le diaphragme et pénètrent dans l'abdomen.

1° *Du Grand Nerf splanchnique* (*Grand surrénal*, CHAUSS.; *Nervus splanchnicus*, SOEMM.).

1895. Ses racines, au nombre de quatre ou cinq, et fort distinctes, viennent de la partie interne des sixième septième, huitième, neuvième et, quelquefois, dixième ganglions thoraciques. Elles descendent toutes fort obliquement en dedans, sur les côtés de la colonne vertébrale et au-dessous de la plèvre, et s'accolent et s'unissent en un seul tronc, blanc et cylindrique, au niveau de la onzième vertèbre du dos. Ce tronc descend dans la même direction, entre dans l'abdomen à travers un écartement des fibres charnues des piliers du diaphragme, appliqué sur la colonne vertébrale; passe derrière l'estomac, un peu au-dessus de la capsule surrénale, se divise en plusieurs rameaux légèrement divergents, et se termine presqu'aussitôt au ganglion semi-lunaire.

2° *Du Petit Nerf splanchnique* (*Petit surrénal*, CHAUSS.; *Nervus splanchnicus minor*, SOEMM.).

1896. Il est composé par deux rameaux distincts, provenant des dixième et onzième ganglions thoraciques, lesquels, obliquement dirigés en bas et en dedans, se réunissent sur la douzième vertèbre dorsale, en un petit cordon qui perce le diaphragme isolément, pénètre dans l'abdomen, et se divise en deux rameaux, dont l'un remonte s'anastomoser avec le tronc du grand nerf splanchnique, tandis que l'autre se jette dans le plexus rénal, et un peu dans le solaire.

4° *Des Ganglions de l'Abdomen.*

Des ganglions semi-lunaires et du Plexus solaire (*Ganglion surrénal, et Plexus médian ou épisto-gastrique*, CHAUSS.; *Ganglion semi-lunaire et Plexus solaris*, SOEMM. *Cerebrum abdominale.*)

1897. Les ganglions semi-lunaires, au nombre de deux, un à droite et l'autre à gauche, d'un volume bien plus considérable que tous ceux dont nous avons parlé, oblongs, sigmoïdes, concaves en haut et en dedans, convexes en bas et en dehors, sont couchés derrière le péritoine, en partie sur les piliers du diaphragme, en partie sur l'aorte, au niveau du tronc cœliaque, au-dessus de la capsule surrénale et un peu plus en arrière. Par leur extrémité supérieure et externe, ces ganglions reçoivent manifestement les grands nerfs splanchniques, tandis que par l'inférieure, qui est tournée en dedans, ils communiquent l'un avec l'autre, soit immédiatement, ce qui arrive souvent, en sorte qu'il n'y a qu'un seul ganglion; soit par un rameau plus ou moins court et volumineux, ou par un faisceau de filaments. — Celui du côté droit est ordinairement plus volumineux que l'autre, et paraît fréquemment comme étranglé dans son milieu, anguleux, ou rhomboïdal. Il est situé entre le pilier droit du diaphragme et la veine cave abdominale, près de la tête du pancréas; il touche aussi ordinairement en haut à la capsule surrénale, et en bas à l'artère émulgente correspondante. — Celui du côté gauche est placé sur le pilier gauche du diaphragme et recouvre souvent l'artère diaphragmatique, qui lui fournit évidemment des ramifications : la queue du pancréas est couchée sur lui ; son extrémité supérieure est contiguë à la veine splénique, et l'inférieure à l'artère émulgente gauche. Il est plus alongé et plus demi-circulaire.

1898. Les deux ganglions semi-lunaires, larges en général de six à sept lignes, longs de plus d'un pouce, et epais de trois à quatre lignes, sont, particulièrement le droit, entourés d'une multitude d'autres ganglions très distincts les uns des autres, plus ou moins volumineux, mais variables pour le nombre et pour la forme ; ils communiquent avec eux par de courts filets qui s'échappent de tous les points de leur périphérie, et ces ganglions secondaires eux-mêmes s'envoient réciproquement et en tous sens une infinité de ramuscules, et quelquefois même semblent se continuer les uns avec les autres, en laissant toutefois entre eux des aréoles plus ou moins larges et irrégulières.

1899. C'est cet assemblage de ganglions et de filaments entrelacés et anastomosés une foule de fois, qui constitue le *Plexus solaire.* Ce vaste réseau nerveux, couché sur la colonne vertébrale, sur l'aorte, sur les piliers du diaphragme, caché par l'estomac en devant, par le foie et le diaphragme en haut, par le pancréas en bas, a une forme tellement irrégulière, qu'on ne saurait la lui assigner d'une manière exacte. Les ganglions et les filaments qui le composent sont tous mous et rougeâtres ; il est fortifié par plusieurs rameaux venant du nerf pneumo-gastrique droit, et par quelques filets seulement du gauche. Il paraît essentiellement destiné à l'aorte ; il lui distribue toutes ses divisions, et il en accompagne exactement les branches par autant de *plexus secondaires*, qu'on nomme :

1° Plexus sous-diaphragmatiques.

1900. Ils partent de la partie supérieure du plexus commun, et sont destinés à accompagner les artères diaphragmatiques inférieures. Ils ne sont composés que d'un très petit nombre de filets qui marchent à côté les uns des autres, sans offrir les anostomoses fréquentes que nous allons trouver dans les autres plexus abdominaux. Quelques-uns se perdent dans les fibres charnues du diaphragme; d'autres accompagnent les rameaux artériels à une grande distance; plusieurs, surtout à droite, s'anastomosent avec les nerfs phréniques (1726).

2° Plexus cœliaque.

1901. Il n'est autre chose qu'un prolongement inférieur du plexus solaire sur le trépied de l'artère cœliaque; il fait véritablement suite avec lui et fournit trois plexus secondaires fort remarquables, qui accompagnent les artères coronaire stomachique, hépatique et splénique. C'est à lui spécialement que viennent se terminer beaucoup de filets des nerfs phréniques et pneumo-gastriques : il en reçoit aussi quelques-uns du dernier ganglion thoracique. Il offre lui-même une assez grande quantité de ganglions, d'une forme et d'un volume variables.

1902. *Plexus coronaire stomachique* (*P. stomo-gastrique*, Chauss.). Moins considérable que les deux suivants, il embrasse l'artère près de sa naissance par un cercle de petits ganglions : très multipliés d'abord, ces ganglions deviennent moins fréquents en avançant, en sorte qu'à l'endroit où l'artère se recourbe pour gagner la petite courbure de l'estomac, le plexus n'est presque plus composé que de filets nerveux. Lorsqu'elle envoie une branche au foie, le plexus se divise pour l'y accompagner; mais le plus ordinairement, il continue sans interruption sa marche le long de la petite courbure de l'estomac, en répandant successivement sur les deux faces de ce viscère des filets qui s'anastomosent fréquemment avec ceux des nerfs pneumo-gastriques. (1699). Auprès du pylore, le nombre de ces filets est réduit; les supérieurs se joignent au plexus hépatique (1903), et les inférieurs forment un plexus qui s'épanouit sur la partie antérieure de l'artère gastro-épiploïque droite.

1903. *Plexus hépathique.* Celui-ci est beaucoup plus volumineux que le précédent; appartenant à l'artère hépatique et à la veine-porte, il se dirige avec elle vers la scissure du foie, et se divise, au-dessus du pylore, en deux portions.

L'*inférieure* gagne le côté postérieur de l'artère gastro-épiploïque droite, s'anastomose avec les filets que le plexus coronaire stomachique envoie au-devant d'elle (1902), et l'accompagne en manière de gaîne nerveuse: en passant sous la grande courbure de l'estomac, il s'en détache des filets nombreux qui se portent sur ce viscère, tandis que d'autres pénètrent dans le pancréas avec les artères qui s'y rendent, et que quelques-uns vont au duodénum.

La *portion supérieure* du plexus hépathique, bien plus considérable que l'inférieure, offrant dans tout son trajet de fort petits ganglions, s'épanouit en arrivant au col de la vésicule du fiel, qui est entouré de tous côtés par ses filets entrelacés, sans qu'ils se prolongent beaucoup sur la vésicule elle-même, dans les parois de laquelle il s'en perd un certain nombre. Elle forme un petit plexus secondaire autour de l'artère pylorique, et communique ainsi avec les filets qui terminent supérieurement le plexus coronaire stomachique. Quelques-unes de ses ramifications accompagnent le conduit cholédoque jusqu'au duodénum; mais le plus grand nombre se jette dans l'épaisseur du foie avec les racines du conduit hépatique et avec les branches de l'artère du même nom et de la veine-porte. Dans le fœtus, des filaments de cette portion du plexus s'accolent à la veine ombilicale, et la suivent jusqu'au placenta.

Le plexus hépatique reçoit de nombreux filets de la terminaison du nerf pneumo-gastrique droit; mais il ne fournit pas à lui seul tous les nerfs du foie. La partie convexe du ganglion semi-lunaire droit envoie en effet directement à ce viscère plusieurs filets qui passent au-dessous de son petit lobe, et forment un plexus à part.

1904. *Plexus splénique.* Celui-ci n'est composé que d'un petit nombre de filets, et est disproportionné au volume de l'artère qu'il embrasse. A son origine, il présente deux ou trois ganglions assez gros, desquels partent des filets qui marchent à côté les uns des autres, sans être interrompus par de nouveaux ganglions et en ne s'anastomosant que rarement entre eux. Plusieurs de ces filets pénètrent dans le pancréas avec des rameaux artériels; les autres serpentent autour de l'artère splénique et entrent avec elle dans la rate : mais auparavant il s'en est encore séparé un certain nombre qui suivent le trajet de l'artère gastro-épiploïque gauche, et qui se perdent en partie isolément dans le grand épiploon. On en voit aussi qui accompagnent les vaisseaux courts.

3° *Plexus mésentérique supérieur.*

1905. Après avoir formé le plexus cœliaque, le plexus solaire se prolonge encore en bas sur l'artère aorte, jusqu'au moment où l'artère mésentérique supérieure vient à s'en séparer, et là, il forme un nouveau réseau nerveux très considérable et parsemé de quelques ganglions. Ce plexus descend avec l'artère mésentérique supérieure entre le pancréas et la portion transverse du duodénum, qui en reçoivent des filets. Bientôt il s'engage, en s'épanouissant, entre les deux lames du mésentère, et alors il forme une sorte de filet d'une fort grande étendue, dont les mailles embrassent les ganglions lymphatiques de cette région, et suivent en même temps les rameaux de l'artère, de manière à recouvrir toute la superficie de l'intestin grêle. Il envoie aussi constamment, et d'une manière isolée, un faisceau de filaments qui suivent l'extrémité droite du pancréas, et vont se rendre au duodénum avec deux ou trois petites artères.

Le plexus mésentérique supérieur, à l'aide des plexus secondaires qu'il envoie sur les artères colique moyenne et iléo-colique, remonte dans le méso-colon, et donne des filets au colon lombaire droit et cœcum.

Tous les filets de ce plexus sont très flexueux et souvent interrompus par des ganglions. Ceux-ci occupent sur-tout le bord de l'intestin.

4° *Plexus mésentérique inférieur* (*Plexus colique gauche*, Chauss.).

1906. Il se continue supérieurement et au-devant de l'aorte abdominale avec le précédent, et reçoit, à son origine, beaucoup de rameaux isolés des ganglions nerveux lombaires, et des plexus rénaux et spermatiques. Il se porte ensuite sur l'artère mésentérique inférieure, et forme autour de sa naissance une gaîne étroite, mais beaucoup moins compliquée que celle de l'artère mésentérique supérieure. Il s'engage avec elle dans le méso-colon iliaque, et, vers la marge du bassin, il se divise en deux portions : l'une, *interne*, moins considérable, entoure l'artère iliaque primitive, envoie quelques rameaux, droits et rarement anastomosés, le long de l'artère iliaque externe, et descend dans le bassin avec l'artère hypogastrique, dont toutes les branches reçoivent ainsi un petit plexus. Il faut remarquer encore qu'un grand nombre de filets de ce plexus s'écartent beaucoup des vaisseaux, pour se porter au-devant du sacrum dans le plexus hypogastrique; et que ceux qui sont appliqués sur les parois de l'artère iliaque externe peuvent être suivis jusqu'à la partie supérieure de la cuisse.

L'autre portion du plexus mésentérique inférieur, placée en dehors de la précédente, accompagne l'artère mésentérique et ses branches jusque dans le méso-rectum. Ses filets s'entrelacent autour de ce vaisseau d'une manière très lâche, et on en voit beaucoup s'isoler et marcher vaguement dans les divers replis mésentériques. Ceux qui parviennent au colon iliaque se prolongent peu sur cet intestin. Le principal plexus secondaire qui soit fourni ici est celui de l'artère colique gauche, qui se répand sur la portion correspondante du colon, et va s'anastomoser en haut avec le plexus mésentérique supérieur.

On rencontre peu de ganglions dans le trajet du plexus mésentérique inférieur : lorsqu'il y en a, ils sont constamment situés près de l'artère principale.

5° *Plexus rénaux ou émulgents.*

1907. Au nombre de deux, l'un à droite et l'autre à gauche, ils proviennent tout à la fois des faisceaux des plexus solaire et cœliaque, de la partie externe des ganglions semi-lunaires et de l'épanouissement des petits nerfs splanchniques. Il vient s'y joindre en outre deux autres nerfs assez considérables, dont l'un naît par des rameaux des onzième et douzième ganglions thoraciques, et dont l'autre vient du filet de communication du dernier ganglion thoracique avec le premier lombaire; tous deux traversent le diaphragme et s'anastomosent ensemble avant de se perdre dans le plexus rénal. Souvent aussi les deux premiers ganglions lombaires concourent à leur formation.

Chacun de ces plexus commence par trois ou quatre ganglions placés sur la naissance de l'artère rénale, et fournissant par leur périphérie beaucoup de filets ténus, rectilignes, et non anastomosés entre eux, mais qui s'entrelacent d'une manière marquée, et se joignent aux filets divers que nous venons d'indiquer, au moment où l'artère se partage en rameaux. Alors il s'y forme quelques petits ganglions, particulièrement en arrière de l'artère ou de la veine rénale : alors aussi, tous ensemble pénètrent la substance propre du rein.

1908. Au moment où les artères capsulaires prennent naissance, il se détache du plexus rénal un petit plexus secondaire (*Plexus surrénal*, Chauss.) qui les accompagne, qui envoie quelques filets sur les côtés du diaphragme, et qui s'associe à des rameaux particuliers du ganglion semi-lunaire.

6° *Plexus spermatiques* (*Plexus testiculaires*, Chauss.).

1909. Ils sont également au nombre de deux et viennent sur-tout des plexus rénaux. Formés par un petit nombre de rameaux, ils suivent le trajet des artères spermatiques jusqu'au testicule chez l'Homme, et jusqu'à l'ovaire et à la trompe de Fallope chez la Femme ; mais il est impossible d'affirmer qu'ils pénètrent le tissu de ces organes. On observe deux ou trois ganglions dans leur étendue, et il s'en sépare quelques filets pour l'uretère.

Des Ganglions lombaires (*Ganglions prélombaires*, Chauss.).

1910. Au nombre de cinq de chaque côté ordinairement, quelquefois de deux ou trois seulement, oblongs et d'un volume variable, occupant l'espace compris entre la douzième côte et l'articulation sacro-vertébrale, sur les parties latérales et antérieure du corps des vertèbres, près du muscle grand psoas, derrière la veine-cave à droite et l'aorte à gauche, ils sont plus distincts entre eux que les ganglions thoraciques, et souvent plus gros d'un côté que de l'autre.

Leurs rameaux, qui sont très blancs, sont distingués naturellement en rameaux de communication d'un ganglion à l'autre, et en filets externes et internes.

1° *Rameaux de communication.*

1911. Ils se portent d'un ganglion à l'autre ; leur forme est souvent fasciculée, c'est-à-dire qu'ils sont réunis trois ou quatre ensemble. Quelquefois même il en manque un ou deux, en sorte que la communication est interrompue : ou bien encore les deux ganglions voisins se confondent et se continuent immédiatement sans leur secours. Leur ténuité est constamment très grande et leur longueur variable, parce que les ganglions n'occupent pas eux-mêmes une place déterminée exactement. Le premier fait communiquer le dernier ganglion thoracique avec le premier lombaire.

2° *Filets externes.*

1912. Chaque ganglion en donne ordinairement deux ou trois, soit isolément, soit par un tronc commun. Assez longs et d'un volume remarquable, ils croisent la direction des artères lombaires au-devant desquels ils passent, ou se contournent autour d'elles. Ils ont eux-mêmes une direction oblique en haut pour les ganglions supérieurs, transversale pour les moyens, oblique en bas pour les inférieurs. Ils s'engagent bientôt après entre les languettes d'insertion du muscle grand psoas (847), pour s'anastomoser, au niveau des trous de conjugaison, avec les branches antérieures des nerfs lombaires.

Quelques filets plus fins naissent de ceux-ci ou des premiers, et se perdent dans le muscle grand psoas.

3o *Filets internes.*

1913. Nombreux et très ténus, ils s'entrelacent ensemble fréquemment, et viennent former un réseau très compliqué au-devant de l'aorte abdominale : souvent ils sont mêlés avec de petits ganglions particuliers.

Ce *Plexus aortique* envoie de nombreux filets aux plexus splénique, hépatique, rénaux, spermatiques, mésentériques, que nous avons déjà vus. Il en jette aussi sur les artères iliaques primitives et hypogastriques ; enfin, il se continue avec le plexus hypogastrique que nous allons étudier. Quelques-uns de ceux du côté droit s'anastomosent, en passant sous l'aorte, avec ceux du côté gauche.

Des Ganglions sacrés.

1914. Au nombre de trois ou quatre de chaque côté, couchés sur les côtés de la face antérieure du sacrum, d'autant plus rapprochés de la ligne médiane qu'ils sont plus inférieurs, occupant souvent l'orifice des trous sacrés antérieurs, recouverts par le péritoine et plongés dans le tissu cellulaire adipeux du bassin, ils ont une forme et un volume variables. Leur couleur et leur consistance sont peu marquées. Ils communiquent tous entre eux par des filets plus ou moins longs et analogues à ceux des ganglions lombaires (1911). En outre, le premier communique presque constamment avec le dernier ganglion lombaire. On distingue leurs filets en externes, en internes et en antérieurs. Ceux-ci concourent spécialement à former le plexus hypogastrique.

1° *Filets externes.*

1915. Assez nombreux et assez gros, mais forts courts, ils naissent par faisceaux et vont s'anastomoser avec les branches antérieures des nerfs sacrés (1793). D'autres, plus ténus, se distribuent aux muscles pyramidal et releveur de l'anus.

2° *Filets internes.*

1916. Leur nombre est indéterminé. Ceux d'un côté s'anastomosent avec ceux du côté opposé sur le milieu du sacrum, où ils forment une sorte de plexus.

3° *Plexus hypogastrique* (*Plexus pelviens*, CHAUSS.).

1917. Formé par plusieurs filets des nerfs vésicaux, utérins, vaginaux et hémorrhoïdaux du plexus sciatique (1820), par la fin des plexus mésentérique inférieur (1906) et aortique (1913), et par un nombre considérable des filets antérieurs des ganglions sacrés, le plexus hypogastrique envoie ses ramifications au rectum, à la vessie, aux vésicules séminales, à l'utérus, au vagin, à l'anus avec les artères qui vont s'y distribuer. En outre, il jette aussi hors du bassin des filets qui suivent les artères à la région postérieure de la cuisse.

1918. Le dernier ganglion sacré émet de sa partie inférieure des filets qui se portent en dedans sur le ligament sacro-coccygien antérieur (659), où ils se réunissent à ceux du côté opposé, à l'aide d'un petit ganglion, et en constituant une arcade dont la convexité est tournée en bas, et de laquelle sortent quelques filets qui se perdent sur la face antérieure du coccyx.

§ IV. *Des Organes des Sensations spéciales.*

ARTICLE PREMIER.

De l'OEil et de ses Dépendances, ou de l'Organe de la Vision (1).

1919. Les Yeux sont placés, au haut de la face sur les côtés et au-dessus de la racine du nez, dans les cavités orbitaires dont nous avons parlé (374), tandis que leurs dépendances (*Oculi Tutamina*, Hall.) occupent le contour de ces fosses, et sont composées des sourcils, des paupières, des cils, des glandes de Méibomius, etc.

A. *Des Sourcils* (*Supercilia*, L.).

1920. Les sourcils sont deux éminences fortement arquées, convexes en haut, plus ou moins saillantes, plus ou moins larges et épaisses, plus ou moins alongées, suivant les individus; et en général plus prononcées chez les vieillards. Ils sont couchés sur l'arcade sourcilière de l'os frontal (181) qui en forme la base, au-dessus des paupières, depuis les côtés de la racine du nez jusqu'aux tempes. Leur extrémité interne ou *tête* est plus saillante que l'externe, qu'on nomme la *queue*, et qui est grêle et alongée. Ils sont séparés l'un de l'autre par un intervalle plus ou moins grand dans la plupart des sujets; mais souvent aussi ils sont joints et confondus au-dessus de la racine du nez.

1921. Les sourcils sont recouverts de poils courts, forts et roides, serrés les uns contre les autres, obliquement dirigés de dedans en dehors, beaucoup plus nombreux

(1) Ὀφθαλμὸς, des Grecs, *Oculus*, des Latins.

dans le premier que dans le second sens, ordinairement de la teinte des cheveux, et communément plus abondants chez les bruns que chez les blonds. La portion de peau dans laquelle viennent s'implanter les bulbes de ces poils est assez épaisse et appliquée sur une couche de tissu cellulaire graisseux qui repose elle-même sur quelques fibres des muscles orbiculaire des paupières et frontal, au-dessous desquels on rencontre le muscle sourcilier.

1922. Les nerfs des sourcils leur sont donnés par les nerfs frontal interne et frontal externe (1637), et par un filet des rameaux temporaux du nerf facial (1669). Leurs artères proviennent de l'ophthalmique et de la temporale, et leurs veines vont se rendre dans les troncs veineux correspondants.

B. *Des Paupières* (*Palpebrœ*, L.).

1o. Conformation générale.

1923. Les paupières sont deux espèces de voiles mobiles couchés sur la partie antérieure du globe de l'œil. Séparées en haut du front par le sourcil, et confondues en bas avec la joue, on les distingue en *supérieure* et en *inférieure*.

Une fente transversale (*Fissura Palpebrarum*) les isole l'une de l'autre.

1924. La *Paupière supérieure*, très large et très mobile, descend au-dessous du diamètre transversal de l'œil, et est spécialement chargée de recouvrir celui-ci; car l'*inférieure* s'élève peu au-devant de lui. Toutes les deux sont convexes en devant et présentent beaucoup de rides transversales, plus nombreuses cependant sur la première que sur la seconde, et plus marquées dans la vieillesse que dans la jeunesse. Ces rides sont demi-circulaires et concentriques ; les supérieures sont concaves en bas et les inférieures concaves en haut.

1925. Les deux paupières se réunissent aux extrémités du diamètre transversal de l'orbite, en formant deux angles, dont l'interne est plus ouvert que l'externe et est communément appelé le *grand Angle de l'œil* (*Canthus major, s. internus*, Lat.) Cette différence provient de ce que les fibres du muscle orbiculaire des paupières s'insèrent en dedans sur un tendon qui n'existe pas en dehors (957). De l'angle externe des paupières on voit partir, en rayonnant, un grand nombre de rides qui se dirigent vers la tempe.

1926. Les bords libres de l'une et de l'autre paupière sont en contact l'un avec l'autre, et soutenus par un fibro-cartilage. Celui de la paupière supérieure est tourné en bas, celui de l'inférieure regarde en haut. Obliquement coupés d'avant en arrière, ils sont disposés de manière à former, par leur rapprochement, un canal étroit et triangulaire, dont le globe de l'œil constitue la paroi postérieure. Ce canal offre plus de largeur en dedans, au niveau des points lacrymaux sur-tout, qu'en dehors : il sert à conduire les larmes vers ces orifices pendant le sommeil.

Les bords libres des paupières sont concaves et arrondis dans l'étendue de deux ou trois lignes du côté du nez, où ils correspondent à la caroncule lacrymale ; au moment où ils commencent à être taillés en biseau, on observe un petit tubercule dans lequel est creusé l'orifice des conduits lacrymaux. Là aussi ils changent de direction, deviennent presque droits quand l'œil est ouvert, et offrent du côté de l'œil jusqu'à l'angle externe, une rangée de petits trous qui sont les orifices excréteurs des glandules de Meibomius, et au-devant desquels, près de la peau, est une série de poils qu'on nomme les *Cils*.

1927. Ces *Cils* sont des poils durs et solides, le plus souvent de la teinte des cheveux et des sourcils, quelquefois cependant d'une couleur différente, et disposés sur deux, trois ou quatre rangs irrégulièrement plantés ; ils sont plus nombreux, plus longs et plus forts à la paupière supérieure qu'à l'inférieure, et leur longueur est encore plus marquée au milieu du bord où leurs bulbes s'implantent, qu'à ses extrémités. Ceux de la paupière supérieure sont d'abord dirigés en bas, et ensuite recourbés en haut : le contraire a lieu pour l'inférieure. Nous avons déjà dit qu'ils manquent entre les points lacrymaux et le grand angle de l'œil.

1928. La *Caroncule lacrymale* (*Caruncula*) (1), est une petite tumeur molle, membraneuse, pâle, placée dans le grand angle de l'œil, derrière la commissure interne des paupières. Elle est formée par un repli de la membrane conjonctive, dans l'épaisseur duquel on trouve des follicules muqueux et les bulbes de quelques poils très déliés.

2° Organisation des Paupières.

1929. *De la Peau des Paupières.* Elle se distingue de celle des autres parties du corps par son extrême finesse et par sa transparence, qualités qui deviennent au reste d'autant plus sensibles qu'on s'approche davantage du bord libre des paupières. Elle est appliquée sur une couche de tissu cellulaire lâche, à filaments très ténus, à aréoles comprimées, jamais chargée de graisse, mais susceptible de s'infiltrer de sérosité avec une extrême facilité.

1930. *De la Couche musculeuse des Paupières.* Elle est formée par cette portion du muscle orbiculaire où les

---

(1) Diminutif de *caro*, chair.

fibres charnues sont comme décolorées (957) et fort écartées les unes des autres. Cependant, vers le bord libre, elles se rapprochent de manière à former au-dessus du cartilage tarse un faisceau distinct.

1931. *De la Membrane fibreuse des Paupières.* Elle existe derrière la couche musculeuse, dont elle est séparée par un tissu cellulaire lamelleux, et n'occupe que la partie externe seulement de l'une et de l'autre paupière. La portion qui appartient à la paupière supérieure est placée entre le muscle orbiculaire et l'aponévrose élargie de son releveur; celle de la paupière inférieure est appliquée immédiatement sur la membrane conjonctive. Ces deux portions entrecroisent réciproquement leurs fibres depuis l'angle de réunion des fibro-cartilages tarses jusqu'à l'angle externe de l'orbite, et se portent, de là, à la partie correspondante du contour de cette cavité, ainsi qu'au bord des fibro-cartilages, en diminuant progressivement de force et d'épaisseur, de manière à être en dedans remplacées par un tissu lamelleux chargé de graisse. On y remarque des ouvertures en plusieurs endroits pour le passage de nerfs et de vaisseaux.

En outre, la paupière supérieure présente un second plan fibreux qui croise la direction de celui-là, et que constitue l'aponévose de son muscle élévateur qui vient se fixer au fibro-cartilage tarse correspondant (962).

1932. *Des Fibro-cartilages tarses.* On nomme ainsi deux petites lames placées dans l'épaisseur du bord libre de chaque paupière, au même niveau que la couche fibreuse. Chacun d'eux commence à l'extrémité bifurquée du tendon du muscle orbiculaire (957), et se termine en dehors, en s'unissant avec son semblable au niveau de l'entrecroisement des deux plans fibreux. Ils sont beaucoup plus larges au milieu qu'aux extrémités, et leur forme ainsi que leur volume sont différents. Le *supérieur*, plus grand, a environ six lignes de largeur et est très rétréci aux deux bouts, tandis que l'*inférieur* n'a qu'à peu près deux lignes, et présente des dimensions presque égales dans toute son étendue. Leur *face antérieure*, convexe, est en rapport avec le muscle orbiculaire; la *postérieure*, concave, est tapissée par la membrane conjonctive, et creusée de quelques sillons verticaux qui logent les glandules de Meibomius; leur *bord adhérent*, mince, et dégénérant en cellulosité, donne attache à la couche fibreuse de chaque paupière; mais, dans la supérieure, il est fortement courbé et fournit des insertions au muscle élévateur, tandis que dans l'inférieure il paraît rectiligne; leur *bord libre* ou *ciliaire* est large et épais, arrondi et taillé en biseau (1926). Assez minces, très flexibles et très élastiques, ces deux fibro-cartilages ont une teinte légèrement jaunâtre, et n'offrent rien de particulier dans leur structure.

1933. *Des Follicules ciliaires*, communément *Glandes de Meibomius*, ou, mieux, de *Meibom*. Ce sont de petits follicules ronds, logés dans des sillons spéciaux, entre les fibro-cartilages tarses et la membrane conjonctive. Ils sont rangés les uns au-dessus des autres, de manière à représenter des séries de petites utricules jaunâtres, verticales, parallèles, tantôt droites, tantôt flexueuses, sinueuses, terminées en cul-de-sac, le plus ordinairement simples, quelquefois ramifiées, plus nombreuses et plus distinctes à la paupière supérieure, où l'on en compte trente ou quarante, qu'à l'inférieure, où il n'y en a qu'une vingtaine. Ceux qui occupent la partie moyenne sont plus longs et moins larges que ceux des extrémités; les intervalles qui les séparent sont plus grands à la paupière supérieure qu'à l'inférieure, et vers leur bord adhérent que vers leur bord libre. Chaque follicule est, au reste, arrondi, blanc ou jaunâtre, dur et assez résistant; ils communiquent les uns avec les autres, et les plus voisins du bord libre de chaque paupière s'ouvrent au dehors par des orifices à peine sensibles, et disposés sur un ou deux rangs du côté du globe de l'œil, en arrière des cils (1927). Il en sort une humeur sébacée, connue sous le nom de *Chassie* (*Lippitudo*, *Lema*) : en pressant les fibro-cartilages tarses, on la fait s'échapper sous la forme de petits vers extrêmement déliés.

1934. Les *artères* des paupières sont fournies par l'ophthalmique, la sous-orbitaire, la temporale et la faciale. Leurs *veines* suiventle même trajet et se rendent dans les troncs correspondants. Les *vaisseaux lymphatiques*, qui y sont fort nombreux, se terminent, ainsi que ceux du sourcil, dans les ganglions situés sur la glande parotide et près de l'angle de la mâchoire. Nous avons déjà décrit les *filets nerveux* qui s'y ramifient, et qui viennent principalement des nerfs lacrymal, facial, sous-orbitaire frontal et nasal.

C. *De la Membrane conjonctive* (*Membrana adnata*, L.).

1935. Elle est de l'ordre des membranes muqueuses. Très mince, transparente, formée d'un tissu lamineux, sans véritables cellules, elle tapisse la face postérieure des paupières et le devant du globe de l'œil, en se bornant toutefois à la circonférence de la cornée, comme l'a démontré M. le docteur Ribes (1). Sur le bord libre de la paupière supérieure, elle se continue manifestement avec la peau, au niveau de la sortie des cils; puis elle recouvre le bord du fibro-cartilage, et est percée en dehors par les orifices des follicules ciliaires; en dedans, elle s'introduit par le point lacrymal supérieur dans le canal du même nom; de là, elle se porte derrière le fibro-

(1) *Bulletin de la Faculté de Médecine*, n° 1814. 4.

cartilage et l'aponévrose du muscle élevateur, d'où elle se réfléchit sur la membrane sclérotique pour gagner la face postérieure de la paupière inférieure, et se terminer sur son bord libre, en se continuant avec la peau et en s'enfonçant dans le conduit lacrymal inférieur. En quittant les paupières pour se réfléchir sur l'œil, elle perd manifestement de son épaisseur, et forme un repli demi-circulaire qui correspond à la graisse de l'orbite.

1936. Sur la partie interne du globe de l'œil, la membrane conjonctive forme un autre repli assez peu marqué, qu'on a quelquefois nommé la *Membrane clignotante*, parce que chez l'homme il semble le rudiment d'un organe du même nom, très développé chez certains animaux. Ce repli est semi-lunaire ou en forme de croissant: son bord concave est tourné en dehors; on le rend bien plus apparent en tournant l'œil du côté du nez.

1937. La *face interne* de la membrane conjonctive est unie aux paupières et au globe de l'œil par du tissu cellulaire, très serré derrière les fibro-cartilages tarses, mais assez lâche partout ailleurs; l'*externe* est lisse, non villeuse, continuellement humide: lorsque les paupières sont fermées, elle se correspond à elle-même par tous ses points; dans le cas contraire, elle se trouve en partie exposée au contact de l'air. Cette membrane renferme un assez grand nombre de vaisseaux capillaires sanguins, surtout au niveau des paupières; ses artères viennent de l'artère ophthalmique. Les seuls filets nerveux qu'elle paraisse recevoir sont fort ténus, et lui sont fournis par le nerf lacrymal, et par le nasal externe. J'ai vainement cherché ceux qu'on dit lui être envoyés par les nerfs moteur oculaire externe et pathétique. Il en est de même des glandules crypteuses et mucipares, qu'a vu récemment se grouper dans son épaisseur, au nombre de 50, 60 et 100 à la fois, M. Stachow.

D. *Du Globe de l'OEil en général.*

1938. Situé à la partie interne et peu antérieure de l'orbite, plus ou moins saillant suivant les individus, mais toujours à peu près du même volume, le globe de l'œil (*Bulbus Oculi*) a la forme d'un sphéroïde, dont le plus grand diamètre s'étend d'avant en arrière; légèrement déprimé en haut, en bas et sur les côtés, il offre, à sa partie moyenne et antérieure, une convexité plus marquée que dans les autres points de sa périphérie, et plus considérable chez les jeunes sujets que chez les vieillards.

Le diamètre antéro-postérieur de l'œil a, chez l'adulte, de dix à onze lignes d'étendue : ses autres diamètres ont environ une ligne de moins. En général aussi il présente des dimensions moins forte chez la Femme que dans l'Homme.

La direction de l'œil n'est point celle de l'orbite; son axe est parallèle à celui de l'œil du côté opposé, tandis que celui de l'orbite est oblique en dedans. Il en résulte que le nerf optique, dirigé dans ce dernier sens, s'implante en dedans de l'œil, et non pas dans sa partie moyenne.

En regardant l'œil de profil, il paraît composé de deux portions de sphère distinctes, unies l'une à l'autre, et d'un diamètre différent. Le segment antérieur, qui forme à peu près le cinquième du globe, a le plus petit diamètre.

En devant, l'œil est recouvert en grande partie par la membrane conjonctive; en arrière et dans tout son contour, il répond aux muscles droits et obliques qui s'y terminent, à un grand nombre de nerfs et de vaisseaux, et à la graisse molle et comme semi-liquéfiée qui remplit tous les vides de l'orbite. En haut et en dehors, la glande lacrymale repose sur lui ; en bas et en dedans, la caroncule lacrymale l'avoisine.

Le globe de l'œil est mû par six muscles que nous avons décrits précédemment. Une grande quantité de tissu adipeux l'enveloppe de toutes parts.

E. *Des Parties qui entrent dans la composition du Globe de l'Œil.*

1939. Les parties qui entrent dans la composition du globe de l'œil sont des membranes, comme la sclérotique, la cornée, la choroïde, la rétine, l'iris, l'hyaloïde, etc.; ou des fluides, comme l'humeur aqueuse et celle du corps vitré; ou enfin des corps d'une nature particulière, comme le crystallin et le cercle ciliaire. On y rencontre aussi des nerfs et des vaisseaux. Nous allons étudier successivement ces diverses parties constituantes.

1° De la Sclérotique (*Sclerotica*, *Cornea opaca*) (1).

1940. Dure, résistante, opaque, d'un blanc nacré, de la nature des membranes fibreuses, occupant à peu près les quatre cinquièmes postérieurs du globe de l'œil, la sclérotique a la forme d'une sphère tronquée en devant. Elle est la plus forte et la plus extérieure des membranes de l'œil. Son épaisseur est d'autant moins considérable qu'on l'examine plus en devant; près de l'entrée du nerf optique elle est d'environ une ligne : près de la cornée elle n'en a plus que le tiers, mais ici elle est fortifié par l'épanouissement des aponévroses des muscles droits et obliques, qui semblent s'identifier avec elle, et que quelques auteurs ont désignée sous le nom de *Membrane albuginée de l'œil.*

---

(1) Σκληρὸς, *durus*, *crassus*.

1941. La *face externe* de la sclérotique a les mêmes rapports que le globe de l'œil lui-même; l'*interne* est tapissée par la choroïde, à laquelle elle est faiblement unie par des filets nerveux, des vaisseaux et un tissu lamelleux très délié et d'une nature particulière. Ces deux surfaces offrent, dans divers points de leur étendue, principalement en arrière, de petits trous pour le passage des nerfs et des vaisseaux ciliaires : ces trous sont les orifices de canaux creusés obliquement dans l'épaisseur de la membrane, et se continuant en avant sur sa face interne par de légers sillons.

En arrière et un peu en dedans, la sclérotique est percée d'une ouverture arrondie pour le passage du nerf optique : quelquefois, au lieu d'une simple ouverture, il y a une multitude de petits pertuis, parmi lesquels on en remarque un ou deux plus grands que les autres, qui appartiennent à l'artère et à la veine centrale de la rétine. C'est là qu'on voit manifestement la continuité de la membrane avec la gaîne que la dure-mère fournit au nerf optique. — En avant, la sclérotique offre une ouverture circulaire dont le diamètre est d'environ six lignes, un peu plus large cependant transversalement que de haut en bas, et dont la circonférence, taillée en biseau aux dépends de la surface interne, reçoit la cornée, qui y est pour ainsi dire enchâssée.

1942. Dans l'adulte, la sclérotique n'est formée que d'une seule lame dont les fibres sont tellement entrecroisées qu'il devient difficile de les distinguer, et qu'au premier coup d'œil on n'y discerne aucune organisation; mais, par la macération, on démontre qu'elle est réellement composée de filets fibreux et de petites lames entremêlées ensemble d'une manière irrégulière. Elle ne contient que fort peu de vaisseaux sanguins, encore y sont-ils capillaires; on n'y connaît jusqu'à présent ni filets nerveux ni vaisseaux lymphatiques. Sur l'œil du fœtus seulement on vient à bout de partager la sclérotique en deux lames distinctes. Quelques anatomistes ont pensé que sa lame interne était un prolongement de la pie-mère; mais cette opinion ne paraît rien moins que fondée.

2° De la Cornée (*Cornéa pellucida*).

1943. Cette membrane, d'une forme à peu près circulaire, convexe en devant, transparente, constituant le cinquième antérieur de l'œil environ est enchâssée dans la grande ouverture de la sclérotique (1941), et semble être un segment d'une sphère plus petite sur-ajoutée à une plus grande, et qui aurait sept lignes ou sept lignes et démie de diamètre, tandis que la corde du segment lui-même serait de cinq lignes.

Le diamètre transversal de la cornée a des dimensions un peu plus considérables que le vertical : elle est aussi un peu plus large du côté du nez que du côté de la tempe.

Sa *face antérieure*, convexe et saillante, est recouverte par une espèce d'enduit muqueux particulier, distinct de la conjonctive, et défendu lui-même par un épiderme particulier; la *postérieure* est tapissée par la membrane de l'humeur aqueuse, et borne la *Chambre antérieure* de l'œil, espace compris entre l'iris et la cornée. La *circonférence* de celle-ci, coupée en biseau aux dépens de sa face externe, est recouverte par un pareil biseau de la sclérotique, et lui adhère intimement.

1944. La cornée est plus épaisse que la sclérotique, mais elle n'est point fibreuse; six, sept ou huit lames distinctes, superposées les unes aux autres, faciles à séparer, et dont les antérieures semblent avoir une adhérence réciproque moins grande, composent son tissu. Elle ne paraît contenir ni nerfs ni vaisseaux sanguins; mais il y a évidemment de la sérosité épanchée entre les lames qui la composent, et, en comprimant la membrane, on voit manifestement cette humeur suinter sous la forme de goutelettes albumineuses. Elle devient opaque lorsqu'on la plonge dans l'eau bouillante, dans l'alkohol ou dans un acide.

Il m'a paru aussi que la lame la plus profonde de la cornée venait s'unir à l'iris par des fibres courtes et comme tendineuses, en sorte que, comme l'ont pensé les professeurs Jurine et Robert Knox, les contractions de l'iris pourraient augmenter la convexité de la cornée.

3° De la Choroïde ou Chorioïde (*Chorioïdes*) (1).

1945. C'est une membrane d'un brun foncé, mince, molle, essentiellement celluleuse et vasculaire, couchée sur la surface inférieure de la sclérotique, depuis l'ouverture du nerf optique jusqu'au cercle ciliaire. Elle est unie extérieurement à la sclérotique par des vaisseaux, des nerfs, et du tissu cellulaire lamineux, lâche et très fin, en arrière; en devant par le cercle ciliaire. Intérieurement elle est simplement contiguë à la rétine, à laquelle elle n'adhère en aucune façon. Postérieurement, elle présente pour le nerf optique une ouverture étroite, dont le contour offre un rebord saillant qui ne tient point au nerf, en sorte qu'on ne peut point supposer ici de continuité avec la pie-mère, comme quelques anatomistes ont prétendu que cela avait lieu. Antérieurement elle adhère fortement au cercle et aux procès ciliaires.

1946. La *face externe* de la chorioïde est recouverte d'un enduit brunâtre facile à enlever, et qui, composé d'une multitude innombrable de globules oblongs dont

(1) Χωρίον, *secundæ*, *seu chorion*, et εἶδος, *forma*, parce qu'on a cru lui trouver quelque ressemblance avec le chorion qui enveloppe le fœtus dans le sein de la mère.

la réunion forme un réseau excessivement ténu, une véritable membranule, laisse, après la mort, la sclérotique teinte d'une manière marquée et se raccornit dans l'eau bouillante. L'*interne* offre une couche analogue, seulement plus abondante et plus foncée, mais qui ne colore point la rétine; tout-à-fait en arrière, près du nerf optique, cette espèce de *pigmentum* est remplacé par un cercle blanchâtre. En faisant macérer la chorioïde pendant quelque temps, son enduit se détache; elle devient transparente, perd beaucoup de sa couleur naturelle, et se couvre de villosités. Est-ce à celle-ci qu'est due l'exhalation du fluide noir dont nous venons de parler? on ne fait que le soupçonner. Sa couleur, au reste, résiste à l'action de l'air et des divers réactifs chimiques; aussi bien que celle de l'encre de la Chine, et est plus intense dans le voisinage de l'iris que dans le reste de son étendue. Ses globules, parsemés chacun de petits points d'une teinte foncée, sont, sur les procès ciliaires, plus petits qu'ailleurs, mais disposés en plusieurs couches superposées. D'après des expériences récentes de M. Michele Mondini et du professeur Lavini, il paraît que la couleur noire de cette matière est due, outre beaucoup de carbone, à de l'oxyde de fer, puisqu'en calcinant une chorioïde d'adulte dans un creuset de platine, on en extrait des particules de ce métal attirable à l'aimant.

1947. La chorioïde n'a, dans aucun point, la structure fibreuse: seulement, près de son extrémité antérieure, on voit quelques stries radiées qui commencent les procès ciliaires. Elle paraît entièrement composée d'une multitude de vaisseaux artériels et veineux, unis ensemble par une trame celluleuse très déliée. Les artères se distribuent principalement à sa surface extérieure; les veines à l'intérieure. Postérieurement, ces vaisseaux forment deux plans superposés, qu'on peut séparer l'un de l'autre; mais cette division n'a pas lieu en devant, quoique Ruysch paraisse avoir reconnu cette disposition, et que même son fils ait donné le nom de *Membrane Ruyschienne*, à la lame interne. Les préparations les plus soignées ne peuvent démontrer ni glandes ni follicules dans la chorioïde; mais M. Bauer y a découvert des vaisseaux lymphatiques qui accompagnent les artères principales.

4° Du Cercle ciliaire (*Orbiculus ciliaris*, HALL., *Ligamentum ciliare*; Commissure de la chorioïde, CHAUSS.).

1948. C'est une espèce d'anneau grisâtre, assez épais, particulièrement à sa grande circonférence, large d'une ligne ou deux environ, situé entre la chorioïde, l'iris et la sclérotique, et beaucoup plus adhérent à la première de ces membranes qu'aux deux autres. Sa consistance est comme pulpeuse; son tissu est abreuvé d'une mucosité blanchâtre; il reçoit les dernières ramifications des nerfs ciliaires, et en envoie d'autres derrière l'iris; en sorte que quoique sa structure intime soit encore inconnue, on peut, jusqu'à un certain point, le comparer à un ganglion nerveux (1851), quoique je n'ignore point que plusieurs anatomistes distingués, M. Rob. Knox entre autres, en aient fait un muscle. L'iris est comme enchâssé dans sa petite circonférence, qui forme une légère saillie au-devant de lui : sa grande circonférence tient à la chorioïde, et sa face postérieure repose sur les procès ciliaires. Le cercle ciliaire est traversé par les artères ciliaires longues et antérieures, et en reçoit quelques ramifications. Entre lui, la cornée et la sclérotique, on trouve un conduit circulaire fort étroit, qu'on a parfois nommé *Canal de Fontana* ou *Canal ciliaire*.

5° De l'Iris (1).

1949. Cette membrane est une sorte de cloison placée verticalement dans la partie antérieure du globe de l'œil, au milieu de l'humeur aqueuse. Circulaire et aplatie, elle sépare la *Chambre antérieure* de l'œil (1945) de la *postérieure*, qui est bornée en arrière par le crystallin, et permet entre elles cependant une libre communication, parce que, dans sa partie moyenne, elle offre une ouverture constamment libre. Cette ouverture de l'iris est appelée *Pupille* ou *Prunelle* (*Pupilla*), et a son centre plus rapproché de l'extrémité interne que de l'externe du du diamètre transversal de l'œil. Pendant la vie, et par par l'effet de la contraction et de l'expansion alternatives de l'iris, cette ouverture varie à chaque instant dans ses dimensions : son diamètre moyen est d'environ une ligne.

De ces deux chambres de l'œil dont nous venons de parler, la postérieure est beaucoup plus étroite que l'antérieure; mais elle existe bien certainement, quoiqu'on ait prétendu le contraire. Elle n'a guère qu'un quart de ligne de profondeur, tandis que celle de la seconde est d'une ligne et demie au moins; et elle n'est apparente véritablement que vers le contour du crystallin, dont la convexité lui donne la forme d'un prisme circulaire à trois pans.

1950. La *face antérieure* de l'iris est recouverte par la membrane de l'humeur aqueuse qu'on n'y suit qu'avec beaucoup de peine cependant. Elle est diversement colorée suivant les différents sujets, et offre deux zones circulaires et concentriques bien distinctes; l'une interne,

(1) Ce nom lui vient de la variété des couleurs que présente sa face antérieure.

près de la pupille, plus foncée et moins large; l'autre, externe, assez large, et d'une coloration moins interne. Dans quelques circonstances, les couleurs de l'iris sont semées par plaques, ce qui lui donne un aspect marbré.

Sur cette même surface on observe beaucoup de stries saillantes et radiées, plus ou moins flexueuses, qui, commençant à la grande circonférence de l'iris, vont se terminer à la pupille, où elles se bifurquent; leur nombre varie de soixante-dix à quatre-vingt; elles sont bien plus prononcées pendant la vie qu'après la mort. Dans leurs intervalles il y a beaucoup de nerfs et de vaisseaux, et des villosités très déliées.

1951. La *face postérieure* de l'iris a reçu quelquefois le nom de *Membrane uvée* (*Uvea*), à cause d'un vernis noir très épais et très adhérent qui l'enduit, et qui se continue, dans les intervalles des procès ciliaires, avec celui de la surface intérieure de la chorioïde (1946). Cette face est dans le rapport le plus immédiat avec les procès ciliaires, et lorsqu'on l'a essuyée, on y remarque un grand nombre de lignes saillantes, droites, convergentes, confondues en une zone membraneuse près de la pupille, et paraissant être la continuation de ces petits corps membraneux. On y voit aussi une multitude de villosités très prononcées.

1952. La *grande circonférence* de l'iris correspond de dehors en dedans au cercle ciliaire (1948), à la chorioïde et aux procès-ciliaires. On peut facilement la détacher de ces diverses parties. *Sa petite circonférence* forme les limites de la pupille.

1953. L'iris est composé de deux lames intimement unies près de la pupille, mais qu'on peut isoler vers sa grande circonférence. Plusieurs anatomistes d'un mérite remarquable ont admis dans l'iris des fibres musculaires, et récemment M. le docteur Maunoir, de Genève, chirurgien des plus distingués, semble avoir confirmé leur existence, que nient la plupart des auteurs de nos jours. Il a reconnu, à l'aide d'une forte loupe, que ces fibres forment deux sortes de plans, l'un externe, radié, plus large, dilatateur de la pupille et correspondant à l'anneau coloré externe; l'autre interne, plus étroit, composé de fibres circulaires, constricteur ou *sphincter* de la pupille, et correspondant à l'anneau coloré interne. J'ai reconnu sur le cadavre la disposition signalée par M. Maunoir, et le micrographe M. Bauer l'a vérifiée depuis encore (novembre 1821), de même que Sir Everard Home.

1954. Nous avons fait connaître les nerfs de l'iris (1849) ; ses artères lui sont données par les ciliaires longues: ses veines vont se porter dans les *vasa vorticosa* de la chorioïde et dans les veines ciliaires longues: nous en parlerons plus tard.

1955. Dans le fœtus, jusqu'au septième mois de la gestation à peu près, la pupille est obturée par une membrane grisâtre, pourvue de vaisseaux sanguins très apparents, beaucoup plus mince que l'iris, transparente, incolore et qui disparaît vers l'époque de la naissance: on la nomme *Membrane pupillaire*, d'après Wachendorf, qui le premier la découvrit en 1738. Tant que la membrane pupillaire est entière, elle forme avec l'iris une cloison complète, qui sépare les deux chambres de l'œil, et empêche toute communication entre elles. Elle est d'ailleurs plane et fixée à tout le pourtour de la pupille, de manière à se continuer sur la face antérieure de l'iris.

La membrane pupillaire est évidemment formée de deux feuillets diaphanes et adossés l'un à l'autre. Le postérieur appartient à la chambre correspondante de l'œil, et naît du pourtour de la pupille, l'antérieur dépend de la membrane de l'humeur aqueuse qui tapisse la face postérieure de la cornée transparente et toute la chambre antérieure de l'œil (1).

6° Des Procès ciliaires (*Processus ciliares*; Rayons sous-iriens, Chauss.).

1956. On nomme ainsi des espèces de petits corps saillants, vasculo-membraneux, placés les uns à côté des autres en rayonnant, de façon à former un anneau semblable au disque d'une fleur radiée; lequel entoure le crystallin en manière de couronne placée derrière l'iris et le cercle ciliaire, dans des enfoncements spéciaux de la partie antérieure du corps vitré. Cet anneau, qui résulte de la réunion des procès ciliaires, est appelé *Corps ciliaire* (*Corps sous-irien*, Chauss.).

Le nombre des procès ciliaires varie de soixante à quatre-vingts; souvent même il s'élève au-delà. Chacun d'eux a une longueur d'une ligne et demie environ; mais ils sont alternativement plus longs et plus courts. Ils sont triangulaires, très pâles et très minces en arrière; ils deviennent plus saillants, plus gros et plus blancs en devant. Leur bord *postérieur*, concave, est reçu, à la circonférence du crystallin, dans une cannelure du corps vitré; l'*antérieur*, convexe, est appliqué contre le cercle ciliaire et l'iris; l'*interne*, beaucoup plus court que les autres, est libre, et mesure l'espace compris entre le crystallin et la face postérieure de l'iris; il est denticulé; l'angle qui le termine en arrière n'adhère nullement à la capsule du crystallin; mais celui qui est en avant tient à l'iris par des filets celluleux et par des vaisseaux; il en part des lignes droites qui convergent vers la pupille sur la face postérieure de cette membrane (1951).

(1) Jules Cloquet, *Mémoire sur la Membrane pupillaire*, Paris, 1818, in-8°, fig.

Par leur extrémité postérieure, les procès ciliaires s'écartent en divergeant, et se prolongent sous la forme de stries plongées dans le fluide choroïdien et appliquées sur le corps vitré, de manière à laisser des traces noires sur la membrane hyaloïde, ou plutôt, sur la rétine, lorsqu'on les a enlevées. Ces stries sont toujours multiples pour chaque procès ciliaire, et répondent constamment aux intervalles de ces feuillets.

L'ensemble des procès ciliaires, ou le corps ciliaire se termine donc en arrière par un bord dentelé et onduleux, également noir partout; en devant il présente des lignes, qui sont les procès ciliaires eux-mêmes, séparés par des intervalles noires.

La surface des procès ciliaires est réticulée et villeuse; ils reçoivent presque autant de vaisseaux à eux seuls que les autres parties du globe de l'œil ensemble. M. le docteur Ribes pense qu'ils sont destinés à la production des humeurs de cet organe (1). Leurs artères viennent des ciliaires courtes; leurs veines vont se jeter dans les *vasa verticosa* de la chorioïde. On n'y a point encore aperçu de vaisseaux lymphatiques.

Les intervalles des ces feuillets sont remplis d'un enduit noirâtre et tenace, qui ressemble à celui de la face interne de la chorioïde, et qui sert encore à les unir à la partie antérieure du corps vitré. Sir Everard Home dit avoir trouvé, dans ses intervalles, des faisceaux de fibres musculaires, naissant circulairement de la membrane hyaloïde, passant sur les bords du crystallin, et allant se terminer à sa capsule sans avoir de connexion ni avec les procès ci-

(1) Bulletin de la Faculté de Médecine, *loco citato*. Cette opinion est contraire à celle de Haller, qui les croit propres à maintenir le crystallin en place, et à celle de plusieurs autres Anatomistes qui les regardent comme destinées aux mouvements de l'iris ou à la protraction du crystallin.

liaires, ni avec l'iris. Je ne les ai pas encore pu découvrir, malgré un grand nombre de dissections.

7° De la Rétine (*Retina*).

1957. La rétine est une membrane molle, pulpeuse, grisâtre, transparente, extrêmement mince, étendue depuis le nerf optique jusqu'au crystallin, embrassant le corps vitré et tapissant la chorioïde, sans contracter aucune adhérence avec ces deux parties. Elle commence en arrière autour du petit tubercule que forme l'extrémité du nerf optique (1607), mais ne paraît point du tout résulter de son épanouissement : le nerf optique en effet, dit M. Ribes, se distribue dans la rétine, comme les nerfs olfactif et acoustique dans les membranes pituitaire et labyrinthique ; d'ailleurs, la teinte de ces deux organes est tout-à-fait différente.

Au niveau des procès ciliaires, la rétine forme une sorte de bourrelet un peu plus épais, duquel part une lame excessivement fine et comme pulpeuse, qui se réfléchit sur ces petits corps, s'enfonce dans leurs intervalles et parvient au crystallin. C'est elle qui, entre les procès ciliaires, est teinte par le *pigmentum nigrum*.

1958. A deux lignes environ en dehors du nerf optique, on aperçoit, sur la face interne de la rétine, une tache d'un jaune assez foncé chez les adultes, plus claire dans les enfants et dans les vieillards : cette tache est large à peu près d'une ligne, et se trouve exactement dans la direction de l'axe de l'œil. Elle est entourée de plusieurs plis vagues, dont un seul paraît avoir une existence constante, et dans son centre on observe un trou irrégulier et très étroit. Ces diverses particularités ont été découvertes par Sœmmering en 1791.

1959. La rétine paraît formée de deux lames adossées et tellement unies qu'il est presque impossible de les isoler : l'une, *externe*, est médullaire, comme pulpeuse ou muqueuse, et se détache en partie par la macération; l'autre, *interne*, est fibro-vasculaire, plus résistante; elle sert de soutien à la première, et à été nommée *Arachnoïde* par quelques anatomistes : c'est dans celle-ci que s'épanouit spécialement l'artère centrale du nerf optique seul moyen d'union connu entre la rétine et les autres parties du globe de l'œil.

Tout récemment le professeur Rossi a nié la continuité de la rétine avec le nerf optique; mais ce fait a encore besoin d'être vérifié de nouveau.

1960. Depuis quelques années, plusieurs anastomistes, sous la dénomination de *Membrane de Jacob*, ont admis, entre la rétine et la chorioïde, un feuillet membraneux très fin et non vasculaire, qui se prolonge en s'épaississant un peu, entre les procès ciliaires et la zone de Zinn, jusque vers le crystallin, pour se continuer sur l'uvée avec la membrane de l'humeur aqueuse.

8° De l'Humeur aqueuse et de sa Membrane.

1961. On nomme ainsi une liqueur limpide et transparente, qui remplit les deux chambres de l'œil, depuis la cornée jusqu'au crystallin, en sorte que, comme nous l'avons déjà dit, elle est en contact avec les deux faces de l'iris. Sa quantité est de cinq à six grains au plus. Elle est légèrement viqueuse, comme l'eau qui tiendrait en solution un peu de gomme. Examinée au microscope, elle présente des corpuscules amorphes et des globules moitié moins volumineux que ceux du sang. Ceux-ci sont pâles et diaphanes, et paraissent insolubles dans l'eau. Soumise à l'action du calorique, elle ne laisse néanmoins aucun résidu; elle n'est coagulée ni par les acides ni par l'alkohol; l'acide nitrique la trouble seulement un peu. Sa pesanteur spécifique est, suivant Chenevix, de 1,0003. Le même chimiste y admet la présence de la gélatine, de l'albumine et de l'hydrochlorate de deutoxyde de sodium; M. Nicolas y ajoute du phosphate de chaux, et M. Berzélius, des lactates et de la soude libre : tous ces principes sont supendus dans une immense quantité d'eau. Abandonnée à elle-même, elle se putréfie promptement. Pendant la vie, elle se reproduit avec la plus grand facilité lorsqu'une cause quelconque en a décidé l'écoulement.

Chez les fœtus et les enfants nouveau-nés, cette humeur a une couleur rougeâtre qui se dissipe environ un mois après la naissance. Chez quelques vieillards, elle perd naturellement une partie de sa transparence.

1962. La membrane de l'humeur aqueuse est très mince; sèche, comme cornée, parfaitement translucide et très difficile à distinguer. Elle tapisse toutes les parois de la chambre antérieure de l'œil, et est percée au niveau de la pupille. Chez les embryons, elle forme un sac séreux sans ouverture, en raison de l'existence de la membrane pupillaire (1955). Dans aucun cas, elle ne pénètre dans la chambre postérieure. Par l'ébullition, on la sépare aisément de la face postérieure de la cornée (1943). Elle a été découverte dans le siècle dernier par Demours et Descemet, quoique Zinn paraisse en avoir pourtant parlé avant eux.

1963. Quelques auteurs prétendent que cette membrane n'est point destinée à l'exhalation de l'humeur aqueuse, mais que ce fluide est apporté dans les chambres de l'œil par des conduits particuliers. Nuck, Ruysch et Santorini ont émis cette opinion, que d'autres ont regardée comme non fondée.

9° Du Crystallin (1) et de sa Membrane (*Lens crystallina*).

1964. Le crystallin est un corps transparent, de forme

(1) Κρύσταλλος, *crystallus*.

lenticulaire dans l'adulte, presque sphérique dans le fœtus, placé entre l'humeur aqueuse et le corps vitré, à la réunion des deux tiers postérieurs de l'œil avec son tiers antérieur. Son axe, qui correspond au centre de la pupille (1949), est un peu rapproché du nez. Son diamètre est de quatre lignes, et son épaisseur de deux environ.

Sa *face antérieure*, baignée par l'humeur aqueuse de la chambre postérieure de l'œil, convexe et libre dans toute son étendue, offre un segment de sphère d'un diamètre beaucoup plus petit que celle que représente le corps vitré; elle est séparée de l'iris et des procès ciliaires par la chambre postérieure de l'œil (1949); elle est constamment moins convexe que la *face postérieure*, qui est reçue dans une cavité particulière du corps vitré. La *circonférence* du crystallin est fixée au corps vitré plus solidement que sa face postérieure.

1965. Le crystallin, parfaitement transparent dans l'adulte, est un peu rougeâtre chez le fœtus, et jaunâtre dans les vieillards; sa mollesse diminue en raison directe de l'âge: chez les enfants, il est entièrement pulpeux; mais dans l'homme fait, il paraît composé de deux couches fort différentes: l'une, extérieure assez épaisse, est molle, collante et facile à enlever, l'autre centrale, constitue une sorte de noyau solide que forment un grand nombre de lames ellipsoïdes et concentriques superposées. Chacune de ces lames paraît offrir elle-même des fibres concentriques quand on a exposé le crystallin à l'action de quelques réactifs: quelque-unes de ces fibres se détachent d'une lame pour se porter à celle qui est au-dessous, et sont ainsi le seul moyen qui les unisse les unes aux autres. Au reste, le nombre de ces lames est indéterminé.

Remarquons aussi que l'on peut très facilement partager le crystallin en trois segments de sphère assez réguliers, et au centre desquels existe un globule transparent fort petit.

1966. Chenevix a trouvé que la pesanteur spécifique du crystallin de l'homme est de 1, 0790. Il pense qu'il ne diffère chimiquement de l'humeur aqueuse que par de plus grandes proportions de gélatine et d'albumine, et par l'absence des matières salines. Il perd entièrement sa transparence par l'action du calorique et par l'ébullition dans l'eau, de même que par la dessiccation : par une longue macération il se putréfie. M. Berzélius a constaté qu'il se dissout entièrement dans l'eau.

1967. Jusqu'à présent on est fort peu d'accord sur la présence ou sur l'absence des vaisseaux sanguins dans la substance du crystallin. Il paraît probable que les ramifications artérielles se bornent à sa membrane; il est à peu près certain aussi qu'il ne reçoit aucun nerf.

1968. La *Membrane* ou *Capsule* du crystallin a une forme analogue à celle du corps qu'elle renferme. Elle représente une sorte de sac sans ouverture qui n'envoie aucun prolongement dans son intérieur et qui est logé lui-même dans un dédoublement de la membrane hyaloïde, dont on peut bien facilement l'isoler sur les bords; mais, en devant et au milieu, les deux membranes sont confondues totalement. Par sa face interne elle n'a aucun point d'adhérence avec le crystallin lui-même.

A l'endroit où les portions antérieure et postérieure de cette capsule se réunissent, on aperçoit une série de fentes transversales qui en occupent toute la circonférence.

La capsule du crystallin a bien plus d'épaisseur et de densité que la membrane hyaloïde : elle semble même, suivant l'observation de Haller, avoir quelque analogie de structure avec la cornée : disposition qui est sur-tout manifeste dans sa moitié antérieure ; car, dans la postérieure, elle est beaucoup plus mince. Par l'action du calorique et de l'ébullition dans l'eau elle se raccornit et prend une teinte laiteuse, ce qui arrive aussi par son immersion dans les acides. En la laissant dessécher à l'air libre, elle devient jaunâtre. Sa texture intime est peu connue. Elle reçoit en arrière une petite branche de l'artère centrale de la rétine, et en avant quelques ramifications des vaisseaux des procès ciliaires. Ses veines et ses nerfs sont inconnus.

1969. Le crystallin est fixé et retenu en place par des filaments très fins, fort nombreux, fasciculés, transparents, d'une nature spéciale, qui se portent de l'intervalle des procès ciliaires à la circonférence de la capsule du crystallin.

1970. Entre le crystallin et sa membrane, on trouve l'*Humeur de Morgagni*, espèce de fluide particulier, transparent, peu abondant, légèrement visqueux, et qui s'échappe aussitôt que la capsule est ouverte.

10° Du Corps vitré et de la Membrane hyaloïde (1).

1971. Le corps vitré est une masse molle, parfaitement transparente, tremblante comme une gelée, occupant les trois quarts postérieurs de la cavité du globe de l'œil. Il a une figure sphérique; mais il offre une dépression très marquée en devant pour loger le crystallin. Il est revêtu dans presque toute son étendue par la rétine, avec laquelle il ne contracte point d'adhérence, en sorte qu'il n'est lié au reste de l'œil que par la branche moyenne de l'artère centrale du nerf optique, qui le traverse pour aller se ramifier dans la moitié postérieure de la capsule du crystallin. Sa translucidité et sa limpidité n'éprouvent point d'altération par les progrès de l'âge; mais dans le fœtus il a une teinte rougeâtre.

Le corps vitré est composé de deux parties distinctes : l'humeur vitrée et la membrane hyaloïde.

(1) Ὕαλος, *vitrum*, et εἶδος, *figura*, *forma*.

1972. L'*Humeur vitrée* se délaie bien dans l'eau, et a l'apparence d'un solutum de gomme dans ce liquide. L'ébullition ne la coagule point : seulement elle lui communique une légère teinte opaline, effet que produisent aussi l'alkohol et les acides concentrés. M. Nicolas a trouvé sa pesanteur de 1,0009. Elle est un peu plus dense par conséquent que l'humeur aqueuse; mais elle paraît, du reste, considérée chimiquement, contenir les mêmes principes que celle-ci (1961). En la laissant exposée à l'air libre, elle se putréfie également. Elle paraît renfermer beaucoup moins de globules microscopiques que l'humeur aqueuse.

La quantité de cette humeur est proportionnée au volume du corps vitré : elle n'est guère moindre de 100 grains, et souvent elle monte au-delà.

1973. La *Membrane hyaloïde*, excessivement mince et transparente, constitue un amas de cellules d'une forme et d'une grandeur qu'il est bien difficile de déterminer, et dans lesquelles se trouve renfermée l'humeur vitrée. Elles communiquent toutes entre elles, de manière qu'en faisant une seule ouverture à la membrane hyaloïde, on procure l'entier écoulement de l'humeur.

Au niveau de l'entrée du nerf optique dans l'œil, la membrane hyaloïde se réfléchit sur elle-même, pour former un canal qui traverse directement d'arrière en avant le corps vitré.

Au niveau des procès ciliaires, vers le contour du crystallin, cette membrane se divise en deux lames : l'une passe devant la capsule de ce corps, et l'autre tapisse la concavité qui le reçoit en arrière. Il résulte de leur écartement un espace de la forme d'un prisme circulaire à trois pans, complété par la circonférence du crystallin. C'est cet espace vide qu'on appelle *Canal godronné* ou *goudronné*, ou *Canal de Petit*; il est plus large du côté de la tempe que vers le nez, et on en peut bien démontrer l'existence par l'insufflation. Les deux lames qui le forment sont tout-à-fait contiguës ; l'antérieure offre des stries correspondantes aux procès ciliaires ; elle est également traversée par des espèces de brides rayonnées, qui la font paraître toute boursoufflée lorsque le canal est distendu, et comme composée d'une rangée de conduits placés de distance en distance, à des intervalles réguliers.

1974. La structure de la membrane hyaloïde est encore peu connue ; elle reçoit des branches de l'artère centrale de la rétine. Elle se raccornit par l'action du feu et par celle des acides concentrés.

1975. Aucune partie de cette membrane n'est aussi dense et aussi épaisse que la portion qui forme le chaton destiné à recevoir le crystallin. Il n'y a, du reste, aucune adhérence dans ce point entre la membrane hyaloïde et celle du crystallin ; elles sont également lisses, et leur contiguité est entretenue par une sorte de rosée qui en lubrifie les surfaces.

ARTICLE SECOND.

De l'Oreille et de ses Dépendances, ou de l'Organe de l'Audition.

A. *De l'Oreille externe.*

1° *Du Pavillon de l'Oreille* (*Oricule*, Chauss. ; *Pinna Auriculæ*).

a. Conformation générale.

1976. Il occupe, de chaque côté, la partie latérale de la tête, placé derrière les joues, au-dessus de la tempe, au-devant de l'apophyse mastoïde. Sa grandeur varie suivant les individus, de même que sa forme, qui est fort irrégulière, mais qu'on peut cependant, d'une manière générale, rapporter à celle d'un ovale dont le grand diamètre serait vertical et dont la grosse extrémité serait tournée en haut. Recourbé en divers sens, comprimé de dehors en dedans, il est libre en haut, en bas et en arrière; mais, en avant et en dedans, il se continue avec les parties voisines.

1977. La *face externe* du pavillon de l'oreille, ordinairement un peu tournée en avant, présente plusieurs saillies et enfoncements notables, qui sont, de haut en bas:

1° L'*Hélix*, sorte de repli ou de bourrelet à peu près demi-circulaire, qui commence vers le milieu du pavillon au-dessus du conduit auditif, et au centre de la conque; il se porte d'abord en avant, puis en haut, et il se recourbe en arrière pour redescendre à la partie postérieure de la circonférence du pavillon, qui se trouve ainsi embrassée en grande partie par lui. Assez peu saillant et étroit à ses extrémités, l'hélix offre une largeur remarquable à sa partie moyenne; son extrémité inférieure, qui semble bifurquée, se continue en devant avec une autre éminence appelée *Anthélix*, et en arrière avec le lobule de l'oreille, dont nous allons parler.

2° La *Rainure de l'Hélix*, espèce de sillon, plus ou moins profond, plus ou moins rétréci, qui commence dans la conque, suit tout le trajet de l'hélix en dedans et au-dessous de lui, et se termine vers la branche antérieure de sa bifurcation inférieure.

3° L'*Anthélix*, éminence qui a son principe dans la rainure précédente, au-dessus de la conque, par une extrémité bifurquée, dont l'une des branches est supérieure, large, obtuse et oblique, et l'autre inférieure, étroite, plus saillante et horizontale. Toutes deux se réunissent ensuite pour former une seule saillie plus épaisse mais moins longue que l'hélix, laquelle décrit une courbe dont la concavité est tournée en avant et en bas, et se termine, en s'amincissant, en arrière et au-dessus de l'anti-tragus, dont elle est séparée par une légère échancrure.

4° La *Fosse naviculaire* ou *scaphoïde*. C'est l'enfoncement superficiel qui sépare les deux racines de l'anthélix.

5° Le *Tragus*, sorte de petit mamelon placé au-devant de l'orifice du conduit auriculaire, qu'il semble cacher. Sa forme est plate et irrégulièrement triangulaire ; sa base se continue en haut et en bas avec le reste du pavillon ; son sommet est tourné en arrière et en dehors ; son bord supérieur est séparé du commencement de l'hélix par une échancrure, *Incisura Auris* de quelques auteurs.

6° L'*Anti-tragus*, autre mamelon plus petit que le précédent, situé vis-à-vis de lui en arrière, et au-dessous de l'anthélix. Il est conique ; son sommet est tourné en haut et en avant.

7° La *Conque*, cavité profonde, limitée en arrière par l'anthélix, partagée en deux portions inégales par l'hélix, bornée en devant par le tragus, et en bas par l'anti-tragus. Sa portion supérieure, plus étroite et alongée transversalement, se continue avec la raînure de l'hélix; l'inférieure, plus large, comme triangulaire, se continue en devant et en dedans avec le conduit auriculaire.

8° Le *Lobule* (*Auriculus*, *Lobulus Auris*), éminence molle, arrondie, d'une grandeur variable, qui termine inférieurement la circonférence du pavillon de l'oreille, et qu'on a coutume, dans certains pays, de percer pour y suspendre des anneaux.

1978. La *Face interne* du pavillon de l'oreille est inclinée en arrière ; elle offre des éminences et des cavités disposées en sens inverse de celle qu'on remarque sur l'externe, à l'exception du tragus et de l'anti-tragus, qui n'ont rien ici qui leur corresponde. Libre dans une grande partie de son étendue, et séparée de la tête par un intervalle plus ou moins marqué, elle se continue en devant avec la région temporale.

b. Organisation du Pavillon de l'Oreille.

1979. *De la Couche dermoïde.* La peau de cette région présente une grand finesse, particulièrement au niveau des différents replis. Parsemée d'un grand nombre de follicules sébacés, elle est assez adhérente au fibro-cartilage, dont elle est séparée par un tissu cellulaire serré, qui ne contient presque point de graisse, et elle forme à elle seule le lobule. Celui-ci est d'ailleurs rempli par un amas de graisse très fine, renfermée dans des cellules fort étroites et par une sorte de tissu fibroso-muqueux. Au sommet et sur la face interne du tragus, elle est garnie de poils plus ou moins longs, et plus ou moins nombreux, suivant les sujets; ils paraissent destinés à empêcher l'introduction, dans l'oreille, des corpuscules qui voltigent dans l'air.

1980. *Du Fibro-cartilage du Pavillon de l'Oreille.* C'est lui qui, par son élasticité et sa consistance, détermine les formes de la partie, et en fait véritablement la base. On y voit toutes les éminences et les cavités que nous avons décrites, avec cette différence qu'elles sont bien plus prononcées que lorsque la peau est encore appliquée sur lui : il présente de plus une légère saillie sur l'hélix, au-dessus du tragus, et, entre ces deux parties, il est coupé par une scissure que remplit un ligament, en sorte que la portion qui appartient au tragus est séparée du reste. Il éprouve encore une pareille interruption, ou présente une semblable incisure entre l'antitragus et les extrémités réunies de l'hélix et de l'anthélix, laquelle est pareillement remplie par une substance fibreuse. En bas, ce fibro-cartilage ne se prolonge en aucune façon dans le lobule, dépourvu ainsi de toute base consistante, de toute apparence de squelette ; mais en dedans il se continue avec le conduit auriculaire, comme nous le dirons.

Ce fibro-cartilage, analogue à ceux des ailes du nez, de la trachée-artère, etc., a un tissu très fin, une teinte d'un blanc jaunâtre, et une grande flexibilité. Il est recouvert par un périchondre, et percé de plusieurs ouvertures pour le passage de vaisseaux sanguins.

1981. *Des Ligaments du Pavillon de l'Oreille.* Ces ligaments, qui servent à fixer le fibro-cartilage à la partie latérale de la tête, sont au nombre de trois : l'un *supérieur*, attaché derrière la conque, au haut de la convexité qu'elle présente en ce sens, va se terminer en s'élargissant à l'aponévrose épicrânienne ; un autre *antérieur*, part de la base du tragus et de la région voisine de l'hélix, pour aller s'implanter à l'apophyse zygomatique, au-dessus de l'articulation temporo-maxillaire ; le troisième, *postérieur*, va de la convexité de la conque s'implanter à la base de l'apophyse mastoïde. Tous les trois, au reste, sont plutôt celluleux que fibreux ; ils sont entremêlés un peu avec les fibres charnues des muscles de la région auriculaire (933).

1982. *Des Muscles du Pavillon de l'Oreille.* Ils sont de deux sortes : les uns, qui ont déjà été décrits (933), servent aux mouvements généraux de la partie ; les autres dont nous allons parler, sont placés en divers points du pavillon, sur son fibro-cartilage ; ils sont toujours fort peu marqués ; souvent il en manque un ou plusieurs ; quelquefois même on n'en rencontre aucun. Ils déterminent des mouvements partiels de rapprochement ou d'éloignement entre les diverses régions de l'organe. Au nombre de cinq ordinairement, on les distingue sous les noms de

1° *Muscle du tragus* (*M. anti-tragien*, Chauss.). Assez large, fort apparent, plus constant que les autres, triangulaire, il recouvre presque entièrement la face externe du tragus, naissant de la base et se terminant au sommetde cette éminence.

2° *Muscle de l'Anti-tragus* (*M. anti-tragien*, Chauss.). Moins large, mais plus épais que le précédent et aussi constant que lui, il occupe l'intervalle qui sépare l'anti-tragus de l'anthélix : ses fibres sont obliques. En devant, il est recouvert par la couche fibreuse dont nous avons parlé (1981), et en arrière il répond à la peau.

3° *Grand Muscle de l'Hélix* (*M. grand hélicien*, Chauss.). Long et grêle il recouvre, dans l'espace de quelques lignes, l'origine de l'hélix au-dessus du tragus. Il est oblique en devant, et plus mince dans ce sens qu'en arrière.

4° *Petit Muscle de l'Hélix* (*M. petit hélicien*, Chauss.). Très mince, manquant le plus souvent, il est bien plus grêle que le précédent, et se trouve placé au-dessous et en arrière de lui, sur la saillie de l'hélix qui divise la conque en deux parties.

4° *Muscle transversal* (*M. transverse de l'Oricule*, Ch.). Placé derrière le pavillon de l'oreille, il naît de la convexité de la conque, et va se perdre sur la saillie que forme postérieurement la rainure de l'hélix. Il est souvent partagé en trois ou quatre faisceaux distincts.

2° *Du Conduit auriculaire* (*Conduit oriculaire*, Chauss.; *Meatus auditorius.*).

a. Conformation générale.

1983. Placé entre l'articulation temporo-maxillaire et l'apophyse mastoïde, ce conduit s'étend depuis le fond de la conque jusqu'à la caisse du tympan, dont il est séparé par la membrane du même nom. Sa longueur, qui est d'environ dix à douze lignes chez l'adulte, est toujours un peu plus grande inférieurement que supérieurement. Sa direction est oblique de dehors en dedans et d'arrière en avant; mais il est courbé dans le sens de sa longueur, de manière à présenter une convexité en haut et une concavité en bas. Plus large à ses extrémités qu'à sa partie moyenne, il offre une coupe transversale elliptique. Son extrémité interne est limitée par la membrane du tympan, oblique de haut en bas et de dehors en dedans, et c'est de là que dépend l'étendue plus marquée de sa paroi inférieure.

b. Organisation.

1984. Le conduit auditif est formé par une portion osseuse qui appartient au temporal; par un prolongement du fibro-cartilage de la conque, et par une sorte de membrane fibreuse; la peau du pavillon se continue dans son intérieur et le tapisse. Sa *portion osseuse* a déjà été décrite (204); nous ne nous occuperons donc que des autres parties qui concourent à sa composition.

1985. *Du Fibro-cartilage*. C'est une lame assez large, triangulaire, dont la base se continue avec celle du tragus (1977, 5°), et avec la partie antérieure et inférieure de la conque. Recourbé irrégulièrement de bas en haut et d'avant en arrière, il ne décrit point un cercle entier, et forme une portion de conduit que complète une membrane fibreuse, et qui est moins longue chez l'adulte que la portion osseuse. Son extrémité interne se prolonge inférieurement en pointe et ne tient au temporal que par un tissu fibreux.

Près du tragus, ce fibro-cartilage présente une fente transversale; on en observe une semblable un peu plus loin; quelquefois même, mais rarement, il en existe une troisième. Ces fentes, qu'on nomme les *Incisures de Santorini*, n'occupent qu'une portion de l'étendue de la lame fibro-cartilagineuse, et sont remplies par un tissu cellulaire fibreux; quelquefois aussi elles offrent des fibres charnues; mais on ne peut considérer celles-ci comme formant un muscle à part, ainsi que l'ont prétendu quelques anatomistes.

1986. *De la Portion fibreuse.* Elle réunit en haut et en arrière les deux bords du fibro-cartilage, et complète le conduit dans cet endroit. Quelquefois elle est fort peu apparente; mais elle se prolonge toujours entre le fibro-cartilage et le contour du conduit auriculaire osseux, et les lie l'un à l'autre.

1987. *De la Peau du Conduit auriculaire.* C'est un prolongement de celle qui revêt le pavillon de l'oreille. Offrant d'abord la même teinte et la même épaisseur que celle-ci, elle perd de sa blancheur et de sa force à mesure qu'elle approche de la membrane du tympan, sur laquelle elle se réfléchit en formant une espèce de cul-de-sac. Un petit duvet très fin la recouvre dans toute son étendue, et à son origine elle est garnie de poils assez longs et fort apparents. Elle présente une grande quantité de porosités, qui sont les orifices excréteurs des glandes cérumineuses. Elle adhère très faiblement aux parties subjacentes, et leur est unie par un tissu cellulaire lamelleux : cependant son adhérence est plus marquée dans l'endroit où elle revêt la portion osseuse, et sur-tout en bas; mais elle se détache sans aucun effort de la membrane du tympan.

1988. *Des Glandes cérumineuses.* On les rencontre au-dessous de la peau, dans le tissu cellulaire, en haut et en arrière du conduit auriculaire, dans l'endroit où le fibro-cartilage n'existe point. Elles ont une forme sphérique ou ellipsoïde, une couleur orangée, et une densité assez remarquable. Chacune d'elles a un orifice excréteur spécial qui s'ouvre dans le conduit et y verse le cérumen. Leur structure intime est au reste fort peu connue.

1989. Le *Cérumen* est une humeur jaune, épaisse, visqueuse, huileuse, très amère, dissoluble en partie dans l'eau sous la forme d'une émulsion, peu altérable à l'air, non putrescible, non attaquable par l'alkohol. Cette humeur est susceptible de s'enflammer; mise sur un charbon allumé, elle se boursouffle promptement et exhale une fumée épaisse, d'une odeur ammoniacale, et légèrement aromatique. Le charbon qui forme le résidu est trop peu abondant pour être analysé. Vauquelin pensait que trois substances forment la base du cérumen : une huile grasse, un mucilage animal albumineux, une matière colorante. M. Berzélius croit qu'on devrait ajouter l'eau à ces trois principes. Le professeur Rudolphi soupçonne d'ailleurs que la matière amère du cérumen est la même que celle de la bile. C'est une opinion que j'ai entendue émettre par notre célèbre Fourcroy, il y a déjà longues années.

1990. Les *artères* de l'oreille externe sont fournies par les branches auriculaire postérieure, temporale et stylo-mastoïdienne. Les *veines* leur correspondent exactement. Ses *vaisseaux lymphatiques* se rendent dans les ganglions situés derrière la branche de la mâchoire et sur la face externe du muscle sterno-cléido-mastoïdien. Ses *nerfs* sont fournit par les nerfs temporal superficiel (1656) et auriculaire postérieur (1564), par les rameaux temporaux du facial (1729), et mastoïdien (1669) et auriculaire (1730) du plexus cervical.

B. *De l'Oreille moyenne ou Tympan* (1).

1° *De la Cavité du Tympan dépouillée de ses parties molles.*

1991. Le tympan est une cavité d'une forme irrégulière et difficile à déterminer, creusée dans la base du rocher, entre le conduit auriculaire et l'oreille interne

---

(1) Τύμπανον, *caisse de tambour.*

proprement dite ou labyrinthe, au-dessus de la fosse glénoïde, au-devant de l'apophse mastoïde et de ses cellules, et derrière la trompe d'Eustachi. Sa largeur est peu marquée; mais elle est susceptible d'éprouver des variations à cause des mouvements auxquels est sujette la membrane du tympan : elle est au reste toujours plus grande en haut qu'en bas. Son diamètre antéro-postérieur est un peu plus étendu que le vertical. Une membrane muqueuse la tapisse dans toute sa surface, et elle comunique avec l'air extérieur au moyen de la trompe d'Eustachi, placée entre elle et le pharynx. On distingue au tympan six parois, savoir une :

1992. *Paroi externe.* Un peu oblique de haut en bas, de dehors en dedans et de derrière en devant, elle est formée presque entièrement par la *Membrane du tympan*, espèce de cloison qui ferme l'extrémité interne du conduit auriculaire, et qui est bien distincte de la membrane muqueuse de la caisse et de la peau qui tapisse le conduit (1987); on peut sur-tout en détacher cette dernière avec une grande facilité.

La membrane du tympan, présentant l'obliquité que nous venons d'indiquer, forme avec la paroi inférieure du conduit auriculaire un angle rentrant très aigu, tandis qu'elle semble presque se continuer avec la supérieure. Sa figure est celle d'un cercle, ou se rapproche parfois de celle de l'ellipse; son étendue est un peu plus grande que celle de l'ouverture qu'elle est destinée à boucher, d'où il résulte qu'elle est susceptible d'éprouver des mouvements alternatifs de relâchement et de tension très prononcés. C'est pour cela aussi qu'on la trouve ordinairement convexe dans un sens ou dans l'autre, mais le plus souvent en dedans, où elle présente constamment en outre une élévation partielle produite par la présence du manche du marteau. Cette élévation détermine un enfoncement correspondant du côté du conduit auriculaire.

La circonférence de la membrane du tympan est comme enchâssée dans la rainure dont est creusée l'extrémité interne de ce conduit.

1993. La membrane du tympan est mince, transparente, sèche, fibreuse, dépourvue de vaisseaux sanguins dans l'état ordinaire. Elle n'est percée d'aucune ouverture, ainsi que l'ont avancé quelques anatomistes, et elle ne permet aucune communication directe entre le tympan et le conduit auditif externe. En 1823, le chevalier Everard Home, a cru y reconnaître l'existence de fibres musculaires rayonnantes, sur-tout d'après ce qu'il a observé dans l'éléphant.

Elle se raccornit promptement par l'action du calorique; elle n'est point putrescible.

1994. En haut et en bas, la paroi externe du tympan est formée par deux petites surfaces osseuses inégales.

1995. *Paroi interne.* Elle est un peu inclinée en arrière et plus éloignée de l'externe supérieurement qu'inférieurement. Les objets qu'on y remarque sont:

1° La *Fenêtre ovale* (*Fenestra ovalis; Ouverture vestibulaire du tympan* (Chauss.). C'est une ouverture dont le nom indique la forme, et qui fait communiquer le tympan avec le vestibule. Son grand diamètre est horizontal; le petit est vertical. Son bord supérieur est courbé en manière de demi-ellipse : l'inférieur est presque droit. Du côté du vestibule elle est rétrécie par un petit rebord plat, fort mince, qui occupe son contour.

La fenêtre ovale est bouchée par la base de l'étrier, laquelle n'étant pas tout-à-fait assez large, est embrassée par une membrane fine qui l'unit d'une manière mobile à la circonférence de l'ouverture.

Au-dessus de la fenêtre ovale, on remarque une saillie osseuse, arrondie et alongée en arrière et en bas: elle indique le passage de l'aqueduc de Fallope en ce point (210).

2° Le *Promontoire* (*Promontorium*). C'est une autre

éminence tuberculeuse, assez large, de figure variable, qui borne en bas la fenêtre ovale. Cette saillie est formée par le côté externe du vestibule et par la rampe correspondante du limaçon. Elle est bornée en arrière par un enfoncement irrégulier; en devant elle répond à l'extrémité d'une lame osseuse qui sépare la trompe d'Eustachi du muscle interne du marteau.

3° La *Fenêtre ronde* (*Fenestra rotunda*; *Ouverture cochléenne du tympan*, Chauss.). Placée au-dessous et un peu en arrière du promontoire, celle-ci a des dimensions moins considérables que la fenêtre ovale, et fait communiquer la rampe interne du limaçon avec le tympan. Elle est située au fond d'une cavité ou espèce de canal oblique, infundibuliforme, irrégulier, qui la soustrait en grande partie aux regards du côté du tympan. Elle n'est point ronde, comme son nom semble l'indiquer; sa forme est réellement triangulaire. Elle est fermée par une membrane spéciale qui n'est point parallèle à celle du tympan, et qui est elle-même tapissée de deux feuillets muqueux. Dans les premiers mois de la gestation, elle est dirigée presque antérieurement; vers le temps de la naissance, elle est déjà obliquement tournée en arrière par le développement du tympan; mais ensuite elle s'incline de nouveau en dehors et un peu en bas, par l'effet de la formation des cellules mastoïdiennes, et de l'accroissement de l'apophyse qui les renferme.

1996. *Paroi supérieure.* On y observe une certaine quantité de porosités qui donnent passage à de petits vaisseaux sanguins qui font communiquer la dure-mère avec la membrane muqueuse du tympan. Elle a fort peu d'épaisseur, et ne présente rien autre chose de remarquable.

1997. *Paroi inférieure.* On y voit la scissure glénoïdale (202) par laquelle sortent la longue apophyse du marteau et la corde du tympan (1662), et par où entrent le muscle antérieur du marteau et quelques vaisseaux sanguins.

1998. *Paroi postérieure.* En haut de cette paroi, on trouve un canal court, raboteux, non tapissé d'une couche de tissu compacte, comme le sont les autres conduits osseux, obliquement dirigé en arrière et en bas, placé au-dessus de la courte branche de l'enclume, à orifice triangulaire et libre, sans aucune membrane qui le forme. Ce canal mène dans les *Cellules mastoïdiennes*, creusées dans l'épaisseur de l'apophyse de ce nom (205), développées en raison directe de l'âge, et variables en nombre et en figure. Celles de la périphérie sont en général du même volume que les cellules diploïques du reste du temporal; mais, au centre, il y en a trois, quatre ou cinq beaucoup plus vastes, et quelquefois même confondues en une seule. Elles communiquent toutes ensemble; mais un prolongement de la membrane muqueuse du tympan les sépare des cellules diploïques.

Au-dessous de l'ouverture des cellules mastoïdiennes, derrière la fenêtre ovale et au bas de la saillie formée dans le tympan par l'aqueduc de Fallope (1995, 1°), est une petite éminence creuse, conique, et plus ou moins saillante: c'est la *Pyramide* (*Eminentia pyramidalis*). Son sommet est tourné en avant et laisse sortir le tendon du muscle de l'étrier, dont le corps charnu est renfermé dans un conduit qui occupe le centre de l'éminence.

Au-dessous de la base de la pyramide est une petite ouverture qui communique avec l'aqueduc de Fallope, et par où le rameau supérieur du nerf vidien pénètre dans le tympan (1661).

Quelquefois aussi le sommet de la pyramide tient au promontoire par un ou deux filaments osseux.

1999. *Paroi antérieure.* Elle présente une petite lame osseuse, mince, saillante, courbée sur elle-même de bas en haut, et nommée ordinairement le *Bec de cuiller* (*Processus cochleariformis.*) Cette lame sépare dans toute sa longueur deux canaux situés dans l'angle rentrant du temporal qui reçoit l'épine du sphénoïde (155), et placés l'un au-dessus de l'autre. Le canal supérieur est arrondi, tapissé d'un périoste très fin et rempli par le muscle interne du marteau : il présente l'ouverture d'un conduit extrêmement étroit qui remonte dans le sillon placé avant l'*hiatus Fallopii*, et qui livre passage à un filet du nerf pétreux superficiel, lequel va trouver, sur le promontoire, un autre filet du même nerf dont il va être question incessamment. L'inférieur forme la portion osseuse de la trompe d'Eustachi. Sous l'extrémité du bec de cuiller, s'ouvre un conduit étroit et assez long, qui traverse obliquement la substance de l'os, et, d'une part, va gagner le même sillon dont il a été question tout à l'heure, tandis que, de l'autre, il dégénère lui-même en un sillon qui passe sur le contour de la fenêtre ovale, sur le promontoire et sur le bord antérieur de la fenêtre ronde successivement, pour se changer enfin en un canal qui descend dans le sillon par lequel le canal carotidien est séparé du golfe de la veine jugulaire, et se termine en une fossette. Ce conduit est parcouru par un filet du nerf pétreux superficiel, qui monte s'anastomoser sur le promontoire avec un filet du ganglion cervical supérieur, pour aller avec lui, réuni en un seul et accompagné d'une artériole, se jeter dans la fossette de terminaison, et se confondre avec le nerf glosso-pharyngien, après avoir jeté quelques filaments dans la membrane du tympan et dans celle de la fenêtre ovale.

2000. *De la Trompe d'Eustachi* (*Tuba Eustachiana ; Conduit guttural de l'oreille*, Chauss.) On nomme ainsi un conduit en partie osseux, en partie fibro-cartilagineux et membraneux, qui s'étend depuis la caisse du tympan jusqu'à la partie supérieure du pharynx. Oblique en avant, en dedans et en bas, il a environ deux pouces de longueur, et est, par conséquent, plus étendu que le conduit auriculaire. Sa portion osseuse, longue de huit à neuf lignes, située au-dessus du canal carotidien, en dedans de la scissure glénoïdale et de l'épine du sphénoïde, commençant dans le tympan par un orifice assez large, est elle-même étroite et arrondie dans sa partie moyenne. Sa portion fibro-cartilagineuse augmente progressivement de diamètre, et se trouve comprimée de manière à présenter une coupe elliptique; elle se termine près de l'aile interne de l'apophyse ptérygoïde, derrière l'ouverture postérieure de la fosse nasale correspondante, par une espèce de pavillon évasé, libre, renflé, dont les bords sont appliqués l'un contre l'autre, de manière à ne former qu'une fente assez peu large. Cette dernière portion de la trompe d'Eustachi, qui est placée sous la base du crâne, est entourée par les muscles péristaphylins et par du tissu cellulaire; à son orifice interne, elle est embrassée par la membrane muqueuse du pharynx.

2001. Le *fibro-cartilage* de ce conduit, placé en dedans, aplati dans la plus grande partie de son étendue, irrégulièrement quadrilatère, courbé sur lui-même de bas en haut et de dedans en dehors, en forme d'abord toute la paroi interne, et constitue ensuite la région supérieure de la paroi externe : aussi semble-t-il résulter de la jonction angulaire de deux lames distinctes, dont l'externe est très étroite, et même assez souvent n'existe point du tout.

Différent du fibro-cartilage du conduit auriculaire, celui-ci ne tient point à la portion osseuse par une espèce de ligament, mais il s'engrène véritablement dans ses inégalités. Près du trou déchiré antérieur, il s'identifie avec la lame fibro-cartilagineuse qui le bouche, et il adhère au milieu de l'aile interne de l'apophyse ptérygoïde, ainsi qu'à l'épine du sphénoïde, par une substance fibreuse et dense. En dehors, il donne des points d'insertion aux muscles ptérygoïdien interne et péristaphylin externe

(1025 et 106). Son bord inférieur donne attache en arrière au muscle péristaphylin interne, qui le côtoie dans le reste de son étendue (1049), et au muscle interne du marteau (2010).

2002. La *portion membraneuse* de la trompe d'Eustachi forme, presque à elle seule, la moitié externe de ce conduit. Elle unit entre eux les deux bords du fibro-cartilage et est essentiellement formée par un prolongement de la membrane muqueuse du pharynx, qui tapisse toute la surface intérieure de la trompe. Elle est simplement fortifiée en dehors par des trousseaux de fibres qui viennent de l'épine du sphénoïde et de la base de l'apophyse ptérygoïde. Cette couche fibreuse donne attache à quelques portions du muscle péristaphylin externe, et s'arrête au niveau de la portion osseuse, où la membrane muqueuse s'introduit seule et se trouve appliquée sur une couche de périoste très-fin. Au reste, ce feuillet muqueux est blanc et a une ténuité bien plus grande que celle de la membrane du pharynx, dont il paraît être une dépendance. Vers l'orifice guttural du conduit, il forme un bourrelet saillant très épais, et contient un certain nombre de cryptes muqueuses.

2003. La trompe d'Eustachi est constamment ouverte. Ses nerfs lui sont fournis par les rameaux palatins du ganglion de Meckel (1855). Ses vaisseaux proviennent de ceux du voile du palais et du pharynx.

2° *Des Osselets contenus dans la cavité du Tympan.*

2004. La caisse du tympan est traversée par une série de quatre petits os, articulés entre eux par diarthrose, mus par quelques muscles particuliers, et étendus de la membrane du tympan à la fenêtre ovale, en représentant une sorte de levier coudé. On leur donne le nom de marteau, d'enclume, d'osselet lenticulaire et d'étrier.

2005. *Du Marteau* (*Malleus*, Sœmm.). Il est placé à peu près verticalement sur la partie interne et supérieure de la membrane du tympan. C'est le plus long des osselets de l'ouïe. On le divise en trois parties, qu'on nomme la *Tête*, le *Col* et le *Manche*. — La *Tête* en forme la partie la plus élevée et la plus volumineuse. Lisse dans toute son étendue, ovoïde, un peu alongée, elle correspond en dehors à la portion écailleuse du temporal et est un peu concave en avant; elle s'articule en arrière avec l'enclume à l'aide de deux légers enfoncements séparés par une saillie, et recouverts par un cartilage très mince. — Le *Col* est une espèce d'étranglement placé entre la tête et le manche : il est fort court, mais assez épais. Incliné en dehors, il est libre en arrière et en dedans; en avant, il supporte une apophyse grêle très alongée, qui traverse la scissure glénoïdale et donne attache par son sommet au muscle antérieur du marteau : on la nomme *Apophyse de Raw*. — Le *Manche*, beaucoup plus étroit que le col, forme avec lui un angle obtus, rentrant en dedans; son extrémité inférieure, mince et arrondie, est inclinée en avant, et répond au centre de la membrane du tympan; de la supérieure naît en dehors une apophyse étroite et courte, qui se dirige un peu en arrière et donne attache au muscle interne du marteau. Dans toute son étendue ce manche est légèrement comprimé d'avant en arrière, et forme un des rayons de la membrane du tympan, contre laquelle il est fixé par la membrane muqueuse de la cavité, qui le recouvre en dedans.

2006. *De l'Enclume* (*Incus*, Sœmm.). Placée à côté du marteau et en arrière de lui, l'enclume répond à la partie postérieure et externe de la cavité du tympan, vers l'orifice des cellules mastoïdiennes (1998). Un peu plus grosse, mais moins longue que le marteau, elle a assez de ressemblance avec une dent molaire à deux racines fort écartées. On lui distingue un corps et deux branches. —

Le *Corps* en forme la partie antérieure ; il est dirigé un peu en haut et représente un ovoïde aplati transversalement, et dont le grand diamètre serait vertical ; sa face interne est un peu concave et l'externe convexe ; l'antérieure, pour son articulation avec le marteau, offre deux tubercules inégaux, dont le supérieur est le plus volumineux, séparés par un enfoncement moyen, encroûtés d'un mince cartilage.— La *Branche supérieure* est horizontale, plus courte, plus épaisse, conoïde et aplatie ; son sommet correspond à l'entrée des cellules mastoïdiennes. — L'*inférieure*, plus longue, plus grêle, descendant verticalement, arrondie, presque parallèle au manche du marteau, éloignée d'une demi-ligne de la membrane du tympan, présente à son sommet, qui se recourbe en dedans, une cavité légère qui s'articule avec l'osselet lenticulaire.

2007. *De l'Osselet lenticulaire.* Bien plus petit que les trois autres, à peine visible, arrondi, légèrement convexe sur ses deux faces, il est interposé entre la longue branche de l'enclume et la tête de l'étrier, et s'articule avec ces deux parties.

2008. *De l'Étrier* (*Stapes*, Sœmm.). Il ressemble parfaitement à l'instrument dont il porte le nom, et est placé horizontalement entre l'osselet lenticulaire et la fenêtre ovale. On lui distingue une tête, deux branches et une base.—La tête, très petite, située en dehors, est soutenue par un col fort court, qui résulte de la réunion des deux branches, et qui donne attache à un petit muscle ; son sommet offre un enfoncement pour son articulation avec l'osselet lenticulaire. — Des deux *Branches*, l'une est antérieure et l'autre postérieure : elles s'écartent du col en divergeant, et circonscrivent entre elles un espace parabolique ; la première est moins courbe et plus courte que la seconde ; toutes les deux présentent, sur le côté par lequel elles se correspondent, une cannelure qui se continue sur la face externe de la base, et dans laquelle se fixe une membrane très fine qui remplit leur intervalle. — La *Base*, qui forme la partie la plus interne de cet osselet, est une lame très mince et assez large, alongée d'avant en arrière, continue aux deux branches par ses extrémités, convexe en dedans, concave en dehors. Elle offre une forme analogue à celle de la fenêtre ovale (1995, 1°.), qu'elle bouche inexactement, et à la circonférence de laquelle elle est unie par la membrane muqueuse du tympan.

2009. Les osselets de l'oreille sont presque entièrement composés de tissu compacte ; le marteau, l'enclume et l'étrier présentent seuls, dans leurs portions épaisses, un peu de tissu celluleux. Chacun d'eux paraît se développer par un seul point d'ossification, et ils sont remarquables par le volume et la compacité qu'ils ont déjà dans le fœtus. Leurs articulations sont dépourvues de ligaments ; ils ne paraissent tenir les uns aux autres qu'à l'aide de la membrane muqueuse qui tapisse toute la cavité du tympan. Ont-ils un périoste ? On l'ignore, et il est bien difficile de pouvoir s'en assurer.

3° *Des Muscles des Osselets de l'Oreille.*

2010. *Du Muscle interne du Marteau* (*Musculus tensor tympani*, Sœmm.). Il s'insère en partie à la surface raboteuse que présente le rocher, en avant de l'orifice inférieur du canal carotidien, et en partie au fibro-cartilage de la trompe d'Eustachi. D'abord aponévrotique, il devient bientôt charnu, se dirige en arrière et en dehors, et entre dans un conduit spécial du temporal (1999), séparé de la trompe d'Eustachi par le bec de cuiller, et environné par une membrane très forte. Parvenu dans le tympan, il dégénère en un petit tendon qui se réfléchit sur l'extrémité du bec de cuiller, et va s'implanter à l'apophyse du manche du marteau.

Il paraît avoir pour usage de tendre la membrane du tympan en tirant le marteau en dedans.

Il reçoit un filet du nerf facial (1662).

2011. *Du Muscle antérieur du Marteau* (*M. laxator major tympani*, Sœmm.). Bien plus grêle que le précédent, il naît de l'épine du sphénoïde et de la partie externe du fibro-cartilage de la trompe d'Eustachi, par des fibres aponévrotiques très courtes. Il monte en dehors et en arrière, s'engage dans la scissure glénoïdale, et s'implante, par un tendon, au sommet de l'apophyse grêle de Raw (2005). Il relâche probablement la membrane du tympan, en tirant le marteau en dehors et en avant.

2012. *Du Muscle externe du Marteau* (*Musculus laxator tympani minor*). Beaucoup plus petit que les deux précédents, il naît du bord supérieur de la partie osseuse du conduit auditif externe, passe entre les feuillets de la membrane du tympan, et s'attache au manche et à l'apophyse externe du marteau.

2013. *Du Muscle de l'Étrier* (*M. stapedis*, Sœmm.). Encore plus petit que le précédent, il naît du fond de la cavité de la pyramide, qui contient toute sa portion charnue dans son intérieur. Il se change bientôt en un tendon fort court qui sort par le sommet de cette éminence, se porte en devant, et au bout d'une ligne de chemin, se fixe à la partie postérieure du col de l'étrier. Il paraît imprimer à cet osselet un mouvement de bascule, en vertu duquel l'extrémité postérieure de sa base est enfoncée dans le vestibule, tandis que l'antérieure se relève dans la caisse du tympan.

4° *De la Membrane muqueuse du Tympan.*

2014. C'est elle que la plupart des auteurs désignent sous le nom de *Périoste*. Elle provient évidemment de la membrane muqueuse du pharynx par la trompe d'Eustachi, qu'elle tapisse dans toute son étendue (2121). Parvenue dans le tympan, elle en revêt toutes les parois, en s'étendant sur leurs éminences et en s'enfonçant dans leurs cavités. Elle contribue à fermer la fenêtre ovale et la fenêtre ronde; elle s'applique contre la membrane du tympan, dont elle est séparée par le manche du marteau; elle embrasse la pyramide et se perd autour du tendon du muscle de l'étrier, donnant aussi en cet endroit une enveloppe fine à la corde du tympan (1662); elle s'engage dans les cellules mastoïdiennes, et les isole du diploë du temporal, en les tapissant exactement; elle paraît se réfléchir sur le bec de cuiller pour embrasser le tendon du muscle interne du marteau; elle bouche la scissure glénoïdale et entoure l'apophyse grêle de Raw; enfin elle se déploie sur les osselets, qu'elle fixe les uns aux autres.

2015 Cette membrane, extrêmement mince, paraît un peu fibreuse à l'extérieur. Peut-être est-elle unie à une lame du périoste; mais à l'intérieur elle est bien certainement muqueuse. Chez l'adulte et chez le vieillard, elle est blanche, terne, résistante, peu vasculaire, et très analogue à celle qui revêt les sinus des fosses nasales. Chez les enfants, elle a une teinte rougeâtre, et est parcourue par un grand nombre de vaisseaux sanguins. Elle laisse habituellement exhaler une certaine quantité de mucosité qui s'écoule dans le pharynx par la trompe d'Eustachi; mais on n'y distingue ni cryptes ni villosités.

2016. Les artères de l'oreille moyenne lui sont fournies par la stylo-mastoïdienne, par la méningée moyenne, par la carotide interne; les veines en sont difficiles à suivre. Les nerfs qu'on y rencontre appartiennent au nerf facial et au ganglion de Meckel ou sphéno-palatin.

C. *De l'Oreille interne ou Labyrinthe.*

2017. Cette portion de l'organe de l'audition, placée entre le tympan et le conduit auditif interne (207), est composée de plusieurs cavités qui communiquent ensemble sur un os sec, et qu'on désigne sous les noms de vestibule, de limaçon et de canaux demi-circulaires.

1° *Du Vestibule* (*Vestibulum*).

2018. C'est une cavité dont la forme assez irrégulière se rapproche cependant un peu de celle d'un sphéroïde. Il est situé en dedans du tympan, dans lequel il fait une saillie qui contribue à la formation du promontoire (1995,2°), en dehors du conduit auditif interne, au-devant des canaux demi-circulaires et en arrière du limaçon; en haut et en bas il est recouvert par le tissu compacte du rocher. Il est partagé en deux portions inégales et de forme différente par une crête osseuse qui s'élève de sa paroi intérieure, se porte en dehors et un peu en devant, et se termine, au-dessus de la fenêtre ovale, par une pyramide fort petite, à sommet aplati et rugueux.

On trouve dans le vestibule un grand nombre d'ouvertures, savoir, 1° en dehors, l'orifice interne de la fenêtre ovale, bouché par la base de l'étrier, et fermé en outre de ce côté par la membrane propre du vestibule; 2° en haut, les deux orifices antérieurs des canaux demi-circulaires vertical supérieur et horizontal; 3° en avant et en bas l'orifice de la rampe externe du limaçon; 4° en arrière, les deux ouvertures séparées des canaux demi-circulaires vertical, postérieur et horizontal, et une ouverture commune aux deux canaux verticaux : celle-ci est précédée par un sillon, tandis que les autres orifices sont pratiqués dans un simple enfoncement; 5° en dedans, plusieurs pertuis qui donnent passage à des vaisseaux sanguins et à des filets du nerf acoustique (1677), et qui communiquent dans le conduit auditif interne.

2019. De l'*Aqueduc du Vestibule.* On nomme ainsi un conduit extrêmement étroit, qui fait communiquer cette cavité avec la base du crâne. Il commence dans le vestibule par un orifice arrondi souvent presque imperceptible, en dedans, et très près de l'orifice commun des deux canaux demi-circulaires verticaux. De là il se dirige d'abord en haut, puis en arrière et en bas, et vient s'ouvrir en s'élargissant sur la face postérieure du rocher (267), dans une petite cavité de la dure-mère.

2° *Du Limaçon* (*Cochlea*).

2020. C'est une cavité osseuse, formée de deux canaux coniques, contournés en spirale, à la manière des coquilles dont elle porte le nom. Elle est creusée dans la partie antérieure du rocher, en avant et en dedans du vestibule et du conduit auditif interne; oblique de dedans en dehors, de haut en bas et d'arrière en avant, il décrit deux spirales en sens inverses, suivant qu'on l'examine sur un temporal gauche ou sur un droit. On distingue au limaçon un axe ou noyau central, une lame qui en forme les parois et qu'on nomme *Lame des contours*, une cloison spirale et un aqueduc.

2021. L'*Axe* (*Nucleus*, Scarpa; *Modiolus.*) *du Limaçon* commence vers le fond du conduit auditif interne, et se dirige presque horizontalement en avant et en dehors, vers la partie interne de la portion horizontale du canal carotidien. Il est conique. Sa base, assez large, est creusée d'un enfoncement qu'on observe au fond du conduit auditif interne; cet enfoncement loge la branche limacienne du nerf acoustique (1677) et la transmet dans l'intérieur de la cavité par un grand nombre de porosités; il se termine en se rétrécissant vers le sommet de l'axe lui-même, qui est creusé d'une petite cavité conique nommée *Infundibulum* ou *Scyphus*, et dont l'entrée est évasée. La surface de ce noyau osseux est taillée en vis par une double rainure, et offre un grand nombre de petits trous pour le passage des filets nerveux dont nous venons de parler.

2022. *La Lame des contours du Limaçon*, plongée dans le tissu spongieux du rocher, semblable à un triangle isocèle fort alongé, si on la suppose développée et étendue, est compacte et recourbée sur elle-même suivant sa largeur. Elle forme une sorte de demi-canal dont les bords, un peu plus épais que le reste, sont fortement unis à l'axe, autour duquel elle décrit deux tours et demi de spirale, en s'avançant sur l'*infundibulum*. Ces tours sont étroitement unis ensemble dans le lieu de leur rencontre, et forment une cavité également spirale qui va en décroissant successivement.

2023. La *Cloison spirale du Limaçon* partage cette cavité dans toute sa longueur en deux parties. Osseuse dans sa portion qui tient à l'axe, elle est membraneuse dans celle qui tient à la lame des contours. Plus large vers la base du limaçon, elle finit sur l'axe, vers le milieu du second contour, par une espèce de bec, de crochet (*Hamulus cochleæ*), où commence la pointe de l'*infundibulum*. Dans sa portion osseuse elle est composée de deux lamelles, entre lesquelles existent un grand nombre de petits canaux pour des nerfs. Sa portion membraneuse est extrêmement mince, et existe seule depuis le milieu du second contour jusqu'au sommet, où elle est percée d'une petite ouverture arrondie.

2024. Les deux cavités qui résultent de la présence de cette cloison ont été appelées *Rampes du limaçon* (*Scalæ*). L'une, interne, communiquerait avec la caisse du tympan par la fenêtre ronde sans la membrane qui bouche celle-ci, membrane qu'on a appelée *Tympan secondaire*. L'autre, externe, s'ouvre librement dans le vestibule. La première est plus large et plus courte; la face de la cloison qui lui correspond est rugueuse et inégale. La seconde est plus étroite et plus longue, et la face de la cloison qui lui correspond présente des lignes saillantes, rayonnées. Elles communiquent l'une avec l'autre par l'ouverture du sommet de la cloison, et vont toujours en se rétrécissant depuis leur origine jusqu'à leur point de communication. La coupe verticale de chacune d'elles offre à peu près la forme d'un demi-cercle.

2025. L'*Aqueduc du Limaçon* est un conduit extrêmement étroit, dont l'orifice supérieur se voit dans la rampe tympanique, près de la fenêtre ronde, et l'inférieur sur le bord postérieur du rocher (206), au-devant de la fosse jugulaire. Long de trois à quatre lignes, il descend obliquement en avant, et représente un cône creux, très alongé. Souvent il est fort peu apparent, et même semble manquer absolument.

3° *Des Canaux demi-circulaires* (*Canales semi-circulares*, Soemm.).

2026. Ces canaux, dont le nom nous indique la forme, sont creusés dans l'épaisseur du rocher, et s'ouvrent, par leurs deux extrémités, dans l'intérieur du vestibule, en arrière duquel ils sont situés, répondant postérieurement et inférieurement aux cellules mastoïdiennes. Ils sont au nombre de trois, et leur direction est différente; deux sont verticaux, l'un supérieur, l'autre postérieur; le troisième est horizontal. Ils laissent entre eux un espace pyramidal dont la base est tournée en dehors et le sommet en dedans et en arrière. Cet espace est rempli par le diploë du rocher. Dans le fœtus, il reste vide et est occupé par un prolongement de la dure-mère.

2027. Le *Canal vertical supérieur*, un peu moins étendu que le postérieur, mais plus grand que l'horizontal, présente la convexité de sa courbure directement en haut. Un de ses côtés est antérieur et l'autre postérieur, et, de ses extrémités, l'une est externe et l'autre interne. Il commence à la partie supérieure et antérieure du vestibule, par une ouverture assez large et elliptique, voisine d'une de celles du canal horizontal. Il se termine en se réunissant en arrière et en dedans avec le canal vertical postérieur et forme avec lui un conduit commun, long d'environ deux lignes, qui s'ouvre à la partie supérieure et interne du vestibule par un seul orifice arrondi. Ce conduit commun n'a pas une capacité plus grande que celle de l'un des deux dont il résulte.

2028. Le *canal vertical postérieur* offre sa convexité en arrière ; une de ses extrémités est tournée en avant et en haut, l'autre en avant et en bas. La première est unie, comme nous l'avons dit, au canal précédent ; la seconde s'ouvre isolément en bas et en dedans du vestibule, un peu au-dessous d'une des ouvertures du canal horizontal, par un orifice évasé, arrondi et elliptique.

2029. Le *canal horizontal* est le plus petit des trois. Situé entre les deux autres, il commence en devant par une ouverture assez large, infundibuliforme, entre celle du canal vertical supérieur et la fenêtre ovale, et se termine en dedans du vestibule, par une ouverture étroite, entre l'orifice commun des deux canaux verticaux et l'orifice inférieur du postérieur. Sa convexité est tournée en arrière.

2030. Les trois canaux demi-circulaires s'ouvrent donc dans le vestibule par cinq orifices seulement, et ces orifices sont inégaux pour chaque canal en particulier. Leurs parois sont formées d'une lame compacte, plongée dans le tissu spongieux du rocher. Leur surface interne est lisse et polie.

4° *Des parties molles de l'Oreille interne.*

2031. Une membrane, très fine et très délicate, tapisse toutes les cavités de l'oreille interne. On trouve en outre dans chaque canal demi-circulaire un tuyau membraneux d'un diamètre beaucoup plus petit que le conduit osseux, et attaché à celui-ci par un tissu cellulaire très fin et comme muqueux. Les orifices isolés des canaux verticaux et l'orifice antérieur du canal horizontal sont garnis chacun d'une ampoule ou renflement membraneux qui les masque quelquefois; ces trois ampoules, ainsi que les extrémités opposées de ces canaux qui en sont dépourvues, viennent aboutir dans un sac commun qui occupe une portion du vestibule. Ces parties sont remplies d'une humeur qui donne au sac comme l'apparence d'une bulle d'air, et aux tuyaux membraneux celle de vaisseaux lymphatiques; le tout flotte, d'ailleurs, dans l'eau du labyrinthe.

Un autre petit sac, contigu au précédent, ne communiquant point avec lui, tapisse immédiatement le vestibule et adhère fortement à ses parois. Il est rempli d'une humeur propre, et composé de tuniques fortes et épaisses, dans lesquelles viennent se perdre les ramifications vestibulaires du nerf acoustique. Il envoie un prolongement dans l'aqueduc du vestibule, et ce prolongement se termine par un petit cul-de-sac au-dessous de la dure-mère. Dans l'épaisseur de ce sac membraneux, on trouve quelques petits canaux qui se remplissent de mercure par la pression, quand on a fait occuper par ce métal les cavités du labyrinthe : ils communiquent entre eux, et vont s'ouvrir en partie dans les veines de la dure-mère, ou former un petit sinus spécial qui se jette dans le sinus latéral de cette membrane.

La membrane du vestibule s'introduit dans le limaçon par l'orifice de la rampe externe; elle parcourt celle-ci dans toute son étendue, et redescend dans la rampe tympanique, par l'ouverture du sommet de la lame spirale, jusqu'à la fenêtre ronde, auprès de laquelle elle envoie un prolongement dans l'aqueduc du limaçon. Ce prolongement se termine aussi par un cul-de-sac sous la dure-mère.

2032. La nature de cette membrane est ignorée. Elle est vasculaire chez l'enfant; mais, chez l'adulte, elle le devient beaucoup moins, et est si ténue et si adhérente aux os, que souvent on a de la peine à l'apercevoir. Elle laisse exhaler un fluide transparent (*Aquula labyrinthi*), légèrement visqueux, qui remplit toutes les cavités de l'oreille interne, et qui est plus ou moins abondant.

2033. Les artères de l'oreille interne viennent de la méningée, de la stylo-mastoïdienne, de la carotide interne, de la basilaire. Le vestibule a une veine qui se jette dans le golfe de la veine jugulaire interne, après avoir traversé la substance du rocher par un petit canal dont l'orifice est près de celui de l'aqueduc : quelques-unes de ses racines viennent des canaux demi-circulaires. Le limaçon a une autre veine qui sort de la rampe interne près de l'aqueduc, traverse le rocher et s'ouvre dans le sinus latéral. — Nous avons décrit le nerf acoustique (1676), qui est spécialement et uniquement destiné à l'oreille interne.

ARTICLE TROISIÈME.

Du Nez et des Fosses nasales, ou des Organes de l'Olfaction.

A. *Du Nez en général.*

2034. Le nez (Ῥὶν des Grecs; *Nasus* des Latins) est une éminence pyramidale, ayant une forme et des dimensions très variables; il est placé au-dessus de l'ouverture antérieure des fosses nasales (554), qu'il recouvre et qu'il protège; il occupe par conséquent la partie moyenne et supérieure de la face, entre le front et la lèvre supérieure, les orbites et les joues.

Ses faces latérales sont séparées de ces dernières par un sillon demi-circulaire, et forment, par leur réunion, une espèce de ligne arrondie, plus ou moins droite et plus ou moins longue, qu'on appelle le *Dos du nez.* Cette ligne se termine par une portion saillante qu'on nomme le *Lobe*, et au-dessous de laquelle sont deux ouvertures séparées par une cloison qui se continue avec celle des fosses nasales: leur forme est ovale et elles sont toujours béantes; leurs côtés externes constituent les *Ailes du nez*, et leur cloison se perd dans la lèvre supérieure en formant une petite gouttière à sa partie moyenne: on les nomme *Narines.*

2035. La direction la plus constante du nez est celle de la ligne médiane du corps: cependant il n'est point du tout rare de voir des individus chez lesquels il est plus ou moins dévié à droite ou à gauche, soit que cette espèce de difformité dépende des os, ou seulement des parties molles.

2036. La forme de cet organe ne varie pas moins que

sa direction ; et ces variétés tiennent à son ensemble ou à quelques-unes de ses parties seulement.

Les variétés qui agissent sur la configuration générale du nez peuvent être rapportées à trois principales, savoir : — 1° le *Nez aquilin*, alongé, un peu pointu et incliné en bas ; — 2° le *Nez camard* ou *épaté*, qui est fort écrasé et a ses ouvertures tournées plus ou moins en devant ; — 3° le *Nez retroussé*, dans lequel le lobe se relève et est plus ou moins pointu.

Mais outre ces variétés dans la forme totale, on en peut trouver dans chaque partie du nez. Ainsi les ouvertures des narines ne sont quelquefois qu'une fente étroite, et, dans d'autres cas, sont fort dilatées ; elles peuvent être aussi horizontales, ou plus ou moins obliques. Le dos du nez est rectiligne chez quelques personnes ; chez d'autres il est gibbeux ou courbé, etc., etc.

B. *Organisation du Nez.*

2037. Outre les os que nous avons déjà vu entrer dans la composition de cet organe, et que nous avons décrits tome 1er, pages 128 et suivantes, une couche dermoïde, des fibro-cartilages membraneux, un cartilage proprement dit, des muscles, des vaisseaux et des nerfs concourent à former le nez, et toutes ces parties sont tellement disposées, que sa région supérieure, plus solide que le reste, protége plus efficacement l'organe spécial de l'olfaction (302), tandis que l'inférieure moins résistante, mais mobile, permet aux ouvertures des narines d'être rétrécies, élargies ou même fermées, suivant les circonstances.

2038. *De la Couche dermoïde du Nez*. Semblable à celle du reste de la face, elle est fine et lisse ; on n'y observe pas de poils ; son tissu réticulaire est sur-tout fort apparent. Elle est un peu adhérente supérieurement aux organes subjacents ; mais, en bas et sur les côtés des ailes, elle le devient d'une manière marquée.

Il y a fort peu de tissu cellulaire au-dessous des téguments du nez ; supérieurement ce tissu renferme des vésicules adipeuses ; mais en bas il semble formé par une lame fibreuse qui remonte vers l'aponévrose mobile des muscles pyramidaux et triangulaires du nez (985 et 988).

2039. La peau du nez fournit une sorte d'huile douce et muqueuse, qui se répand dans le sillon qui le sépare de la joue. Cette humeur est produite par une foule de petits follicules jaunâtres, utriculaires, qui existent dans l'épaisseur des téguments, et sur-tout dans la rainure des ailes du nez. La pression fait sortir, sous la forme d'un vermisseau, le fluide sébacé qu'ils renferment, soit pendant la vie, soit après mort. Leur forme est en général celle d'un petit sac ovoïde, dont l'ouverture est légèrement rétrécie ; ils semblent tapissés en dedans par une sorte de membrane muqueuse, et leur orifice est garni de quatre ou cinq poils excessivement fins et a quelquefois une teinte noire manifeste. Leur nombre est considérable, et leur volume moins fort que celui des glandes cérumineuses.

2040. *Des Muscles du Nez* (*Voy.* la Myologie, tom. I, pag. 459 et suiv.).

2041. *Du Cartilage du Nez.* Il occupe la région moyenne de l'organe, et est formé de trois portions réunies à angle aigu, et distinguées par la plupart des anatomistes en *Cartilages latéraux*, qui sont placés en avant et en dehors, et en *Cartilage de la cloison*, qui est situé en arrière et en devant.

Cette dernière portion, qui est la plus considérable, se prolonge dans les fosses nasales. Triangulaire et placée, le plus ordinairement sur la ligne moyenne du corps, dans une direction verticale, elle peut être déviée plus ou moins sensiblement à droite ou à gauche, en sorte que ses deux surfaces latérales, au lieu d'être planes, offrent alors une convexité d'un côté et une concavité de l'autre. Ces deux surfaces sont revêtues par la membrane pituitaire ; elles présentent un grand nombre de petites porosités qui les font paraître comme chagrinées, et qui reçoivent des prolongements de cette membrane. Quelquefois aussi ce cartilage est percé d'un trou qui permet aux fosses nasales de communiquer l'une avec l'autre.

Son bord supérieur est inégal, très oblique en arrière et en bas, et articulé avec le bord inférieur de la lame verticale de l'ethmoïde, qui se divise quelquefois en deux feuillets pour le recevoir. L'inférieur présente deux portions, l'une postérieure plus longue, un peu oblique en bas et en avant, enchâssée dans une rainure du vomer ; l'autre, antérieure plus courte, arrondie, libre et sans aucune adhérence avec les parties voisines, est placée entre les branches internes des fibro-cartilages des ouvertures nasales, auxquelles elle tient seulement par un tissu cellulaire lâche, et avec lesquelles elle concourt à former la cloison du nez. Quant au bord antérieur, sous-cutané, saillant et fort épais en haut, il s'amincit inférieurement, et se trouve entièrement caché par ces mêmes fibro-cartilages, entre lesquels il se réunit, par un angle obtus, avec le bord inférieur.

C'est de la moitié supérieure de ce bord antérieur que naissent les deux portions latérales, qui lui sont d'abord continues, mais qui, plus bas, s'en trouvent séparées par une fente remplie de tissu cellulaire. Elles se portent obliquement sur les côtés du nez, au-dessus de ses os propres ; leur forme est triangulaire ; de courtes fibres ligamenteuses les fixent, en haut et en arrière, aux os du nez et aux apophyses montantes des os maxillaires supérieurs ; un tissu beaucoup moins serré, qui n'est quelquefois qu'une simple membrane dans laquelle se développent quelques noyaux fibro-cartilagineux amorphes ; les unit en bas aux fibro-cartilages des ouvertures nasales. En dehors, elles sont recouvertes par le muscle triangulaire, et tapissées en dedans par la membrane pituitaire. Un peu moins susceptibles de se rompre, elles paraissent plus flexibles que la première portion.

Au reste, les trois portions de ce cartilage semblent être quelquefois séparées et distinctes, parce que, sur le bord antérieur de la cloison, tout le long de l'adossement des portions latérales, on observe une cannelure superficielle qui se termine par une très petite crête.

2042. *Des Fibro-Cartilages des ouvertures du Nez.* On ne peut que difficilement en déterminer la grandeur et la forme : cependant, en général, ils représentent une ellipse tronquée en arrière ; ils sont recourbés sur eux-mêmes et comme composés de deux branches coudées à angle, l'une interne, l'autre externe : par leur réunion, elles constituent, en avant et de chaque côté, une saillie plus ou moins marquée, et séparée par une rainure de celle du côté opposé. L'externe, dirigée un peu en haut et en arrière, se termine dans ce dernier sens par une extrémité arrondie en pointe, qui se perd dans le tissu membraneux qui la réunit aux portions latérales du cartilage précédent. Elle est recouverte en dehors par le muscle triangulaire et par les téguments ; en dedans par la membrane pituitaire.

La branche interne, qui est contiguë à la cloison, fait antérieurement partie de l'extrémité inférieure de celle-ci : elle est horizontale et située quelquefois un peu plus bas que la première. Tapissée en dehors par la membrane muqueuse, et contiguë en dedans et en arrière au cartilage de la cloison, en dedans et en avant, elle avoisine celle du côté opposé, à laquelle elle est unie par un tissu cellulaire lâche, jamais graisseux. Assez large en avant, cette branche interne se termine en pointe postérieurement. C'est sa contiguité à celle du côté opposé qui donne en bas, à la cloison du nez, l'épaisseur qu'elle présente.

2043. *Des Fibro-Cartilages des ailes du Nez.* Ils se continuent chez quelques sujets avec la branche externe des précédents; leur disposition est très irrégulière, et leur forme très peu constante. Placés dans la partie postérieure des ailes, près de leur réunion avec les joues, ils sont d'un volume peu considérable, et souvent partagés en plusieurs noyaux distincts et isolés. Ils semblent plongés dans une sorte de membrane fibreuse qui les fixe aux fibro-cartilages précédents, aux cartilages latéraux du nez, et au rebord concave de l'os maxillaire.

2044. Ces quatre fibro-cartilages sont comme membraneux, et permettent un certain degré de mobilité à la partie inférieure du nez. Ils sont enveloppés par un tissu fibreux très manifeste, épais, qui leur adhère intimement. Leur élasticité est fort prononcée.

C. *Des Fosses nasales revêtues de leur membrane.*

2045. Quand on examine ces cavités sur une tête dont les parties molles n'ont point été enlevées, on trouve leur forme bien différentes de celles que nous avons décrites tome 1er, pages 173 et suiv.; on n'y voit plus toutes ces inégalités, tous ces sillons, toutes ces petites éminences que nous avons indiqués. Les méats, sous la forme de trois gouttières longitudinales, bornées par les trois cornets, sont à la paroi externe les seules parties qu'on puisse reconnaître : encore le bord inférieur des cornets descend-il beaucoup plus bas que sur une tête sèche, parce qu'une membrane qui les revêt, ainsi que tout le reste des cavités nasales, fait en passant sur lui, un repli épais et très apparent. Cette membrane a reçu les noms de *Membrane pituitaire*, de *Membrane olfactive*, ou de *Membrane de Schneider*.

D. *Du Trajet de la Membrane pituitaire.*

2046. Cette membrane, de la classe des membranes muqueuses, tapisse, dans toute leur étendue, les fosses nasales et la partie interne du nez, depuis les ouvertures des narines jusqu'au pharynx, où elle se continue avec celle de l'arrière-bouche, du voile du palais et de la trompe d'Eustachi, tandis qu'en devant elle semble naître de la peau. Elle se prolonge sur toutes les éminences des cavités olfactives ; elle pénètre dans toutes leurs anfractuosités, et a un trajet extrêmement compliqué.

Après avoir recouvert le plancher des fosses nasales, elle remonte dans le méat inférieur et le revêt ; là, elle rencontre l'orifice du canal nasal (394) ; elle s'y enfonce, et se continue ainsi avec la membrane conjonctive de l'œil par les points lacrymaux ; dans cet endroit elle forme un petit repli circulaire et très marqué, qui resserre beaucoup l'entrée du canal, mais dont la disposition est au reste fort variable. Quelquefois ce repli rétrécit tellement l'orifice du canal, qu'on a de la peine à y introduire un stylet.

Du méat inférieur, la membrane pituitaire se réfléchit sur le cornet inférieur, auquel elle adhère d'une manière peu intime ; au bas de ce cornet, elle forme, sur-tout en arrière, un repli qui descend plus bas que lui, et qui l'élargit par conséquent, ce repli se perd insensiblement en arrière dans le reste de la membrane.

Au-dessus du cornet inférieur, la membrane pénètre dans le méat moyen, en avant et en haut duquel elle trouve une ouverture (*infundibulum*) plus ou moins évasée, qui lui permet de s'engager d'abord dans les cellules ethmoïdales antérieures et ensuite dans les sinus frontaux, sans former aucune espèce de repli. Un peu plus en arrière est une autre ouverture, souvent très étroite, qui conduit dans le sinus maxillaire, que la membrane revêt en entier, en formant autour de son orifice osseux un repli des plus manifestes, qui contient, entre ses deux lames, un organe glanduleux sur l'existence duquel nous reviendrons plus tard. Aussi, dans une tête qui a conservé ses parties molles, est-ce, en raison de ce repli, un canal membraneux, étroit, oblique d'avant en arrière, qui mène dans le sinus; son entrée est placée au-devant de l'ouverture que présentent les os (275), et est ordinairement cachée par une petite lame osseuse revêtue également par la membrane olfactive.

Sortie du méat moyen, la membrane pituitaire s'étend sur la surface convexe du cornet ethmoïdal, et forme, sur son bord libre, un repli assez lâche qui se termine postérieurement en pointe, mais qui n'augmente pas sensiblement l'étendue verticale de cette lame osseuse.

Parvenue dans le méat supérieur, elle s'enfonce dans les cellules ethmoïdales postérieures, qu'elle revêt comme les antérieures; elle passe sur le trou sphéno-palatin, qui lui transmet une grande quantité de nerfs et de vaisseaux, et qui permet à une lame du périoste de la fente ptérygo-maxillaire de se joindre à elle.

Elle se porte ensuite à la voûte des fosses nasales, où elle tapisse la lame criblée de l'ethmoïde, dont elle ferme tous les trous, ensorte que les nerfs olfactifs viennent se terminer là à sa surface extérieure. En arrière elle recouvre le corps du sphénoïde et s'enfonce dans les sinus de cet os, en formant, à leur orifice, un repli qui les rétrécit plus ou moins suivant les sujets; en devant elle se réfléchit sur la surface postérieure des os du nez, passe sur les deux ou trois trous qui s'y trouvent, et y reçoit les vaisseaux qui les traversent; elle descend de là jusqu'aux ouvertures des narines, où elle est garnie d'un assez grand nombre de poils, et où elle se distingue par des particularités d'organisation fort remarquables.

Enfin, en quittant la voûte des fosses nasales, la membrane pituitaire descend sur la cloison qui les sépare, sans former aucun repli, et arrive ainsi à l'endroit d'où nous l'avons fait partir.

E. *De l'Organisation de la Membrane pituitaire.*

2047. Analogue aux autres membranes muqueuses par le fluide qu'elle fournit, la membrane pituitaire se continue avec plusieurs d'entre elles, c'est-à-dire avec celles des organes de la digestion et de la respiration, et avec la conjonctive oculaire. Elle tapisse aussi, comme elles, l'intérieur d'une cavité qui communique avec la peau par des ouvertures que cette enveloppe présente à la surface du corps. Mais elle diffère spécialement des autres organes du même genre par une épaisseur plus considérable et par une mollesse plus grande. Elle mérite véritablement l'épithète de veloutée.

2048. La couleur de la membrane pituitaire varie dans les divers points de son étendue, où elle paraît tantôt blanche et tantôt rouge : c'est cette dernière teinte qui prédomine tant qu'elle ne s'est pas introduite dans les sinus, et elle est beaucoup plus intense que dans les autres membranes muqueuses, même que dans celles de l'estomac et des intestins grêles. Cette couleur rouge de la membrane pituitaire tient au sang qui y est en état de circulation, et non à une combinaison de ce fluide avec son tissu.

2049. Par rapport à sa disposition la plus générale, cette membrane ne peut être considérée comme une simple membrane muqueuse, elle est formée évidemment de deux feuillets distincts, dont l'un est muqueux, tandis que l'autre, qui est fibreux, n'est autre chose que le périoste ou le périchondre des cavités nasales. L'union de ces deux feuillets est des plus intimes, mais on peut très facilement en reconnaître l'existence sur les cornets et surtout sur la cloison. En brisant celle-ci et en l'enlevant par fragments, on la détache de la portion fibreuse, qui adhère beaucoup plus à la membrane muqueuse qu'à l'os, ce qui est le contraire des autres portions du périoste, qui sont très fortement unies aux os et fort peu aux parties voisines.

Lorsque la membrane a été ainsi enlevée, on peut bien reconnaître son épaisseur considérable; on la voit blanchâtre, solide, dense et résistante du côté des os; spongieuse, molle et rouge du côté des cavités.

Le feuillet muqueux auquel appartiennent ces dernières qualités est spécialement formé par un chorion très prononcé, et qui approche, par l'épaisseur, de celui des gencives et du palais.

2050. En se desséchant, la membrane pituitaire devient transparente et très ténue; elle se colle intimement à la surface des fosses nasales. Si alors on l'humecte, elle reprend en partie son aspect habituel. Sous l'influence de l'humidité, elle se putréfie avec facilité; elle prend d'abord une teinte grisâtre, et bientôt après on peut enlever la portion muqueuse de dessus la fibreuse, sous la forme d'une bouillie où toute trace d'organisation a disparu. L'acide sulfurique et le chlore lui donnent une teinte noirâtre. La potasse caustique la dissout, ou plutôt la saponifie avec une grande promptitude. Par l'ébullition, elle devient épaisse, transparente, gélatineuse; elle se détache de dessus les os en se déchirant; elle se crispe, se roule sur elle-même et acquiert un degré d'élasticité assez remarquable.

Elle se gonfle beaucoup par la macération; mais, si avant de la soumettre à cette opération, on en a injecté les vaisseaux, et qu'on renouvelle souvent le liquide dans lequel elle trempe, la surface de cette membrane deviendra tomenteuse et se couvrira de villosités très fortes et très prononcées, dont on ne peut au juste apprécier la nature ; elles sont extrêmement serrées dans les fosses nasales ; mais dans les différents sinus, on peut à peine les reconnaître. Bichat pense que leur base est nerveuse.

2051. Dans la plupart des autres membranes muqueuses, il existe des glandes situées au-dessous du chorion ou même dans son épaisseur, et qui versent sans cesse, par de petites ouvertures, une humeur mucilagineuse qui lubrifie leur surface libre. Cette disposition est peu apparente dans la membrane pituitaire, mais elle y existe. On aperçoit quelquefois dans son tissu, la couche fibreuse étant enlevée, des granulations assez difficiles à distinguer, parce qu'elles sont très serrées les unes contre les autres, et qui semblent former une véritable couche folliculeuse analogue à celle qu'on rencontre au voile et à la voûte du palais, mais qui est moins marquée que dans ces dernières. Dans d'autres circonstances, ce sont de véritables cryptes pulpeuses, épaisses, arrondies ou ovales, et ouvertes par un pore dans les fosses nasales : on en observe alors sur les deux côtés de la eloison, sur les cornets moyens et inférieurs, et dans les méats inférieurs, sur-tout près du pharynx. Leurs ouvertures sont constamment assez apparentes dans ces divers endroits. A la partie antérieure de la cloison, on voit même une vaste lacune transversale qui est commune à beaucoup de ces follicules, lesquels forment une couche de la largeur du petit doigt, d'un blanc rougeâtre et parallèle au plancher des fosses nasales ; on en observe également quelques autres, mais moins prononcées, en arrière de la cloison aussi. Cette structure devient sur-tout très apparente après une légère macération dans l'eau.

En outre, la duplicature de cette membrane, qui bouche l'entrée du sinus maxillaire, renferme une véritable glande d'une forme irrégulière, et couverte d'une quantité innombrable de petits vaisseaux excréteurs. Chez l'homme, cet organe est beaucoup moins prononcé que dans les animaux, où il verse un fluide particulier à l'aide d'un canal très long et volumineux.

2052. Au reste, la membrane pituitaire ne présente point une structure uniforme dans toute son étendue. Auprès des narines elle est bien moins rouge que lorsqu'on l'examine à une plus grande profondeur; elle y est beaucoup moins fongueuse; elle y est aussi plus mince, et pourtant plus dense : il en naît des poils en plus ou moins grand nombre, suivant les individus, mais toujours plus abondants et plus longs chez les personnes fortes et vigoureuses. Ces poils, qu'on a nommés *Vibrissæ*, placés à l'entrée des fosses nasales, tamisent, pour ainsi dire, l'air à son passage et empêchent l'introduction des corps étrangers dans ses cavités. Ordinairement noirs et roides, ils sont souvent bifurqués à leur sommet, et envoient de petits rameaux de chacun de leurs côtés. Ils ont les mêmes organes de génération que les poils qu'on observe dans les autres parties du corps. On leur distingue très bien une capsule extérieure, épaisse, blanche, nacrée, aussi marquée que pour les poils du menton, laquelle renferme une gaîne, enveloppe immédiate de la racine du poil, entourée à sa partie supérieure par des follicules sébacés infiniment plus petits que ceux des ailes du nez; l'intérieur de ces poils est aussi creusé par une espèce de canal cloisonné.

2053. Dans les sinus, la membrane pituitaire, entièrement privée de follicules, perd beaucoup de sa couleur rouge : dans l'état habituel, ses vaisseaux ne paraissent presque point contenir de sang. Son épaisseur y est fort peu marquée, sur-tout dans les sinus sphénoïdaux et dans les cellules ethmoïdales; elle y ressemble à l'arachnoïde, et sa superficie n'est nullement fongueuse; on n'y rencontre point non plus profondément la couche dense et fibreuse qui dépend du périoste : aussi son adhérence aux parois des sinus est-elle fort légère.

2054. Nous avons déjà fait connaître l'organe essentiel de l'olfaction : c'est le nerf olfactif (1863), qui vient s'épanouir dans la membrane pituitaire. Cette membrane reçoit, en outre, un grand nombre d'autres filets nerveux qui lui sont fournis par le nerf nasal interne de l'ophthalmique (1639), par le rameau frontal du même tronc (1617), par le ganglion de Meckel (1853), par le grand nerf palatin (1856), par le nerf vidien (1859) et par le rameau dentaire antérieur du maxillaire supérieur (1644).

2055. Les artères de la membrane pituitaire sont fournies par les branches de l'artère maxillaire interne, connues sous les noms de spheno-palatine, de sous-orbitaire, d'alvéolaire supérieure, de palatine, de ptérygo-palatine; par les branches sus-orbitaires ethmoïdales de l'artère ophthalmique, par l'artère carotide interne, par la labiale supérieure et par les dorsales du nez. Ses veines sont peu connues : elles paraissent en général suivre le trajet des artères. Quelques-unes d'entre elles se réunissent avec celles du nez pour remonter par les trous dont les os de cette partie sont percés (302) vers le commencement du sinus longitudinal supérieur de la dure-mère (1548). Les veines spheno-palatines vont se décharger dans les veines maxillaires internes. Quelques-unes de celles des sinus sphénoïdaux communiquent avec le sinus coronaire de la dure-mère (1553). Les autres viennent s'ouvrir dans la veine angulaire.

Au reste, tous ces vaisseaux rampent presqu'à nu à la surface de la membrane ; il est à remarquer aussi qu'ils ne se ramifient presque pas dans son feuillet fibreux.

2056. Les vaisseaux lymphatiques de la membrane pituitaire ne sont presque pas connus ; on en a cependant observé quelques troncs principaux qui accompagnent les vaisseaux sanguins, et vont se rendre dans les ganglions jugulaires

2057. *Du Mucus nasal.* Pendant la vie, comme après

la mort, la membrane olfactive est constamment enduite par une humeur inodore, mucilagineuse, épaisse, visqueuse, d'une couleur variable, le plus souvent un peu jaunâtre, légèrement salée, fade, peu soluble dans l'eau, même chaude. Elle forme une couche épaisse dans les endroits où la membrane est dépourvue d'épiderme, tandis qu'il y en a beaucoup moins là où cet épiderme peut la protéger, comme à l'entrée des narines. Ce mucus est produit par les follicules de la membrane pituitaire, et varie en quantité dans les diverses circonstances de la vie.

ARTICLE QUATRIÈME.

De la Langue ou de l'Organe de la Gustation.

A. *Conformation générale.*

2058. La langue, organe principalement musculaire et très mobile, symétrique, placé dans l'intérieur de la bouche, depuis l'os hyoïde et l'épiglotte jusque derrière les dents incisives, sert spécialement, mais non uniquement, à nous procurer la sensation des saveurs, car elle concourt en outre aux actes de la succion, de la mastication, de la déglutition, de la prononciation et de l'expuition.

2059. La grandeur de la langue est très variable. Sa forme est celle d'une pyramide aplatie de haut en bas, arrondie sur ses angles, et terminée en devant par une pointe mousse : on lui distingue deux faces, deux bords et deux extrémités.

2060. *Face supérieure* ou *Dos de la Langue.* Entièrement libre, presque plate, recouverte par la membrane muqueuse de la bouche, elle est comme divisée en deux moitiés latérales par un sillon léger et superficiel, à l'extrémité postérieure duquel, près de la base de la langue, on trouve un enfoncement considérable, de forme variable, et qu'on nomme le *Trou borgne de la langue* (*Foramen cœcum*; *Lacune de la langue.* Chauss.). Chez quelques sujets, ce trou manque : mais, dans d'autres, il a plusieurs lignes de profondeur. C'est dans son intérieur que viennent s'ouvrir les conduits excréteurs des follicules muqueux placés dans le voisinage. De ses côtés partent deux lignes, variables dans leur forme, mais qui se portent constamment en devant en divergeant, de manière à représenter un V dont le sommet serait tourné en arrière : ces deux lignes sont formées par des follicules muqueux. Le reste de cette face présente un grand nombre de papilles dont nous exposerons la structure.

2061. *Face inférieure de la Langue.* Elle est libre et revêtue par la membrane muqueuse de la bouche dans son tiers antérieur et sur ses côtés ; mais, au milieu et en arrière, elle tient à l'os maxillaire inférieur au moyen des muscles génio-glosses, et à l'os hyoïde à l'aide des hyo-glosses. On remarque à sa partie moyenne un sillon longitudinal qui sépare deux saillies oblongues formées par les muscles linguaux.

2062. *Bords de la Langue.* Epais en arrière, minces en devant, ils sont arrondis dans toute leur étendue, et offrent supérieurement des stries étroites et verticales, qui, parallèles entre elles, vont se continuer avec les papilles de la face dorsale.

2063. La *Pointe de la Langue*, ou son *extrémité dentaire*, est arrondie et libre : sa largeur varie beaucoup suivant les individus. — La *base de la Langue*, ou son *extrémité hyoïdienne*, se continue avec l'épiglotte et les piliers du voile du palais ; très épaisse au niveau du trou borgne, elle s'amincit ensuite peu à peu en s'approchant de l'os hyoïde, en sorte que cet organe est plus mince que partout ailleurs au moment où il se fixe sur lui.

B. *Organisation de la Langue.*

2064. *Portion charnue* ou *musculaire.* Elle forme la plus grande partie de l'organe, et est composée des fibres des muscles stylo-glosses, hyo-glosses, génio-glosses, dont nous avons indiqué la disposition, et de celles d'un corps charnu intrinsèque, lequel offre en bas de chaque côté deux plans parallèles qu'on a nommés les muscles linguaux (1044). Tous ces muscles entrecroisent leurs fibres charnues d'une manière inextricable, et forment, à la région supérieure de la langue, une couche dans laquelle il est impossible de les discerner, où elles sont entremêlées d'une foule de petits globules remplis d'une graisse presque fluide, très serrées les unes contre les autres, ce qui leur donne une forme aplatie, et d'autant moins rouges qu'elles approchent davantage du dos de l'organe. Cependant, sur les côtés de la langue, on distingue encore assez facilement un plan musculaire inférieur longitudinal, formé par les muscles linguaux et stylo-glosses, et un autre plan placé au-dessus de celui-ci, à fibres transversales, formé par les génio-glosses, et surmonté du tissu propre.

2065. Au centre de ce tissu charnu et dans la direction de la ligne médiane, on trouve une *lame* ou *cloison fibro-cartilagineuse*, blanchâtre, plus forte en arrière qu'en avant, ayant son *bord supérieur* caché dans le corps même de l'organe, assez loin de la membrane muqueuse, et l'*inférieur*, libre dans l'intervalle des muscles génio-glosses. Cette cloison se continue postérieurement jusqu'au corps de l'os hyoïde, et sert par ses deux faces latérales à l'attache d'un grand nombre de fibres musculaires.

2066. *Membrane muqueuse.* Après avoir quitté la partie postérieure de l'arcade alvéolaire inférieure, et recouvert les glandes sublinguales, la membrane muqueuse qui tapisse tout l'intérieur de la bouche se porte à la face inférieure de la langue, en formant, au niveau de la symphyse maxillaire , un repli plus ou moins étendu, qui recouvre l'attache des muscles génio-glosses, et qu'on nomme le *Frein de la langue*. Il se prolonge presque jusqu'à la pointe de cet organe, et laisse voir sur ses côtés les veines ranines. Ce repli est accompagné, à droite et à gauche, par deux franges denticulées, analogues à plusieurs autres franges membraneuses qui se trouvent en diverses parties du corps, et sur lesquelles mon ami Béclard se proposait, peu de temps avant sa mort, de publier un travail intéressant. —La membrane muqueuse s'étend ensuite de chaque côté au-dessous de la langue, et remonte sur ses bords pour s'étendre sur sa face supérieure jusqu'à l'épiglotte, où elle forme trois nouveaux replis dont nous avons parlé (1499).

2067. Tant qu'elle se trouve au-dessous de la langue, la membrane muqueuse n'offre aucune particularité d'organisation ; il n'en est certainement point de même à la face dorsale de l'organe. Là elle présente un épiderme mince et très marqué, au-dessous duquel est une couche formée par l'entrecroisement de mille et mille vaisseaux, qui entourent comme un réseau les extrémités des nerfs et les follicules muqueux, et qui donnent à la langue la teinte rouge qui lui est particulière. Cet épiderme, ainsi que les papilles coniques, peut être facilement enlevé par suite de la macération de la langue dans du vinaigre. Plus profondément est le chorion de la membrane, remarquable par son épaisseur et par son adhérence au corps charnu, avec lequel il semble s'identifier, et auquel il fournit un grand nombre de points d'insertion.

2068. A la face supérieure de la langue, la membrane muqueuse paraît en outre rendue rugueuse et inégale par l'existence d'un grand nombre d'éminences, de forme et de nature diverses : ce sont elles qu'on nomme les *Papilles*, et qu'on distingue en

1o *Papilles lenticulaires* ou *folliculeuses*. Leur nombre varie de neuf à quinze ; elles sont disposées, à la base de la langue seulement, sur deux lignes obliques en forme de V, et réunies angulairement au trou borgne (2060). Elles font constamment une saillie assez considérable. Leur forme est très irrégulière. Elles ont en général celle d'un sphéroïde ou d'un ovoïde. Elles ne sont autre chose que des follicules muqueux analogues à ceux du voile du palais, des lèvres, etc., et qui s'ouvrent sur la langue par des orifices très visibles, soit superficiellement, soit au fond d'un petit enfoncement particulier. Elles reçoivent beaucoup de filets des nerfs glosso-pharyngiens, et sont situées au-dessus de l'entrée de ceux-ci dans la langue.

2o *Papilles fungiformes*. En nombre indéterminé, mais toujours plus considérable que celui des précédentes, elles sont irrégulièrement disséminées près des bords et de la pointe de la langue. Elles présentent une tête arrondie et aplatie, supportée par un pédicule court et étroit. Leur teinte est blanchâtre. On ignore leur véritable nature, quoiqu'elle paraisse vasculaire et nerveuse. Elles sont animées par des filets de la cinquième paire.

3o *Papilles coniques*. Ce sont les plus nombreuses de toutes : elles occupent l'espace compris entre les papilles lenticulaires, les bords et la pointe de la langue. Leur arrangement est plus régulier en arrière qu'en devant. Elles ressemblent à de petits cônes qui tiennent par leur base au corps de la langue, et dont le sommet est libre. Les postérieures sont plus grosses et verticales ; les antérieures, plus minces, sont un peu inclinées et ont un sommet plus mobile. Celles de ces papilles qui sont placées sur la partie antérieure des bords de l'organe, sont filiformes. Elles paraissent produites par l'épanouissement des filets du nerf lingual (1644) ; elles sont enveloppées d'un lacis vasculaire très apparent. — Pressées les unes contre les autres, elles laissent souvent entre elles, d'espace en espace, des intervalles ou espèces de gerçures irrégulières, plus fréquentes antérieurement que postérieurement.

2069. Les nerfs de la langue lui sont donnés par les nerfs maxillaires inférieurs (1638), glosso-pharyngiens (1674) et hypo-glosses (1698). Les filets de ces deux derniers appartiennent spécialement à ses muscles ou à ses follicules mucipares; le premier se distribue à la membrane muqueuse, et aux papilles coniques en particulier.

2070. Les artères de la langue lui sont fournies par les linguales des carotides externes, et par les palatines et tonsillaires des labiales. Ses veines sont la superficielle de la langue, la ranine, la linguale, la submentale : elles vont s'ouvrir dans celles du pharynx et du larynx. Ses vaisseaux lymphatiques se rendent dans des ganglions situés sur le bord des muscles hyo-glosses.

2071. Au-dessous de la membrane muqueuse, on ne trouve presque point de tissu cellulaire, si ce n'est au-delà du trou borgne, entre les fibres charnues et les replis glosso-épiglottiques (1465), où l'on en aperçoit une couche dense, jamais graisseuse, membraniforme, et fixée sur la concavité de l'os hyoïde. Elle a environ un pouce de longueur, et reçoit en devant quelques fibres des muscles génio-glosses et de la base de la langue.

Entre les fibres charnues de la langue, on trouve, d'ailleurs, une graisse très fine, plus abondante en arrière qu'en avant, et qui ne paraît enveloppée par aucun tissu.

2072. Derrière chacune des franges formées sous la langue par la membrane muqueuse, on aperçoit une masse glanduleuse, amygdaloïde, granuleuse, d'un gris rougeâtre, parcourue par beaucoup de vaisseaux sanguins et par des filets du nerf lingual maxillaire inférieur.

ARTICLE CINQUIÈME.

De la Peau considérée comme Organe général de la Taction.

2073. La peau constitue l'enveloppe générale du corps, sous la forme d'une membrane dense, serrée, résistante, assez épaisse, très flexible, très extensible, exposée au contact immédiat de l'air, et percée au niveau des yeux, des narines, des oreilles, de la bouche, de l'anus, des parties génitales, par des orifices plus ou moins grands, mais constamment garnis de poils plus ou moins forts et apparents : dans le contour de ces ouvertures, elle se continue constamment aussi avec des membranes muqueuses.

2074. La *surface externe* de la peau est surmontée d'un grand nombre de petites éminences analogues aux papilles, et sillonnées d'une infinité de rides, les unes dépendantes de l'action des muscles, comme au front et aux paupières, à la paume de la main et à la plante des pieds ; les autres produites par les rangées des papilles, comme au bout des doigts et des orteils, ou par la présence d'une articulation, ou, enfin, par une disposition particulière du tissu cellulaire, comme au cou.

Cette même surface externe de la peau est couverte de poils qui varient suivant les régions qu'ils occupent, et qui n'existent pas à toutes les époques de la vie. Elle présente en outre une multitude de pores, dont les uns sont les orifices excréteurs de follicules sébacés, tandis que les autres sont des bouches exhalantes et absorbantes. Ces derniers sont peu visibles sans le secours des instruments d'optique.

2075. La couleur de la peau n'est pas la même chez les différents peuples de la terre ; elle varie même beaucoup suivant les individus. Elle est noire chez les Nègres, cuivreuse chez les Américains, basannée chez les Arabes, blanche ou rosée chez les Européens. En général aussi, cette membrane est plus fine et plus blanche dans les femmes et les enfants, que dans les adultes et les hommes. Chez les vieillards, elle devient sèche et aride.

2076. La *surface interne* de la peau est unie aux diverses parties qu'elle couvre par un tissu cellulaire dont la nature et la disposition ne sont point les mêmes dans toute l'étendue du corps. Il est en général rempli de vésicules adipeuses (820) ; mais, dans quelques parties, il en est absolument dépourvu, comme aux paupières, au scrotum, à la verge, etc. L'adhérence de la peau aux organes subjacents ne varie pas moins ; elle est souvent peu marquée, comme au cou, au bas-ventre ; d'autres fois, cette membrane fournit des points d'attache à des muscles, comme au front, au sourcil, à la paume des mains, etc.

2077. La peau est composée de trois couches bien distinctes, le derme ou *chorium*, le corps muqueux réticulaire, et l'épiderme ou cuticule.

1° *Du Derme* (Δερμα, Χοριον des Grecs).

2078. C'est la partie la plus épaisse de la peau; sa teinte est blanche, sa force considérable ; il repose au-dessus du tissu cellulaire graisseux, et est composé de fibres lamelleuses et d'alvéoles. Ceux-ci sont analogues à ceux qu'on observe dans le tissu cellulaire graisseux, et paraissent seulement plus petits. Les fibres lamelleuses sont formées d'une manière inextricable par du tissu cellulaire, des artères, des veines et des nerfs. Le tissu qui en résulte est plus ferme et plus dense extérieurement, plus épanoui et plus lâche intérieurement.

L'épaisseur du derme varie suivant les régions du corps, l'âge et le sexe. Dans toute la partie postérieure du tronc, il a une épaisseur presque double de celle qu'il présente à sa partie antérieure. Aux mamelles, à la verge, au scrotum, aux grandes lèvres, il est remarquable par sa ténuité. Sa face interne ne se distingue du tissu cellulaire que par une différence de densité; sur toute la ligne médiane, excepté à la partie antérieure du cou, son adhérence est assez prononcée, quoique moins intime qu'à la paume des mains et à la plante des pieds. Cette même surface interne présente aussi des ouvertures par où des poils s'introduisent dans le derme pour le traverser; elles ont à peu près un tiers de ligne de diamètre, et sont plus ou moins nombreuses; dans l'adulte, on en rencontre ordinairement cent par pouce carré à la cuisse, et deux cents au bras.

La surface extérieure du derme est, dans toutes ses régions, parsemée d'aspérités plus ou moins prononcées, qui sont séparées à la paume des mains et à la plante des pieds par des dépressions régulières; là, ces aspérités sont disposées en sillons parallèles, rectilignes, circulaires ou spiroïdes, et apparents à travers l'épiderme. Chacun d'eux est partagé en deux plus petits par un léger enfoncement longitudinal, formé d'une série de petites excavations au nombre de quatre ou cinq par ligne. On a nommé *Papilles* les aspérités du derme.

2° *Du Corps muqueux réticulaire.*

2079. Il se compose de quatre couches bien distinctes, qui sont, de dedans en dehors: 1° un tissu vasculaire sanguin; 2° un tissu blanc; 3° un assemblage de petites granulations; 4° un autre tissu blanc.

2080. La *première Couche* (*Bourgeons sanguins*, Gaultier) est essentiellement formée par les vaisseaux de la peau, disposés en bourgeons, qui surmontent les aspérités du derme auquel ils sont peu adhérents, et qui, à la plante des pieds et à la paume des mains, sont rangés dans l'ordre des sillons papillaires.

Chacun de ces bourgeons est formé de petits filaments rougeâtres partant isolément de chacune des aspérités qui existent sur le dos des sillons du derme. Ces filaments, au nombre de douze, quatorze ou dix-huit, s'élèvent à angle droit, et sont enveloppés d'un tissu assez blanc, comme parenchymateux, qui les réunit en un bourgeon conoïde, divisé jusqu'à sa base en deux parties à peu près égales. Légèrement flexueux, ils se replient beaucoup sur eux-mêmes, mais ne s'entrelacent jamais.

Des parties latérales de ces bourgeons partent de petites productions blanches qui pénètrent dans la seconde couche. De leur sommet s'élèvent un ou deux petits vaisseaux qui traversent l'épiderme et viennent s'ouvrir à la superficie de la peau.

2081. La *seconde Couche* (*Couche albide profonde*, Gaultier) repose sur les bourgeons sanguins et dans les intervalles du derme qui les séparent. Dans l'enfoncement des sillons, on voit, après une macération convenable, un très grand nombre de prolongements cylindriques, régulièrement espacés, qui sortent de cette couche pour pénétrer dans l'épaisseur du chorion. Sa surface externe offre les mêmes saillies, les mêmes enfoncements qu'on remarque sur l'épiderme.

2082. La *troisième Couche* (*Gemmules*, Gaultier) est chargée de matière colorante, brune chez le Nègre, d'un blanc opaque dans l'Européen. Elle semble composée d'une suite de petits corps convexes en dehors, concaves en dedans, et contigus entre eux. Leur nombre est égal à celui des bourgeons sanguins, car chacun d'eux correspond médiatement à un de ces bourgeons.

2083. La *quatrième Couche* (*Couche albide superficielle*,

Gaultier) est blanche et d'une extrême ténuité. Elle forme une enveloppe membraneuse générale percée par les poils et adhérente à l'épiderme.

3° De l'Épiderme ou Cuticule (Cuticula).

2084. C'est une enveloppe dense, imperméable, tout-à-fait superficielle, et séparée du derme par le corps muqueux réticulaire, à la quatrième couche duquel elle adhère par sa surface interne. L'épiderme est d'une épaisseur variable, toujours en rapport avec le volume des bourgeons sanguins, et paraît formé de plusieurs couches superposées. C'est lui qui présente toutes les rides et tous les sillons dont nous avons parlé en décrivant la surface extérieure de la peau. Il est mince, transparent et inaltérable à l'air. Son tissu est ferme et serré; mais sa structure intime est encore peu connue: il semble extérieurement composé d'un grand nombre de petites écailles placées les unes au-dessous des autres. Des vaisseaux exhalants le traversent sans s'y ramifier; on n'y trouve ni nerfs ni vaisseaux sanguins.

2085. Les artères de la peau viennent par ramifications nombreuses et courtes de plusieurs troncs cachés dans la profondeur des muscles ou dans leurs interstices. D'abord elles se divisent, et s'anastomosent dans le tissu cellulaire sous-cutané; puis elles pénètrent dans le derme pour se rendre dans la première couche du corps muqueux réticulaire (2080), d'où partent, en outre, les radicules des veines de la peau, moins connues que ses artères, et probablement aussi des vaisseaux lymphatiques. Tous ces vaisseaux forment donc au-dessus du derme, une couche dont nous avons parlé, et où leur ténuité est si grande qu'avec la pointe d'une aiguille on peut en léser plusieurs à la fois.

2086. Les nerfs de la peau sont très nombreux et très

déliés, et ne peuvent pas être suivis au-delà du derme. Comment se terminent-ils? Sont-ce véritablement eux qui constituent les papilles? On l'ignore.

2087. Dans toute l'étendue de la peau, excepté à la paume des mains et à la plante des pieds, on trouve une foule de petits follicules sébacés qui versent à sa superficie un fluide onctueux qui en entretient la souplesse, et la défend en partie contre l'action des corps extérieurs. Leur existence est liée constamment à celle des poils, en sorte que les endroits qui présentent le plus de ceux-ci, comme le crâne, le pubis, les aisselles, etc., sont aussi ceux où on trouve le plus de ces follicules, dont les uns sont isolés, plus volumineux, utriculaires, et ont un canal excréteur très court, tandis que les autres sont beaucoup plus petits, et agglomérés en couronne dans la capsule où se trouve renfermée la racine de chaque poil (1).

(1) La plupart des faits consignés ici pour l'histoire de la peau sont dus aux recherches de feu le docteur Gaultier, qui les a publiés dans une thèse soutenue à la Faculté de Médecine de Paris, en 1811.

CLASSE SECONDE.

ARTICLE PREMIER.

ORGANES DE LA DIGESTION.

§ Ier. *De la Bouche, du Pharynx et de l'OEsophage, ou des Organes de la Mastication et de la Déglutition.*

1° *De la Bouche* (Στόμα des Grecs, *Os* des Latins).

2088. On entend par bouche une cavité à peu près ovale, comprise entre les deux mâchoires, interceptée latéralement par les joues, circonscrite en devant par les lèvres, en arrière par le voile du palais et par le pharynx, en haut par la voûte palatine, en bas par la langue. Sa direction est horizontale. Son diamètre vertical est exposé aux plus grandes variations, en raison des mouvements de la mâchoire inférieure; l'antéro-postérieur est plus fixe, et ne varie que par les mouvements des lèvres; le transverse est dans le même cas, parce qu'il est limité par les joues. Tous ces diamètres présentent en outre aussi de nombreuses différences individuelles. Les parois de la bouche et les divers organes qu'elle contient sont tapissés par une membrane muqueuse commune.

a. *Du Trajet de la Membrane muqueuse de la Bouche.*

2089. En bas, elle commence sur le bord libre de la lèvre inférieure, dont elle tapisse la face postérieure, pour se réfléchir ensuite sur le corps de l'os maxillaire;

là, elle forme, au niveau de la symphyse du menton, un repli plus marqué en bas qu'en haut, et nommé le *frein de la lèvre inférieure* : il se perd insensiblement sur celle-ci. Ensuite la membrane envoie dans chaque alvéole un prolongement qui affermit l'implantation des racines des dents et se continue avec un feuillet membraneux qui tapisse ces cavités. Elle se porte de là sur la face postérieure du corps de l'os maxillaire inférieur, forme, au niveau de la symphyse, le frein de la langue (2066), recouvre, comme nous l'avons dit, toute la superficie de cet organe, gagne l'épiglotte, et se continue avec la membrane muqueuse du larynx (1670), et avec celle du pharynx.

2090. En haut, elle commence sur le bord libre de la lèvre supérieure, forme, entre elle et les os maxillaires supérieurs, un *frein* analogue à celui de la lèvre inférieure, gagne l'arcade alvéolaire supérieure, envoie un prolongement dans les alvéoles correspondants, passe à la voûte du palais, dont elle bouche le trou antérieur et les deux trous postérieurs, reçoit les nerfs et les vaisseaux qui les traversent, et se réfléchit au-devant du voile du palais, sur le bord libre duquel elle se continue avec la membrane pituitaire (2084).

2091. De chaque côté, cette membrane, partie de la commissure des lèvres, tapisse les joues, au milieu desquelles elle offre l'orifice du canal parotidien, et se porte sur les branches de l'os maxillaire inférieur, en formant un repli vertical au niveau de leur bord antérieur ; tout-à-fait en arrière, elle se contourne sur les muscles glosso-staphylins (1056) et pharyngo-staphylins (1053), pour fermer les piliers du voile du palais, entre lesquels elle recouvre les tonsilles ; au-delà, elle se continue avec la membrane du pharynx.

2092. La membrane muqueuse de la bouche offre de nombreuses variétés de structure, suivant les régions de la cavité où on l'examine : cependant on peut lui assigner comme caractère général, de renfermer dans son épaisseur une grande quantité de follicules mucipares qui semblent même former dans quelques endroits une couche membraneuse particulière, et d'être recouverte d'un épiderme très prononcé.

b. *Des Lèvres et de l'Ouverture antérieure de la Bouche.*

2093. Les lèvres (*Labia*) sont deux espèces de voiles mobiles, composés de divers faisceaux musculaires, parsemés de nerfs, de vaisseaux, recouverts par la peau et par la membrane muqueuse commune de la bouche, qui terminent cette cavité antérieurement, et servent à la mastication des aliments et à la prononciation des mots. Distinguées en supérieure et inférieure, les lèvres sont placées au devant de l'une et de l'autre mâchoire, et ont une épaisseur exposée à de nombreuses variations individuelles, mais très prononcée en particulier chez les Nègres. Entre elles existe une fente transversale qui est l'*Ouverture antérieure de la Bouche.*

Ordinairement un peu plus avancée que l'inférieure, la lèvre supérieure offre, en devant et au milieu, une gouttière verticale, assez large et peu profonde, qui semble se continuer avec la cloison du nez (2044). En arrière, elle est recouverte par la membrane muqueuse qui y forme un repli particulier. Son bord libre, tourné en bas, est arrondi et couvert d'une pellicule rouge très mince, sur laquelle on remarque quelques rides dirigées dans le sens de l'épaisseur de la lèvre, et un épiderme très prononcé : à la partie moyenne de ce bord existe une saillie légère, bornée latéralement par deux enfoncements plus ou moins marqués suivant les sujets.

La lèvre inférieure présente, antérieurement et sur la ligne médiane, une très légère saillie verticale et une dépression transversale assez étendue qui la sépare du menton. En arrière, elle est recouverte par la membrane muqueuse de la bouche, qui lui forme un frein beaucoup plus court que celui de la supérieure. Son bord libre est plus marqué aussi que le sien ; tourné en haut, déprimé au milieu, un peu proéminent à droite et à gauche, il a d'ailleurs une disposition absolument analogue.

La lèvre inférieure a moins d'étendue verticale que la supérieure ; toutes deux, au reste, se réunissent latéralement à l'aide de deux angles aigus qu'on appelle leurs *Commissures*. Ces commissures, un peu déprimées, ne présentent aucune trace de tissu fibreux, et sont entièrement charnues.

2094. *Couche dermoïde des Lèvres.* La peau qui revêt les lèvres ne diffère en rien de celle qui se rencontre sur les autres parties du corps : seulement elle est beaucoup plus fine et plus délicate ; le tissu cellulaire qui l'unit aux parties subjacentes ne contient presque point de graisse ; chez l'homme adulte, elle est recouverte d'une plus ou moins grande quantité de poils ; dans la femme, elle ne présente point la même disposition, si ce n'est dans quelques cas assez rares. Très nombreux à la lèvre supérieure, ces poils y forment deux rangées obliques réunies au-dessous du nez et prolongées jusqu'aux commissures : c'est ce qu'on nomme les *Moustaches*. A la lèvre inférieure, ils sont moins multipliés et font partie de la *Barbe* proprement dite ; on les observe surtout dans la dépression qui sépare cette lèvre du menton.

2095. *Couche musculaire des Lèvres.* Elle a déjà été décrite ; elle est formée, pour la lèvre supérieure, par les muscles releveurs communs, releveurs propres, petits zygomatiques et abaisseurs des aîles du nez ; pour l'inférieure, par les muscles carrés et releveurs du menton ; pour les commissures, par les muscles buccinateurs, triangulaires, canins et grands zygomatiques ; enfin leur bord libre est spécialement constitué par l'orbiculaire.

2096. *Couche muqueuse des Lèvres.* Ici la membrane muqueuse est remarquable par sa rougeur, par le petit nombre de villosités qui paraissent sur sa surface, et par son épiderme très distinct. Entre elle et la couche précédente, on rencontre une multitude de follicules mucipares volumineux, arrondis et saillants, isolés pour la plupart les uns des autres, et ouverts par un orifice fort apparent à la face postérieure des lèvres : on les nomme ordinairement *Glandes labiales.*

2097. Les artères des lèvres leur viennent toutes de la carotide externe, et en particulier des branches labiales, submentales, mentonnières, buccales, sous-orbitaires, alvéolaires et transversales de la face. Les veines leur correspondent et vont s'ouvrir dans les deux jugulaires. Leurs vaisseaux lymphatiques descendent vers les ganglions qui sont situés au-dessous du menton, dans le trajet de l'artère submentale. Leurs nerfs sont donnés par les nerfs sous-orbitaires (1644), mentonniers (1653) et faciaux (1670).

c. Du Voile du Palais et de l'Ouverture postérieure de la Bouche.

2098. Le voile du palais (*Septum staphylin,* Chauss.) est une cloison mobile, molle, large, épaisse, appendue à l'extrémité de la voûte du palais, et séparant la bouche du pharynx. Sa forme est à peu près quadrilatère. Ses deux *faces antérieure et postérieure* sont lisses et n'offrent rien de remarquable, si ce n'est la première, qui présente à sa partie moyenne une petite saillie formée par le muscle palato-staphylin (1059); leur direction varie suivant les mouvements exécutés par le voile du palais. Son *bord supérieur* est fort épais et fixé à la voûte du palais; l'*inférieur* est libre et flottant au-dessous de la base de la langue; il offre à sa partie moyenne un appendice ou prolongement, qu'on nomme la *Luette* (*Uvula*).

La luette a une forme conique ; elle est plus ou moins volumineuse et plus ou moins longue suivant les individus ; elle semble faire du bord inférieur du voile du palais une arcade à double cintre, et terminée de chaque côté par deux piliers qui se continuent avec la langue et avec le pharynx.

Ces piliers du voile du palais sont placés l'un au-devant de l'autre, et séparés par un écartement triangulaire où se trouvent logées les tonsilles ; ils sont réunis à leur partie supérieure, mais ils divergent inférieurement. L'antérieur est oblique, et renferme dans son épaisseur le muscle glosso-staphylin ; le postérieur est presque vertical et formé par une portion du muscle pharyngo-staphylin intérieurement.

2099. *Couche muqueuse du Voile du palais.* Elle forme une espèce de duplicature dans laquelle est contenue la couche musculeuse, et se continue en devant avec la membrane de la bouche, en arrière avec celle des fosses nasales, en sorte que les membranes palatine et pituitaire se réunissent sur le bord libre du voile du palais. Le feuillet antérieur de cette couche est moins rouge que le postérieur, et recouvre une multitude de follicules muqueux, lesquels sont étendus au-devant des muscles, et si serrés qu'ils se touchent tous ; ils forment presque à eux seuls toute l'épaisseur de la luette. Ils sont jaunâtres, arrondis, comprimés ; leur orifice excréteur est fort peu apparent. Ces follicules sont bien moins nombreux et moins gros sous le feuillet postérieur.

2100. *Couche musculaire.* On connaît déjà les muscles qui la forment : ce sont les péristaphylins internes (1051) et externes (1046), les glosso-staphylins (1057), les pharyngo-staphylins (1059) et le palato-staphylin (1053).

2101. Les artères du voile du palais sont fournies par

la maxillaire interne, la labiale et la pharyngienne supérieure. Ses veines se réunissent à celles de la langue et du pharynx et s'ouvrent dans la jugulaire interne. Ses nerfs sont fournis par le ganglion de Meckel et viennent des rameaux palatins (1856); le nerf glosso-pharyngien lui fournit aussi quelques filets (1685).

2102. Au-dessous du voile du palais, est l'ouverture postérieure de la bouche, dont la forme est à peu près quadrilatère, et que bornent la base de la langue, le voile et la voûte du palais, et les piliers latéraux de ce voile, ainsi que les tonsilles. Sa grandeur n'est, dans aucun cas, comparable à celle de l'ouverture antérieure; elle est néanmoins sujette à varier, mais seulement de haut en bas, car, sur les côtés, elle est spécialement limitée par les apophyses ptérygoïdes, qui sont des parties immobiles.

d. *Des Tonsilles ou Amygdales* (Tonsillæ s. Amygdalæ).

2103. Ces corps logés entre les piliers du voile du palais, dans un enfoncement particulier, ont été nommés *Amygdales* en raison de leur forme qu'on a comparée à celle d'une amande recouverte de son enveloppe ligneuse. Leur volume varie suivant les sujets. Il en est de même de leur figure. Ils représentent un ovoïde dont la *grosse extrémité*, tournée en haut, répond au point de réunion des piliers du voile, tandis que la *petite*, regardant en bas, repose sur la base de la langue. Leur *face externe* est adhérente au muscle constricteur supérieur du pharynx; l'*interne*, convexe et libre, fait une saillie plus ou moins considérable, et constitue les côtés de l'isthme du gosier. Leur *côté antérieur* est appliqué contre le muscle glosso-staphylin, et le *postérieur* contre le pharyngo-staphylin.

2104. Les tonsilles semblent se continuer avec les follicules mucipares de la base de la langue (2019, 1°), et sont divisées en plusieurs lobes, tantôt continus et tantôt séparés les uns des autres. Elles ont une teinte grisâtre, plus ou moins rosée, et paraissent formées par un tissu pulpeux analogue à celui de ses follicules. Elles sont remplies en dedans par des cellules qui s'ouvrent manifestement sur leur face interne, où l'on en voit fort bien les orifices, qui sont très larges. Ces cellules, dont la forme et la disposition varient beaucoup, sont plus marquées en haut qu'en bas; elles communiquent le plus souvent les unes avec les autres; mais quelquefois aussi elles sont isolées. La membrane muqueuse de la bouche s'y introduit et en tapisse les parois : dans leur fond s'ouvrent des conduits excréteurs qui viennent d'un amas de follicules qui forme l'épaisseur de la tonsille en dehors.

2105. Les artères des tonsilles proviennent des linguales, des palatines inférieures et des maxillaires internes. Leurs nerfs sont fournis par le *Circulus tonsillaris* que forment les nerfs lingual et glosso-pharyngien (1684). On ignore la nature du fluide séparé par ces organes; il paraît être analogue aux autres humeurs muqueuses. Les cellules dont nous avons parlé lui servent de réservoirs.

e. *Des Joues* (Genæ).

2106. Elles forment les parois latérales de la bouche, sans constituer pour cela un organe particulier et distinct. Extérieurement, elles n'ont point de limites précises; elles se continuent en haut avec la pommette et la paupière inférieure; en bas, elles descendent jusqu'à la base de la mâchoire; en devant, elles se terminent aux ailes du nez et à la glande parotide. Intérieurement, elles sont bornées d'une manière exacte, en haut et en bas, par des replis de la membrane muqueuse de la bouche, qui les abandonnent pour gagner les os maxillaires; en arrière, par les piliers antérieurs du voile du palais, et, en devant, par la commissure des lèvres.

Leur épaisseur varie beaucoup suivant le plus ou moins d'embonpoint individuel : ainsi, souvent, elles forment saillie en dehors, et quelquefois elles semblent rentrer du côté de la bouche.

2107. *Couche dermoïde des Joues.* La peau qui couvre les joues est très fine, et garnie, dans l'homme adulte, d'une grande quantité de poils qui constituent la *Barbe* en partie. Observons cependant que ces poils n'existent point dans sa région moyenne, en sorte que là elle est tout-à-fait à nu ; elle paraît encore contenir dans cet endroit un grand nombre de vaisseaux sanguins : aussi y est-elle ordinairement plus colorée qu'ailleurs. Elle est séparée ordinairement du muscle buccinateur par une grande quantité de graisse, laquelle forme même fréquemment une masse isolée.

Souvent, chez les vieillards et les valétudinaires, les joues sont sillonnées par des rides qui n'existent point dans les sujets jeunes et bien portants.

2108. *Couche musculaire.* Elles est composée des muscles buccinateur, masséter, grand et petit zygomatiques et d'une portion du peaucier. Entre le grand zygomatique et le buccinateur, on trouve encore une grande quantité d'une graisse molle et jaunâtre, contenue dans un tissu cellulaire fort lâche.

2109. *Couche muqueuse.* Ici la membrane commune est plus mince que dans les autres parties de la bouche. Elle recouvre un grand nombre de follicules qu'on nomme ordinairement les *Glandes buccales.* Ils ont les plus grands rapports avec ceux des lèvres (2096) ; leurs orifices sont semés irrégulièrement à la face interne de la joue, et bien distincts de celui du canal parotidien, qui est marqué par une saillie particulière au milieu de cette région, près de la troisième dent molaire supérieure.

Tout-à-fait en arrière, entre les muscles masséter et buccinateur, sont deux petits corps formés de l'assemblage de plusieurs de ces follicules : on les a désignés sous le nom de *Glandes molaires*, parce que l'orifice de leur conduit excréteur est situé vis-à-vis la dernière dent molaire.

2110. Les artères des joues viennent de la labiale, de la transversale de la face, de la buccale, de l'alvéolaire supérieure et de la sous-orbitaire. Les veines leur correspondent et se déchargent dans les deux jugulaires. Leurs vaisseaux lymphatiques se rendent dans les ganglions du cou. Leurs nerfs leur sont donnés par les nerfs sous-orbitaires, facial, buccal, massétérin, etc. Quelques-uns leur viennent aussi du plexus cervical.

f. *Du Palais* (Palatum, Fornix Palati),

2111. On nomme ainsi la partie supérieure de la bouche, bornée en devant par le bord adhérent de la lèvre supérieure, en arrière par la base du voile du palais, et latéralement par les joues. Il représente une espèce de voûte parabolique un peu plus longue que large, horizontale, peu concave, absolument immobile. Une ligne blanche légèrement enfoncée, parcourt le palais d'avant en arrière et dans le trajet de la ligne médiane du corps : à l'extrémité antérieure de cette ligne, entre les deux dents incisives supérieures moyennes, est un tubercule peu saillant qui répond à l'orifice inférieur du canal palatin antérieur (360).

2112. *Portion osseuse du Palais.* Elle est formée par l'arcade alvéolaire supérieure, par la face inférieure des apophyses palatines des os maxillaires supérieurs et des portions horizontales des os palatins. Elle est déjà connue entièrement (371).

2113. *Membrane palatine* et *Gencives.* Sur la voûte palatine, la membrane muqueuse commune est plus dense, plus épaisse et moins rouge que dans les autres parties de la bouche. A sa partie antérieure, elle présente des rugosités transversales dont le nombre et l'étendue varient, et en cet endroit elle a plus d'épaisseur qu'en arrière. Dans le reste de son étendue, elle est lisse et parsemée de beaucoup de trous, qui sont les orifices des follicules muqueux placés entre elle et la voûte osseuse du palais. Ces follicules deviennent plus nombreux à mesure qu'on approche du voile. Dans leurs intervalles, des prolongements très marqués unissent le périoste et la membrane muqueuse, en sorte que celle-ci est totalement immobile : c'est entre les deux feuillets qui résultent de cette réunion que rampent les nerfs et les vaisseaux.

La membrane palatine se continue en devant et sur les côtés avec les gencives, espèce de tissu rougeâtre, ferme et solide, qui couvre les deux côtés de chaque arcade alvéolaire, et remplit les intervalles qui restent entre les dents, dont il environne le collet d'une manière exacte. Les gencives se continuent antérieurement avec la membrane interne des joues et des lèvres. Leur nature intime est assez difficile à connaître ; elles se confondent avec le périoste, reçoivent beaucoup de vaisseaux sanguins, et paraissent composées d'une couche pulpeuse et d'une couche fibreuse, recouvertes par la membrane muqueuse. On ne trouve aucun follicule dans leur épaisseur; mais la membrane muqueuse qui a concouru à les former se prolonge dans les alvéoles, et, du fond de ces cavités, envoie dans la cavité de chacune des dents un prolongement renflé qui la remplit exactement et qu'on a nommé la *Pulpe* ou le *Noyau* de la dent (341). Bonn, Walther, Lavagna ont signalé ce fait, généralement admis aujourd'hui.

2114. Les artères du palais et des gencives viennent des branches palatines, alvéolaires, sous-orbitaires, labiales et buccales, et pour les gencives inférieures en particulier, des submentales et mentonnières. Les veines leur correspondent. Les nerfs sont fournis par les nerfs palatins (1847), faciaux, sous-orbitaires, dentaires supérieurs et inférieurs et par le ganglion naso-palatin (2852, 2°).

2° *Du Pharynx* ou (1) *Arrière-Bouche.*

a. Conformation générale.

2115. Le pharynx est une espèce de canal musculo-membraneux, symétrique, placé sur la ligne médiane du corps et irrégulièrement infundibuliforme. Il s'étend depuis la base du crâne jusque vers la région moyenne du cou. Borné *en haut* par l'apophyse basilaire de l'occipital, il se continue *en bas* avec l'œsophage, et *en dedans* avec les fosses nasales, la bouche et la cavité du larynx, répondant au voile du palais dans leur intervalle. *En arrière*, il repose sur la colonne vertébrale et sur les muscles longs du cou et droits antérieurs de la tête. Sur *ses côtés*, il est en contact avec les artères carotides primitives et internes, avec les veines jugulaires internes, les nerfs pneumo-gastriques, et, tout-à-fait supérieurement, avec une petite portion des muscles ptérygoïdiens internes. Il est uni à ces diverses parties par un tissu cellulaire lamelleux, dépourvu de graisse et très extensible.

2116. La cavité du pharynx, d'une forme impossible à déterminer au juste, manque de paroi en avant, au niveau des fosses nasales et de la bouche. Alongée verticalement, elle est étroite en haut, où elle est arrêtée de chaque côté par les apophyses ptérygoïdes; dans le milieu, elle devient beaucoup plus large, parce qu'elle s'étend jusqu'aux extrémités des grandes cornes de l'os hyoïde et du cartilage thyroïde; en bas, elle se rétrécit progressivement jusqu'au niveau de la trachée-artère, où

(1) Φάρυγξ des Grecs.

commence l'œsophage. D'après cette disposition, le pharynx n'existe réellement qu'en arrière : c'est donc plutôt véritablement une simple demi - cavité qu'une cavité entière. Depuis la base du crâne jusqu'au-dessous de l'ouverture du larynx, ses parois sont constamment écartées, tandis que plus bas elles sont contiguës les unes aux autres.

2117. On peut distinguer plusieurs parois à la *surface interne* du pharynx. La *postérieure*, aplatie, n'offre rien de notable, et peut être aperçue au fond de la bouche quand on ouvre celle-ci. L'*antérieure* présente en haut les ouvertures postérieures des fosses nasales, au milieu la face postérieure du voile du palais et de la luette, plus bas l'ouverture gutturale de la bouche, la base de la langue, l'épiglotte, l'entrée du larynx, et enfin la face postérieure de cet organe. Les deux *latérales* sont étroites; on observe à leur partie supérieure le pavillon des trompes d'Eustachi (1991), tout près des ouvertures des fosses nasales.

2118. *En haut*, le pharynx est attaché d'une manière solide à l'apophyse basilaire par l'aponévrose céphalo-pharyngienne, à laquelle se fixe une partie des fibres des muscles constricteurs supérieurs (1089) ; plus forte et plus dense au milieu que sur les côtés, elle constitue là, à elle seule, la partie résistante de l'organe. Elle se confond en bas insensiblement avec la membrane muqueuse.

2119. *En bas*, la séparation du pharynx et de l'œsophage est indiquée par un rétrécissement subit à l'extérieur, et bien remarquable par un changement de direction dans les fibres charnues.

b. Organisation du Pharynx.

2120. *Couche musculeuse.* Les muscles qui la composent sont les six muscles constricteurs, les deux stylo-pharyngiens (1095), et les deux pharyngo-staphylins (1053) : nous les connaissons déjà. Observons seulement que leurs fibres, plus ou moins obliques, forment des plans qui s'entrecroisent dans diverses directions.

2121. *Membrane muqueuse.* Elle se continue en haut avec la membrane pituitaire, au milieu avec celle de la bouche, en bas avec celle du larynx et de l'œsophage, et sur les côtés avec celles des trompes d'Eustachi. Après avoir recouvert l'aponévrose céphalo-pharyngienne et la paroi postérieure du pharynx, aux muscles de laquelle elle tient par un tissu cellulaire assez lâche, elle se prolonge sur le voile du palais, se réfléchit sur ses piliers, s'enfonce dans les deux espaces qui séparent latéralement les cartilages thyroïde et cricoïde (1464), tapisse la partie postérieure de ce dernier, passe sur les côtés du larynx, et se trouve appliquée sur les muscles aryténoïdiens, crico-aryténoïdiens postérieurs et thyro-aryténoïdiens (1459).

Cette membrane a une teinte rouge très prononcée; elle est lisse, dépourvues de villosités, et n'offre que quelques inégalités dues à la présence des follicules mucipares. Elle a évidemment plus d'épaisseur en haut qu'en bas; elle est recouverte d'un épiderme très mince, et plissée dans sa partie qui correspond au pharynx. Elle est parsemée d'une multitude de vaisseaux capillaires. Ses follicules sont plus abondants supérieurement qu'inferieurement; ils sont ovoïdes et assez volumineux; leurs orifices sont forts apparents.

2122. Le pharynx reçoit de chaque côté deux artères principales, la pharyngienne supérieure et l'inférieure, la première venant de la carotide externe, et l'autre de la maxillaire interne; les palatines inférieures et les thyroïdiennes supérieures et inférieures lui envoient aussi quelques ramifications. Ses veines se rendent dans les jugulaires internes, dans les thyroïdiennes et dans les labiales. Ses vaisseaux lymphatiques se dirigent vers les ganglions placés près de la bifurcation de la veine jugulaire interne. Ses nerfs lui viennent des glosso-pharyngiens, des pneumo-gastriques, et des ganglions cervicaux supérieurs et moyens, dont les filets entrelacés constituent le *Plexus pharyngien* (1682).

3° *De l'Œsophage* (1) (Gula, Œsophagus).

a. Conformation générale.

2123. L'œsophage est un conduit musculo-membraneux qui s'étend depuis la partie inférieure du pharynx jusqu'à l'orifice supérieur de l'estomac; il commence par conséquent au cou vers la cinquième vertèbre, et se termine entre les piliers du diaphragme. Il a en général une direction verticale; mais il offre quelques inflexions partielles. A son origine, immédiatement au-dessous du pharynx, il est placé sur le trajet de la ligne médiane, qu'il abandonne au-dessous du larynx pour se dévier à gauche; en sorte que, tout-à-fait au bas du cou, il est situé derrière le côté correspondant de la trachée-artère. En entrant dans la poitrine, il se rapproche de sa direction primitive jusqu'à l'origine des bronches, où il la reprend tout-à-fait jusqu'au moment où il quitte cette cavité: alors il se dirige de nouveau à gauche en pénétrant dans l'abdomen, où il se termine au bout d'un trajet fort court.

2124. Ce conduit est cylindroïde et légèrement comprimé de devant en arrière dans l'état de vacuité. Il est uni aux parties voisines par un tissu cellulaire extensible, très lâche, et renfermant quelques ganglions lymphatiques.

---

(1) R. B. Οἴω, *fero*; et φάγω, *comedo*, c'est-à-dire *porte-manger*.

2125. Dans sa *portion cervicale*, l'œsophage correspond, *en devant* et de haut en bas, au larynx, au lobe gauche du corps thyroïde, à la moitié gauche de la trachée-artère, aux vaisseaux thyroïdiens gauches inférieurs, dont il croise la direction, et au muscle sterno-thyroïdien; en *arrière* au ligament vertébral commun antérieur et au muscle long du cou du côté gauche; *latéralement* d'abord aux artères carotides primitives et aux veines jugulaires internes, et ensuite à droite à la trachée-artère, à gauche au nerf récurrent et à l'artère carotide de ce côté.

2126. Dans sa *portion thoracique*, l'œsophage, entièrement renfermé dans le médiastin postérieur, répond *en devant* un peu à la trachée-artère, puis en entier à la bronche gauche, dont il croise la direction, et enfin à la base du cœur et à la partie postérieure du péricarde; en *arrière* à la colonne vertébrale, à la courbure de la veine azygos, au canal thoracique, et tout-à-fait inférieurement à l'aorte; *latéralement*, il avoisine les poumons, ayant l'aorte à sa gauche.

2127. Ce conduit est un peu plus large à son origine que dans le reste de son étendue, excepté cependant au moment où il se joint à l'estomac. Sa *surface extérieure* est lisse dans toute son étendue; rougeâtre en haut, elle prend une teinte blanche en descendant; elle présente beaucoup de stries longitudinales parrallèles. Sa *surface intérieure* est bien plus blanche que celle du pharynx; elle offre constamment des plis longitudinaux.

b. Organisation de l'Œsophage.

2128. Comme le pharynx, l'œsophage est composé par une couche musculeuse et par une membrane muqueuse.

2129. *Couche musculeuse.* Elle est plus épaisse et plus forte que la couche charnue du pharynx, et sur-tout que celle qu'on observe à l'estomac et aux intestins. Elle est formée manifestement de deux plans de fibres, l'un externe et l'autre interne. Les premières sont longitudinales, et semblent venir en partie des côtés du cartilage cricoïde, en sorte que, supérieurement et en arrière, elles présentent un écartement où l'on voit à nu les fibres du plan interne. Celles-ci sont transversales, annulaires, souvent interrompues dans le cercle qu'elles décrivent, et moins rapprochées que les précédentes. Les plus élevées sont disposées par petits faisceaux distincts réunis par du tissu cellulaire; elles ont une teinte rouge. Mais dans le reste du conduit, les fibres des deux ordres sont serrées les unes contre les autres et ne sont point séparées par du tissu cellulaire; leur rougeur diminue d'ailleurs beaucoup; elles finissent même par devenir presque blanches.

Vers l'estomac, les fibres longitudinales s'épanouissent et divergent sensiblement, en sorte que, dans les intervalles de leurs faisceaux, on distingue parfaitement la membrane muqueuse intérieure. Elles se continuent sur l'estomac, tandis que les fibres circulaires cessent absolument.

Entre cette couche musculeuse et la membrane interne de l'œsophage, on trouve un plan de tissu cellulaire dense et serré, qui ne contient jamais de graisse.

2130. *Membrane muqueuse.* Elle est molle, fongueuse, fine, assez mince et blanche, sur-tout inférieurement. Elle se continue en haut avec la membrane du pharynx, et en bas avec celle de l'estomac. Dans toute son étendue et dans l'état de vacuité, elle offre des plis longitudinaux plus ou moins multipliés, dus à la contraction des fibres transversales de la couche musculeuse, et fréquemment anastomosés entre eux. Dans l'épaisseur de ces plis il y a des prolongements du tissu cellulaire dont nous venons de parler et auquel les Anciens ont donné le nom de *Tunique nerveuse*. Sur leur crête même s'élèvent de très petits tubercules ou plutôt des villosités cylindriques ou coniques, ressemblant en petit aux papilles de la langue.

2131. Les follicules mucipares de l'œsophage sont bien plus petits et beaucoup moins nombreux que ceux du pharynx. Ils sont semés de distance en distance dans le tissu cellulaire intermédiaire aux deux couches qui le forment. Leurs orifices sont très peu visibles, et se trouvent dans les enfoncements qui séparent les plis longitudinaux. On les a nommés quelquefois *Glandes œsophagiennes*. Un cercle de tubercules ou de villosités les entoure.

2132. Les artères de l'œsophage sont en général peu considérables; elles viennent au cou, des thyroïdiennes inférieures; dans la poitrine, des bronchiques et de l'aorte directement; dans l'abdomen, des diaphragmatiques inférieures et de la coronaire stomachique. Ses veines aboutissent aux thyroïdiennes inférieures, à la veine cave supérieure, aux mammaires internes, à l'azygos, aux bronchiques, aux phréniques et à la coronaire stomachique. Ses vaisseaux lymphatiques vont se rendre aux ganglions qui l'environnent. Ses nerfs lui sont donnés par les plexus pharyngien et pulmonaire (1688), par les nerfs cardiaques (1879), par les ganglions thoraciques (1890), et sur-tout par les pneumo-gastriques et leurs branches récurrentes (1665). Tous ces nerfs forment autour de lui un plexus considérable qui l'enveloppe jusqu'à l'estomac.

§ II. *De l'Estomac et des Intestins, ou des Organes de la Chymification et de la Chylification.*

1° *De l'Estomac* (γαστὴρ, G., *Ventriculus*, L.).

a. Disposition générale.

2133. L'estomac, organe principal de la digestion, est

un réservoir musculo-membraneux, conoïde, alongé, courbé de devant en arrière et de bas en haut dans le sens de sa longeur, légèrement déprimé sur deux faces opposées, se continuant d'un côté avec l'œsophage, de l'autre avec le duodénum, situé au-dessous du diaphragme, entre le foie et la rate, derrière les fausses côtes gauches, occupant, à la partie supérieure de l'abdomen, l'épigastre et une portion de l'hypochondre gauche, et destiné à fluidifier, à convertir en chyme les aliments avant de les transmettre aux intestins.

2134. Le volume de ce viscère est très exposé à changer dans les diverses circonstances de la vie, en sorte que bien souvent il n'est plus caché par les fausses côtes, mais qu'il descend au-dessous d'elles, derrière les parois abdominales : c'est ce qui arrive en particulier lorsqu'il est distendu par les aliments. En général aussi, l'estomac est plus ample chez les individus qui mangent beaucoup que chez les autres personnes.

Son plus grand diamètre est transversal; le petit, qui est vertical, diminue graduellement en allant de l'œsophage vers le duodénum. Ses deux orifices sont considérablement rétrécis, et sont dirigés en haut et en arrière.

Sa direction est communément presque transversale, et seulement un peu oblique en bas, à droite et en avant; en sorte que son extrémité droite est un peu antérieure et inférieure à la gauche. Lorsque le viscère est rempli par les aliments, cette obliquité augmente encore, et l'estomac se rapproche de la direction verticale.

2135. On distingue à l'estomac une surface extérieure, une surface intérieure, deux courbures ou bords, et deux extrémités, ayant chacune une orifice, l'une plus grosse à gauche, l'autre plus petite à droite.

De l'Estomac considéré à l'extérieur.

2136. Sa *face antérieure*, plus convexe que la postérieure, se tournant un peu en haut dans l'état de réplétion, correspond, de droite à gauche, au lobe gauche du foie, au diaphragme et aux fausses côtes, et, dans l'état de distension seulement, à la paroi antérieure de l'abdomen, dans une étendue plus ou moins grande. Sa direction est constamment oblique en bas et en avant.

2137. Sa *face postérieure*, aplatie, oblique comme la précédente, mais moins étendue qu'elle, regardant en bas pendant la réplétion du viscère, est toujours entièrement cachée dans l'arrière-cavité des épiploons, et se trouve en rapport avec le mésocolon transverse, et quelquefois même avec l'arc du colon et le duodénum.

2138. Ces deux faces sont lisses et polis, continuellement humides, parcourues par un grand nombre de vaisseaux sanguins, et d'une couleur blanchâtre.

2139. *Grande Courbure de l'Estomac* (*Bord colique*, Chauss.). On nomme ainsi l'endroit où les deux faces de l'estomac se réunissent extérieurement en bas et en avant. Cette espèce de bord est convexe, et s'étend de l'un des orifices à l'autre ; dans le voisinage de la rate et à gauche, sa convexité est plus marquée qu'ailleurs. Elle correspond au mésocolon transverse et à l'arc du colon; elle se trouve, pour ainsi dire, logée dans un écartement des lames du feuillet antérieur du grand épiploon, en sorte que, dans l'état de vacuité, le péritoine n'est point exactement appliqué sur elle : c'est à cet espace que correspondent les artères gastro-épiploïques droite et gauche, et un certain nombre de ganglions lymphatiques.

A droite, la grande courbure de l'estomac forme une espèce de coude, lequel répond à un enfoncement intérieur, qu'on appelle le *petit Cul-de-sac*. A gauche, elle offre une saillie considérable nommée la *Tubérosité* ou le *grand Cul-de-sac de l'estomac* (*Extrémité splénique*, Chauss.), laquelle, placée au-dessous de l'orifice œsophagien, se prolonge dans l'hypochondre et sort de la direction générale du viscère. Elle augmente d'une manière marquée en longueur, et correspond à la moitié antérieure de la face interne de la rate, à laquelle elle tient par un repli du péritoine qui loge les vaisseaux courts.

2140. *Petite Courbure de l'Estomac* (*Bord diaphragmatique*, Chauss.). Elle est concave et réunit les deux faces de l'estomac en haut et en arrière. Elle correspond à l'aorte, à la grande scissure et au lobule du foie, et s'étend d'un orifice à l'autre sans présenter ni dilatation ni cul-de-sac, ce qui fait qu'elle a des dimensions moins marquées que la courbure précédente. Mais, comme elle aussi, elle n'est point revêtue immédiatement par le péritoine; elle s'enfonce en effet entre les deux lames de l'épiploon gastro-hépatique, et est côtoyée par l'artère coronaire stomachique.

De la Surface intérieure de l'Estomac.

2141. Elle est d'un blanc rougeâtre, comme marbrée, continuellement enduite d'une mucosité épaisse, et tapissée par la membrane muqueuse. Sa forme correspond parfaitement à celle que le viscère offre à l'extérieur : seulement on y observe des rides nombreuses et irrégulières qui disparaissent hors de l'état de vacuité. Elle est recouverte d'une humeur visqueuse très abondante.

Des Extrémités et des Orifices de l'Estomac.

2142. Du *Cardia* ou *Orifice gauche* (*Orifice œsophagien*, Chauss.). Il sépare à gauche les deux courbures, et se trouve placé au-dessous du diaphragme, et au-dessus du grand cul-de-sac, à la réunion des deux tiers droits et du tiers gauche de l'estomac : c'est lui qui reçoit la terminaison de l'œsophage. Il est environné par un cercle que forment l'artère et la veine coronaire[illegible]omachiques, et contourné par les extrémités des cordon[illegible]sophagiens des nerfs pneumo-gastriques (1697). Il se tro[illegible] aussi en rapport avec une partie du lobe gauche et le [illegible]ule du foie, et avec le côté antérieur correspondant de la c[illegible]onne vertébrale.

2143. Du *Pylore* (1) ou *Orifice droit* (*Orifice intestin*[illegible] Chauss.). Il est situé dans l'épigastre, plus bas et plus en avant que le cardia; il termine à droite l'estomac, en formant le sommet du cône représenté par ce viscère, et le fait communiquer avec le duodénum. Dirigé dans le sens des deux courbures à la fois, il commence par un évasement infundibuliforme, et se termine brusquement par un rétrécissement circulaire. Il monte en général en arrière et un peu à droite jusqu'à la réunion des deux scissures du foie. Il correspond en haut et en devant au foie, en bas et en arrière au pancréas, en arrière directement à l'artère gastro-épiploïque droite, à droite au col de la vésicule biliaire. Souvent il est coloré par la transsudation de la bile au travers des parois de cette vésicule, et toujours il est entouré par un grand nombre de rameaux vasculaires et de filets nerveux.

b. Organisation de l'Estomac.

2144. Les parois de l'estomac sont formées par trois membranes superposées, l'une séreuse, l'autre musculeuse, et la troisième muqueuse. Il entre en outre dans leur composition du tissu cellulaire, des vaisseaux et des nerfs.

2145. *Membrane* ou *Tunique séreuse* (*Membrane capsulaire*, Chauss.). Elle est formée par le péritoine, et

(1) R. R. Πύλη, *porte*, Οὖρος, *gardien*; c'est-à-dire *portier*.

n'existe point le long des courbures lorsque l'estomac est vide, comme nous l'avons déjà dit : il résulte de cette disposition que ce viscère, dans l'état de vacuité, n'est plus recouvert par des portions de péritoine qui étaient en rapport avec lui lors de sa distension par les aliments ou par toute autre cause ; car alors il se prolongeait entre les feuillets des épiploons, qui laissent dans tout son contour un espace libre circonscrit par des vaisseaux.

Au reste, ici comme dans le reste de son étendue, le péritoine est blanc, transparent, lisse, et lubréfié en dehors par un fluide séreux. Il est uni à la membrane charnue par un tissu cellulaire fort lâche sur les bords de l'estomac, mais très serré dans la partie moyenne de ses deux faces, où il y a une adhérence intime.

2146. *Membrane* ou *Tunique musculeuse.* Elle a fort peu d'épaisseur, et diffère essentiellement en cela de la couche charnue du pharynx et de l'œsophage. Elle est composée de faisceaux, de fibres musculaires blanchâtres et jamais rouges, molles, placées les unes à côté des autres, et dirigées dans trois sens différents. 1° Les unes, plus superficielles, sont *longitudinales* ; moins multipliées et moins uniformément répandues que les autres, elles sont la continuation du plan charnu extérieur de l'œsophage (2129), ce dont on peut facilement se convaincre en les examinant près du cardia, où on les voit s'écarter les unes des autres. Les principales forment un faisceau qui suit la petite courbure jusqu'au pylore ; un autre faisceau descend sur le grand cul-de-sac et se prolonge de même dans le sens de la grande courbure. Celles qui se répandent sur les deux faces de l'estomac sont beaucoup plus courtes et irrégulièrement disposées. Quelques-unes d'entre ces dernières se rassemblent pourtant en deux petites bandelettes, l'une en devant, l'autre en arrière, qui parviennent au pylore après un pouce de trajet environ. — 2° Les fibres du second genre, immédiatement subjacentes aux précédentes, sont *circulaires* et appartiennent en propre à l'estomac; elles ne paraissent avoir aucune connexion avec celles de l'œsophage. Peu nombreuses au cardia, elles sont beaucoup plus multipliées dans le reste de l'organe, et surtout au milieu. Parallèles entre elles, elles ne font jamais entièrement le tour de l'estomac; mais il est fort difficile de leur assigner des points d'origine ou de terminaison exacts. — 3° Enfin les fibres du troisième genre sont *obliques*; elles constituent deux larges bandes : l'une s'étend du côté gauche du cardia, sur les deux faces de l'estomac; l'autre se prolonge du côté droit de ce même orifice, sur le grand cul-de-sac, où elle semble remplacer les fibres circulaires, qui ne s'y rencontrent qu'en petit nombre.

Une couche de tissu cellulaire filamenteux, dense et serré, unit la membrane musculeuse à la membrane muqueuse : les Anciens la nommaient improprement *Tunique nerveuse*.

2147. *Membrane* ou *Tunique muqueuse* (*M. Folliculeuse*, Chauss.). C'est elle qui forme la face interne de l'estomac : fongueuse, molle, d'un blanc rougeâtre et comme marbré, couverte de villosités qui semblent constituer un tissu tomenteux et coloré, continuellement enduite d'un fluide visqueux, inodore, abondant, elle présente des rides irrégulières, nombreuses et purement accidentelles, lorsque l'estomac est vide. Examinée à la loupe, surtout à quelque distance des orifices, elle est criblée d'une multitude de pertuis disposés assez régulièrement en quinconce, n'ayant guère qu'un cinquantième de ligne de diamètre, séparés les uns des autres par des cloisons dont l'épaisseur est égale à leur diamètre, et constituant ainsi une sorte de trame réticulée dont le tissu se trouve entre les replis et les villosités de la membrane muqueuse du duodénum, et autour des follicules ou glandes de Peyer. Elle ne paraît point du tout être une continuation de la membrane interne de l'œsophage ; son aspect et son tissu sont entièrement différents ; on aperçoit même une espèce de ligne de démarcation entre ces deux membranes. Les replis longitudinaux que forme celle de l'œsophage se terminent au cardia par autant de mamelons ou de tubercules. D'ailleurs, la membrane muqueuse de l'estomac est plus épaisse que celle de l'œsophage, qui n'est point couverte de villosités.

2148. Entre les tuniques musculeuse et muqueuse de l'estomac, et le long des deux courbures seulement, on observe des follicules mucipares, d'un petit volume, et ouverts au-dedans du viscère par des orifices enfoncés et peu apparents : on les appelle communément *Glandes de Brunner*, du nom d'un anatomiste qui les a décrits le premier, Conrad de Brunn.

2149. A l'endroit où le pylore présente le moins de largeur, on trouve intérieurement un bourrelet circulaire, aplati, et perpendiculaire aux parois de l'orifice : on l'a nommé improprement *Valvule du Pylore*. C'est simplement un repli des membranes musculeuse et muqueuse de l'estomac, qui répond par une de ses faces à la cavité de celui-ci, et, par l'autre, à celle du duodénum, et dont la petite circonférence est mince, libre et flottante, de manière à circonscrire une ouverture étroite par où les aliments passent dans les intestins. Mais sa grande circonférence est formée par un anneau fibreux particulier, solide, blanc, et placé entre les deux membranes précitées : cet anneau est le *Muscle pylorique* de quelques auteurs.

2150. Les artères de l'estomac sont très nombreuses et très grosses, relativement au volume de l'organe et à l'épaisseur de ses parois. Elles proviennent des deux gastro-épiploïques, de la pylorique, de la coronaire stomachique et de la splénique. Elles rampent d'abord dans le tissu cellulaire intermédiaire aux tuniques péritonéale et charnue ; mais leurs divisions secondaires traversent celle-ci, et leurs dernières ramifications vont former un réseau très fin et très délié dans l'épaisseur de la membrane muqueuse. Ces artères sont extrêmement flexueuses, à cause des changements de volume auxquels est exposé l'estomac.

Les veines de l'estomac portent le même nom et suivent la même marche que ses artères. Elles versent leur sang dans le tronc de la veine porte, ou dans une de ses principales branches. Comme les artères, elles s'anastomosent entre elles un grand nombre de fois.

2151. Des vaisseaux lymphatiques de l'estomac naissent à sa surface interne, autour des villosités, dans lesquelles viennent se perdre les dernières ramifications des artères et les premières radicules des veines, ou à sa surface externe, et présentent pour la plupart leurs troncs principaux au-dessous du péritoine. On peut les rapporter à trois ordres. Ils se rangent particulièrement dans les ganglions placés le long des deux courbures, comme nous aurons soin de le faire connaître plus tard.

2152. Les nerfs de l'estomac viennent particulièrement des nerfs pneumo-gastriques (1690) et des trois divisions du plexus cœliaque (1895). On en suit des filets dans le tissu tomenteux des papilles.

2° *Du Duodénum* (1) (*Ventriculus succenturiatus* de quelques auteurs).

a. Conformation et disposition générale.

2153. Le duodénum, par lequel commencent les

(1) Ce nom lui vient de ce qu'on évalue ordinairement sa longueur à douze travers de doigts.

intestins proprement dits, succède immédiatement à l'estomac; moins volumineux que lui, il a cependant un calibre plus considérable que celui du reste du canal digestif, et est susceptible d'une très grande dilatation. Il occupe la partie moyenne profonde de l'abdomen, où il se trouve caché par le mésocolon transverse ou par l'estomac.

2154. La direction du duodénum est telle qu'on peut le partager en trois portions : la première, qui a deux pouces environ de longueur, commence à la valvule du pylore (2149), marche horizontalement en arrière et à droite, et finit près du col de la vésicule biliaire, en se réunissant angulairement à la seconde, qui a une longueur variable, et qui descend verticalement et un peu à gauche jusqu'à la troisième vertèbre des lombes. La dernière enfin se continue insensiblement, sans former d'angle, avec la seconde; elle se porte transversalement à gauche, au-devant de la colonne vertébrale, et finit, en se dirigeant en haut et en avant, vers l'extémité supérieure du mésentère, au-dessus des vaisseaux mésentiques supérieurs, qui en croisent la direction, et qui se trouvent embrassés dans une sorte de courbure particulière qu'elle leur offre.

La première portion est tapissée, dans la plus grande partie de son étendue, par le péritoine, et est en rapport avec l'épiploon gastro-hépatique; souvent elle est teinte en jaune par la transsudation de la bile. La seconde n'a d'autre rapport avec le péritoine que celui d'être recouverte par le feuillet supérieur du mésocolon transverse. La troisième est renfermée entre les deux lames de ce repli.

D'après cette disposition, le duodénum forme une espèce de demi-cercle qui circonscrit le pancréas, et a sa concavité à gauche et sa convexité à droite; il ne paraît maintenu d'une manière fixe que dans ses deux tiers inférieurs.

2155. Les rapports du duodénum avec les organes environnants sont les suivants : *en haut*, il répond au foie et à une partie du col de la vésicule du fiel ; *en bas*, il est borné par le feuillet inférieur du mésocolon transverse; *en devant*, il est recouvert par le feuillet supérieur de ce repli inférieurement, et par l'estomac et l'extrémité droite de l'arc du colon supérieurement ; *en arrière*, il est appliqué sur la partie antérieure et latérale droite de la colonne vertébrale, sur le rein droit, sur la veine cave inférieure, l'aorte et le pilier droit du diaphragme. Par tout son côté interne il embrasse le pancréas, dont il est séparé en bas par les vaisseaux mésentériques supérieurs. Son côté externe est plongé dans le tissu cellulaire sous-péritonéal, entre le rein et le colon lombaire droit.

2156. La *surface intérieure* du duodénum est muqueuse comme celle de l'estomac; on y voit une multitude de replis circulaires très diversement configurés et fort rapprochés les uns des autres : ce sont les *Valvules conniventes :* la seule membrane muqueuse les forme, et leur existence est constante dans tous les états du duodénum. Elles ont trois ou quatre lignes de saillie dans l'intérieur de la cavité de l'intestin; quelques-unes sont obliques et s'entrecroisent ou s'anastomosent avec celles qui les avoisinent ; leur longueur n'est pas la même dans toutes ; elle ne forment jamais de cercles entiers ; elles en représentent seulement des arcs qui embrassent la moitié, les deux tiers ou les trois quarts de l'intestin, et dont les extrémités, qui se terminent en pointe, s'avancent inégalement au-delà les unes des autres : leur largeur ne varie pas moins que leur longueur. On leur assigne l'usage de retarder le cours des substances alimentaires pour favoriser l'absorption du chyle. Le tissu réticulaire que nous avons signalé à la surface interne de l'estomac se montre dans la profondeur des sillons qui les séparent.

2157. On trouve encore dans l'intérieur du duodénum, au point de réunion des seconde et troisième courbures, un petit tubercule, au sommet duquel on observe les orifices réunis ou isolés des conduits cholédoque et pancréatique.

2158. En bas, le duodénum se continue avec l'intestin grêle, sans ligne de démarcation bien sensible.

b. Organisation du Duodénum.

2159. D'après ce que nous avons dit tout-à-l'heure, on sait déjà que le duodénum n'est point, comme l'estomac, revêtu d'une membrane séreuse ; le péritoine n'est appliqué sur lui que dans une petite partie de son étendue, et seulement en avant. C'est au défaut partiel de cette tunique que cet intestin doit la faculté de se dilater, au point d'acquérir presque le volume de l'estomac.

2160 *Membrane charnue.* Elle est assez épaisse; toutes ses fibres sont transversales ou circulaires, et ressemblent beaucoup à celles de l'estomac. La couche du tissu cellulaire dense et solide qui l'unit à la membrane muqueuse a été aussi appelée *Tunique nerveuse* par les Anciens.

2161. *Membrane muqueuse.* Elle est rougeâtre, très molle, fongueuse, villeuse et comme tomenteuse. C'est elle qui forme en se repliant les valvules conniventes. Elle partage tous les caractères de la membrane interne de l'estomac et se continue véritablement avec elle (2147), Entre elle et la précédente, on rencontre une grande quantité de follicules muqueux, aplatis, et dont les orifices sont plus visibles qu'à l'estomac.

2162. Les artères du duodénum sont très nombreuses, et proviennent de la mésentérique supérieure, de la pylorique, des pancréatiques, des gastro-épiploïques. Ses veines leur correspondent absolument. Ses vaisseaux lactés et lymphatiques se portent dans les ganglions placés au-dessus du pancréas. Ses nerfs lui viennent du plexus solaire (1899).

3° *De l'Intestin grêle* (Intestinum tenue).

a. Conformation et Disposition générale.

2163. L'intestin grêle, auquel aboutit le duodénum, est la portion la plus longue des voies digestives. Il forme une grande courbure générale dont la concavité tient au mésentère, tandis que la convexité est libre et flottante, et il est en outre plié et replié un grand nombre de fois sur lui-même en différents sens, ce qui produit des contours auxquels on a appliqué le nom de *Circonvolutions*, et dont le développement donne à ce conduit une longueur qui n'est pas moins de douze, quinze, vingt-cinq pieds, et même plus, suivant les sujets soumis à l'investigation de l'anatomiste.

2164. Toutes ces circonvolutions, dont la convexité est tournée en devant, et dont la concavité regarde en arrière vers la colonne vertébrale, rapprochées les unes des autres, constituent une masse considérable qui occupe, dans l'abdomen, l'ombilic, l'hypogastre, une partie des flancs des régions iliaques et de l'excavation du bassin. Cette masse est circonscrite de tous côtés par les gros intestins, c'est-à-dire supérieurement par le méso-colon transverse et l'arc du colon, qui la séparent de l'estomac, du pancréas, du foie et de la rate ; à droite, par le cœcum et le colon ascendant; à gauche, par le colon descendant de l'S romaine de cet intestin. En devant, l'intestin grêle est recouvert par le grand épiploon, et, souvent sur les côtés, il passe sur les deux portions lombaires du colon, et correspond ainsi directement à la paroi antérieure de l'abdomen.

2165. L'intestin grêle commence au-dessous des vaisseaux mésentériques supérieurs, du côté gauche du mésocolon transverse, et se termine dans la région iliaque droite, en s'ouvrant dans le cœcum. Il résulte de là que sa direction générale est oblique de haut en bas et de gauche à droite. Sa longueur est considérable, et égale à peu près quatre ou cinq fois la hauteur totale du corps : aussi beaucoup d'anatomistes ont-ils voulu le partager en deux portions, mais sans pouvoir assigner à chacune d'elles des limites fixes et distinctes. De ces deux portions, l'une, supérieure, a été nommée *Jéjunum*, parce qu'on la trouve ordinairement vide ; l'autre est appelée *Iléon*. Le jéjunum occupe les deux cinquièmes supérieurs de l'intestin grêle, et l'iléon le reste de son étendue. On voit assez combien une pareille division est arbitraire et peu fondée.

2166. L'intestin grêle offre un calibre bien moins marqué que celui des autres parties du tube digestif. Il paraît cylindrique lorsqu'il est étendu ; sa coupe transversale est elliptique quand il est vide ; il est, au reste, plus large supérieurement qu'inférieurement. Toute sa *surface extérieure* est parfaitement lisse, excepté sur son bord postérieur où elle est dépourvue de péritoine et logée entre les deux feuillets du mésentère : il est rare qu'elle présente des appendices graisseux, comme il en existe sur les gros intestins. Sa *surface intérieure* offre le même aspect que le duodénum (2156) : on y voit des villosités multipliées, disposées sous la forme de franges plus ou moins saillantes, et des valvules conniventes extrêmement prononcées. Mais celles-ci sont d'autant plus nombreuses qu'on examine l'intestin plus près du duodénum ; elles vont, au contraire, en diminuant successivement à mesure qu'on s'approche du cœcum.

b. Organisation de l'Intestin grêle.

2167. *Membrane* ou *Tunique séreuse* et *Mésentère* (1). Le péritoine recouvre la surface entière de l'intestin grêle, excepté au niveau du bord postérieur, où il s'adosse contre lui-même pour se prolonger en arrière par deux feuillets qui constituent le mésentère, et qui laissent entre eux et l'intestin, au moment de leur rapprochement, un espace triangulaire tout-à-fait semblable à celui qui règne le long des courbures de l'estomac. Dans cet espace, l'intestin n'adhère point au péritoine, ce qui favorise singulièrement sa dilatation.

Quant au mésentère lui-même, on peut le considérer comme un repli du péritoine qui suspend et retient en position l'intestin grêle. L'un de ses feuillets se continue en haut avec le mésocolon transverse; l'autre se fixe en bas à la colonne vertébrale, dans le trajet d'une ligne qui descend de gauche à droite, depuis le côté gauche du corps de la seconde vertèbre lombaire jusqu'à la fosse iliaque droite. Etroit dans la plus grande partie de son étendue, il est très large antérieurement, près de l'intestin : c'est évidemment cette inégalité dans les dimensions du mésentère qui est la cause de l'existence des circonvolutions de l'intestin grêle : aussi l'a-t-on comparé, avec assez de justesse, à un morceau demi-circulaire de peau de chamois, dont le grand bord aurait été tiraillé et fort alongé en sens contraire. Ce bord, en effet, correspond à toute la longueur de l'intestin grêle, tandis que le postérieur n'est pas plus étendu que la portion lombaire de la colonne vertébrale.

Le mésentère contient, entre les deux lames qui le

(1) R. R. Μέσος, *au milieu, moyen* ; ἔντερον, *intestin*.

forment, une grande quantité de ganglions lymphatiques, plus volumineux chez l'enfant que dans l'adulte, et fort irrégulièrement disposés dans une couche très épaisse de tissu cellulaire toujours chargé de graisse. On y trouve en outre les troncs et les branches des vaisseaux mésentériques et les plexus nerveux qui les accompagnent, ainsi qu'un grand nombre de vaisseaux lactés et lymphatiques.

2168. *Membrane* ou *Tunique musculeuse*. Elle est moins épaisse que celle du duodénum; ses fibres sont pâles et peu apparentes. Les superficielles sont longitudinales, très minces, peu nombreuses, et rassemblées surtout le long du bord convexe de l'intestin: il s'en faut pourtant de beaucoup qu'elles en parcourent toute l'étendue; elles sont interronpues d'espace en espace, et semblent composées de fibres plus courtes dont les extrémités *s'entre-digitent* Les profondes forment un plan plus prononcé; elles sont courbées dans le sens transversal de l'intestin; mais aucune d'elles n'en fait entièrement le tour: elles sont interrompues comme les longitudinales.

La membrane musculeuse est unie au péritoine par une couche de tissu cellulaire fort mince en général, mais assez épaisse et lâche du côté du mésentère. Elle est séparée de la membrane muqueuse par une autre couche de tissu cellulaire plus dense et plus serré, qui continue la *Tunique nerveuse* des Anciens, dont nous avons déjà parlé.

2169. *Membrane* ou *Tunique muqueuse*. Elle est blanchâtre et plus épaisse que dans l'estomac. Nous avons indiqué les valvules conniventes qu'elle forme en se repliant sur elle-même (2156). Ses villosités, excessivement nombreuses et très apparentes, sont minces, flexibles, et rassemblées en pelotons ou en franges. En les examinant au microscope, on reconnaît que chacune d'elles est terminée par une ampoule ovalaire percée d'un petit trou, que Lieberkühn regarde comme l'entrée d'un vaisseau lacté. Les parois de cette ampoule sont tapissées d'un réseau artériel et veineux très fin et très serré. Les intervalles qui existent entre ces villosités sont garnis d'un grand nombre de follicules muqueux, agminés, désignés ordinairement sous le nom de *Glandes de Peyer*, et qui font une légère saillie en dedans de l'intestin. Ils sont plus multipliés du côté du mésentère que partout ailleurs; leur forme est ronde ou ovale; on en trouve aussi davantage dans la région inférieure de l'intestin. Le diamètre des plaques que forment ces prétendues glandes par leur réunion varie de trois à quatre lignes à un pouce.

2170. Les artères de l'intestin grêle viennent de la convexité et de la branche de terminaison de la mésentérique supérieure. Ses veines vont s'ouvrir dans la veine porte. Ses vaisseaux lactés, plus nombreux en haut qu'en bas, vont aboutir aux ganglions du mésentère. Ses nerfs naissent du plexus mésentérique supérieur (1905).

4° *Du gros Intestin* (Intestinum crassum), *ou du Cœcum et du Colon.*

A. *Du Cœcum* (1).

a. Conformation et Disposition générale.

2171. Le cœcum, placé entre la fin de l'intestin grêle et le commencement du colon, dans la fosse iliaque droite qu'il remplit presqu'en entier, a été ainsi nommé parce qu'il se prolonge inférieurement sous la forme d'un cul-de-sac. Son volume est souvent triple de celui de l'intestin grêle, et surpasse celui du colon et du rectum. Sa longueur est de trois ou quatre travers de doigt à peu près, et on ne saurait lui assigner d'autres limites pour le distinguer

(1) *Cœcus*, aveugle.

du colon, que la terminaison de l'intestin grêle. Il a presque l'apparence d'un prisme triangulaire irrégulier; sa surface extérieure offre des bosselures très volumineuses, disposées sans ordre, et interrompues en trois endroits par des enfoncements longitudinaux très marqués, et formés par la réunion des fibres charnues longitudinales. L'un de ces enfoncements est antérieur; les deux autres sont postérieurs; mais l'un est tourné à droite et l'autre à gauche.

La surface extérieure du cœcum est au reste en rapport en avant avec les parois de l'abdomen, en arrière avec les muscles psoas et iliaque du côté droit, en dedans avec l'intestin grêle, dont il reçoit l'extrémité inférieure, qui s'y insère en formant un angle aigu en bas, et obtus ou presque droit en haut. On observe dans cet endroit une rainure circulaire plus profonde et plus marquée en bas qu'en haut.

2172. Le cœcum est surmonté de plusieurs appendices formés par des replis particuliers du péritoine et remplis de graisse; leur nombre, leur forme et leur volume sont également indéterminés. En bas, à gauche et en avant on en voit naître constamment un appendice particulier, de même nature que lui : c'est l'*Appendice vermiforme* ou *cœcal*. De la grosseur du tuyau d'une plume à écrire, d'une longueur variant de deux à quatre pouces, cylindrique, flexueux et replié sur lui-même, libre dans presque toute sa circonférence, cet appendice est assujetti à droite contre le cœcum par un repli du péritoine. Sa surface est lisse, polie, blanchâtre, parcourue par quelques vaisseaux. Il est creux intérieurement dans toute son étendue et communique avec la cavité du cœcum. Ses parois sont fort épaisses, et il est habituellement rempli par un fluide muqueux. Dans le fœtus, l'appendice vermiforme est remarquable par son grand développement. On en ignore absolument les usages.

2173. A l'intérieur, le cœcum est tapissé par une membrane muqueuse sur laquelle nous reviendrons. Il présente trois saillies longitudinales qui répondent aux trois enfoncements extérieurs précités (2171), et des demi-cellules occupant leurs intervalles, séparées par des replis transverses, et formant au-dehors les bosselures que nous avons également mentionnées. En bas et en arrière, on voit l'entrée de l'appendice vermiforme, toujours libre et béante, et un peu évasée ; et à gauche l'orifice de l'intestin grêle et la *Valvule iléo-colique* ou de *Bauhin*. Cette valvule, destinée à empêcher le retour des matières excrémentitielles du cœcum dans l'intestin grêle, est elliptique, large, molle, épaisse, sans soutien, et dirigée transversalement. Suivant son grand diamètre, elle est divisée par une fente qui la partage en deux lèvres réunies par leurs extrémités, adhérentes par leur bord convexe, et flottantes dans le cœcum par leur bord concave. De ces deux lèvres, la supérieure, plus étroite, répond en haut au colon, et en bas à l'intestin grêle ; l'inférieure, plus large, regarde en haut ce même intestin grêle et en bas le cœcum. Leurs extrémités se réunissent et forment une ligne saillante de chaque côté, qui se termine insensiblement dans la partie droite du cœcum. Morgagni a nommé ces espèces de rides *Frein de la valvule de Bauhin.*

b. Organisation du Cœcum.

2174. *Membrane* ou *Tunique séreuse.* Le péritoine recouvre en totalité la portion inférieure du cœcum, et en revêt la plus grande partie supérieurement : il le quitte pour se porter sur les parois de l'abdomen, sans former pour l'ordinaire aucun repli. Quelquefois néanmoins on en observe un plus ou moins prononcé et qu'on appelle *Mésocœcum*.

2175. *Membrane* ou *Tunique musculeuse.* Elle est composée de fibres longitudinales et de fibres circulaires. Ces dernières n'offrent rien de particulier et sont disposées absolument comme sur l'intestin grêle. Mais les fibres longitudinales méritent de fixer l'attention; elles sont réunies en trois bandelettes distinctes et sont moins longues que l'intestin lui-même, en sorte qu'elles l'obligent à se replier, à se raccourcir pour ainsi dire, et à présenter les bosselures que nous avons indiquées. Ces bandelettes semblent naître de l'appendice vermiforme, et si on les coupe transversalement, on voit aussitôt le cœcum s'alonger, et les bosselures et les plis transversaux qu'il présentait, disparaître entièrement.

La couche du tissu cellulaire qui unit cette membrane à la suivante est plus épaisse que dans l'intestin grêle, mais ne présente du reste rien de remarquable.

2176. *Membrane* ou *Tunique muqueuse.* Ses villosités sont beaucoup moins apparentes que dans l'intestin grêle. Elle n'offre presque plus de valvules conniventes, et contient une plus grande quantité de follicules mucipares; mais ils sont isolés les uns des autres.

2177. La valvule iléo-cœcale est formée par la tunique muqueuse de l'intestin grêle et par la couche cellulaire qui la tapisse, repliée sur elle-même, de manière à faire saillie dans le cœcum avant de se constituer avec les membranes analogues de cet intestin et du colon. Il en résulte qu'elle est formée par quatre feuillets muqueux, deux pour chacune de ses lèvres, et que dans leur intervalle on trouve du tissu cellulaire. Mais, en outre, on observe dans la lèvre inférieure un plan de fibre charnues, blanchâtres et fortes, qui se continuent avec celles de l'intestin grêle.

2178. L'appendice vermiforme est absolument analogue au reste du cœcum pour sa structure: seulement sa tunique charnue est très épaisse et principalement formée de fibres longitudinales: c'est d'elle que semblent provenir les trois bandelettes de l'intestin, comme nous l'avons dit.

B. *Du Colon* (1).

a. Conformation et Disposition générale.

2179. Le colon forme la partie la plus considérable du gros intestin. Il s'étend de la région iliaque droite à la gauche, depuis le cœcum jusqu'au rectum, avec lequel il se continue, et en décrivant divers détours qui l'on fait diviser en quatre portions : le *Colon lombaire droit* ou *ascendant* ; 2° l'*Arc du Colon* ou le *Colon transverse* ; 3° le *Colon lombaire gauche* ou *descendant* ; 4° l'*S du colon* ou *le Colon iliaque gauche.*

2180. Le *Colon lombaire droit* commence au cœcum et monte verticalement et un peu en arrière jusque vers le rebord des fausses côtes correspondantes. *En devant*, il est recouvert par le péritoine et par l'intestin grêle ; *en arrière*, il correspond immédiatement au muscle carré des lombes et au rein du côté droit ; *en dedans*, il tient au feuillet inférieur du mésocolon transverse et au feuillet droit du mésentère (2167) ; *en dehors*, il est appliqué contre les parois abdominales. Son volume ne surpasse point de beaucoup celui de l'intestin grêle. Sa mobilité est peu marquée, parce qu'il tient au rein et au muscle carré lombaire par une grande quantité de tissu cellulaire graisseux : cependant quelquefois le péritoine lui forme en arrière un repli plus ou moins lâche, qu'on nomme *Mésocolon lombaire droit.*

2181. Le *Colon transverse* occupe la région antérieure et inférieure de l'épigastre, au-dessous de l'estomac, au-dessus de l'intestin grêle, derrière le grand épiploon et

(1) Κωλον des Grecs, de Κωλύω, *jarrête.*

devant le mésocolon transverse. Il se porte ordinairement directement d'un hypochondre à l'autre ; mais quelquefois aussi il s'infléchit dans son milieu et descend dans la région ombilicale. C'est la plus longue et la plus grosse des quatre portions de cet intestin. Sa *face supérieure* est libre et lisse ; elle correspond au foie et à la grande courbure de l'estomac, qui avance plus ou moins sur elle, tout-à-fait à gauche, elle est en rapport avec la rate. Sa *face inférieure*, lisse et polie aussi, repose sur la masse de l'intestin grêle. Son *bord antérieur*, convexe, donne attache au grand épiploon et se trouve en contact avec les parois de l'abdomen ; le *postérieur*, concave, est embrassé par un repli du péritoine nommé *Mésocolon transverse.*

2189. Le *Colon lombaire gauche* commence au-dessous de la rate, et a la plus grande analogie, pour le volume, la fixité et les rapports, avec le colon lombaire droit. Comme lui il est placé derrière l'intestin grêle, et devant le rein gauche et le muscle carré des lombes, auquel il est uni par du tissu cellulaire, ou par un repli du péritoine nommé *Mésocolon lombaire gauche.*

2183. Le *Colon iliaque*, d'un volume médiocre, très mobile et analogue sous ce rapport à l'intestin grêle, occupe profondément la fosse iliaque gauche, où il décrit une double courbure en forme d'S. Il commence à la fin de la région lombaire gauche, et se termine au détroit supérieur du bassin, près de l'articulation sacro-vertébrale. Il est entouré dans presque tout son contour par le péritoine qui le fixe en haut et en arrière, à l'aide d'un repli fort étendu et fort lâche, oblique de gauche à droite, et nommé *Mésocolon iliaque.* En devant, il correspond à l'intestin grêle ; en arrière, aux muscles psoas et iliaque gauches, ainsi qu'aux vaisseaux spermatiques et à l'uretère du même côté.

2184. D'après ce simple exposé, il est facile de reconnaître que le colon décrit dans l'abdomen un cercle qui en mesure presque toute la circonférence et qui contient les circonvolutions de l'intestin grêle (2164). Dans toute son étendue, cet intestin offre, comme le cœcum, des bosselures interrompues et produites par trois bandelettes charnues, longitudinales et déprimées; mais ces bosselures, un peu moins prononcées qu'au cœcum, s'effacent presque entièrement dans la portion iliaque. Il présente aussi un très grand nombre d'appendices adipeux, dus à des replis particuliers du péritoine, et tellement multipliés dans ses portions lombaires, qu'il en paraît comme enveloppé, et qu'ils forment une couche continue. Il y en a moins sur le colon transverse et fort peu sur l'S iliaque; ils y sont d'ailleurs beaucoup moins volumineux.

2185. A l'intérieur, le colon offre la même disposition que le cœcum.

2186. Y compris le rectum et à partir de la valvule iléo-cœcale, le gros intestin offre une longueur de trois pieds et demi à quatre pieds environ.

b. Organisation du Colon.

2187. *Membrane* ou *Tunique séreuse*. Elle est formée par le péritoine, qui, après avoir enveloppé l'intestin, le fixe aux parties voisines par différents replis qui tirent leur nom de la portion à laquelle ils appartiennent. Le plus considérable de ces replis est le *Mésocolon transverse*, qui part du bord concave de l'arc du colon qu'il soutient, et forme une cloison horizontale et mobile qui sépare la région épigastrique de l'ombilicale, et l'estomac, le foie et la rate, de l'intestin grêle. Il est plus large dans son milieu qu'à ses deux extrémités, et a une forme à peu près demi-circulaire. Il est composé de deux feuillets: l'un, inférieur, se continue avec le mésentère (2167); l'autre, supérieur, se prolonge dans l'arrière-cavité péritonéale et recouvre une partie du duodénum. Dans l'intervalle de ces deux feuillets, on trouve les vaisseaux et les nerfs destinés à l'arc du colon, ainsi qu'un grand nombre de vaisseaux lymphatiques. Entre eux et le bord concave de l'intestin, on observe un espace triangulaire vide, analogue à tous ceux que nous avons déjà signalés pour l'estomac et l'intestin grêle. Ces deux feuillets, après s'être réunis sur le colon, vont donner naissance à la lame antérieure du grand épiploon.

Quant au *Mésocolon iliaque*, il varie beaucoup pour son étendue, et ressemble aux autres replis du même genre. Il est plus large à sa partie moyenne qu'à ses extrémités; il se continue supérieurement avec le méso-colon lombaire gauche, ou se termine en pointe derrière le colon, et inférieurement il est uni au mésorectum. Il renferme aussi, dans son épaisseur, des vaisseaux, des nerfs et quelques ganglions lymphatiques.

2188. Les *Membranes musculeuse et muqueuse* sont absolument les mêmes dans le colon que dans le cœcum (2176).

2189. Les artères du cœcum, du colon lombaire droit, et de la moitié du colon transverse sont fournies par la mésentérique supérieure. Celles du reste du colon viennent de la mésentérique inférieure. Les veines de ces deux intestins forment les deux mésaraïques et s'ouvrent dans la veine porte. Les vaisseaux lactés y sont moins nombreux que sur l'intestin grêle. Les nerfs sont donnés par les deux plexus mésentériques.

2190. La longueur totale du gros intestin est d'environ sept pieds dans un homme de moyenne stature; elle forme à peu près le cinquième de celle de l'intestin grêle. Au reste, le gros intestin diffère essentiellement de celui-ci par un calibre plus considérable, par la réunion de ces fibres charnues longitudinales en trois bandelettes, par la présence d'un grand nombre d'appendices adipeux, par sa situation au pourtour et sur les côtés de l'intestin grêle, par son mode de connexion avec les parties adjacentes, et par l'origine, le nombre et la disposition de ses vaisseaux.

§ III. *De l'Intestin Rectum, ou de l'Organe de la Défécation.*

a. Conformation et Disposition générale.

2191. Il occupe la partie postérieure du bassin et termine les voies digestives. Il succède à l'S iliaque du colon, et s'étend depuis le côté gauche de l'articulation sacro-vertébrale jusqu'au sommet du coccyx, où il s'ouvre à l'extérieur. Il est un peu incliné de gauche à droite dans son origine; mais ensuite il suit presque verticalement le trajet de la ligne moyenne du corps. Il s'accommode à la courbure du sacrum, c'est-à-dire qu'il décrit une courbe dont la concavité générale est en devant. Souvent aussi il présente des inflexions latérales plus ou moins marquées. Il est cylindrique dans la plus grande partie de son étendue; mais, près de son extrémité inférieure, il offre ordinairement un renflement plus ou moins considérable. Moins volumineux que le cœcum et le colon, il est cependant susceptible d'une dilatation excessive, et ne présente à sa superficie ni bosselures ni bandelettes charnues. Seulement, dans l'état de vacuité, il offre quelques rides transversales irrégulières, dues à l'affaissement de ses parois.

2192. Fixe et immobile à sa place, le rectum a des rapports constants et invariables, mais qui diffèrent suivant le sexe, en devant seulement. Ainsi, dans l'Homme, en bas et en devant, il répond au bas-fond de la vessie, à la prostate, et aux vésicules séminales; tandis, que dans la Femme, il est recouvert par le vagin, auquel il est uni par un lacis vasculaire très considérable : c'est à cette union qu'on donne le nom de *Cloison recto-vaginale*. Mais en devant et en haut, le rectum est recouvert par le péritoine dans les deux sexes, et est en rapport médiat avec l'utérus chez la Femme et le corps de la vessie chez l'Homme : souvent une ou deux anses de l'intestin grêle se glissent entre lui et ces organes.

En arrière, et dans les deux sexes, le rectum est couché sur le sacrum et sur le coccyx, dont il est séparé par les vaisseaux et nerfs hypogastriques, renfermés dans un repli du péritoine, large en haut, où il se continue avec le mésocolon iliaque, étroit en bas, et nommé *Méso-rectum* : tout-à-fait inférieurement, il est en contact avec le muscle releveur de l'anus. Sur ses côtés, cet intestin n'a de connexions qu'avec le tissu cellulaire adipeux qui se trouve en abondance dans le bassin, et avec les muscles releveurs de l'anus.

2193. La *surface extérieure* du rectum est lisse, polie, blanche ; tapissée en haut par le péritoine, elle présente dans toute son étendue des stries verticales et parallèles, qui sont dues à la présence des fibres charnues longitudinales, uniformément répandues sur tout son contour, en sorte qu'il ressemble assez à l'œsophage considéré même extérieurement. On y observe en outre les nombreuses anastomoses des vaisseaux hémorrhoïdaux, et quelques appendices adipeux vers la base du sacrum.

2194. La *surface intérieure* du rectum est ordinairement lisse dans sa moitié supérieure, mais, dans l'inférieure, on rencontre une certaine quantité de rides longitudinales parallèles, plus épaisses auprès de l'anus, et d'une longueur variable. Ces rides, dont le nombre varie depuis quatre jusqu'à dix ou douze, et qu'on appelle les *Colonnes du rectum*, sont formées par la membrane muqueuse et par la couche de tissu cellulaire subjacente.

Entre ces colonnes, il existe presque constamment des replis semi-lunaires, membraneux, plus ou moins nombreux, obliques ou transverses, dont le bord flottant est dirigé de bas en haut du côté de la cavité de l'intestin. Ces replis forment des espèces de lacunes dont le fond est étroit et tourné en bas. On trouve en outre en dedans du rectum les orifices de follicules muqueux qui se dirigent de haut en bas, et des villosités rougeâtres qui appartiennent à la membrane muqueuse. Les follicules dont il est ici question versent dans le rectum un mucus blanc et assez épais, tant qu'on les examine à quelque distance de l'anus ; mais à l'anus même on voit un poil s'élever de leur centre.

2195. L'*extrémité supérieure* du rectum s'abouche avec la fin du colon iliaque. L'*inférieure*, très rétrécie, se termine par un orifice arrondi et plissé, auquel on donne le nom d'*Anus* (1). L'anus est situé à un pouce environ audevant du coccyx : sur ses bords, la membrane interne de l'intestin se continue avec la peau, qui, là, est très fine, garnie de plis rayonnés, et ombragée d'une plus ou moins grande quantité de poils qui n'existent que chez l'homme adulte. Cette même extrémité est embrassée par le muscle sphincter de l'anus (1126) et par ses deux releveurs (1119).

b. Organisation du Rectum.

2196. *Membrane* ou *Tunique séreuse.* Le rectum en est entièrement privé dans sa partie inférieure, comme nous venons de le dire. Il n'en est point de même de sa région supérieure, derrière laquelle le péritoine forme même le repli nommé *Mésorectum* (2192). Dans l'état de

(1) Πρωκτος des Grecs.

dilatation considérable que peut acquérir la matrice, le péritoine, soulevé par cet organe, abandonne presque totalement le rectum dans la Femme enceinte. Chez l'Homme, la distension de la vessie cause le même phénomène, mais à un moindre degré.

2197. *Membrane* ou *Tunique musculeuse.* Plus épaisse que dans les autres intestins, elle a beaucoup d'analogie avec celle de l'œsophage. Sa face externe est séparée en haut du péritoine par une couche de tissu cellulaire graisseux; l'interne tient à la membrane muqueuse par un tissu cellulaire lâche et non graisseux.

Elle est composée de deux plans de fibres, les unes superficielles et *longitudinales*, les autres profondes et *circulaires.* Les premières prédominent d'une manière marquée dans les deux tiers supérieurs du rectum; les secondes existent presque seules dans son tiers inférieur et près de l'anus. Les premières aussi ont une teinte blanche; les secondes en acquièrent une rougeâtre, d'autant plus prononcée qu'elles sont plus inférieures. C'est ce qui fait que beaucoup d'anatomistes placent autour de la paroi inférieure du rectum un anneau charnu auquel ils donnent le nom de *Muscle sphincter interne de l'anus.*

2198. *Membrane* ou *Tunique muqueuse.* Elle est analogue à celle du reste du conduit digestif : elle est seulement plus épaisse, plus rouge, plus fongueuse, et enduite d'une mucosité plus épaisse et plus abondante. Elle offre les rides, les lacunes, et les orifices des follicules dont nous avons déjà parlé. Ses villosités sont peu abondantes; elle ne présente aucune valvule connivente.

2199. Aucun intestin ne reçoit autant de vaisseaux sanguins que le rectum, eu égard à son volume. Ses artères lui viennent de la mésentérique inférieure, de l'hypogastrique et de la honteuse interne; on les désigne collectivement sous le nom d'*Artères hémorrhoïdales*, et on les distingue en *supérieure*, *moyenne* et *inférieure*. Ses veines se rendent en partie dans l'hypogastrique, en partie dans la mésaraïque inférieure. Ses nerfs proviennent des plexus sciatique (1817) et hypo-gastrique (1917) (1).

CLASSE SECONDE.

ARTICLE SECOND.

ORGANES DE LA RESPIRATION.

---

§ Ier. *Des Poumons* (Πνευμονες, *Pulmones*).

a. Conformation et Disposition générale.

2200. Les poumons sont deux organes spongieux, cellulaires, expansibles, renfermés dans la cavité du thorax, séparés l'un de l'autre par les médiastins et par le cœur; entourés par des membranes qu'on nomme plèvres, et destinés à faire subir à l'air et au sang qui les pénètrent, les changements sur lesquels est essentiellement fondé l'acte de la respiration.

Quoique les poumons soient séparés et distincts en apparence, ils sont pourtant réunis verticalement l'un à l'autre, puisqu'ils reçoivent l'air par un même conduit et que le sang leur est transmis par un seul vaisseau. Leur volume n'est point égal cependant; mais, en raison com-

---

(1) D'après l'ordre physiologique, nous devrions décrire ici les organes de l'absorption; mais, comme l'étude en est considérablement facilitée par celle des organes de la circulation, nous en renvoyons l'examen à la suite de ceux-ci.

posée de la saillie du diaphragme à droite (914) causé par le foie, et de l'obliquité du médiastin à gauche, le poumon droit offre plus d'épaisseur que le gauche, qui, à son tour, a plus d'étendue verticale que lui. En totalité aussi le gauche est un peu plus petit.

Dans tous les cas, le volume des poumons est toujours exactement en rapport avec la capacité de la cavité du thorax; il est d'autant plus considérable que celle-ci est plus ample. Ils suivent au reste très exactement les mouvements imprimés à ses parois, contre lesquelles ils sont toujours appliqués, et se dilatent et se resserrent comme elle. Aussi n'existe-t-il jamais aucun vide dans l'intérieur de la poitrine.

2201. Les poumons ont un poids proportionnel beaucoup moindre que celui des autres organes; ils ne se précipitent jamais au fond de l'eau tant qu'ils sont dans leur état naturel, et cette légèreté provient de l'air qui en pénètre tout le tissu. Aussi, le plus ordinairement, dans les enfants qui n'ont point encore respiré, les poumons ne surnagent-ils point au fluide dans lequel on les plonge.

Mais la pesanteur absolue des poumons varie beaucoup suivant les individus chez lesquels on les examine, ce qui peut dépendre de la plus ou moins grande quantité de sang qui s'y est arrêté au moment de la mort, ou d'un développement plus ou moins considérable. Remarquons aussi que chez les enfants qui n'ont point respiré, les poumons sont, avec le poids total du corps, dans le rapport variable de 55 ou 70 à 1, tandis que ce rapport est de 28 ou 35 à 1 lorsque la respiration a été mise en exercice. Cet acte augmente donc de beaucoup la pesanteur : considération utile en médecine légale.

2202. La couleur des poumons, dans l'état sain et chez l'adulte, est d'un fauve pâle qui se rapproche plus ou moins du blanc ou du gris. On retrouve cette teinte à l'extérieur et à l'intérieur de l'organe également. Mais il faut pour cela que le sang ne soit point accumulé dans son parenchyme, car alors on y observe une couleur d'un rouge foncé ou violet, uniformément répandue ou seulement dispersée par plaques, ce qui produit l'apparence du marbre. C'est pour cette raison, que, du côté sur lequel un cadavre a reposé, les poumons sont plus colorés que partout ailleurs. Au reste, la couleur fauve ou grisâtre des poumons est interrompue par de petites taches noires et brunes, irrégulièrement disséminées à leur superficie, et plus ou moins multipliées. Elles sont exactement circonscrites, et affectent en général une forme linéaire. Rarement elles sont isolées les unes des autres; quelques-unes sont absolument superficielles; d'autres pénètrent plus ou moins profondément dans le tissu des poumons; il en est qui semblent bornées à la plèvre ou à la membrane qui enveloppe immédiatement ceux-ci, dans l'épaisseur desquels on en rencontre aussi. Buisson les regarde comme analogues aux ganglions lymphatiques des bronches. Elles ne commencent à se manifester que vers l'âge de dix à douze ans.

2203. De tous nos organes formés par des solides, les poumons sont ceux qui offrent la densité la moins prononcée. On les comprime avec la plus grande facilité, et ils ne reviennent ensuite qu'incomplétement à leur état primitif. Cependant, quoique flexibles et mous, ils ont un tissu qui ne se déchire qu'avec peine.

2204. La figure des poumons est assez difficile à déterminer : néanmoins on peut en général la rapporter à celle d'un conoïde très irrégulier, dont la base est tournée en bas et le sommet en haut, et qui se trouve aplati en dedans. Le droit est divisé en trois lobes inégaux par deux scissures obliques; le gauche ne présente qu'une seule scissure et n'a par conséquent que deux lobes.

Leur *face externe*, convexe dans *toute son étendue*, surtout en arrière, et presque plane antérieurement, est libre dans *toute son étendue* et en rapport avec les parois de la poitrine, dont elle est séparée par le feuillet costal des plèvres. Lisse et polie, elle est constamment humectée par un fluide séreux. Sur le poumon gauche, elle offre une fente qui descend obliquement du bord postérieur à l'antérieur, et divise cet organe en deux lobes, un supérieur et antérieur, plus petit, et l'autre inférieur et postérieur, plus grand : cette fente pénètre presque toute l'épaisseur de l'organe. Une semblable rainure est observée sur le poumon droit ; mais chez lui le lobe supérieur est divisé en deux portions par une scissure secondaire dirigée obliquement en bas et en dehors, et, par conséquent, en sens contraire de la grande, et qui varie beaucoup pour l'étendue et la profondeur. Dans les deux poumons. les lobes supérieurs, volumineux en haut, se terminent inférieurement en pointe, tandis que le contraire a lieu pour les lobes inférieurs, qui sont toujours plus gros. Dans le poumon droit, le lobe moyen est triangulaire ; il présente son sommet en dehors et sa base en dedans ; il est plus petit que les deux autres..

La *face interne* des poumons, plane ou légèrement concave pour s'accommoder à la saillie du cœur, est contiguë au médiastin, et correspond en arrière à la colonne vertébrale. Vers le milieu de sa hauteur on voit l'insertion des bronches et des vaisseaux pulmonaires. Ses deux tiers antérieurs sont médiatement en rapport avec le péricarde et avec le thymus.

Leur *bord antérieur* est mince, tranchant surtout inférieurement, oblique, sinueux, plus ou moins inégal, dirigé obliquement en bas et en avant, et échancré du côté gauche seulement, pour recevoir la pointe du cœur.

Leur *bord postérieur* est épais, arrondi, presque vertical, et logé dans une gouttière que forment les côtes sur les côtés de la colonne vertébrale (133).

Leur *base*, légèrement concave, repose sur la face

supérieure du diaphragme (914), et est un peu oblique en bas et en dehors de chaque côté : elle est circonscrite par un bord tranchant et sinueux qui est logé entre les côtes et les insertions du diaphragme, et sur lequel on trouve la fin de la scissure inter-lobaire. Cette base est cependant formée spécialement par le lobe inférieur.

Leur *sommet* enfin, étroit, obtus, légèrement bosselé, est situé au niveau de la première côte, qu'il surmonte souvent un peu.

b. Organisation des Poumons.

2205. Le tissu des poumons est très complexe; il semble essentiellement composé des prolongements et des ramifications successives des bronches, des artères et des veines pulmonaires, qui s'accolent dans toutes leurs divisions, et sont soutenues dans leur assemblage par un tissu cellulaire très fin, de manière à constituer une suite de lobules qui sont recouverts et réunis par les plèvres, et parsemés de nerfs, de vaisseaux et de ganglions lymphatiques.

1° *Des Plèvres* (Πλευραι, *Pleurræ*, *Pleures*, Chauss.).

2206. Les plèvres sont deux membranes, minces, diaphanes, perspirables, qui revêtent intérieurement chaque côté de la poitrine, et se réfléchissent de là sur l'un et l'autre poumons. Comme toutes les membranes séreuses, à l'ordre desquelles elles appartiennent, leur surface interne est dans un rapport continuel avec elle-même; et elles représentent ainsi chacune un sac sans ouverture. Par leur adossement, elles forment les médiastins, et leur trajet est absolument le même à gauche et à droite.

Parties des côtés du sternum, les plèvres se portent en dehors, tapissent la face interne des côtes, de leurs cartilages et des muscles qui occupent leurs intervalles, séparées cependant de ces derniers par les vaisseaux et les nerfs inter-costaux et par du tissu cellulaire adipeux; elles avancent ainsi jusqu'à la colonne vertébrale, en se réfléchissant inférieurement sur le diaphragme, dont elles recouvrent la face thoracique, et supérieurement sous les premières côtes, derrière lesquelles elles forment une sorte de cul-de-sac pour loger les sommets des poumons; vers les articulations costo-vertébrales, elles sont appliquées sur les ganglions nerveux thoraciques (1895) et sur leurs rameaux, puis elles se portent sur les parties latérales du corps des vertèbres.

Là, les deux plèvres se trouvent rapprochées l'une de l'autre; mais cependant il reste entre elles un espace étroit et irrégulièrement triangulaire, où sont logés l'aorte descendante, l'œsophage, la veine azygos, le canal thoracique, la partie inférieure de la trachée-artère, l'origine des bronches et un grand nombre de ganglions lymphatiques, le tout plongé dans du tissu cellulaire. Cet espace est le *Médiastin postérieur*, dont la direction est verticale et parallèle à celle de la colonne vertébrale.

Au-devant de cet espace, les plèvres, très rapprochées l'une de l'autre, ne se touchent pourtant point encore, mais elles se portent sur le côté du péricarde, en recouvrent d'abord une petite étendue, et se réfléchissent sur la partie postérieure des vaisseaux pulmonaires et sur les poumons eux-mêmes : elles tapissent d'abord la face convexe de ceux-ci, leur sommet et leur base, en s'enfonçant profondément dans les scissures interlobaires. Elles reviennent de là sur leur face plane, sur la partie antérieure des vaisseaux pulmonaires, sur l'autre portion des côtés du péricarde, au-devant duquel elles se trouvent rapprochées de nouveau. Elles gagnent alors la face postérieure du sternum et le point d'où nous les avons fait partir, en interceptant entre elles un espace non parallèle au sternum, mais oblique de haut en bas et de droite à gauche, plus large inférieurement que supérieurement, très étroit à sa partie moyenne, et représentant une espèce d'X dont les branches inférieures seraient plus écartées que les supérieures. Cet espace, qu'on nomme communément le *Médiastin antérieur*, loge en haut le thymus, et est rempli inférieurement par du tissu cellulaire graisseux qui communique avec celui de l'abdomen à travers un écartement des fibres du diaphragme, sur les côtés de l'appendice xiphoïde (911). En abandonnant la partie antérieure du médiastin, les plèvres recouvrent les vaisseaux mammaires internes et un certain nombre de ganglions lymphatiques.

2207. Le dégré d'adhérence de ces plèvres avec les organes subjacents n'est point le même dans toute leur étendue; on les détache facilement du sternum, des côtes, des muscles inter-costaux et des côtés de la colonne vertébrale, elles sont unies d'une manière beaucoup plus intime à la surface des poumons : cependant on trouve entre elles et le parenchyme de l'organe une sorte de membrane assez dense, formée par du tissu cellulaire. Elles tiennent d'une manière lâche aux parties antérieure et postérieure des faces latérales du péricarde; mais, sur leur région moyenne et au niveau des vaisseaux pulmonaires, elles sont extrêmement adhérentes.

2208. La *surface interne* des plèvres est lisse, polie, humectée par de la sérosité, et libre de toute adhérence dans l'état naturel; celles qu'on y observe souvent sont constamment l'effet de quelque maladie. L'ébullition leur fait perdre leur transparence pour leur donner une teinte opaline, opaque. Sur les côtés du diaphragme, elles présentent de petits appendices graisseux, analogues à ceux que nous avons signalés sur le gros intestin (2204), et leur épaisseur est un peu plus marquée à la face postérieure de la poitrine qu'à l'antérieure.

2209. Les artères des plèvres leur viennent des intercostales, des mammaires internes, des diaphragmatiques, des thyroïdiennes inférieures, des thymiques, des péricardiques et des bronchiques. Les veines leur correspondent exactement. On aperçoit dans ces membranes une quantité prodigieuse de vaisseaux lymphatiques. On n'y a point encore poursuivi de filets nerveux.

2° *Des Conduits aérifères des Poumons, ou de la Trachée-artère et des Bronches* (Aspera-arteria et Bronchia).

a. Conformation générale.

2210. La trachée-artère (1) est un tuyau cylindroïde, fibro-cartilagineux et membraneux, un peu aplati en arrière, placé au-devant de la colonne vertébrale depuis la partie inférieure du larynx jusqu'au niveau de la seconde ou de la troisième vertèbre du dos, dans le médiastin postérieur. Située le long de la ligne médiane du corps, symétrique et régulière dans toute son étendue, légèrement mobile et extensible, la trachée-artère a huit ou dix lignes de diamètre environ : ce diamètre est le même dans toute son étendue, et ne varie que suivant les âges et quelques dispositions individuelles ; il est en général proportionné au volume des poumons.

2211. Le *côté antérieur* de la trachée-artère, convexe, est couvert en haut par le corps thyroïde, par les veines thyroïdiennes inférieures, et par les muscles sterno-hyoïdiens et sterno-thyroïdiens, dont il est séparé par une couche de tissu cellulaire lâche assez épaisse ; en bas, il est en rapport avec le thymus, la veine sous-clavière gauche, l'artère brachio-céphalique et la crosse de

(1) Τραχεῖα ἀρτηρία, *Aspera arteria.*

l'aorte. — Son *côté postérieur*, aplati, recouvre l'œsophage, et un peu à droite le corps des vertèbres, ce qui dépend de l'obliquité de l'œsophage (2123). — *Latéralement*, elle avoisine les artères carotides primitives, les veines jugulaires internes, les nerfs pneumo-gastriques, et les rameaux de communication des ganglions nerveux cervicaux, qui en sont écartés par une masse de tissu cellulaire graisseux.

2212. A son extrémité inférieure, la trachée-artère se bifurque et donne naissance à deux conduits qui pénètrent dans les poumons, ce sont les *Bronches*, qu'on distingue en droite et en gauche, et qui s'écartent l'une de l'autre en se dirigeant en bas et en dehors, et en formant un angle presque droit. La *Bronche droite* est plus large, plus courte, plus horizontale que la gauche, et lui est un peu antérieure. Elle pénètre dans le poumon à la hauteur de la quatrième vertèbre du dos, est embrassée, dans son trajet, par la courbure de la veine azygos et par l'arcade que forme la branche droite de l'artère pulmonaire. — La *Bronche gauche*, un peu moins volumineuse, mais plus longue et plus oblique, est embrassée par l'aorte et par la branche gauche de l'artère pulmonaire.

Parvenues dans les poumons par le milieu de leur face interne, les bronches se divisent en deux branches, qui après un très court trajet, se bifurquent elles-mêmes, et donnent ainsi des rameaux de moins en moins volumineux, qui prennent toutes sortes de directions et se comportent à la manière des artères. Ces ramifications semblent partager tout le tissu de l'organe en lobules séparés les uns des autres par du tissu cellulaire, et existent absolument dans tous ses points. Il est extrêmement difficile de les suivre jusqu'à leur dernier terme. Malpighi croit qu'elles se terminent par des vésicules arrondies et membraneuses, qui sont pédicellées, suivant

Willis. Sénac pense que les lobules des poumons sont composés de vésicules polyèdres, d'un sixième de ligne de diamètre, dans chacune desquelles un rameau des bronches vient s'ouvrir. Mais il paraît démontré au contraire que les bronches, ramifiées à l'infini, se terminent enfin à leur dernière extrémité par un petit cul-de-sac non dilaté, et que c'est de la réunion de plusieurs de ces ramuscules, joints par le tissu cellulaire dans lequel ils sont plongés, que résulte ce qu'on appelle un *Lobule pulmonaire*, dans les cavités intérieures duquel on voit, à l'aide du microscope et comme l'a démontré sir Everard Home, s'ouvrir une multitude de bouches absorbantes communiquant avec des vaisseaux lymphatiques garnis de leurs valvules.

b. Organisation de la Trachée-artère et des Bronches.

2213. Les conduits aérifères des poumons sont composés de cerceaux fibro-cartilagineux, de membranes, de vaisseaux artériels, veineux et lymphatiques, de nerfs, de follicules muqueux, et de corps d'une nature particulière connus sous le nom de *Ganglions* ou de *Glandes bronchiques*.

2214. *Cerceaux fibro-cartilagineux.* A la trachée-artère ils sont au nombre de seize ou de vingt, et ils représentent des anneaux incomplets, interrompus dans leur tiers postérieur, placés de champ les uns au-dessus des autres horizontalement, et séparés par des intervalles étroits membraneux. Recourbés sur eux-mêmes, aplatis suivant le plan de leur épaisseur, ils ont tous la même longueur; mais leur largeur est très variable; leur forme se rapproche de celle d'un triangle rectangle fort alongé, lorsqu'on les a étendus. Ils sont ordinairement plus épais à leur partie moyenne qu'à leurs extrémités, qui sont quelquefois bifurquées. Par leur face convexe, ils répondent à une membrane fibreuse; par la concave, ils sont en rapport avec une membrane muqueuse. Leurs bords arrondis donnent attache à la première de ces membranes, et sont un peu plus saillants à l'intérieur qu'à l'extérieur du conduit. Quelquefois aussi on en voit plusieurs se réunir et se confondre. Le premier est ordinairement très large, et quelquefois joint au cartilage cricoïde; le dernier est encore plus large et se distingue beaucoup des autres. Il est triangulaire, et son milieu se prolonge inférieurement, en se recourbant un peu en arrière, pour s'accommoder à l'origine des bronches.

Dans les premières ramifications des bronches, ces cerceaux fibro-cartilagineux ressemblent tout-à-fait à ceux de la trachée-artère; ils sont seulement plus minces, plus petits, et quelquefois formés de plusieurs pièces. Mais dans les ramifications secondaires, ce ne sont plus que de petits grains irréguliers, de figure variable, unis ou séparés, qui diminuent insensiblement, en sorte que, dans les dernières divisions de ces canaux, ils disparaissent tout-à-fait.

La couleur et la consistance des fibro-cartilages de la trachée-artère et des bronches sont les mêmes que pour ceux de l'oreille, des ouvertures du nez, etc. Leur élasticité est très remarquable; ils ne s'ossifient que très rarement, même dans la vieillesse la plus avancée.

2215. *Membrane fibreuse* ou *extérieure*. Elle provient de la circonférence inférieure du cartilage cricoïde, et se prolonge jusqu'aux dernières extrémités des bronches, en s'amincissant progressivement à un point excessif. Elle est formée de fibres longitudinales, parallèles, dont les plus superficielles sont rougeâtres, et dont les profondes sont blanches.

Cette membrane constitue seule en arrière la portion solide de la trachée-artère, ce qui donne, dans cet endroit, une forme arrondie à ce conduit: en avant elle est continuellement interrompue par les cerceaux fibro-cartilagineux qui paraissent développés dans son épaisseur, et elle n'envoie au-devant d'eux qu'un fort petit nombre de fibres.

La *surface extérieure* de cette membrane est parsemée en arrière de granulations rougeâtres, ovoïdes ou arrondies, et de figures variables. Ce sont des follicules mucipares, dont les canaux excréteurs traversent toute l'épaisseur du conduit pour s'ouvrir à son intérieur : on les nomme communément *Glandes trachéales* : elles manquent en devant.

Sa *surface intérieure* correspond antérieurement, et dans les intervalles des fibro-cartilages, à la membrane muqueuse, dont elle est séparée par une multitude d'autres granulations plus petites et de couleur variable, qui paraissent être également des follicules. Mais en arrière, elle est immédiatement appliquée sur une couche de fibres transversales, très rapprochées, très denses, attachées aux extrémités des cerceaux, et de nature musculeuse. Ces fibres sont disposées par petits faisceaux, et forment un plan tout-à-fait distinct au-dedans duquel on trouve une légère couche de fibres longitudinales, qui parfois s'étend partiellement jusque sur la face concave des arceaux cartilagineux.

On suit, du reste, les plans charnus dont il s'agit jusque dans les ramifications des bronches : ils existent encore alors même que les plaques cartilagineuses ont déjà disparu.

2216. *Membrane muqueuse* ou *intérieure*. Continue à la membrane du larynx (1463), elle se propage jusqu'à la terminaison des bronches. Mince, rougeâtre et plissée sur sa longueur, surtout postérieurement, où elle est appliquée contre les fibres d'apparence musculaire dont nous venons de parler, elle correspond, dans le reste de son étendue, à la face interne des cerceaux fibro-cartilagineux, et, entre eux, à la membrane fibreuse. Elle est en général peu adhérente à ses diverses parties. Sa surface interne est comme criblée par les orifices excréteurs de ses follicules muqueux, qui répandent continuellement un fluide assez épais et peu abondant. Son organisation, du reste, n'offre rien de remarquable.

2217. Les vaisseaux de la trachée-artère viennent des thyroïdiens supérieurs et inférieurs; ses nerfs lui sont donnés par les pneumo-gastriques (1695, 1696) et par les ganglions cervicaux (1868, 1873). Les bronches ont des artères qui portent leur nom et qui naissent immédiatement de l'aorte : elles sont ordinairement au nombre de deux : une droite et l'autre gauche : des veines leur correspondent et se rendent, à droite dans la veine azygos, à gauche dans l'inter-costale supérieure. Leurs nerfs leur sont fournis par les deux plexus pulmonaires (1696, 1887, 1893).

2281. *Ganglions lymphatiques desBronches* (*Glandes bronchiques*). Ils sont en très grand nombre; ils sont situés au-devant de la bifurcation de la trachée-artère autour des bronches, et même dans l'intérieur des poumons, où ils sont irrégulièrement disséminés. Leur forme présente des variétés multipliées, tantôt ovoïde ou arrondie, tantôt lobuleuse, etc. Leur volume varie beaucoup aussi : les plus gros sont logés au-dessus de la trachée-artère, les plus petits dans les intervalles des bronches. Leur couleur est noire, ou d'un brun obscur chez l'adulte, rougeâtre dans les enfants. Leur tissu est généralement peu consistant; ils s'écrasent sous les doigts, auxquels ils communiquent leur couleur. Je n'ai jamais pu découvrir les conduits excréteurs que quelques anatomistes leur attribuent et par lesquels ils sont supposés verser un fluide particulier dans les bronches; mais j'ai vu manifestement plusieurs fois, comme Haller l'indique, des vaisseaux lymphatiques y aborder, ou en partir pour se jeter dans le canal thoracique. Fourcroy a pensé que leur teinte noire était due à l'accumulation du carbone qu'il supposait se séparer du sang pendant l'acte de la respiration, et en 1826, à Berlin, cette opinion a été renouvelée par M. Ferd. G. Becker, d'après le professeur Hensinger.

3° *Du Tissu Propre des Poumons.*

2219. Nous avons déjà, jusqu'à un certain point, une idée de la structure intime du poumon, puisque nous connaissons plusieurs des organes qui entrent dans sa composition. Mais lorsqu'on vient à le considérer avec quelque attention, en faisant abstraction de ces parties constituantes, on reconnaît qu'il est divisé en plusieurs lobules distincts, même à l'extérieur, et séparés les uns des autres par de petites rainures blanchâtres : on les aperçoit surtout très bien si on déchire le tissu de l'organe après l'avoir soumis à l'ébullition. Leur volume et leur forme sont fort variables ; ils offrent en général plusieurs facettes limitées par des angles saillants, et présentent dans leurs intervalles un tissu cellulaire lâche, filamenteux, non graisseux, fort extensible, et susceptible de devenir emphysémateux avec la plus grande facilité, soit pendant la vie, par la rupture d'une bronche, soit après la mort, par l'insufflation. Chacun de ces lobules, au reste, se partage en d'autres plus petits, sans qu'on puisse reconnaître le terme exact de cette division. Quelle est la structure intime de ces derniers lobules ? Ont-ils, autour des ramifications des bronches, une disposition racémiforme, comme le prétend Willis? Cela ne paraît point être. Il est seulement très probable qu'ils sont formés par la réunion des dernières extrémités des bronches, des vaisseaux et des nerfs, qui se répandent dans les poumons.

2220. Outre toutes les parties que nous avons déjà vu

entrer dans la composition des poumons, on y rencontre encore les artères et les veines pulmonaires, dont nous parlerons à l'occasion du cœur; elles établissent effectivement une liaison intime entre les organes de la respiration et ceux de la circulation.

§ II. *Du Thymus* (θυμος des Grecs).

2221. On nomme ainsi un organe dont les usages sont totalement inconnus, mais que sa position dans le médiastin antérieur fait étudier à la suite des organes de la respiration. Il est parenchymateux, bilobé, *glandiforme*, oblong, mollasse, lobuleux, d'un volume et d'une couleur très variables. Il est à remarquer que, chez le fœtus, il s'étend à peu près depuis le corps thyroïde jusqu'aux environs du diaphragme, et qu'il diminue progressivement avec l'âge, en sorte que, dans l'adulte, il est comme atrophié, et que, dans les vieillards, on ne le découvre qu'avec peine au milieu du tissu cellulaire.

2222. Le thymus occupe l'écartement supérieur du médiastin antérieur, et correspond en arrière à la trachée-artère (2211), aux veines thyroïdiennes inférieures, à la veine sous-clavière gauche, à la veine cave supérieure, à la crosse de l'aorte et au péricarde; en devant, il est couvert par le haut du sternum, et par la partie inférieure des muscles sterno-thyroïdiens. Ses bords sont en contact avec les plèvres inférieurement. Son extrémité supérieure est partagée par une échancrure en deux portions, dont la droite est ordinairement plus grosse et plus longue que la gauche. Son extrémité inférieure, qui est plus volumineuse, est également échancrée, et présente le même rapport entre ses deux portions. Ces deux échancrures se continuent l'une avec l'autre par une rainure qui règne le long de la face antérieure du thymus.

2223. Le thymus est enveloppé par une capsule celluleuse très mince, qui envoie des prolongements dans son intérieur, et qui divise ainsi son parenchyme, mou, jaunâtre ou blanchâtre, en lobules d'un volume inégal, et dans chacun desquels on distingue plusieurs vésicules remplies d'un liquide laiteux et légèrement visqueux, et paraissant communiquer les unes avec les autres dans toute l'étendue de l'organe. On ne lui reconnaît, au reste, aucun conduit excréteur; mais il est parsemé de vaisseaux sanguins et lymphatiques. Ses artères, quoique d'un petit volume, sont assez nombreuses : elles naissent des thyroïdiennes inférieures, des mammaires internes, des bronchiques, des sous-clavières, des vertébrales, des œsophagiennes, des médiastines et des péricardines. Ses veines leur correspondent exactement. Il reçoit quelques filets nerveux des pneumo-gastriques, des diaphragmatiques (1723), et des ganglions cervicaux inférieurs.

CLASSE SECONDE.

ARTICLE TROISIÈME.

ORGANES DE LA CIRCULATION.

---

§ Ier. *Du Cœur et de ses Enveloppes, ou de l'Organe central de la Circulation.*

Du Péricarde (Pericardium) (1).

2224. Le péricarde est un sac membraneux qui enveloppe le cœur et les troncs artériels et veineux qui en partent ou qui s'y rendent. Il est logé dans l'écartement inférieur du médiastin antérieur, au-dessus de l'aponévrose centrale du diaphragme à laquelle il est fortement uni. Sa forme est, au premier aspect, celle d'un cône dont la base est tournée en bas et un peu à gauche, et dont le sommet regarde en haut, en arrière et à droite; mais lorsqu'on l'a bien isolé de la graisse dans laquelle il est comme plongé, et des lames du médiastin, on reconnaît qu'il est exactement moulé sur le cœur. Sa grandeur est proportionnée au volume de l'organe qu'il renferme.

2225. *En devant*, le péricarde est couvert par la plèvre, excepté dans sa partie moyenne, où il correspond à l'écartement du médiastin et au thymus, et médiatement au sternum et aux cartilages de prolongement des dernières vraies côtes gauches, dont il est séparé latéralement par la partie antérieure des poumons. *En arrière*, il a fort

---

(1) Περι, *autour*; Καρδια, *cœur*.

peu d'étendue, et appuie sur les bronches, l'œsophage et l'aorte descendante. *A droite et à gauche*, il est en rapport avec les plèvres, les nerfs phréniques (1723) et la face interne des poumons. *En bas*, il répond au centre aponévrotique, et, un peu à gauche, aux fibres charnues du diaphragme.

2226. Le péricarde est composé de deux membranes, l'une extérieure et fibreuse, l'autre intérieure et séreuse.

2227. *Membrane fibreuse.* Parfaitement identifiée en bas avec l'aponévrose du diaphragme, elle remonte autour du cœur, qu'elle embrasse jusqu'à sa base, et là elle se continue plus ou moins loin sur les gros troncs des vaisseaux, en se divisant en plusieurs gaînes distinctes qui les accompagnent à une certaine distance. Le péricarde n'est donc point percé pour laisser passer ces vaisseaux, comme beaucoup d'anatomistes l'ont dit; mais son feuillet fibreux se perd insensiblement sur leurs parois, et semble même ainsi s'unir à elles. Ces gaînes sont au nombre de huit : une, très courte, pour la veine cave supérieure; quatre, plus courtes encore, pour les veines pulmonaires; une, qui se prolonge indéfiniment, pour l'aorte; deux pour chaque artère pulmonaire. La veine cave inférieure pénètre dans le péricarde par le centre du diaphragme et est dépourvue de gaîne fibreuse.

Cette membrane fibreuse correspond immédiatement aux plèvres par la plus grande partie de sa surface extérieure; elle en est séparée par une couche de tissu adipeux plus ou moins épaisse, excepté dans son milieu où le contact et l'adhérence sont plus intimes. Sa surface interne est tapissée dans presque toute son étendue par la membrane séreuse, excepté lorsqu'elle se continue sur les vaisseaux.

2228. Cette membrane offre la plus grande analogie de structure avec la dure-mère; seulement elle a une moindre épaisseur; sa couleur est nacrée, aponévrotique; ses fibres sont quelquefois isolées, souvent rapprochées en faisceaux distincts, d'une épaisseur et d'une largeur variables, irrégulièrement disposés, et entrecroisés en divers sens : le plus grand nombre cependant monte verticalement et parallèlement à l'axe du péricarde, se continuant en bas avec l'aponévrose phrénique, et s'écartant en haut sur les vaisseaux.

2229. *Membrane séreuse.* Elle a un trajet beaucoup plus étendu que la précédente, puisque après avoir tapissé sa face interne, elle se réfléchit sur le cœur et le recouvre en entier, sans cependant le contenir dans son intérieur, en quoi elle est semblable aux autres membranes séreuses que nous avons déjà examinées, comme l'arachnoïde et les plèvres. Appliquée en bas, immédiatement et d'une manière très serrée, contre l'aponévrose du diaphragme, elle remonte en avant le long de la membrane fibreuse, jusqu'au moment où celle-ci va se prolonger sur les gros vaisseaux de la base du cœur. Là, elle se réfléchit, au milieu, sur l'aorte, au-dessus de sa première courbure ; à gauche, sur l'artère pulmonaire, avant sa bifurcation; à droite, sur la veine cave supérieure, un pouce à peu près au-dessus de son entrée dans l'oreillette, et sur les veines pulmonaires droites, immédiatement après leur sortie du poumon. Elle recouvre la face antérieure de tous ces vaisseaux, pénètre dans leurs intervalles à une distance plus ou moins grande, et tapisse l'aorte et l'artère pulmonaire dans tout leur contour, excepté dans l'endroit où elles sont en contact immédiat ; elle tapisse également, entre elles, le canal artériel ou le ligament qui le remplace. C'est dans l'endroit où la réflexion de cette membrane a lieu qu'on peut très bien observer la séparation des deux feuillets du péricarde : un espace triangulaire très sensible existe entre eux.

Ainsi parvenue à la base du cœur, la membrane séreuse du péricarde se porte directement de l'artère pulmonaire sur les ventricules, et de la veine cave sur l'oreillette droite. En quittant l'aorte, elle se prolonge dans un enfoncement qui existe entre cette artère et l'oreillette droite, d'où elle se dirige également vers les ventricules. Du sommet et des bords du cœur elle se porte à la face postérieure de cet organe, la tapisse, remonte de nouveau à sa base, embrasse à droite et en bas la veine cave inférieure, à gauche et en haut les veines pulmonaires gauches, et se réfléchit sur la partie postérieure de la membrane fibreuse.

Cette membrane s'enfonce dans toutes les inégalités que le cœur offre à sa surface, où elle est d'une telle ténuité et d'une si grande transparence, surtout au niveau des ventricules, qu'il devient fort difficile d'en démontrer l'existence, si ce n'est dans les endroits où elle est séparée des fibres charnues par du tissu cellulaire graisseux. Elle adhère intimement à la membrane fibreuse, et ne peut en être détachée que dans des points peu étendus, ou au niveau de sa réflexion. Elle tient très peu aux vaisseaux, et peut être facilement enlevée de leur surface.

2230. La surface interne de cette membrane, en contact partout avec elle-même, est continuellement humectée par de la sérosité. Elle est lisse et polie.

2231. Les artères du péricarde sont très petites et naissent des thymiques, des phréniques, des bronchiques, des œsophagiennes, des coronaires du cœur, des mammaires internes et de l'aorte elle-même. Ses veines leur correspondent et vont aboutir en partie dans la veine azygos. Ses vaisseaux lymphatiques se rendent dans les ganglions qui entourent la veine cave supérieure et l'origine de l'aorte. On n'a point encore poursuivi de filets nerveux dans l'épaisseur de ses feuillets.

2° *Du Cœur* (Κῆρ, Καρδια des Grecs ; *Cor* des Latins).

a. Conformation générale.

2232. Le cœur, centre de la circulation, est un organe musculaire creux, irrégulièrement conoïde ou pyramidal, oblique en avant, en bas, en dehors et de droite à gauche, aplati en arrière et en bas, convexe en avant et en haut, et logé dans le péricarde. Nous avons indiqué ses rapports généraux en décrivant ce dernier, nous n'y reviendrons point ici.

Son volume varie beaucoup suivant les individus ; mais, en général, il est un peu inférieur ou de très peu supérieur à celui du poing du sujet. Sa masse, comparée à celle du corps, est très petite ; mais, en général encore, elle est d'autant plus grande que les sujets sont plus jeunes. Son poids, chez l'adulte, est assez habituellement à celui de la masse totale du corps :: 1 ou 1 $\frac{1}{3}$: 200. Quoiqu'il soit retenu par le péricarde, par le médiastin et par les gros vaisseaux, sa situation change cependant à chaque instant pendant la vie, parce qu'il suit les mouvements du diaphragme ; ou que son poids l'entraîne dans tel ou tel sens, suivant la position que l'on prend.

2233. Sa *face antérieure*, qui est tournée un peu en haut, est convexe et offre, dans son milieu, une rainure qui la traverse obliquement de haut en bas et de gauche à droite, et dans laquelle sont logées l'artère et la veine coronaires antérieures, au milieu d'une assez grande quantité de tissu adipeux. La portion de cette face qui est située à droite de la rainure, est beaucoup plus large que celle qui est à sa gauche.

2234. Sa *face postérieure* est tournée en bas et presque horizontale : elle est aplatie et repose sur le centre aponévrotique du diaphragme, dont elle n'est séparée que par la membrane séreuse du péricarde. Elle est traversée presque verticalement par une rainure qui reçoit l'artère et la veine coronaires postérieures, et qui se joint à la précédente au sommet du cœur. La portion de la face postérieure du cœur qui est à gauche de la rainure est beaucoup plus large que celle qui occupe sa droite.

2235. Le *bord droit* du cœur est en même temps inférieur; il est mince et comme tranchant; il est plus long que le gauche, et est couché sur le diaphragme. Le *bord gauche* est dirigé en arrière et en haut; il est obtus, arrondi, très épais, et côtoyé par une branche de l'artère coronaire postérieure.

2236. La *base du cœur*, située en haut, en arrière et à droite, légèrement oblique de haut en bas et de gauche à droite, est, vers le niveau de la huitième vertèbre dorsale, séparée de la colonne vértébrale par l'aorte et par l'œsophage, et tient au péricarde par le moyen des artères qui en partent et des veines qui s'y rendent. On y observe une rainure oblique (*Sulcus atrio-ventricularis*) qui indique la jonction des oreillettes et des ventricules. Son *sommet* mousse et arrondi, qui regarde en avant, en bas et à gauche, est logé dans une éhancrure du poumon de ce côté (2204), répond à l'intervalle des cartilages des cinquième et sixième côtes, est garni de beaucoup de graisse, et présente un enfoncement qui marque le point de réunion des deux rainures que nous avons indiquées en décrivant ses faces, et qui semble la trace rudimentaire d'une bifurcation.

2237. Le cœur renferme quatre cavités, que l'on nomme ses *Ventricules* et ses *Oreillettes*; les deux oreillettes occupent sa base ou sa région supérieure et postérieure; les deux ventricules sont contenus dans sa partie inférieure; une oreillette et un ventricule sont placés à droite; à gauche, on observe également une oreillette et un ventricule. De chaque côté, l'oreillette communique avec le ventricule correspondant; mais les cavités droites ne communiquent jamais immédiatement avec les gauches dans l'état naturel et après la naissance. Dans les premières, on rencontre du sang noir, qui doit être incessamment soumis à l'action de l'air dans les poumons; dans les secondes, on trouve du sang rouge qui a déjà subi cette action : les premières reçoivent le sang de tout le corps et le chassent dans les poumons ; les secondes reçoivent le sang des poumons et le chassent dans tout le corps. C'est d'après cette considération importante que de nos jours, assez généralement, on distingue deux parties principales dans le cœur, l'une droite, et l'autre gauche, et même deux cœurs séparés, l'un *droit, pulmonaire et à sang noir* (*Cor pulmonale*), l'autre *gauche, aortique et à sang rouge* (*Cor aorticum*).

a. Partie droite du Cœur.

Oreillette droite (*Auricula dextra, seu anterior, s. Atrium Venarum cavarum*).

2238. Elle occupe la partie inférieure, droite et antérieure de la base du cœur, et repose sur le diaphragme ; sa forme est très irrégulière et bien difficile à déterminer; alongée transversalement, elle présente sa plus grande largeur à droite et en arrière, sa partie la plus étroite en devant et à gauche, sens dans lequel elle se prolonge par un appendice flottant, aplati, terminé en pointe mousse, dentelé irrégulièrement sur ses bords, et placé transversalement entre l'aorte et le ventricule droit. Elle est en général plus ample que l'oreillette gauche.

2239. Sa *surface extérieure* est libre en dehors ; mais en dedans elle est unie avec l'oreillette gauche, en bas avec le ventricule droit, en arrière avec les orifices des deux veines caves, en devant, elle est surmontée de l'appendice dont il vient d'être question.

2240. Sa *surface intérieure* présente quatre côtés à considérer : 1° son *coté postérieur* offre en haut l'orifice de la veine cave supérieure, dirigé obliquement en avant et en bas, et garni d'un bord saillant, arrondi, épais et charnu, plus marqué et plus fort postérieurement qu'antérieurement. Cet orifice est moins large que celui de la veine cave inférieure, qu'on observe au-dessous de lui et plus en arrière, et qui est dirigé obliquement en haut et en dedans. Ces deux ouvertures sont très rapprochées l'une de l'autre, et se continuent même par une portion de leur contour : c'est dans cette portion commune à toutes deux qu'on rencontre quelquefois un tubercule plus ou moins prononcé, auquel on a donné le nom de *Tubercule de Lower*, et qui n'est autre chose qu'une saillie formée par de la graisse ou par un faisceau charnu.

En bas, l'orifice de la veine cave inférieure est garni d'un repli membraneux qui avance dans la cavité de l'oreillette, et qu'on appelle *Valvule d'Eustachi*. La largeur de cette valvule, de même que sa configuration et sa texture, varient beaucoup chez l'adulte, mais jamais elle ne peut obturer entièrement l'ouverture de la veine ; ses dimensions sont plus considérables chez les enfants et surtout chez les fœtus, et elle s'efface insensiblement avec l'âge, en sorte qu'elle est peu marquée chez les vieillards, ou quelquefois même elle est remplacée par quelques filaments réticulés. Elle est posée presque verticalement, et sa forme est semi-lunaire. Sa *face postérieure*, tournée en arrière, à droite, et en haut, répond à la cavité de la veine cave inférieure ; l'*antérieure*, dirigée en sens contraire, répond à la cavité de l'oreillette ; son *bord libre*, qui regarde en haut et en arrière, est quelquefois réticulaire ; il est plus ou moins concave, mais il est toujours fort mince ; son *extrémité droite* tient au contour de la veine cave inférieure ; la *gauche* se prolonge sur la paroi interne de l'oreillette, et se continue avec le pilier antérieur de la fosse ovale, dont nous allons parler.

Au-dessous de la valvule d'Eustachi et au-dessus de l'entrée du ventricule, est l'ouverture commune des veines coronaires, laquelle est aussi garnie d'une valvule en croissant, mais assez large pour la fermer entièrement, et dont le bord libre est tourné en bas. C'est la *Valvule de Thébésius* de plusieurs auteurs.

2° Son *côté antérieur* présente en haut la petite cavité de l'appendice, remarquable par les saillies qu'y forment une multitude de colonnes charnues entrecroisées, et en bas l'ouverture large qui fait communiquer entre elles les deux cavités droites du cœur (*Orifice auriculo-ventriculaire droit*). Cette ouverture est circulaire lorsque le cœur est rempli ; mais elle est elliptique quand il est affaissé ; elle est bordée d'une espèce de zone blanche sur laquelle nous reviendrons, et qu'on a nommée *Anneau calleux.*

3° Son *côté externe* ne présente de remarquable qu'un grand nombre de saillies irrégulières, formées par des faisceaux musculeux (*Musculi pectinati*), qui laissent entre eux des espaces de dimensions variables, et dont les principaux sont en général dirigés de derrière en devant. Ces saillies y sont ordinairement moins multipliées que dans l'appendice.

4° Son *côté interne* est formé par une cloison (*Septum Atriorum*), qui sépare l'oreillette droite de la gauche. Dans l'adulte, il présente au-dessous de sa partie moyenne un enfoncement qu'on nomme la *Fosse ovale*, et qui est plus marqué supérieurement qu'inférieurement, où il disparaît insensiblement en se continuant avec la veine cave inférieure. La surface de cet enfoncement est tantôt lisse, tantôt inégale et réticulée. Il ne paraît point avoir de limite fixe en arrière ; mais, en devant, il offre une sorte de valvule très épaisse, semi-lunaire, dont l'extrémité inférieure se continue avec la valvule d'Eustachi. Par sa face interne, cette valvule correspond à une autre valvule qui fait saillie dans l'oreillette gauche et qui forme à elle seule le fond de la fosse ovale. En poussant d'arrière en avant le manche d'un scalpel entre ces deux valvules, qu'on désigne souvent par les dénominations de *Bourrelet ovale* ou d'*Anneau de Vieussens*, on passe aisément de l'oreillette droite dans la gauche.

L'espace occupé dans l'adulte par la fosse ovale l'est, chez le fœtus, par une ouverture qu'on nomme *Trou de Botal*, et qui se conserve quelquefois après la naissance. Son usage est de transmettre, avant l'époque de la naissance, le sang de la veine cave inférieure immédiatement dans l'oreillette gauche.

2241. On observe en outre dans toute l'étendue de la surface intérieure de l'oreillette droite un grand nombre de petits orifices non garnis de valvules : ils appartiennent à des veines des parois du cœur. On les appelle assez fréquemment *Trous de Thébésius*; mais jamais, contradictoirement à l'opinion de cet auteur et à celle de Vieussens et de M. Abernethy, on ne les voit s'ouvrir dans la partie gauche du cœur pour mêler le sang veineux avec le sang artériel.

b. Ventricule droit (*Ventriculus dexter seu anterior*).

2242. Plus ample et plus large, mais moins long que le gauche, à la partie droite et antérieure duquel il est situé, le ventricule droit ressemble assez bien à une pyramide triangulaire dont la base est tournée en haut et en arrière, et se confond avec l'oreillette correspondante. Il offre plus d'étendue sur la face antérieure du cœur que sur la postérieure.

2243. Sa *Paroi antérieure et externe* est assez mince et très concave; la *postérieure et interne* est formée par une cloison (*Septum Ventriculorum*) qui appartient également au ventricule gauche, et constitue une saillie demi-ovoïde: leur épaisseur est inégale dans les différentes parties de leur étendue. Toutes les deux sont assez lisses vers leur base; mais, dans le reste de leur étendue, elles présentent un grand nombre de faisceaux musculeux, désignés communément sous le nom de *Colonnes charnues* (*Trabeculæ carneæ*), et qui varient beaucoup sous le rapport de leur grosseur, de leur longueur et de leur direction. Leur disposition est en général assez irrégulière : les uns se portent verticalement du sommet à la base, tandis que les autres les croisent en tous sens, et forment avec eux un réseau très confus et dont les mailles sont entrelacées de mille manières différentes.

Parmi ces colonnes, quelques-unes, dont le nombre varie de trois ou quatre à huit ou neuf, sont beaucoup plus volumineuses que les autres. Elles sont arrondies, et diffèrent tellement pour la longueur, qu'il en est qui ressemblent à de simples mamelons, tandis que d'autres ont près d'un pouce d'étendue. Toutes naissent d'un point quelconque des parois du ventricule, se dirigent, en grossissant, de son sommet vers sa base, et se terminent brusquement chacune par plusieurs petits tendons qui s'insèrent aux pointes de la valvule tricuspide, en divergeant sensiblement entre eux, et quelquefois en s'anastomosant, pour ainsi dire, les uns avec les autres. Quelques-uns de ces tendons sont bifurqués; la plupart s'élargissent au moment de leur terminaison.

D'autres colonnes charnues du ventricule droit, plus nombreuses que les précédentes, tiennent à ses parois par leurs deux extrémités, mais sont libres dans leur circonférence.

Les dernières enfin tiennent à ces mêmes parois dans toute leur étendue et en manière de pilastres. Ce sont les plus nombreuses et les moins épaisses. Elles suivent toutes sortes de directions et s'entrelacent de manière qu'elles représentent des espèces de nattes. Elles laissent entre elles des enfoncements de forme et de dimensions différentes.

2244. La *base* du ventricule droit est percée de deux ouvertures.

L'une (*Orifice auriculo-ventriculaire droit*), située en arrière, plus large, séparée de l'autre par un intervalle d'un pouce environ, communique avec l'oreillette, et est garnie d'un repli membraneux nommé *Valvule triglochine* ou *tricuspide*, parce qu'il est ordinairement divisé en trois portions triangulaires. L'une des faces de cette valvule est tournée vers les parois du ventricule, et l'autre du côté de la cavité de l'oreillette; son bord adhérent est attaché à la circonférence de l'orifice et l'environne sans interruption; son bord libre et mobile tient aux tendons des colonnes charnues; il est fort irrégulier et présente des découpures variables, parmi lesquelles cependant on en remarque toujours trois plus considérables que les autres. L'une de celles-ci, triangulaire, plus longue et plus large que les autres, tournée en haut et en devant, ferme exactement, lorsqu'elle s'abaisse, l'entrée de l'artère pulmonaire. Cette valvule, mince et transparente dans toute son étendue, s'épaissit d'une manière marquée à son bord libre pour l'attache des petits tendons dont nous avons par lé

L'autre ouverture de la base du ventricule, moins considérable que la précédente, conduit à l'artère pulmonaire.

c. Artère pulmonaire (*Art. pulmonaris*).

2245. Cette artère, destinée à porter dans les poumons le sang qui doit être soumis à l'acte de la respiration, naît donc de la partie supérieure et gauche du ventricule droit, en dedans duquel son orifice est entouré d'un anneau calleux qui indique la limite des fibres charnues du cœur; mais, au dehors, celles-ci montent sur l'artère, dans l'étendue d'une demi-ligne à peu près. Cet orifice est, en outre, garni intérieurement de trois replis membraneux qu'on nomme *Valvules sigmoïdes* ou *semi-lunaires*. Elles ont la forme d'un croissant quand elles sont appliquées contre les parois du vaisseau; mais, pendant leur abaissement, elles ressemblent assez bien à ces paniers dans lesquels on fait couver les pigeons. Adhérentes à l'artère par tout leur bord convexe et inférieur, elles présentent en haut un bord libre, horizontal et droit, sur le milieu duquel est placé un petit tubercule, dit *Tubercule de Morgagni*, saillant et d'une consistance fibro-cartilagineuse. Elles se touchent par leurs extrémités; sont minces et transparentes; par leur abaissement, elles obturent complétement le calibre de l'artère, et empêchent le sang qu'elle contient d'entrer dans le ventricule.

2246. Aussitôt après sa naissance, l'artère pulmonaire se porte obliquement en haut et à gauche, en croisant le trajet de l'aorte, à laquelle elle est unie par un tissu cellulaire graisseux abondant. Elle se place à son côté gauche, et au bout de deux pouces de chemin, à la hauteur de la seconde vertèbre dorsale, elle se divise en deux troncs pour l'un et l'autre poumon. Ces troncs s'écartent presque transversalement l'un de l'autre, et circonscrivent, entre eux et les bronches, qui sont au-dessus, une losange irrégulière. Dans leur intervalle, on voit naître, chez l'adulte, une espèce de ligament arrondi, assez épais, semblant suivre le trajet de l'artère elle-même, et se portant de ses parois à la partie concave de la crosse de l'aorte. Dans le fœtus, ce ligament est un véritable vaisseau qu'on nomme *Canal artériel*, et qui transmet à l'aorte le sang du ventricule droit du cœur.

2247. Le tronc pulmonaire droit, plus long et plus volumineux que le gauche, passe transversalement derrière l'aorte et la veine cave supérieure, forme une arcade qui embrasse en devant la bronche correspondante, gagne le poumon et se divise en trois branches principales.

2248. Le tronc pulmonaire gauche passe obliquement au-devant de l'aorte et au-dessous de sa crosse, embrasse la bronche de son côté, et se divise en deux branches seulement, une pour chaque lobe du poumon.

2249. Une fois entrées dans les poumons, les premières divisions et les ramifications successives de l'artère pulmonaire accompagnent les bronches jusqu'à leurs dernières extrémités, en se multipliant comme elles, en sorte qu'il n'y a aucun point de l'organe qui n'en reçoive des ramuscules. A leur terminaison, ces ramuscules s'anastomosent avec les racines des veines pulmonaires et avec les artères et les veines bronchiques.

2250. L'artère pulmonaire a la même structure que l'aorte, dont nous parlerons ci-dessous ; seulement ses parois sont bien moins fortes : aussi remarque-t-on qu'elles sont affaissées dans état de vacuité.

d. Veines pulmonaires (*V. pulmonares*).

2251. Elles naissent des dernières extrémités des artères du même nom, et se rassemblent en ramuscules, en rameaux et en branches, d'un volume successivement plus considérable, qui n'abandonnent jamais les divisions des bronches et marchent à côté de celles des artères. On remarque seulement que le plus ordinairement le rameau veineux est placé au-dessous, et l'artériel au-dessus du rameau bronchique. Enfin toutes les branches des veines pulmonaires se réunissent à quatre troncs qui abandonnent, deux à deux, chaque poumon, par le milieu de sa face interne, et pénètrent dans le péricarde.

La *Veine pulmonaire droite supérieure* sort au-dessous de la bronche, se dirige obliquement en bas, et s'ouvre en haut et à droite de l'oreillette gauche du cœur. L'*inférieure* vient du lobe inférieur du poumon, et remonte obliquement vers la partie droite inférieure de la même oreillette. Toutes les deux sont difficiles à mettre à découvert, parce qu'elles sont cachées par la veine cave supérieure et par la partie voisine de l'oreillette droite.

Les deux *Veines pulmonaires gauches* suivent la même marche, et sont simplement un peu plus rapprochées l'une de l'autre.

2252. Les veines pulmonaires ont la même structure que les autres veines du corps, dont elles diffèrent en ce que, pendant la vie, elles contiennent du sang rouge. Ce sont elles qui ramènent ce fluide dans les cavités gauches du cœur, après son élaboration dans les poumons.

b. Partie gauche du Cœur.

Oreillette gauche (*Auricula sinistra, s. Atrium Venarum pulmonarium*).

2253. Située à la partie supérieure, postérieure et gauche du cœur, l'oreillette gauche est presque entièrement cachée par les gros vaisseaux de la base de cet organe, en sorte qu'on n'aperçoit, au premier coup d'œil, que son appendice, près du côté gauche de l'artère pulmonaire. Sa forme est à peu près cubique, tandis qu'on peut, en quelque sorte, rapporter celle de l'oreillette droite à un segment d'ovoïde. Sa capacité est d'environ un cinquième moindre que celle de cette dernière.

En arrière, elle appuie sur la colonne vertébrale dont elle est séparée par le péricarde; en avant et en dedans, elle est unie au reste du cœur. De sa partie interne et supérieure on voit s'élever un appendice analogue à celui de l'oreillette droite (2238) mais moins grand et dirigé à droite; ses bords sont également dentelés, mais sa forme est triangulaire et son sommet pointu.

2254. Sa *surface intérieure* présente à examiner quatre parois ou côtés :

1° Le *côté postérieur* est lisse et n'offre rien de remarquable en bas; en haut, il reçoit les veines pulmonaires droites.

2° L'*antérieur* présente en bas une large ouverture qui conduit dans le ventricule gauche, et en haut la cavité de l'appendice, qui contient beaucoup moins de colonnes charnues qu'à droite (2240).

3° Le *droit* est lisse et formé par la cloison inter-auriculaire (2240, 4°) ; on y observe une valvule semi-lunaire qui présente son bord concave en avant et à gauche, et qui forme le fond de la fosse ovale, dont nous avons parlé.

4° Le *gauche* est percé par les deux veines pulmonaires correspondantes, dont les orifices sont très rapprochés, et semblent même souvent confondus. Comme ceux des veines pulmonaires droites, ils ne sont garnis d'aucune valvule.

Ventricule gauche (*Ventriculus sinister*).

2255. Il occupe la partie postérieure et gauche du cœur; un peu moins large que le droit, il a une longueur plus considérable, et avance plus loin sur le sommet de l'organe. Sa forme est celle d'une pyramide un peu aplatie, mais comme ses parois sont fort épaisses, il ne présente jamais le même affaissement que le ventricule opposé. A l'extérieur, il n'offre rien de remarquable, si ce n'est que la graisse y est moins abondante que du côté droit.

A l'intérieur, il présente des colonnes charnues analogues à celles du ventricule droit (2243), mais moins multipliées et moins irrégulièrement disposées. Deux de ces faisceaux charnus, plus gros que les autres, libres par leur circonférence, naissent l'un en devant, l'autre en arrière, un peu au-dessous de la partie moyenne des parois du ventricule, par plusieurs faisceaux distincts, et plus petits, montent obliquement vers la base du cœur, et se terminent par une extrémité arrondie ou bifurquée, du sommet de laquelle part une multitude de tendons très grêles, divergents, souvent entrecroisés, qui s'attachent au bord libre de la valvule mitrale.

2256. La base du ventricule gauche offre deux ouvertures.

L'une (*Orifice auriculo-ventriculaire gauche*), postérieure et plus considérable, conduit dans l'oreillette, et est à peu près elliptique. Comme celle du côté droit, elle est bordée d'une zone blanchâtre, et garnie d'un repli membraneux qu'on appelle *Valvule mitrale*, parce que son bord libre est partagé en deux languettes auxquelles se viennent fixer les tendons des colonnes charnues, et dont l'une est appliquée sur l'embouchure de l'aorte, qu'elle ferme presqu'entièrement lorsque le ventricule est dilaté. Cette valvule est plus épaisse que la valvule triglochine, et renferme souvent de petits tubercules durs, fibro-cartilagineux, et quelquefois même des plaques osseuses.

L'autre ouverture est à droite et au-devant de celle-ci; elle mène dans l'aorte, et est garnie de trois *Valvules sigmoïdes*, analogues à celles de l'entrée de l'artère pulmonaire (2245) et dont les petits grains cartilagineux du bord libre ont reçu le nom de *Tubercules d'Arantius*. C'est au-dessus de ce bord libre qu'on trouve les orifices des deux artères coronaires du cœur. Cet orifice de l'aorte est bordé d'un anneau calleux, véritable limite entre le tissu du cœur et celui de l'artère. Il est bon de remarquer aussi que dans les endroits qui correspondent aux valvules sigmoïdes, les parois de l'aorte sont enfoncées et forment trois bosselures à l'extérieur.

f. Organisation du Cœur.

2257. *Tissu musculaire des Oreillettes.* Les parois des oreillettes sont beaucoup plus minces que celles des ventricules, ce qui dépend évidemment de la moindre quantité de fibres charnues qui concourent à les former. Dans l'*Oreillette droite*, le tissu musculaire constitue une couche assez épaisse de fibres longitudinales vers le point de réunion des deux veines caves, où il est séparé du feuillet séreux du péricarde par une assez grande quantité de graisse, mais il n'a habituellement guère plus de 5 à 6 millimètres d'épaisseur. Dans le reste de l'oreillette, ce tissu ne se présente plus que par faisceaux entrecroisés, saillants à l'intérieur et plus minces, dans les intervalles desquels le feuillet séreux du péricarde est en contact immédiat avec la membrane interne de la cavité. Ces faisceaux, quoique plus petits, sont plus multipliés dans l'appendice. Un d'eux entoure circulairement l'orifice de la veine cave supérieure. La disposition que nous venons d'indiquer fait qu'une partie de l'oreillette droite paraît transparente.

Dans l'*Oreillette gauche*, la couche charnue est beaucoup plus forte et plus uniforme que dans la droite. Ici les fibres musculaires semblent provenir des veines pulmonaires, sur lesquelles elles commencent à paraître par faisceaux parallèles dès le moment où ces vaisseaux sortent des poumons. Sur l'oreillette elle-même, elles conservent superficiellement leur direction primitive, et forment un plan trasversal; mais profondément, elles sont irrégulièrement entrecroisées, sans être cependant disposées en faisceaux isolés comme à droite.

Entre les deux oreillettes, le tissu musculaire forme une couche plus épaisse et plus uniforme, de laquelle résulte la cloison inter-auriculaire.

2258. *Tissu musculaire des Ventricules.* Les parois du *Ventricule droit* sont assez minces; une couche charnue uniforme le revêt à l'extérieur; plus profondément le tissu musculaire se rassemble en faisceaux disposés comme ceux des oreillettes; mais plus forts et plus multipliés. Plusieurs d'entre eux, détachés des parois de la cavité, donnent naissance aux colonnes charnues.

Le *Ventricule gauche* a des parois au moins du double plus épaisses que celles du ventricule droit. Ses fibres superficielles semblent dirigées longitudinalement de la base au sommet. Les moyennes sont entremêlées d'une manière inextricable. Les plus profondes concourent à la formation des colonnes charnues.

Dans la cloison, les fibres charnues du ventricule droit s'entrelacent avec celles du gauche en formant des angles fort aigus. Avec de la patience, on peut venir à bout de les isoler, de manière à partager le cœur en deux moitiés, l'une droite et l'autre gauche. On ne peut distinguer que trois couches charnues superposées dans la première, tandis qu'on en reconnaît six dans la seconde, comme Senac et Wolff l'ont déjà démontré.

2259. Les fibres charnues du cœur sont extrêmement nombreuses et très serrées les unes contre les autres; leur couleur rouge est moins brillante et plus obscure que celle des muscles locomoteurs. Leur direction est très difficile à assigner; elles s'entremêlent les unes avec les autres, sans que jamais du tissu cellulaire s'interpose entre elles, comme cela arrive dans les autres muscles, pour en former des faisceaux distincts. Des ramifications vasculaires très fines seulement les maintiennent en rapport. Leur origine ne saurait être non plus fixée; elles naissent de divers points de la surface de l'organe, sans en parcourir toute l'étendue. Elles sont charnues dans toute leur longueur; les colonnes intérieures seules se terminent par des tendons. Du reste, les fibres du côté droit du cœur sont plus plates et plus minces que celles du côté gauche. Les premières constituent des faisceaux lamelliformes ; les secondes en constituent de cylindriques entre lesquels on observe quelquefois des vides.

2260. Le tissu qu'elles composent est, en général, plus dur, plus solide et plus élastique que celui de tous les autres muscles du corps. Il a plus de laxité et moins de consistance dans le côté droit que dans le côté gauche.

2261. *Membrane des Cavités droites du Cœur.* Elle se continue d'une manière évidente avec la membrane qui tapisse les vaisseaux destinés à la circulation du sang noir. En quittant les veines caves elle revêt toute l'étendue de l'oreillette, appliquée sur les faisceaux musculaires, et, dans leurs intervalles, contre le feuillet séreux du péricarde, auquel elle est unie par un tissu cellulaire dense, mais peu abondant. Au-dessous de la veine cave inférieure, elle se replie sur elle-même pour former la valvule d'Eustachi, et ensuite celles des veines coronaires du cœur. — Au pourtour de l'orifice auriculo-ventriculaire, elle est séparée du tissu musculaire par une couche de graisse peu épaisse et demi-fluide, laquelle, entremêlée d'un véritable tissu fibreux, constitue la zone blanche dont nous avons parlé. Là aussi elle se replie, en abandonnant les parois de l'organe, pour donner naissance aux valvules triglochines; après quoi elle recouvre tout le ventricule en devenant excessivement mince, s'introduit dans l'artère pulmonaire, forme à son origine les trois valvules sigmoïdes, et se continue jusque dans les dernières ramifications de ce vaisseau.

2262. *Membrane des Cavités gauches du Cœur.* Elle fait partie de celle qui tapisse les parois des vaisseaux qui charrient le sang rouge. Elle commence aux extrémités des veines pulmonaires, les revêt dans toute leur étendue, recouvre toute la cavité de l'oreillette sans présenter aucun repli, et pénètre dans le ventricule. Mais, à l'entrée de celui-ci ; son épaisseur s'accroît un peu, et elle se replie sur elle-même pour former la valvule mitrale. Dans le ventricule, elle devient très ténue ; elle l'abandonne pour se porter dans l'aorte, et de là dans toutes les artères du corps. C'est elle qui forme les trois valvules sigmoïdes, qui se trouvent dans ce vaisseau près de la naissance du cœur.

2263. Les artères du cœur sont au nombre de deux ; elles naissent immédiatement de l'aorte : on les appelle *coronaires* (*Arteriæ Cordis coronariæ*). Ses veines, connues sous le même nom, vont se décharger dans l'oreillette droite. Ses vaisseaux lymphatiques, très nombreux, vont se rendre dans des ganglions situés au-devant de la crosse de l'aorte et de la bronche gauche. Ses nerfs, qui sont aussi fort multipliés, mais fort grêles, et que nous connaissons déjà, viennent du ganglion cardiaque (1886). Ils se distribuent dans la substance même de l'organe et non pas seulement, comme l'a prétendu Behrends, aux vaisseaux cardiaques. En cela nous sommes d'accord avec Scarpa et Zerrenner. On peut enfin regarder une portion du feuillet séreux du péricarde comme entrant encore dans la composition du cœur, puisque celui-ci en est revêtu dans toute son étendue.

§ II. *Des Artères* (1), *ou des Vaisseaux qui portent le sang du cœur à la périphérie du corps.*

a. Considérations générales.

2264. Les artères sont des vaisseaux qui représentent une espèce d'arbre très ramifié, dont le tronc commun,

(1) Ἀρτηρίαι des Grecs, de ἀήρ, *air*, et de τηρεῖν, *garder*, parce que les Anciens croyaient que les artères renfermaient de l'air.

formé par l'aorte, commence au ventricule gauche du cœur, et dont les rameaux aboutissent à la périphérie du corps et des organes. On en trouve dans toutes les parties de l'économie animale en général, à l'exception des poils, de l'épiderme, etc.

De cette artère aorte naissent donc des troncs secondaires, des branches, des rameaux, des ramuscules en fort grand nombre. Cependant on observe que, pour chacune des artères qu'elle fournit, la quantité des points de division ne s'élève point au-delà de vingt à vingt-cinq, ce qui est beaucoup moins qu'on ne l'a prétendu quelquefois.

En se divisant, les branches des artères forment des angles fort variables : ainsi les artères inter-costales supérieures abandonnent l'aorte sous un angle obtus, les lombaires sous un angle droit, les spermatiques sous un angle aigu. Au niveau de chaque division, à l'intérieur des vaisseaux, est une saillie qu'on nomme *Eperon*, et que forme la membrane interne : cette saillie est circulaire si la division a lieu suivant un angle droit; elle est demi-circulaire et plus marquée si l'angle est aigu.

2265. Les artères communiquent fréquemment ensemble par de véritables anastomoses, en sorte que le sang peut passer des unes dans les autres. Ces anastomoses ont lieu entre les troncs égaux qui s'abouchent, ou entre un tronc plus volumineux et un petit rameau qui se joignent. — Dans le premier cas, l'anastomose forme un angle aigu, comme lorsque les deux vertébrales se réunissent pour former la basilaire; ou bien une branche transversale unit deux troncs séparés, comme aux artères cérébrales antérieures; ou bien, enfin, les deux troncs s'abouchent en formant une arcade, comme on le voit dans les artères mésentériques.

Au reste, plus les divisions des artères commencent à s'éloigner du cœur, et plus elles présentent d'anastomoses;

dans leurs derniers ramuscules, ces inoculations sont tellement nombreuses qu'elles constituent un lacis inextricable.

2266. Envisagées d'une manière générale, les artères forment un ensemble de vaisseaux qui vont successivement en décroissant; mais en les comparant les unes aux autres, on reconnaît que ce décroissement progressif est loin d'être une loi constante. Souvent deux ou trois branches nées d'un même tronc ont chacune le volume de ce tronc lui-même. Souvent aussi des ramifications fort ténues viennent immédiatement des plus grosses branches.

Une chose remarquable encore, c'est que le calibre des artères ne diminue point en raison du nombre et du volume des branches qu'elles fournissent. Ainsi, l'aorte est presqu'aussi volumineuse au-devant des vertèbres des lombes qu'au moment de son origine; en sorte que chaque artère est cylindrique, et qu'au lieu de considérer leur ensemble comme une suite de cônes dont les bases sont tournées vers le cœur et les sommets du côté des organes, il faut en faire une série de cylindres successivement ajoutés les uns aux autres, et toujours décroissants.

Troisième fait : la somme des diamètres réunis de tous les rameaux artériels l'emporte de beaucoup sur le calibre de l'aorte, en sorte qu'on peut considérer les artères comme constituant, dans leur ensemble, un cône dont le sommet aboutit au cœur dont la base embrasse tout le reste du corps.

2267. Les dernières divisions des artères se ramifient à l'infini, et forment des réseaux qui recouvrent toutes les parties, et qui en produisent eux-mêmes d'autres, dont la disposition varie, et desquels semblent provenir les veines et les organes de l'exhalation. Mais comment au juste a lieu la continuité des artères avec les veines? C'est ce que les recherches les plus minutieuses n'ont encore pu nous faire connaître d'une manière certaine. Cependant l'existence d'une communication entre ces deux ordres de vaisseaux ne saurait être mise en doute.

2268. Les artères sont composées de trois membranes superposées, qu'on nomme *Tuniques*. La plus intérieure de ces membranes est une continuation de celle qui tapisse les cavités gauches du cœur (2262); elle est très ténue, fine, transparente, absolument dépourvue de fibres, lisse et comme séreuse; elle se rompt et se déchire avec beaucoup de facilité. A l'extérieur, on trouve une autre tunique dense et serrée, qui semble se continuer avec le tissu cellulaire environnant, et qui est formée de lames pressées les unes contre les autres, et susceptibles d'être réduites en tissu cellulaire par la macération : on la nomme ordinairement *Tunique celluleuse*.

Mais c'est la tunique intermédiaire à ces deux-là qui forme proprement les artères : elle est dense, serrée, épaisse en raison du calibre des troncs; jaunâtre, quelquefois grisâtre, composée de fibres très distinctes, adhérentes les unes aux autres, faciles à séparer cependant, disposées par couches concentriques, à peu près circulaires, et s'unissant intimement en dehors à la tunique celluleuse, mais ne tenant presque point à la membrane interne. Aucune de ces fibres ne suit une direction longitudinale : elles sont d'une nature tout-à-fait particulière, mais elles ne paraissent point du tout musculeuses : aussi est-ce à tort que beaucoup d'auteurs ont nommé *Tunique musculeuse* cette membrane propre des artères. Elles sont dures, fragiles, peu extensibles, très élastiques, non filamenteuses. Leurs interstices ne sont point remplis par un tissu cellulaire. La putréfaction s'en empare très difficilement. L'action du calorique les raccornit prodigieusement.

2269. Les parois des artères reçoivent de petites artérioles qui forment à leur surface des réseaux très compliqués, et auxquelles succèdent des vénules moins apparentes, qui vont se rendre dans les troncs voisins. On n'y a point encore rencontré de vaisseaux lymphatiques. Leurs nerfs sont assez marqués, et émanent spécialement du système des ganglions.

b. Des Artères en particulier.

De l'Aorte (Ἀορτὴ des Grecs, *Aorta* des Latins).

2270. L'aorte naît de la base du ventricule gauche mais elle ne tient réellement au cœur que par la membrane interne de ce ventricule, qui se prolonge dans son intérieur et y forme trois valvules sigmoïdes. La membrane ou tunique propre de l'artère ne se continue en aucune manière avec les fibres charnues du cœur; mais elle commence par trois festons demi-circulaires qui correspondent à chacune des valvules sigmoïdes, et qui laissent entre eux et les fibres charnues un intervalle de deux ou trois lignes, en sorte qu'ils donnent naissance à de petits espaces triangulaires dans les endroits où leurs extrémités se rapprochent.

2271. Au moment de son origine, l'aorte est cachée par l'artère pulmonaire, qui l'abandonne au bout de quelques lignes, parce que l'aorte se porte aussitôt après sa naissance en haut et à droite. Bientôt elle remonte au-devant de la colonne vertébrale, en décrivant une courbure dont la convexité est à droite et en avant, et qui s'étend jusqu'au niveau de la quatrième ou de la troisième vertèbre dorsale: c'est là qu'elle se dégage entièrement de l'intérieur du péricarde pour occuper le milieu de la colonne vertébrale. Alors elle continue à se recourber, en se dirigeant un peu en arrière et à gauche, presque transversalement, au niveau de la seconde vertèbre du dos, et jusqu'au-dessus de la branche gauche de l'artère pulmonaire. C'est à cette seconde courbure qu'on donne le nom de *Crosse de l'Aorte* (*Arcus Aortæ; Courbure sous-sternale,*

Chauss.). Dans les sujets avancés en âge, elle présente à son origine une bosselure qui paraît due au choc du sang, et que certains auteurs ont appelée le *grand Sinus de l'Aorte*. Elle finit sur le côté gauche du corps de la troisième vertèbre du dos. A partir de ce point, l'aorte change tout-à-fait de direction et devient verticale; elle descend, dans le médiastin postérieur, sur la partie antérieure et gauche des autres vertèbres dorsales, parvient au diaphragme, s'engage avec le canal thoracique, entre ses deux piliers, au moyen d'une ouverture qui lui est consacrée spécialement (913), et s'introduit dans l'abdomen, où elle se termine, en se bifurquant, au niveau de la quatrième ou de la cinquième vertèbre des lombes. Depuis la fin de la crosse jusqu'à sa division, l'aorte prend le nom de *descendante*, et se distingue en *Aorte pectorale*, et en *Aorte abdominale*.

2272. Dans l'intérieur du péricarde, l'aorte est embrassée, à gauche et en arrière, par l'artère pulmonaire, et par sa branche droite. A droite, elle répond à la veine cave supérieure et au poumon. En devant, le médiastin la sépare du sternum.

Dans sa crosse, cette artère est d'abord immédiatement appliquée sur la trachée-artère, un peu avant la naissance des bronches, et ensuite sur le corps des secondes et troisièmes vertèbres.

Tant qu'elle reste dans le médiastin postérieur, l'aorte est couchée sur la partie gauche de la colonne vertébrale, à gauche de l'œsophage, du canal thoracique et de la veine azygos, couverte d'abord par la naissance des bronches et ensuite par le péricarde. La plèvre la tapisse sur son côté gauche.

Dans l'abdomen, elle correspond en arrière à la partie antérieure du corps des vertèbres lombaires, à droite à la veine cave inférieure, à gauche et en devant au péritoine, à l'estomac et à l'intestin grêle.

1° *Des Artères que donne l'Aorte à son origine.*

De l'Artère coronaire droite du cœur ou Cardiaque postérieure.

2273. Elle naît de l'aorte, immédiatement au-dessus du bord libre d'une des valvules sigmoïdes (2256), au côté droit de l'artère pulmonaire et au niveau de la base du ventricule droit. Aussitôt elle marche de dedans en dehors dans le sillon qui sépare l'oreillette droite du ventricule correspondant, de l'aorte et de l'artère pulmonaire. Elle décrit plusieurs flexuosités, se contourne sur la base du cœur, parvient à son bord mince, change de direction, et gagne le sillon qui règne sur la face postérieure de cet organe. Là, elle se divise en deux branches considérables : l'une, plus grosse, suit ce sillon jusqu'au sommet du cœur ; l'autre se porte transversalement entre l'oreillette et le ventricule gauche, et descend sur le bord épais du cœur jusqu'à son extrémité.

2274. Au moment de sa naissance, l'artère cardiaque postérieure donne des ramifications très ténues, qui se distribuent à l'aorte et à l'oreillette droite. Une d'elles se perd sur le commencement de l'artère pulmonaire et dans la graisse qui l'environne, et s'anastomose avec un rameau de l'artère cardiaque antérieure. Ensuite, cinq ou six autres petites branches remontent sur l'oreillette droite, trois en avant et trois en arrière, et s'étendent sur les veines caves et sur la cloison inter-auriculaire, tandis que quelques-unes, plus volumineuses, en nombre indéterminé, descendent et se ramifient sur les deux faces du ventricule droit : la plus remarquable de ces dernières suit le bord mince du cœur, se partage en deux rameaux, et s'anastomose sur le sommet de l'organe avec l'artère coronaire gauche.

2275. La branche qui rampe dans le sillon postérieur

du cœur envoie un nombre incertain de rameaux à droite et à gauche, sur la paroi correspondante des deux ventricules : ils se prolongent jusqu'aux deux bords de l'organe. Elle en fournit aussi deux ou trois assez gros en avant qui se plongent horizontalement dans la cloison des ventricules, et s'y réunissent avec ceux de la coronaire opposée.

2276. L'autre branche jette en arrière de petits rameaux sur l'oreillette gauche, et d'autres un peu plus forts sur le ventricule du même côté. En descendant le long du bord épais du cœur, elle donne des ramifications qui s'anastomosent avec celles de la branche précédente ou de l'artère cardiaque antérieure.

De l'Artère coronaire gauche du cœur ou Cardiaque antérieure.

2277. Beaucoup plus petite que la précédente, et un peu plus élevée, elle naît de même de l'origine de l'aorte, mais au côté gauche de l'artère pulmonaire. Elle se dirige aussitôt en bas et un peu à gauche et en avant, entre l'artère pulmonaire et l'oreillette gauche, dont l'appendice la cache d'abord entièrement. Ensuite elle s'engage dans le sillon de la face antérieure du cœur, et le parcourt dans toute son étendue jusqu'au sommet de cet organe.

2278. Avant d'être parvenue à la base du ventricule, l'artère cardiaque antérieure ne donne aucune branche ; mais là, elle en envoie à droite une assez petite qui va se distribuer à l'aorte et à l'artère pulmonaire, et à gauche une plus considérable, qui se contourne entre l'oreillette et le ventricule, et descend sur le bord épais du cœur, en se subdivisant en plusieurs rameaux qui s'anastomosent avec une des branches de l'artère précédente. Souvent aussi, au même endroit, il naît une troisième branche qui pénètre verticalement dans la cloison des ventricules.

2279. Dans le sillon antérieur du cœur, l'artère dont

il est question envoie latéralement et à angle droit des branches plus ou moins obliques, plus ou moins sinueuses, qui se subdivisent dans la paroi antérieure des deux ventricules, particulièrement du gauche, et qui, vers le sommet du cœur, s'abouchent avec celle de l'artère cardiaque postérieure. D'autres, peu volumineuses et en nombre indéterminé, s'en séparent en arrière pour se perdre dans la cloison des ventricules.

2° *Des Artères qui naissent de la Crosse de l'Aorte.*

2280. La convexité de la crosse de l'aorte produit trois troncs artériels considérables, destinés à la tête et aux membres thoraciques, et qu'on désigne, en allant de droite à gauche, sous les noms d'*Artère brachio-céphalique*, de *Carotide gauche* et de *Sous-clavière gauche*.

Ces trois artères naissent sur le trajet d'une ligne oblique de devant en arrière et de droite à gauche, en sorte que la brachio-céphalique est antérieure, et la sous-clavière gauche postérieure aux autres. Les deux premières, très rapprochées l'une de l'autre, comprennent entre elles la trachée-artère.

Souvent l'artère vertébrale gauche provient immédiatement de la crosse de l'aorte et forme un quatrième tronc primitif. Il est assez ordinaire aussi de voir une petite artère sortir entre la brachio-céphalique et la carotide gauche, et remonter sur la trachée-artère jusqu'au corps thyroïde.

2281. L'*Artère brachio-céphalique*, qu'on a aussi appelée *innominée*, monte obliquement à droite, sur le côté de la trachée-artère, et, au bout d'un pouce de trajet, se divise en deux troncs, dont l'un est la carotide droite et l'autre la sous-clavière du même côté. Elle est recouverte par la veine sous-clavière gauche, par le sternum et par les muscles sterno-thyroïdiens, et répond en ar-

arrière à la trachée-artère et au muscle long du cou du côté droit.

2282. L'artère carotide gauche forme avec l'aorte un angle droit au moment de sa naissance, et la sous-clavière du même côté en sort obliquement comme la brachio-céphalique.

Des Artères Carotides primitives (Carotides communes, Soemm.; *Troncs céphaliques*, Chauss.).

2283. Nous connaissons déjà leur différence d'origine, qui fait que la gauche est plus longue que la droite de toute l'étendue du tronc brachio-céphalique. Leur volume est absolument le même. Elles remontent un peu obliquement en dehors de chaque côté du cou, jusqu'à la partie supérieure du larynx, où elles se divisent en carotide externe et en carotide interne.

Inférieurement, la carotide droite est un peu antérieure à la gauche; mais, en montant, elle se place sur le même plan.

L'intervalle que ces deux artères laissent entre elles est rempli en bas par la trachée-artère et l'œsophage, et en haut par le larynx.

2284. *En devant*, la carotide gauche est recouverte dans sa partie inférieure par la veine sous-clavière gauche, le thymus et la clavicule.

Toutes les deux sont ensuite placées dans l'intervalle des muscles sterno-cléido-mastoïdien, sterno-hyoïdien, thyro-hyoïdien et omoplat-hyoïdien, par lesquels elles sont séparées du muscle peaucier, qui les recouvre cependant presque immédiatement en haut.

2285. *En arrière*, les carotides primitives sont appliquées sur la colonne vertébrale, et plus immédiatement sur les artères thyroïdiennes inférieures, et sur les muscles longs du cou et grands droits antérieurs de la tête.

2286. *En dedans*, elles répondent à la trachée-artère, au corps thyroïde, qui avancent un peu sur elles, au larynx, et au pharynx. Celle du côté gauche est en outre en rapport avec l'œsophage.

2287. *En dehors*, elles sont côtoyées par les veines jugulaires internes, les nerfs pneumo-gastriques, et les cordons de communications des ganglions cervicaux supérieurs et moyens (1861). Toutes ces parties sont liées par un tissu cellulaire filamenteux, un peu graisseux, et rempli de ganglions lymphatiques.

2288. Dans tout ce trajet, les artères carotides primitives conservent leur calibre ; elles ne fournissent aucune branche en effet, si ce n'est quelques ramifications très ténues qui se perdent dans leurs propres parois ou dans les muscles voisins.

De l'Artère carotide externe (Carotis externa, Soemm.; *Arteria pericephalica ; la Faciale*, Chauss.).

2289. Particulièrement destinée à la face et à l'extérieur du crâne, son volume est égal à celui de la carotide interne, excepté chez les jeunes enfants, où celle-ci est plus grosse, en raison du développement plus marqué du cerveau et des organes des sens.

2290. L'artère carotide externe s'étend depuis le haut du larynx jusqu'au col du condyle de la mâchoire inférieure. Rapprochée de l'interne à son origine, placée même en dedans et au-devant d'elle, elle monte parallèlement à elle jusque sous le muscle digastrique, où elle croise sa direction en se courbant en dehors et en arrière, pour gagner l'angle de la mâchoire, et devenir plus superficielle. Elle marche ensuite, entre le pavillon de l'oreille et le bord postérieur de cet os, cachée par la glande parotide, et se divise en deux branches qu'on nomme les *Artères temporale* et *maxillaire interne*.

2291. En bas, l'artère carotide externe n'est recouverte que par le muscle peaucier et par la peau; mais elle s'enfonce bientôt sous le nerf hypoglosse et sous les muscles digastriques et stylo-hyoïdien, et enfin sous la glande parotide. En dedans, elle est en rapport inférieurement avec l'artère carotide interne, au milieu avec les muscles stylo-pharyngien et stylo-glosse, et supérieurement avec l'apophyse styloïde du temporal.

2292. Les branches que cette artère fournit peuvent être distinguées en celles qui naissent de sa partie antérieure, lesquelles sont au nombre de trois, et s'appellent les *Artères thyroïdienne supérieure*, *faciale* et *linguale*; en celles qui proviennent de sa région postérieure, lesquelles, au nombre de deux, se nomment les *Artères occipitale* et *auriculaire*; en celle qui sort de son côté interne, qui est l'*Artère pharyngienne inférieure*; en celles enfin qui la terminent : ce sont les *Artères temporale* et *maxillaire interne*.

Branches antérieures de l'Artère carotide externe.

a. De l'Artère thyroïdienne supérieure (*Art. thyroidea superior*, SOEMM.).

2293. Située à la partie antérieure et supérieure du cou, et la plus inférieure des branches de l'artère carotide externe, elle s'étend de la carotide externe au corps thyroïde et au larynx. Son volume varie beaucoup. Elle naît de la région antérieure de la carotide externe très près de son origine, et quelquefois même à son niveau, puis elle descend en dedans et en avant vers le côté du larynx, où elle change de direction et se porte presque verticalement en bas, vers le sommet du lobe correspondant du corps thyroïde, auquel elle parvient après avoir décrit différentes sinuosités qui varient suivant les sujets. Dans ce trajet, elle est recouverte, de dehors en dedans, par les muscles peaucier, omoplat-hyoïdien et sterno-thyroïdien, auxquels elle donne quelques ramifications peu considérables, qui parviennent à la peau et aux autres muscles du voisinage, comme le sterno-cléido-mastoïdien, le sterno-hyoïdien, le thyro-hyoïdien, et le constricteur moyen du pharynx.

2294. *Rameau laryngé.* Vers le haut du larynx, l'artère thyroïdienne supérieure founit ce rameau, qui se porte transversalement derrière le muscle thyro-hyoïdien sur la membrane thyroïdienne, donne à celle-ci quelques ramuscules qui se distribuent aussi aux muscles de l'os hyoïde et s'anastomosent avec ceux du côté opposé, et la traverse conjointement avec le nerf laryngé interne du pneumo-gastrique (1691). Une fois entré dans le larynx, ce rameau se bifurque : une de ses branches se jette dans les muscles crico-aryténoïdien latéral et crico-thyroïdien; l'autre se contourne autour de la base du cartilage aryténoïde et va se perdre dans le muscle crico-aryténoïdien postérieur; toutes deux se réunissent à celle du côté opposé et envoient une quantité prodigieuse de ramifications sur l'épiglotte et sur la membrane muqueuse du larynx (1).

2295. *Rameau crico-thyroïdien.* Un peu moins gros que le précédent, il descend obliquement en dedans sur le cartilage thyroïde, donne des ramuscules au muscle thyro-hyoïdien, et passe transversalement sur la membrane crico-thyroïdienne, au milieu de laquelle il s'anastomose avec celui du côté opposé, après avoir fourni des ramifications au muscle crico-thyroïdien.

2296. Lorsque l'artère thyroïdienne supérieure, qui naît quelquefois d'un tronc commun avec l'artère lin-

(1) Il arrive par fois que le rameau laryngé naît immédiatement de la carotide externe.

guale, est parvenue au corps thyroïde, elle se partage en trois branches. L'une s'enfonce entre ce corps et les parois du larynx. Une autre, plus considérable, marche le long de son bord externe. La troisième suit son bord interne au contraire, et, au-devant du cartilage cricoïde, s'unit par arcade renversée avec la branche semblable de l'artère thyroïdienne supérieure opposée, tandis que les deux premières s'anastomosent avec les rameaux de l'artère thyroïdienne inférieure du même côté. Toutes les trois, au reste, se distribuent, par un grand nombre de divisions, dans le parenchyme du corps thyroïde.

b. De l'Artère faciale, ou labiale, ou maxillaire externe (Artère palato-labiale, CHAUSS.; *Arteria facialis seu externa*).

2297. Elle s'étend à presque toutes les régions de la face jusqu'à la racine du nez. Elle naît de la partie antérieure de la carotide externe, au-dessus de l'artère linguale et derrière le muscle digastrique (1). Son volume, quoique variable, est considérable. Aussitôt après son origine, elle se porte presque transversalement en dedans et en avant; et, ayant décrit plusieurs flexuosités, elle gagne la partie interne de l'angle de la mâchoire inférieure, recouverte dans ce trajet par le nerf hypoglosse, par les muscles digastrique et stylo-hyoïdien et par la glande sous-maxillaire. Ensuite elle se recourbe entre cette glande et la base de l'os maxillaire inférieur, change de direction, remonte très obliquement vers la commissure des lèvres, entre les muscles triangulaire et masséter, forme un grand nombre de flexuosités, et est recouverte par la peau et par le muscle peaucier. Près du bord libre

(1) Il n'est point rare de voir l'artère faciale naître d'un tronc commun avec la linguale.

de la lèvre supérieure, elle s'engage sous la réunion des muscles canin et triangulaire, et remonte sur le côté du nez, jusqu'au grand angle de l'œil, où elle se termine soit en s'anastomosant avec le rameau nasal de l'ophthalmique ou avec la sous-orbitaire, soit en répandant ses rameaux dans les parties environnantes. Dans cette seconde partie de son trajet, l'artère faciale est séparée de la peau par une plus ou moins grande quantité de graisse, et correspond successivement et en arrière à l'os maxillaire inférieur, au muscle buccinateur, dont elle est éloignée par une masse de tissu adipeux dont nous avons déjà parlé plus d'une fois, à l'orbiculaire des lèvres, à l'élévateur de la lèvre supérieure, et à l'élévateur commun de cette lèvre et de l'aile du nez.

Branches que donne l'Artère faciale au-dessous de la mâchoire.

2298. *Branche palatine inférieure*, ou *ascendante*. Elle est d'un fort petit volume, et se sépare de la faciale à quelques lignes de son origine; quelquefois même elle provient de la carotide externe : elle remonte aussitôt entre les muscles stylo-pharyngien et stylo-glosse, leur fournit quelques ramifications, s'applique contre la partie latérale et supérieure du pharynx, parvient entre les piliers du voile du palais, et se partage en un grand nombre de ramuscules qui se distribuent au pharynx, à la tonsille correspondante et à la trompe d'Eustachi; quelques-uns remontent dans le voile du palais et se perdent dans ses muscles et dans ses membranes, ou bien s'anastomosent avec ceux de l'artère palatine supérieure. Il en est enfin qui ne paraissent consacrés uniquement qu'au digastrique et au stylo-hyoïdien.

2299. *Branche sous-mentale*. Elle est fournie par la faciale près de la base de la mâchoire, et est plus considérable que la précédente. Dirigée en avant, entre le peaucier, le digastrique et le mylo-hyoïdien, elle côtoie l'attache de ce dernier muscle, et lui fournit une grande quantité de rameaux, qui traversent son épaisseur pour aller s'anastomoser avec ceux des artères ranine et sub-linguale, qui souvent est elle-même une division de la sous-mentale. Près de la ligne médiane elle se bifurque; un de ses rameaux passe au-devant de l'insertion du muscle digastrique, et s'unit à celui du côté opposé; l'autre remonte sur le menton, et, après avoir donné aux téguments, s'abouche avec les ramifications de l'artère dentaire inférieure qui s'échappent par le trou mentonnier, dans la substance de la lèvre inférieure, dans laquelle elle se perd, en même temps qu'elle envoie à la peau du menton des artérioles, qui s'abouchent avec les ramifications descendantes de l'artère coronaire inférieure des lèvres.

2300. Outre ces deux branches, l'artère faciale fournit encore, dans sa moitié inférieure, plusieurs petits rameaux qui se perdent dans les muscles de la région hyoïdienne supérieure, et dans l'épaisseur de l'os maxillaire. Il s'en sépare aussi un grand nombre qui pénètrent la glande sous-maxillaire, et s'y subdivisent, d'avant en arrière, dans un sillon qu'elle leur offre. Quelques-uns d'entre eux montent jusqu'au muscle ptérygoïdien interne, ou se distribuent à la membrane muqueuse de la bouche et au côté correspondant de la langue.

Branches que donne l'Artère faciale à la face.

2301. *Branches externes.* Elles sont assez nombreuses, mais leur volume est petit et leur disposition peu constante. Elles se répandent dans les muscles masséter, peaucier, buccinateur, dans le tissu cellulaire graisseux et dans la peau de la joue, sur le conduit de Sténon et sur la glande parotide. Quelques-unes communiquent avec les rameaux de la transversale de la face et de la buccale.

2302. *Branches musculaires internes.* Elles se distribuent aux muscles triangulaire et carré, ainsi qu'à la peau du menton, et s'anastomosent avec les ramifications de l'artère sous-mentale, et avec celles de l'artère dentaire inférieure qui sortent par le trou mentonnier.

2303. *Branche coronaire* ou *labiale inférieure.* (*Arteria coronaria labii inferioris*). Plus considérable que les précédentes, celle-ci naît de la faciale à une assez grande distance de la commissure, passe sous le muscle triangulaire, et s'avance en serpentant dans l'épaisseur du bord libre de la lèvre inférieure, sur le milieu duquel elle se joint à la branche coronaire opposée, après avoir envoyé de nombreux rameaux à la membrane de la bouche, et aux muscles orbiculaire, triangulaire, carré et releveur du menton. Ces derniers forment un réseau très compliqué dans les téguments, par leurs anastomoses multipliées avec les ramifications des artères sous-mentales et dentaires inférieures.

2304. Cette artère est quelquefois plus petite d'un côté que de l'autre, ou même est remplacée, soit à droite, soit à gauche, par une prolongation de son homonyme.

2305. *Branche coronaire* ou *labiale supérieure* (*Arteria coronaria labii superioris*). Elle naît au-dessus et très près de la commissure; grosse et très flexueuse, elle marche en dedans dans l'épaisseur du bord libre de la lèvre supérieure, au milieu duquel elle s'anastomose avec celle de l'autre côté par un rameau particulier, remontant elle-même verticalement vers la cloison du nez sur laquelle elle se termine. Ses ramuscules forment un réseau très compliqué dans la membrane muqueuse de la lèvre supérieure, dans les téguments et dans les muscles orbiculaire des lèvres, releveur de la lèvre supérieure et abaisseur de l'aile du nez. Quelques-uns se portent aux gencives et s'y unissent à ceux de l'artère alvéolaire (1).

2306. *Artère de la Cloison du nez* (*Arteria nasalis Septi*). Elle naît de la coronaire labiale supérieure au moment où elle s'anastomose avec son homonyme, monte vers la cloison du nez, tantôt simple, tantôt double, se partage en deux branches, une droite et une gauche, et se perd sur le cartilage de cette cloison.

2307. *Branches dorsales du nez.* Elles varient beaucoup pour le nombre et la disposition. Quelquefois elles terminent l'artère faciale, qui alors communique seulement par un rameau avec l'ophthalmique. Souvent elles n'occupent que la partie inférieure du nez, tandis que, dans d'autres cas, elles sont uniformément répandues dans toute son étendue. Mais constamment elles s'anastomosent sur la ligne médiane avec celles du côté opposé, et se distribuent à toutes les parties de cet organe, à ses muscles, ses cartilages, ses téguments, etc. Plusieurs de leurs ramifications se contournent sur le bord des narines ou traversent les fibro-cartilages pour gagner l'origine de la membrane pituitaire.

2308. *Branches musculaires supérieures.* Leur nombre varie beaucoup; elles sont fort petites et se répandent d'une manière irrégulière dans les muscles canin, élévateur propre de la lèvre supérieure, élévateur commun, petit zygomatique et orbiculaire des paupières, ainsi que dans les téguments. Elles communiquent avec les ramifications des artères sous-orbitaire et ophthalmique.

c. De l'Artère linguale (*Arteria lingualis*, SOEMM.).

2309. Elle naît de la partie antérieure de la carotide externe, entre les deux précédentes, et un peu plus profondément qu'elles, derrière le muscle digastrique. Assez

(1) On a vu l'artère coronaire supérieure donner naissance à l'inférieure.

souvent elle provient d'un tronc qui lui est commun avec la faciale, et plus rarement avec la thyroïdienne supérieure. Elle monte d'abord un peu en serpentant et en se dirigeant en dedans et en avant; puis elle s'engage entre les muscles hyo-glosse, près de son insertion inférieure, et constricteur moyen du pharynx: après quoi, décrivant une courbure considérable dont la convexité regarde en haut, elle remonte entre les muscles hyo-glosse et génio-glosse, et entre ce dernier et la glande sublinguale, au-dessus de la grande corne de l'os hyoïde, jusqu'à la base de la langue. Là, elle change encore de direction, devient horizontale, et, sous le nom d'*Artère ranine*, s'avance, accompagnée par le nerf lingual, entre les muscles génio-glosse et lingual, le long de la face inférieure de la langue, jusqu'à la pointe de cet organe où elle s'anastomose par arcade avec sa semblable.

Cette artère est par conséquent à peu près horizontale depuis son origine, jusqu'au moment où elle se recourbe vers le bord antérieur du muscle hyo-glosse; elle est verticale pendant son trajet le long du muscle génio-glosse, et de nouveau horizontale depuis la base jusqu'à la pointe de la langue. Cette disposition permet de la distinguer en trois portions.

2310. Au-dessous du muscle hyo-glosse et derrière lui, l'artère linguale fournit quelques branches peu remarquables, qui se distribuent à ce muscle et au constricteur moyen du pharynx. Quelques autres le traversent et parviennent aux muscles thyro-hyoïdien et digastrique, ainsi qu'à la glande sous-maxillaire. Il en est qui se jettent de haut en bas et de dehors en dedans, immédiatement sur l'os hyoïde, dans le muscle génio-glosse, et s'anastomosent avec celles du côté opposé (1).

(1) Souvent une de ces dernières branches est plus volumineuse que les autres. C'est elle que quelques auteurs ont nommée *Artère hyoïdienne* (*Ramus hyoïdeus*).

C'est encore du même point que part l'*Artère dorsale de la langue*, qui se porte en haut et en dehors vers la base de cet organe et l'épiglotte, et dont les ramifications se répandent principalement sur le muscle stylo-glosse, sur le dos de la langue, sur les tonsilles et le voile du palais. Quoique les auteurs indiquent cette branche comme constante, je l'ai pourtant vu manquer habituellement. D'autrefois je l'ai vu remplacer par plusieurs ramifications capillaires, ou à peu près.

2311. Sur le génio-glosse, il se détache de l'artère linguale plusieurs rameaux qui pénètrent au muscle. Mais il en naît aussi au même lieu une branche plus considérable, plus superficielle, qu'on appelle *Artère sublinguale*, et qui est quelquefois une division de la sous-mentale (2299). Dirigée horizontalement en avant, entre les muscle mylo-hyoïdien et génio-glosse, et au-dessus de la glande sublinguale, cette artère fournit un grand nombre de rameaux à ses parties et à la membrane muqueuse de la bouche. Quelques-uns d'entre eux s'unissent à ceux de la sous-mentale, ou de l'artère sublinguale de l'autre côté; il en est qui traversent le muscle mylo-hyoïdien, et parviennent au ventre antérieur du muscle digastrique.

2312. Enfin, au-dessous de la langue, l'artère linguale donne latéralement un grand nombre de rameaux volumineux qui se perdent dans les muscles lingual et génio-glosse, et dans le tissu de la langue, en s'anastomosant les uns avec les autres et avec ceux du côté opposé, et quelques ramuscules déliés, destinés à la glande sublinguale et à la membrane muqueuse de la bouche. Au sommet même de la langue et au-dessus du frein de cet organe, entre les deux muscles dont nous venons de parler, les deux artères linguales, qui ont pris le nom de *ranines*, s'anastomosent l'une avec l'autre.

Branches postérieures de l'Artère Carotide externe.

a. De l'Artère occipitale (*Art. occipitalis*, Soemm.).

2313. Elle naît de la partie postérieure de la carotide externe, au-dessous de la glande parotide et vis-à-vis de l'artère linguale ou de l'artère faciale; et très rarement de la carotide interne, et s'étend jusqu'à l'occiput. Elle monte d'abord obliquement en arrière, au-dessous du muscle sterno-cléido-mastoïdien, le long du ventre postérieur du muscle digastrique et du nerf hypo-glosse; elle passe ensuite horizontalement et à une grande profondeur, entre l'apophyse transverse de l'atlas et l'apophyse mastoïde, après avoir croisé la direction de la veine jugulaire interne et du nerf pneumo-gastrique, au-dessus desquels elle est située : alors elle se recourbe sur l'occipital, recouverte par les muscles petit complexus et splénius, sous le bord interne duquel elle sort pour devenir sous-cutanée, et remonter en serpentant sur la partie postérieure de la tête où elle se termine. Son volume égale celui de la linguale, ou est un peu moins considérable.

2314. *Branches de la portion profonde.* Les unes, *supérieures*, d'un petit calibre, se distribuent aux muscles digastrique, sterno-cléido-mastoïdien, stylo-hyoïdien, petit complexus, transversaire, petit droit postérieur et latéral de la tête, aux ganglions lymphatiques supérieurs du cou, et communiquent avec les rameaux de la cervicale profonde. Une d'elles, plus marquée et plus constante que les autres, sous le nom d'*Artère mastoïdienne postérieure*, s'introduit dans le crâne par le trou mastoïdien, et se perd dans la portion de la dure-mère qui tapisse les fosses postérieures et latérales du crâne.

Les autres, *inférieures*, descendent dans l'épaisseur

des muscles sterno-cléido-mastoïdien, splénius et petit complexus, où elles s'anastomosent avec les ramifications des artères cervicale profonde, thyroïdienne inférieure et vertébrale.

2315. *Branches de la portion sous-cutanée.* Elles sont très nombreuses; les *inférieures* se perdent dans les muscles de la région postérieure du cou, et s'étendent parfois jusque sur le dos. Les *supérieures* montent en serpentant le long du trajet de la suture lambdoïde, et se ramifient dans les téguments et dans le muscle occipital, en s'anastomosant avec les divisions de l'artère occipital opposée, ou avec celles des artères temporale et auriculaire postérieure du même côté. Souvent un de leurs ramuscules passe par le trou pariétal et se perd dans la dure-mère : plus rarement un semblable rameau s'introduit dans le crâne par le grand trou occipital ou le trou déchiré postérieur, pour aller se perdre dans l'épaisseur de la méninge du voisinage.

2316. Ces rameaux portent ordinairement le nom d'*Artères méningées postérieures.*

b. De l'Artère auriculaire postérieure (*Art. auricularis posterior*; Soemm.). Art. auriculaire postérieure, Chauss.).

2317. C'est une des plus petites branches de la carotide externe, dont elle se sépare dans l'épaisseur de la glande parotide, au-dessus du muscle digastrique, pour s'étendre à la face interne du pavillon de l'oreille et sur le côté de la tête. Il n'est point rare de la voir provenir de l'artère occipitale, dont elle n'est communément séparée que par le muscle stylo-hyoïdien. Elle monte d'abord en arrière, couverte par cette même glande, entre l'apophyse mastoïde et le conduit auriculaire. Arrivée à la partie inférieure du pavillon de l'oreille, elle se bifurque; l'une de ses branches, placée au-devant de l'autre, se répand sur la face interne de ce pavillon, entre la peau et le fibro-cartilage ; la seconde, qui est postérieure, passe sur l'apophyse mastoïde, et se divise en une multitude de rameaux qui appartiennent aux muscles temporal et auriculaires transverse et postérieur, à l'aponévrose épicrânienne, au tissu cellulaire, aux téguments de la partie latérale de la tête et au muscle occipital.

2318. Mais, avant sa bifurcation, cette artère envoie quelques ramuscules dans la glande parotide, dans les muscles stylo-hyoïdien, sterno-cléido-mastoïdien et digastrique, et dans les parois du conduit auriculaire. Elle fournit aussi l'*Artère stylo-mastoïdienne*, qui provient quelquefois de l'occipitale, et qui, après avoir jeté quelques ramifications dans le conduit auditif et sur la membrane du tympan, s'engage, par le trou dont elle porte le nom, dans l'aqueduc de Fallope, le parcourt, répand ses subdivisions dans la membrane muqueuse du tympan, dans les cellules mastoïdiennes, dans les canaux demi-circulaires, dans le muscle de l'étrier, sur les enveloppes du nerf facial, sur le périoste de l'aqueduc lui-même, etc., où elle se termine en s'anastomosant avec un rameau de l'artère méningée moyennne, qui a pénétré par l'*hiatus Fallopii.*

Branche interne de l'Artère carotide externe, ou *Artère pharyngienne ascendante* ou *inférieure* (Art. pharyngea, SOEMM.).

2319. Plus petite encore que l'auriculaire postérieure, et, par conséquent, que toutes les autres branches du tronc dont elle tire son origine, elle est plus profondément située que les autres branches de la carotide externe, dont elle naît au niveau de la faciale, quoiqu'on la voie provenir de la carotide interne ou de l'occipitale, et peut-être encore, comme le veut Sœmmering, de la thyroïdienne supérieure. Elle monte d'abord verticalement le long de la partie latérale et postérieure du pharynx, entre la carotide externe et l'interne, couverte en bas par le muscle stylo-pharyngien, et en haut par le constricteur supérieur.

2320. Après un court trajet, et après avoir fourni quelques ramuscules irréguliers qui descendent obliquement derrière le pharynx et dans ses muscles constricteurs, cette artère se divise en deux branches d'un même volume.

2321. *Branche pharyngienne* (*Ramus pharyngeus*). Couchée transversalement sur le muscle constricteur supérieur, elle se divise en deux ou trois rameaux, dont l'un se distribue à ce muscle en remontant dans son épaisseur, tandis que les autres, se portant obliquement en bas, se perdent dans les deux constricteurs moyen et inférieur correspondants. Ses dernières divisions s'anastomosent avec quelques rameaux de la thyroïdienne supérieure et de la linguale.

2322. *Branche méningée* (*Arteria meningea posterior*). Elle monte entre la carotide interne, le nerf pneumo-gastrique et la veine jugulaire interne, donne des ramifications à ces diverses parties, au ganglion cervical supérieur, à la trompe d'Eustachi, aux muscles grand et petit droits antérieurs de la tête et long du cou, et enfin s'introduit dans le crâne par le trou déchiré postérieur (1), pour se ramifier sur la dure-mère. Quelques-uns de ses rameaux pénètrent isolément dans cette cavité et ont la même destination; on en voit un, en particulier, qui traverse le fibro-cartilage du trou déchiré antérieur; un autre passe par le trou condylien antérieur.

(1) Quelquefois elle entre dans le crâne dans un pertuis spécial, pratiqué dans le voisinage du condyle occipital

Branches qui terminent l'Artère carotide externe.

a. De l'Artère temporale ou temporale superficielle (*Art. temporalis*, SOEMM.).

2323. Moins grosse que l'artère maxillaire interne, dont elle se sépare au niveau du col du condyle de la mâchoire, et suivant la direction primitive de la carotide externe, cette artère monte d'abord un peu obliquement en dehors, entre la branche de la mâchoire, le conduit auriculaire, et la glande parotide qui la recouvre jusqu'à l'arcade zygomatique: mais, au-dessus de celle-ci, elle se glisse en serpentant sous les muscles antérieur et supérieur de l'oreille. et devient sous-cutanée. Arrivée au milieu de la région temporale, elle se divise en deux branches, l'une antérieure, l'autre postérieure

2324. *Rameaux antérieurs.* L'artère temporale donne un certain nombre de rameaux qui se dirigent en avant vers le masséter et l'articulation temporo-maxillaire. Parmi eux, on doit distinguer l'*Artère transversale de la face*, qui naît de la temporale immédiatement après son origine, varie beaucoup en volume, passe sur le col du condyle de la mâchoire, donne un rameau qui se distribue dans le masséter et s'y anastomose avec une division de l'artère maxillaire interne, croise la direction de ce muscle en marchant au-dessus du conduit de Sténon, et se termine au niveau de son bord antérieur, en se ramifiant à l'infini sur le conduit, dans la glande parotide, dans les muscles grand et petit zygomatiques et orbiculaire des paupières, ainsi que dans lès téguments. Plusieurs de ses ramuscules s'anastomosent, dans l'épaisseur de la joue, avec ceux des artères faciale, buccale et sous-orbitaire. Assez souvent, c'est de ce rameau que naît toute la partie supérieure de l'artère faciale.

2325. *Rameaux postérieurs.* Ils sont assez considérables, en nombre indéterminé et variant de cinq à sept; on leur donne le nom d'*Artères auriculaires antérieures;* ils se distribuent au conduit auditif externe, au pavillon de l'oreille, et au muscle auriculaire supérieur.

2326. *Rameau interne* ou *Artère temporale moyenne.* Elle provient de la temporale immédiatement au-dessus, et quelquefois au-dessous de l'arcade zygomatique; elle perce presque aussitôt l'aponévrose du muscle temporal, dans lequel elle s'enfonce et où elle se partage en un grand nombre de ramifications, parmi lesquelles on en voit plusieurs communiquer avec les artères temporales profondes.

2327. Des deux branches par lesquelles se termine l'artère temporale, l'antérieure monte, en serpentant, vers le front, et se subdivise en un grand nombre de rameaux qui suivent tous des directions différentes, en se répandent dans les muscles frontal et orbiculaire des paupières, et dans les téguments. Parmi ces rameaux, les uns, transversaux, s'anastomosent avec les artères frontale et sourcilière, tandis que les autres se recourbent vers le sommet de la tête, où ils rencontrent ceux de l'artère opposée.

La branche postérieure monte obliquement sur les os pariétal et occipital, y décrit un grand nombre de sinuosités, et y donne beaucoup de rameaux qui se répandent uniformément en tous sens dans les téguments, dans l'aponévrose du muscle temporal, dans le muscle supérieur de l'oreille et dans le péricrâne, en communiquant avec ceux de la branche antérieure, de la temporale opposée, de l'occipitale et de l'auriculaire postérieure.

De l'Artère maxillaire interne (*Art. maxillaris interna*, SOEMM.; Art. gutturo-maxillaire, CHAUSS.).

2328. Plus volumineuse que la temporale, elle naît de

la carotide externe au même point qu'elle, et est remarquable par son trajet compliqué et par le grand nombre de branches importantes qu'elle donne aux parties profondes de la face. Aussitôt après son origine, elle s'enfonce sous le col du condyle de la mâchoire, en se recourbant en dedans et en bas, puis elle avance directement en dedans, passe entre les nerfs dentaire et lingual, et parvient dans l'intervalle qui sépare les deux muscles ptérygoïdiens, où elle change un peu de direction pour se porter en avant vers la tubérosité maxillaire. Alors elle se recourbe, devient verticale, se glisse entre les deux attaches fixes du muscle ptérygoïdien externe (1027), et remonte dans le fond de la fosse zygomatique entre lui et le muscle temporal. Enfin, parvenue vers le plancher de l'orbite, elle prend de nouveau une direction horizontale et transversale, se plonge dans la fosse spheno-maxillaire, et s'y partage en plusieurs branches au milieu du tissu cellulaire graisseux qui remplit cette cavité.

L'artère maxillaire interne est par conséquent horizontale près de son origine et à sa terminaison, et verticale dans son milieu. Elle décrit en outre plusieurs sinuosités très marquées et qui varient suivant les sujets.

Branches qui naissent de l'Artère maxillaire interne, derrière le col du condyle de la mâchoire.

1° *De l'Artère méningée moyenne ou sphéno-épineuse.*

2329. Elle est la plus volumineuse des branches de l'artère maxillaire interne; elle monte verticalement vers le crâne, entre les deux muscles ptérygoïdiens et accompagnée de deux filets du nerf maxillaire inférieur qui vont s'unir au nerf facial. Elle donne d'abord quelques ramuscules aux muscles ptérygoïdien et péristaphylin externes, et constricteur supérieur du pharynx, ainsi qu'aux os temporal et sphénoïde; quelques-uns de ces derniers traversent le sphénoïde par des ouvertures particulières et vont se perdre dans la dure-mère. Elle parvient ainsi au trou petit rond du sphénoïde par lequel elle pénètre dans le crâne. Mais auparavant il s'en sépare une branche assez marquée, qui se glisse en avant et en dedans, entre la paroi supérieure de la fosse zygomatique et l'origine des nerfs temporaux profonds (1648), et redescend ensuite verticalement entre les muscles péristhaphylin externe et ptérygoïdien interne, dans l'épaisseur desquels elle se partage en un grand nombre de rameaux.

2330. Entrée dans le crâne, au-dessous de la dure-mère, l'artère méningée fournit des rameaux à la portion de cette membrane qui revêt la fosse moyenne latérale de la base du crâne et au nerf trifacial. Un ou deux d'entre eux se dirigent en avant, pénètrent dans l'orbite entre le sphénoïde et l'os de la pommette et se terminent à la glande lacrymale, dans le parenchyme de laquelle ils communiquent avec l'artère lacrymale. Un autre s'engage dans l'aqueduc de Fallope, par l'*hiatus* du même nom, et s'anastomose avec l'artère stylo-mastoïdienne (2318), après avoir jeté quelques ramifications sur le tronc du nerf facial. Le conduit du muscle interne du marteau en renferme également un qui se distribue à ce muscle et à la membrane muqueuse des parois du tympan. Cette cavité en reçoit elle-même plusieurs autres très ténus, qui y pénètrent par des fentes étroites qu'on remarque à l'endroit où le rocher s'unit au reste du temporal.

2331. Après avoir donné ces divers rameaux, l'artère elle-même se partage en deux branches principales, d'un volume inégal. — L'*antérieure*, plus grosse, monte de derrière en devant vers l'angle antérieur et inférieur du pariétal, où elle est logée dans un sillon profond, et souvent même dans un véritable canal pratiqué à la face interne de cet os (218); elle donne quelques rameaux d'anastomose avec l'artère lacrymale, sort de sa rainure et se subdivise en un grand nombre de rameaux qui se répandent sur toute la face interne du pariétal, qui les reçoit dans des sillons disposés comme les nervures d'une feuille, et étendus jusqu'au sinus longitudinal supérieur de la dure-mère (217). Tous ces rameaux, au reste, ont l'apparence de petits tuyaux creusés dans l'épaisseur de la dure-mère; ils appartiennent entièrement à cette membrane, et envoient seulement au niveau des sutures quelques faibles ramuscules qui vont s'anastomoser avec des ramuscules analogues des artères du péricrâne. — La *branche postérieure*, plus petite, monte, en se courbant de devant en arrière, sur la face interne de la portion écailleuse du temporal et sur celle du pariétal; elle se divise de même en un grand nombre de rameaux qui se répandent sur la partie latérale et postérieure de la dure-mère. Comme ceux de la branche antérieure, ils s'anastomosent fréquemment ensemble, et correspondent à des sillons pratiqués sur les os.

Les dernières ramifications de l'artère méningée moyenne communiquent avec celles de l'artère opposée, des artères ethmoïdales, et des autres petites branches qui se portent sur la dure-mère.

2° De l'Artère dentaire inférieure ou maxillaire inférieure (Artère maxillo-dentaire, CHAUSS.).

2332. Elle naît en bas de l'artère maxillaire interne, au même endroit où la méningée moyenne s'en sépare en haut, quelquefois cependant un peu plus loin. Elle descend en avant le long de la face interne de la branche de la mâchoire, au côté externe du muscle ptérygoïdien interne, derrière le nerf dentaire inférieur et devant le ligament latéral interne de l'articulation temporo-maxillaire, jusqu'à l'ouverture du conduit dentaire (319), qu'elle parcourt dans toute son étendue, pour reparaître au dehors au-delà du trou mentonnier.

2333. Avant de pénétrer dans le canal dentaire, cette artère donne d'abord des ramifications nombreuses au muscle ptérygoïdien interne et aux nerfs dentaire inférieur et lingual. Tout près de l'orifice de ce canal, elle fournit un rameau, descend en avant dans un petit sillon creusé sur l'os maxillaire inférieur, le long de l'attache du muscle mylo-hyoïdien. Accompagné par un filet du nerf dentaire inférieur (1654), ce rameau se perd par une grande quantité de subdivisions dans la membrane muqueuse de la bouche et dans le muscle mylo-hyoïdien.

2334. Le tronc de l'artère lui-même s'engage alors dans le canal, conjointement avec le nerf dentaire inférieur, et quelquefois cependant par une ouverture isolée. En passant tranversalement au-dessous des alvéoles, il laisse s'échapp[illegible] de son côté supérieur des rameaux qui pénètrent dans ces cavités et sont destinés aux racines des dents, qui en permettent l'introduction par un trou dont elles sont percées à leur sommet. Au-dessous de la première petite dent molaire, il se bifurque; l'une de ses branches, fort petite, sort par le trou mentonnier, se jette dans les muscles carré et triangulaire, et s'anastomose avec des ramifications de l'artère faciale. L'autre branche, plus volumineuse, continue son trajet dans l'os jusqu'à la symphyse du menton, et donne des rameaux aux racines des dents canines et incisives correspondantes.

2335. Souvent, au même endroit où naît l'artère dentaire, la maxillaire interne fournit quelques rameaux isolés. L'un d'eux remonte sur l'os temporal, derrière le conduit auriculaire, et se distribue à ses parois, à la membrane du tympan et aux follicules cérumineux (1988).

Un autre pénètre dans le tympan par la scissure glénoïdale, et donne des ramifications à la membrane muqueuse des parois de cette cavité et au muscle antérieur du marteau.

Branches qui naissent de l'Artère maxillaire interne entre les deux muscles ptérygoïdiens.

1° *De l'Artère temporale profonde postérieure.*

2336. Elle naît un peu après la précédente, et quelquefois même est produite par elle peu après son origine. Cachée d'abord entre les muscles temporal et ptérygoïdien externe, elle remonte ensuite obliquement au-dessous du premier de ces muscles, devient verticale, rampe sur la fosse temporale, et se divise en un fort grand nombre de ramifications qui se distribuent au périoste de cette fosse et aux fibres du muscle temporal. Ces ramifications s'anastomosent en avant avec la temporale profonde antérieure, et en dehors avec les temporales moyenne et superficielle.

2° *De l'Artère massétérine* (*Artère du muscle zygomato-maxillaire*, CHAUSS.).

2337. Inférieure en volume à la précédente, elle naît quelquefois avec elle par un tronc commun. Dirigée en dehors, entre le bord postérieur du muscle temporal et le col du condyle de la mâchoire inférieure, elle passe sur l'échancrure qui sépare ce dernier de l'apophyse coronoïde (324), jette quelques ramuscules dans la portion supérieure du muscle masséter; descend ensuite obliquement en devant, entre lui et la branche de l'os maxillaire, s'enfonce dans son épaisseur, s'y subdivise et s'anastomose avec l'artère transversale de la face.

3° *Des Artères ptérygoïdiennes.*

2338. Elles varient beaucoup par rapport à leur nombre, à leur grosseur et à leur origine. Elles viennent presque toutes de la maxillaire elle-même; mais il en est quelques-unes qui naissent séparément des artères méningée moyenne et temporale profonde postérieure. Elles se distribuent aux deux muscles ptérygoïdiens et spécialement à l'externe; leur marche est d'ailleurs fort irrégulière; quelques-unes de leurs ramifications les plus ténues accompagnent les nerfs temporaux profonds.

Branches qui naissent de l'Artère maxillaire interne dans la fosse zygomatique.

1° *De l'Artère buccale.*

2339. Elle manque quelquefois. Assez souvent, elle ne provient point de l'artère maxillaire interne elle-même, mais elle naît de la temporale profonde antérieure, ou de l'alvéolaire, ou enfin de la sous-orbitaire. D'un volume fort peu considérable, très flexueuse dans sa marche, elle descend obliquement en avant, à côté du nerf buccal (1650), entre le muscle ptérygoïdien interne et la branche de la mâchoire, s'avance vers la joue, devient transversale, et se partage, plus ou moins loin de la commissure des lèvres en beaucoup de rameaux qui se répandent dans les muscles buccinateur, grand et petit zygomatique et peaucier, dans les téguments, dans la membrane muqueuse des joues et sur les follicules muqueux de cette partie. Elle s'anastomose avec les artères faciale (2301), sous-orbitaire et transversale de la face (2324).

2° *De l'Artère temporale profonde antérieure.*

2340. Son volume est assez considérable. Elle monte

verticalement dans la partie antérieure de la fosse temporale, entre la région interne et antérieure du muscle de ce nom, et les os malaire et sphénoïde. Un de ses rameaux entre dans l'orbite par un des trous dont est percé le premier de ces os et s'anastomose avec un de ceux de l'artère lacrymale. Plusieurs autres plus ténus traversent aussi le même os, mais se perdent dans le tissu adipeux qui enveloppe le globe de l'œil, ou sur la glande lacrymale. Enfin l'artère elle-même se termine en se subdivisant dans l'épaisseur du muscle temporal, où elle communique avec les ramifications de l'artère temporale profonde postérieure (2936) et des artères temporale moyenne et superficielle.

3° *De l'Artère alvéolaire* (*Art. sus-maxillaire*, Chauss.).

2341. Elle est assez considérable, et naît au niveau de la tubérosité maxillaire, sur laquelle elle descend de derrière en devant, en décrivant de nombreux contours. Dans quelques cas elle provient de la sous-orbitaire ou de la temporale profonde antérieure. Après avoir envoyé quelques petits rameaux dans les conduits dentaires supérieurs et postérieurs (274) pour les racines des dents grosses molaires et pour la membrane muqueuse du sinus maxillaire, elle avance, en serpentant, le long des gencives, auxquelles elle donne quelques ramifications. Parvenue à la fosse canine, elle envoie encore un rameau dentaire aux petites molaires, et se perd en se subdivisant dans le tissu cellulaire des joues, dans le muscle buccinateur et dans le périoste de l'os maxillaire, en s'anastomosant avec la sous-orbitaire par un de ses principaux rameaux.

4° *De l'Artère sous-orbitaire.*

2342. D'un volume égal à celui de la temporale profonde antérieure, elle se sépare de la maxillaire interne vers la partie supérieure et antérieure de la fosse zygomatique, donne, dès sa naissance, des ramifications au périoste et à la graisse de l'orbite, et s'introduit dans le canal sous-orbitaire (268). Elle le parcourt dans toute son étendue, placée au-dessous du nerf du même nom (2643), et jette, à travers ses parois, quelques rameaux dans les muscles droit inférieur et petit oblique de l'œil, dans le muscle orbiculaire des paupières, et sur le sac lacrymal. Prés de l'orifice de ce canal, elle envoie une petite branche dans le conduit dentaire supérieur et antérieur (268), pour les racines des dents canines et incisives correspondantes, et pour la membrane du sinus maxillaire. Sortie enfin par le trou sous-orbitaire, derrière le muscle élévateur propre de la lèvre supérieure, elle se divise en une grande quantité de branches, qui se subdivisent dans les muscles de cette même lèvre et sur la partie inférieure du nez, en s'anastomosant avec les artères faciale, alvéolaire, buccale et ophthalmique.

Branches que produit l'Artère maxillaire interne dans la fosse sphéno-maxillaire.

1° *De l'Artère vidienne ou ptérygoïdienne.*

2343. Elle est fort grêle et vient quelquefois de la palatine supérieure. Elle s'engage, avec le nerf vidien (1859), dans le conduit ptérygoïdien, le parcourt en entier de devant en arrière, et en sort pour se distribuer à la trompe d'Eustachi et à la voûte du pharynx, après avoir jeté quelques ramuscules dans le tissu spongieux du sphénoïde et dans la membrane des sinus sphénoïdaux. Ses ramifications s'anastomosent particulièrement avec celles de la pharyngienne inférieure (2319).

2° *De l'Artère ptérygo-palatine ou pharyngienne supérieure.*

2344. Encore plus petite que la précédente, elle se dirige obliquement en arrière et en haut, et s'engage, un peu en dedans et au-dessous d'elle, dans le conduit ptérygo-palatin pour aller en arrière se terminer au pharynx, comme la ptérygoïdienne, après avoir donné quelques ramuscules au tissu celluleux du sphénoïde et à la trompe d'Eustachi. Elle naît quelquefois de la sphéno-palatine.

3° *De l'Artère palatine supérieure.*

2345. Beaucoup plus volumineuse que les deux dernières, elle se sépare de la maxillaire interne derrière le sommet de l'orbite; descend verticalement dans la fente ptérygo-maxillaire et s'engage dans le canal palatin postérieur. Avant d'y entrer, elle fournit trois ou quatre rameaux qui pénètrent dans les conduits palatins accessoires, et en sortent sur la tubérosité du même nom pour se distribuer au voile du palais. Quant au tronc lui-même, après avoir abandonné son conduit, il se réfléchit de derrière en devant, entre la membrane et la voûte du palais, logé dans un sillon spécial de cette dernière. Dans ce trajet, cette artère est très flexueuse, et fournit un grand nombre de rameaux à la membrane et aux follicules muqueux du palais. Un de ces rameaux remonte dans les fosses nasales par le trou palatin antérieur, et s'étend jusqu'au cornet inférieur. Celui-ci s'anastomose avec l'artère de la cloison et les dorsales du nez.

4° *De l'Artère sphéno-palatine, ou nasale postérieure.*

2346. On peut la considérer comme la branche de terminaison de l'artère maxillaire interne. Elle pénètre à la partie postérieure du méat supérieur des fosses nasales (387) par le trou sphéno-palatin. Là, au-dessous de la membrane pituitaire, elle se divise en deux ou trois rameaux principaux ; mais souvent cette division a lieu auparavant, et dans la fosse même sphéno-maxillaire. L'un de ces rameaux se distribue à la cloison des fosses nasales; les autres se perdent autour du cornet ethmoïdal, dans les méats supérieur et moyen, dans le sinus maxillaire et dans les cellules ethmoïdales postérieures. Leurs ramifications s'anastomosent avec celles des artères ethmoïdales, et donnent à la membrane pituitaire une teinte rouge foncée à cause de leur grand nombre et de leur position superficielle.

De l'Artère carotide interne (*Art. cérébrale antérieure*, Chauss.; *Carotis interna*, Soemm.).

2347. Elle se sépare de l'externe derrière le muscle digastrique, s'engage dans l'espace qui existe entre la branche de la mâchoire inférieure et le pharynx, et remonte un peu en dedans au-devant de la colonne vertébrale, devenant de plus en plus profonde, à mesure qu'elle s'approche du crâne, dans lequel elle s'introduit par le canal carotidien. Elle est accompagnée en dehors par la veine jugulaire interne, en dedans par le nerf pneumo-gastrique, par le ganglion cervical supérieur et par son rameau de communication avec le moyen ; elle est unie à ces diverses parties par un tissu cellulaire lâche et filamenteux. Sa direction n'est nullement rectiligne ; elle forme d'abord une courbure dont la convexité repose sur la colonne vertébrale ; près du crâne, elle en offre une seconde dont la convexité est en dehors. Rien, au reste, ne varie plus que ces flexuosités : très rarement les trouve-t-on semblables sur deux sujets. Dans toute cette partie de son trajet, l'artère carotide interne, un peu plus petite que l'externe et remontant derrière elle, ne fournit aucune branche.

2348. En traversant le canal carotidien, elle s'accommode aux différentes directions qu'il suit (208), en sorte que, d'abord verticale, elle devient ensuite un peu oblique en avant et en haut. Cette portion de l'artère carotide interne est en rapport avec les filets ascendants du ganglion cervical supérieur (1862) et avec la lame de la dure-mère qui tapisse le conduit. Avant d'en sortir, elle donne une petite branche qui pénètre, par une ouverture particulière, dans la caisse du tympan, pour se distribuer à sa membrane muqueuse et au promontoire, sur lequel elle s'anastomose avec un rameau de la méningée moyenne. Souvent aussi elle en fournit une autre qui s'engage d'arrière en devant dans le conduit vidien, et s'y anastomose avec l'artère du même nom (2343).

2349. En sortant du canal, l'artère carotide interne se porte en haut et un peu en avant; elle entre dans le sinus caverneux de la dure-mère (1560), et suit en avant sa paroi inférieure, sur les côtés du corps du sphénoïde, jusqu'au-dessus de l'apophyse clinoïde antérieure, étant enveloppée par la membrane interne du sinus et côtoyée par le nerf moteur oculaire externe, et par le ganglion caverneux (1860). Dans ce trajet, l'artère forme deux courbures qui ressemblent assez exactement à celles d'une S romaine; la convexité de la première est tournée en arrière et en haut, et celle de la seconde en avant et en bas. Étant renfermée dans le sinus caverneux, l'artère carotide interne envoie deux ou trois rameaux à la dure-mère, au corps pituitaire, à la membrane des sinus sphénoïdaux, et aux troncs des nerfs moteur oculaire commun, pathétique, trifacial et moteur oculaire externe.

2350. Parvenue sous l'apophyse clinoïde antérieure, elle se recourbe verticalement en haut, se porte ensuite un peu en arrière, est embrassée par la dure-mère (1540) et par l'arachnoïde (1573), et entre dans le crâne un peu en dehors et en arrière du nerf optique. Elle s'enveloppe ensuite d'une gaîne que lui fournit l'arachnoïde, monte obliquement en arrière et en dehors, et se partage en plusieurs branches au niveau de la scissure de Sylvius (1490) où elle se termine. Mais auparavant, au moment où elle remonte le long de l'apophyse clinoïde antérieure, l'artère carotide interne fournit une branche très remarquable qu'on nomme

Artère ophthalmique (*Arteria ophthalmica*, SOEMM.; *Artère orbitaire*, CHAUSS.).

2351. Son volume est plus considérable : aussitôt après sa naissance, elle s'engage dans un petit canal particulier que lui offre la dure-mère, se place en dehors et au-dessous du nerf optique, parcourt avec lui le trou de même nom, et entre dans l'orbite entre le nerf moteur oculaire externe et le muscle droit externe de l'œil. Alors elle monte sur le côté externe du nerf optique, passe au-dessus de lui en croisant obliquement sa direction de dehors en dedans, étant recouverte par le muscle droit supérieur de l'œil, et devient de nouveau horizontale pour se porter en avant, le long du bord interne du nerf, entre les muscles grand oblique et droit interne de l'œil, jusqu'à l'angle interne de l'orbital, où elle finit en se divisant en deux branches.

Branches que donne l'artère opthalmique avant de remonter sur le nerf optique.

1° *De l'Artère lacrymale.*

2352. Elle est une des plus grosses branches de l'artère ophthalmique, dont elle se sépare immédiatement après son entrée dans l'orbite, pour se glisser entre la paroi externe de cette cavité et le muscle droit externe de l'œil, jusqu'à la glande lacrymale où elle s'enfonce. Dès son origine, elle jette quelques ramifications dans les muscles droits externe, supérieur et inférieur de l'œil, dans le muscle élévateur de la paupière, dans le périoste de l'orbite et dans les enveloppes du nerf optique : quelquefois elle donne aussi naissance à l'artère ethmoïdale postérieure. Auprès de la glande lacrymale elle fournit encore quelques ramuscules au périoste et au muscle droit externe, et une petite branche qui descend en arrière et en dehors, et se bifurque bientôt, de sorte qu'un de ces rameaux se perd dans le périoste de l'orbite, et que l'autre traverse l'os de la pommette, parvient dans la fosse temporale, et s'anastomose avec l'artère temporale profonde antérieure (2340).

2353. Parvenue à la glande lacrymale, l'artère passe au-dessous ou au-dessus d'elle, ou bien l'entoure d'un réseau vasculaire. Dans tous les cas, elle envoie dans son parenchyme un grand nombre de rameaux. En même temps il en naît deux rameaux (*R. palpébraux externes*) dont l'un, *inférieur*, passe sous la glande pour gagner le muscle orbiculaire des paupières où il s'anastomose par arcade, sur le bord inférieur du fibro-cartilage tarse correspondant, avec des ramifications des artères palpébrale inférieure et temporale superficielle : tandis que l'autre, *supérieur*, passe sur la glande, et se comporte de la même manière dans la paupière supérieure.

2354. Au-delà de la glande, l'artère lacrymale se perd en ramuscules ténus dans les deux paupières et dans la conjonctive, en s'anastomosant avec les ramuscules des palpébrales.

2355. Quelquefois l'artère lacrymale provient de la méningée moyenne : alors, après avoir donné un rameau à la dure-mère, elle entre dans l'orbite par la fente sphénoïdale.

2° *De l'Artère centrale de la Rétine.*

2356. Excessivement grêle, elle naît de l'ophthalmique,

peu après la précédente, ou vient quelquefois d'une des ciliaires. Elle perce obliquement, et plus ou moins loin du globe de l'œil, les enveloppes du nerf optique, se place dans son centre, et l'accompagne jusque dans l'œil, où elle pénètre tantôt simple, tantôt divisée en deux ou trois branches. Alors elle envoie à la lame interne de la rétine (1939), une foule de rameaux qui y forment un réseau très apparent, et qu'on poursuit jusqu'au corps ciliaire, sans qu'on puisse assurer s'ils passent au-delà. Un de ces rameaux pénètre dans le corps vitré, lui fournit quelques ramifications d'une ténuité excessive, et semble parvenir à la partie postérieure de la capsule du crystallin.

2357. Assez souvent on trouve deux ou trois autres artérioles qui naissent de l'ophthalmique, et se portent, comme l'artère centrale, dans les enveloppes du nerf optique, mais sans parvenir jusqu'à la rétine.

Branches qui naissent de l'Artère ophthalmique lors de son passage au-dessus du nerf optique.

1° *De l'Artère sus-orbitaire ou sourcilière.*

2358. Elle vient quelquefois de la lacrymale. Son volume est médiocre. Elle marche de derrière en devant, le long de la paroi supérieure de l'orbite, au-dessous des muscles releveur de la paupière et droit supérieur de l'œil, au-dessous du périoste, au côté interne du nerf frontal (1638). Arrivée à la base de l'orbite, après avoir fourni quelques fines ramifications au périoste et aux deux muscles précités, elle sort de cette cavité par l'échancrure sourcilière, donnant, dans son passage, un ramuscule au diploë du frontal. Alors elle se divise en deux branches : l'une, *interne*, plus considérable, remonte sur le front, derrière les muscles sourcilier et orbiculaire des paupières, et se partage presque sur-le-champ en un grand nombre de rameaux qui se répandent, en divergeant, dans ces muscles et dans le muscle frontal, en s'anastomosant avec ceux des artères frontale et temporale superficielle (2307). L'autre branche, *externe*, suit à peu près la même marche; mais ses rameaux s'étendent beaucoup moins loin, et communiquent en dehors avec ceux de la lacrymale.

2° Des Artères ciliaires postérieures (Arteria ciliares breves; Artères uvéales, Chauss.).

2359. Leur nombre est considérable, et s'élève quelquefois jusqu'à trente ou quarante. Presque toutes viennent de l'ophthalmique; mais presque toujours les artères lacrymale, ethmoïdale postérieure, sus-orbitaire ou musculaire inférieure en fournissent quelques-unes. Elles sont extrêmement flexueuses et se trouvent plongées dans la graisse molle qui entoure le nerf optique, sur lequel elles sont plus ou moins exactement appliquées. Elles donnent en général, quelques rameaux très déliés qui s'enfoncent dans la rainure qui étrangle ce nerf au moment de son entrée dans l'œil.

Ces rameaux s'anastomosent entre eux et forment là un réseau circulaire fort apparent, auquel viennent se joindre quelques ramifications des autres branches de l'ophthalmique.

2360. Arrivés à la partie postérieure du globe de l'œil, ces artères pénètrent isolément la sclérotique près de l'entrée du nerf optique, et quelquefois après s'être bifurquées. Quelques-unes restent dans cette membrane, et s'y anastomosent avec les rameaux qu'elle reçoit des musculaires; d'autres lui fournissent seulement des ramifications fort ténues; mais le plus grand nombre se porte entre elle et la choroïde, et se divise en une très grande quantité de rameaux qui se séparent à angle très aigu, et se dirigent ensuite presque parallèlement les uns aux autres en avant. Tous ces rameaux se bornent en grande partie à la surface extérieure de la chorioïde, et forment, par leurs subdivisions et leurs nombreuses anastomoses, un réseau très fin, dont les aréoles sont quadrangulaires, et beaucoup plus lâches en devant qu'en arrière. Quelques-uns de ces rameaux communiquent avec ceux des artères ciliaires antérieures; d'autres traversent le corps ciliaire et se jettent dans le grand cercle artériel de l'iris; mais presque tous vont se perdre dans les procès ciliaires, et en si grand nombre, qu'on en compte vingt ou trente pour chacun de ces petits corps en particulier. Ils marchent un peu en serpentant dans leur épaisseur, puis ils se réunissent en rameaux progressivement plus volumineux, qui, derrière l'iris, se recourbent les uns vers les autres, et s'anastomosent par arcade.

3° *Des Artères ciliaires longues* (*Art. iriennes*, Chauss.).

2361. Un peu plus volumineuses que les précédentes, elles sont au nombre de deux pour l'ordinaire, l'une en dehors et l'autre en dedans. Elles traversent la sclérotique à une plus grande distance du nerf optique que les ciliaires postérieures, et, après avoir laissé quelques ramuscules à cette membrane, elles se portent horizontalement en avant entre elle et la chorioïde, à laquelle elles distribuent fort peu de ramifications. Elles parviennent ainsi au corps ciliaire, où elles se divisent chacune en deux rameaux qui s'écartent l'un de l'autre à angle très obtus, se réunissent à quelques ramuscules des ciliaires antérieures, s'anastomosent ensemble, et forment un cercle vasculaire très apparent sur la grande circonférence de l'iris.

2362. De tout le côté interne de la circonférence de ce cercle, naissent un grand nombre de rameaux plus petits, dont chacun se bifurque bientôt lui-même et s'anastomose avec ses voisins, de manière à former un second cercle vasculaire en dedans du précédent. De ce cercle, auquel se joignent également quelques ramifications des ciliaires antérieures, partent d'autres rameaux extrêmement nombreux, mais de la plus grande ténuité : ceux-ci marchent en serpentant sous la forme de rayons vers la petite circonférence de l'iris, où ils s'anastomosent entre eux, de manière à former un troisième cercle qui embrasse la pupille. Quelques-uns de ces rameaux ne s'anastomosent pourtant point, et parviennent directement à la pupille. Dans le fœtus, on voit partir pour la membrane pupillaire (1955) une trentaine de ramifications flexueuses et rayonnées, qui abandonnent la concavité du grand cercle artériel de l'iris pour s'anastomoser mille et mille fois entre les deux feuillets de la membrane, en formant des anses très flexueuses, de figure et de grandeur variables, entre lesquelles il reste, vers le centre de la pupille, un espace vide d'une forme irrégulière et dépourvu de vaisseaux sanguins.

4° De l'Artère musculaire supérieure.

2363. Elle manque quelquefois. Aussitôt après sa naissance, elle gagne la face inférieure du muscle droit supérieur de l'œil, et se divise en plusieurs rameaux qui se répandent dans ses fibres charnues et dans celles des muscles élévateur de la paupière et grand oblique de l'œil, ainsi que dans le périoste de l'orbite.

Lorsque cette branche ne se rencontre point, ces rameaux naissent de la lacrymale, de la sus-orbitaire et des ciliaires.

5° De l'Artère musculaire inférieure.

2364. Plus volumineuse que la précédente, elle existe

constamment. Elle naît de l'ophthalmique entre les ciliaires, ou après la lacrymale, et se porte de derrière en devant entre le nerf optique et le muscle droit inférieur de l'œil. Ses rameaux se distribuent à ce muscle, au droit externe, au petit oblique, au périoste de l'orbite et au sac lacrymal. Elle présente, au reste, les plus nombreuses variétés; son tronc accompagne quelquefois le muscle droit externe, et sort de l'orbite pour s'anastomoser par arcade avec l'artère sous-orbitaire. Elle donne quelquefois naissance à l'artère centrale de la rétine.

2365. Des deux artères musculaires principalement, et parfois de la lacrymale et de la sous-orbitaire en même temps, proviennent les *Artères ciliaires antérieures*, qui, au nombre de quatre ou cinq, marchent de derrière en devant jusqu'à la partie antérieure du globe de l'œil, où elles se divisent en plusieurs rameaux qui percent la sclérotique ou se distribuent à la membrane conjonctive. Les premiers entrent donc dans l'œil à deux ou trois lignes de la circonférence de la cornée; ils traversent ensuite le cercle ciliaire, et se perdent, pour la plupart, dans le grand cercle artériel de l'iris (2362). Quelques-uns cependant gagnent la partie antérieure de la choroïde; d'autres se jettent dans l'iris.

Branches que donne l'Artère ophthalmique dans son trajet le long du côté interne du nerf optique.

1° *De l'Artère ethmoïdale postérieure ou moyenne.*

2366. D'un petit volume, cette artère n'existe point constamment, et vient parfois de la lacrymale ou de la sous-orbitaire. Elle se dirige vers la paroi interne de l'orbite, entre les muscles grand oblique et droit interne de l'œil, et s'engage dans le conduit orbitaire interne postérieur. Elle le parcourt dans toute son étendue, en fournissant des rameaux très déliés à la membrane des cellules ethmoïdales postérieures, des sinus sphénoïdaux et de l'antre d'Hyghmor. Elle entre ensuite dans le crâne, et se perd en se subdivisant dans la portion de la dure-mère qui tapisse la fosse moyenne antérieure de la base de cette cavité. Quelques-uns de ces rameaux communiquent avec ceux de l'ethmoïdale antérieure; d'autres pénètrent dans les fosses nasales avec les nerfs olfactifs par les trous des gouttières ethmoïdales.

2° De l'Artère ethmoïdale antérieure.

2367. Elle se sépare de l'ophthalmique vis-à-vis le trou orbitaire interne antérieur, dans lequel elle pénètre conjointement avec le nerf nasal interne (1640). Avant d'entrer dans le crâne, elle jette plusieurs rameaux dans la membrane du sinus frontal et des cellules ethmoïdales antérieures, et, lorsqu'elle y est parvenue, elle se divise en un grand nombre de rameaux dont quelques-uns remontent sur la faulx du cerveau; tandis que la plupart entrent dans les fosses nasales par les trous de l'ethmoïde, et se répandent plus ou moins loin sur la membrane pituitaire.

3° De l'Artère palpébrale inférieure.

2368. Elle naît de l'ophthalmique un peu au-delà de la poulie cartilagineuse du muscle grand oblique de l'œil, et quelquefois même elle est donnée par la nasale. Elle descend presque verticalement derrière le tendon du muscle orbiculaire des paupières, et fournit d'abord quelques ramifications à ce muscle, au sac lacrymal et à la caroncule lacrymale; puis elle se bifurque : l'une de ses branches se perd dans la moitié inférieure du muscle orbiculaire; l'autre se porte en dehors, le long du bord adhérent du fibro-cartilage tarse inférieur, et se distribue à ce cartilage, aux glandes de Méibomius, à la membrane conjonctive et à la peau.

4° De l'Artère palpébrale supérieure.

2369. Elle naît à côté et un peu en avant de la précédente, et souvent même par un tronc qui leur est commun. Elle envoie d'abord une branche dans la moitié supérieure du muscle orbiculaire des paupières, et quelques ramuscules au sac lacrymal, à la caroncule lacrymale et à la membrane conjonctive; il n'est point rare de voir une des ciliaires antérieures s'en séparer aussi au même point. Elle passe ensuite entre les fibres charnues du muscle, se porte en dehors, le long du cartilage tarse supérieur, et se se termine en s'anastomosant avec un des rameaux de la lacrymale. Dans son trajet, elle se comporte du reste absolument comme la précédente.

Branches qui terminent l'Artère ophthalmique.

1° De l'Artère nasale.

2370. Son volume varie beaucoup et est quelquefois très considérable. Elle sort de l'orbite au-dessus du tendon du muscle orbiculaire des paupières, passe sur le côté de la racine du nez, et donne en descendant quelques rameaux au sac lacrymal et au muscles voisins. Elle s'anastomose plus ou moins bas avec la dernière extrémité de la faciale (2297), après avoir formé par ses nombreuses ramifications une sorte de réseau vasculaire fort apparent.

2° De l'Artère frontale.

2371. Elle est moins grosse que la nasale, et se porte un peu en dehors, pour sortir par la partie supérieure et interne de la base de l'orbite. Elle remonte sur le front, entre l'os et le muscle orbiculaire des paupières, et se divise sur-le-champ en deux ou trois branches qui deviennent sous-cutanées et se subdivisent à l'infini et dans toutes sortes de directions, dans les muscles orbiculaire des paupières, frontal, sourcilier. Ses ramifications s'anastomosent avec celles de l'artère frontale opposée et de la temporale superficielle.

2372. Après avoir donné naissance à l'artère ophthalmique, la carotide interne produit encore dans l'intérieur du crâne plusieurs branches, distinguées en postérieures et en antérieures. Les premières sont les artères communiquante et choroïdienne; les secondes sont les artères cérébrales antérieure et moyenne.

1° *De l'Artère communiquante de Willis.*

2372. Elle se dirige obliquement en arrière et un peu en dedans, passe sur le côté de la tige pituitaire et des éminences mamillaires, au-dessus de l'arachnoïde et en dedans du rebord du lobe moyen du cerveau, et va s'ouvrir dans l'artère cérébrale postérieure, que fournit la basilaire. Son volume, en général assez médiocre, varie cependant souvent, et n'est pas toujours le même des deux côtés.

Dans son trajet, elle envoie des ramifications très ténues aux couches et aux nerfs optiques, aux éminences mamillaires, au *tuber cinereum* (1489), à la tige pituitaire, aux plexus choroïdes, aux pédoncules du cerveau. Souvent celui de ses rameaux qui appartient à la couche optique est beaucoup plus considérable que les autres.

2° *De l'Artère choroïdienne ou du Plexus choroïde.*

2374. Toujours bien moins volumineuse que la précédente, elle naît au-dessus d'elle, et se porte obliquement en arrière et en dehors, vers le pédoncule du cerveau, auprès duquel elle entre dans le ventricule latéral correspondant par sa scissure inférieure, pour se perdre, en se subdivisant, dans le plexus choroïde. Mais auparavant, elle donne un grand nombre de rameaux à la couche du nerf optique.

3° *De l'Artère cérébrale antérieure* (*Art. lobaire antérieure*, CHAUSS.).

2375. Elle se porte obliquement en avant et en dedans, entre le nerf optique et la région postérieure du lobe antérieur du cerveau, jusqu'à la grande scissure qui sépare les hémisphères de cet organe l'un de l'autre. Là, après avoir fourni des ramuscules à la pie-mère et aux nerfs optique et olfactif, elle se trouve très rapprochée de sa semblable, et s'unit à elle par une branche transversale très courte, mais assez volumineuse, qu'on appelle l'*Artère communiquante antérieure.* Quelquefois cette branche est remplacée par trois ou quatre rameaux parallèles; mais, dans tous les cas, elle envoie un ou plusieurs ramuscules pour se distribuer au trigone cérébral, à la commissure antérieure, et à la cloison des ventricules.

2376. Après avoir ainsi communiqué l'une avec l'autre, les deux artères cérébrales antérieures changent de direction, se portent en devant et s'enfoncent parallèlement entre les deux lobes antérieurs du cerveau, en se contournant sur l'extrémité correspondante du corps calleux: elles marchent ensuite d'avant en arrière sur sa face supérieure, à la partie postérieure de laquelle elles finissent en se subdivisant, de sorte qu'elles embrassent en entier ce corps dans une arcade qui en représente exactement la forme. C'est à cette arcade qu'on a donné communément le nom d'*Artère calleuse* (*Art. mésolobaire*, Chauss.).

Dans cette seconde partie de son étendue, l'artère cérébrale antérieure, envoie, par son côté concave, un grand nombre de ramuscules au corps calleux, tandis que, par celui qui est convexe, elle fournit des rameaux un peu plus gros à la face plane des hémisphères du cerveau; ces rameaux se logent et se subdivisent dans les anfractuosités que presente cette face, et se prolongent jusque sur la partie convexe des mêmes hémisphères, où ils communiquent avec ceux des artères cérébrales moyenne et postérieures.

4° *De l'Artère cérébrale moyenne* (*Art. lobaire moyenne*, Chauss.).

2377. Beaucoup plus grosse que l'antérieure, elle semble être véritablement la branche de terminaison de la carotide interne. Dirigée en dehors et en arrière, elle donne d'abord un grand nombre de rameaux à la partie inférieure du cerveau, à la pie-mère qui recouvre ses pédoncules, et au plexus choroïde, puis elle s'engage dans la scissure de Sylvius, et se divise en deux branches volumineuses qui appartiennent, l'une au lobe antérieur, l'autre, au lobe moyen du cerveau. Ces branches se recourbent en arrière, en suivant profondément la scissure, et finissent vers la partie postérieure du cerveau où elles se subdivisent en un grand nombre de rameaux; dans leur trajet, elles en fournissent aussi quelques-uns, et tous ensemble s'engagent dans les anfractuosités cérébrales en formant beaucoup de flexuosités, et en se ramifiant dans la pie-mère, au point de faire de cette membrane un réseau vasculaire extrêmement fin et serré duquel sortent les artères qui se perdent dans la substance du cerveau, et qui sont véritablement capillaires. Ce n'est que dans quelques endroits déterminés, et que nous avons fait connaître précédemment, que cet organe reçoit des troncs un peu remarquables, comme dans les couches optiques, auprès des racines médullaires des nerfs olfactifs, etc. (1).

Des Artères sous-clavières (*Art. subclaviæ*. SOEMM.).

2378. Elles sont situées sur les parties postérieures de la poitrine et latérales et inférieure du cou. A leur origine, elles présentent entre elles quelques différences qu'il est important de remarquer.

2379. La droite, en général un peu plus volumineuse que la gauche, naît sur le côté correspondant de la trachée-artère et vient du tronc brachio-céphalique. La gauche se sépare de l'aorte à la fin de sa crosse. Toutes les deux s'étendent jusqu'à la face supérieure de la première côte, dans l'intervalle des muscles scalènes; mais il est clair que la droite est plus courte que la gauche. Toutes les deux, d'ailleurs, diffèrent encore en position, en direction, et dans leurs rapports avec les organes voisins.

Ainsi la sous-clavière droite est plus superficielle que la gauche, ce qui paraît dépendre surtout de la direction de la crosse de l'aorte.

Ainsi la première se porte obliquement en dehors et en haut jusque dans l'intervalle des muscles scalènes; la seconde monte verticalement jusqu'auprès d'eux, et se recourbe subitement en dehors pour pénétrer dans leur intervalle.

Ainsi, le *côté antérieur* de la sous-clavière droite est couvert, de dedans en dehors, par la clavicule, par les muscles sterno-hyoïdien et sterno-thyroïdien, par la veine sous-clavière correspondante, et par les nerfs pneumo-

(1) Il est essentiel d'étudier les artères qui sont fournies au cerveau par les vertébrales de la sous-clavière, en même temps qu'on examine celles que lui transmettent les carotides internes.

gastrique et phrénique droits, qui croisent sa direction. Son *côté postérieur* est séparé de la colonne vertébrale et du muscle long du cou par un intervalle assez marqué. Son *côté externe* avoisine un peu le sommet du poumon, et l'*interne* laisse entre lui et la carotide primitive droite un espace triangulaire.

Le *côté antérieur* de la sous-clavière gauche est couvert d'abord par le poumon, par la veine sous-clavière, puis par le nerf pneumo-gastrique, qui, au lieu de croiser sa direction, marche parallèlement à elle; enfin la première côte, la clavicule et le muscle sterno-thyroïdien sont appliqués sur lui d'une manière éloignée. — Son *côté postérieur* est immédiatement appuyé sur la colonne vertébrale et sur le muscle long du cou. — Son *côté externe* est couché sur la plèvre, qui le sépare du poumon; l'*interne* côtoie parallèlement la carotide primitive.

2380. Les artères sous-clavières parcourent un trajet assez long sans fournir aucune branche; mais, au voisinage de la première côte, avant de passer entre les muscles scalènes, elles en donnent un assez grand nombre, qu'on distingue en supérieures, en inférieures et en externes.

Branches supérieures de l'Artère sous-clavière.

1° *De l'Artère vertébrale* (*Art. vertebralis*, Soemm.; *Art. cérébrale postérieure*, Chauss.).

2381. C'est la plus volumineuse des branches de la sous-clavière, elle égale presque l'axillaire en volume; elle est spécialement destinée au cerveau, au cervelet, à la protubérance cérébrale et à la moelle de l'épine. Elle naît profondément de la partie supérieure et postérieure de la sous-clavière, près de l'endroit où celle-ci change de direction; à droite, elle forme avec elle un angle très obtus, tandis qu'à gauche elle semble la continuer dans le même sens.

Des deux côtés, immédiatement après sa naissance, l'artère vertébrale se porte directement en haut, derrière l'artère thyroïdienne inférieure, sur la colonne vertébrale, entre les muscles long du cou et scalène antérieur. Au bout d'un trajet plus ou moins court, elle entre dans le trou dont est percée la base de l'apophyse transverse de la sixième des vertèbres cervicales, et quelquefois dans celui de la septième, sans avoir donné naissance à aucune branche; dans d'autres cas plus rares, elle ne s'engage dans ces trous qu'au niveau de la quatrième ou de la troisième vertèbre. Quoi qu'il en soit, elle monte dans le canal qui résulte de la suite de tous ces trous dont sont percées les apophyses transverses cervicales, et qui est complété par les muscles inter-transversaires: dans cette partie de son étendue, elle passe devant les troncs des nerfs cervicaux. Elle parvient ainsi à l'axis, n'ayant décrit que de très légères flexuosités; mais alors elle abandonne le canal, se porte en arrière sous le muscle petit complexus, et forme, entre les deux premières vertèbres, une courbure verticale dont la convexité est dirigée en arrière, en haut et en dedans. Elle se dirige ensuite en haut en en dehors jusqu'à l'apophyse transverse de l'atlas, dont elle perce la base directement de bas en haut, au-dessous du muscle grand oblique de la tête. Après quoi elle se porte en arrière et en dedans, et décrit, entre cette vertèbre et l'occipital, dans l'espace triangulaire des muscles droits postérieurs et obliques de la tête, une seconde courbure transversale; et dont la convexité, tournée en arrière aussi, est couverte par les muscles grand complexus et grand droit postérieur de la tête, tandis que sa concavité embrasse le côté du ligament occipito-atloïdien postérieur (645).

Enfin les deux artères vertébrales passent par les ouvertures des deux extrémités de ce même ligament, traversent la dure-mère et s'introduisent dans le crâne par le trou occipital, sur les côtés de la moelle de l'épine. Alors elles convergent l'une vers l'autre, et remontent, en serpentant, en dedans et en avant, entre les éminences pyramidales et olivaires (1500) et la gouttière basilaire, sur laquelle elles se réunissent angulairement pour donner naissance à l'artère basilaire.

2382. *Dans le canal des apophyses transverses*, l'artère vertébrale envoie dans tous les sens plusieurs rameaux dont les externes, les antérieurs et les postérieurs sortent entre ces apophyses, vont aux muscles inter-transversaires, scalènes, grand droit antérieur de la tête, petit complexus et splénius, et communiquent avec les artères voisines, tandis que les internes pénètrent dans le canal vertébral, par les trous de conjugaison, pour se répandre sur la moelle et sur la dure-mère, en s'anastomosant avec ceux du côté opposé.

2383. *Dans sa courbure verticale*, l'artère vertébrale envoie en dedans et au-dessous du muscle grand oblique de la tête une petite branche qui se bifurque en descendant; l'un de ses rameaux se distribue aux muscles transversaires épineux cervicaux, et l'autre (*R. occipito méningé*, Chaussier) remonte sous l'arc postérieur de l'atlas pour se distribuer à la dure-mère. En outre, il s'en sépare encore quelques ramuscules pour les muscles grand oblique de la tête et petit complexus.

2384. *Dans sa courbure transversale*, elle envoie une assez grande quantité de rameaux aux muscles droits postérieurs et obliques de la tête; l'un d'eux, plus volumineux que les autres, est transversal; il se dirige en dedans et se partage bientôt en deux branches, dont l'une, anastomosée avec celle du côté opposé, constitue une espèce d'arcade entre les muscles grand complexus et grand droit postérieur de la tête, tandis que l'autre descendant obliquement, se distribue à ce dernier et au muscle petit droit postérieur.

2385. *Artère spinale postérieure* (*Art. médiane postérieure du rachis*, Chauss.). Elle naît de l'artère vertébrale près des éminences pyramidales, et quelquefois de la cérébelleuse inférieure. Elle se dirige en bas et un peu obliquement en dedans, passe derrière la moelle vertébrale, et continue de descendre parallèlement à celle du côté opposé, jusqu'au niveau de la seconde vertèbre des lombes. Elle est extrêmement grêle; tous ses rameaux sont transversaux; ils s'anastomosent avec ceux du côté opposé, ou se perdent sur la membrane propre de la moelle, n'envoyant à la substance pulpeuse de celle-ci que des ramifications absolument capillaires.

2386. *Artère spinale antérieure* (*Art. médiane antérieure du rachis*, Chauss.). Elle est un peu plus volumineuse que la précédente, et naît, en dedans, près de la terminaison de l'artère vertébrale : quelquefois même elle provient de l'artère cérébelleuse inférieure ou de la basilaire. Elle descend, en serpentant, sur la face antérieure de l'extrémité supérieure de la moelle, lui fournit quelques ramifications, et se réunit angulairement avec celle du côté opposé au niveau du trou occipital. Il en résulte un tronc commun très flexueux, qui descend jusqu'à l'extrémité inférieure de la moelle, en donnant à droite et à gauche des rameaux analogues à ceux des artères spinales postérieures, et qui ensuite se prolonge, sans se diviser, au milieu des filets nerveux qui forment la *queue de cheval*, jusqu'à l'articulation sacro-coccygienne, où il se termine en s'anastomosant avec les rameaux des artères sacrées latérales.

2387. *Artère cérébelleuse inférieure* (*Grande cérébelleuse inférieure*, Chauss.). Elle naît en dehors de la fin de la vertébrale ou même du tronc basilaire. Sa grosseur est très variable, quoique presque toujours assez considérable. Elle se dirige transversalement en dehors en croisant l'éminence pyramidale, passe entre les origines du nerf pneumo-gastrique correspondant et le nerf spinal, et s'avance en serpentant sur la face inférieure du cervelet; ses premiers rameaux, fort petits, se distribuent à l'extrémité supérieure de la moelle, aux origines des nerfs pneumo-gastrique et hypoglosse, aux parois du quatrième ventricule. Mais les derniers, beaucoup plus considérables, rampent au-dessous de l'hémisphère du cervelet, jusqu'à sa circonférence, où ils communiquent avec ceux de la cérébelleuse supérieure. Il n'y en a que quelques-uns qui pénètrent dans les anfractuosités; les autres se subdivisent à la surface, et forment dans la pie-mère un réseau très fin.

2° *De l'Artère basilaire* (*Art. mésocéphalique*, CHAUSS.).

2388. Elle résulte de la réunion des deux vertébrales: plus grosse que chacune d'elles en particulier, elle a pourtant un calibre moindre que celui des deux prises ensemble. Elle commence postérieurement vers la rainure qui sépare la protubérance cérébrale de la moelle vertébrale, monte, en décrivant quelques flexuosités, dans le sillon qui parcourt la partie moyenne de la protubérance, et finit en devant dans l'intervalle qui sépare les pédoncules du cerveau. Elle correspond par conséquent en haut à une rainure de la protubérance, et en bas elle repose sur la gouttière basilaire.

2389. Dans son court trajet, l'artère basilaire donne de chaque côté un grand nombre de petits rameaux irréguliers et flexueux, qui se distribuent à la protubérance, au cervelet, aux éminences olivaires et pyramidales, et aux nerfs acoustiques, faciaux et trifaciaux. Mais il s'en sépare aussi deux branches un peu plus remarquables: ce sont les cérébelleuses supérieures.

2390. *Artère cérébelleuse supérieure.* Née de la basilaire, près de la terminaison, elle se porte en dehors et en arrière sous la protubérance et le pédoncule du cerveau, autour duquel elle se contourne pour monter sur la face supérieure du cervelet, au niveau des tubercules quadrijumeaux, et après avoir jeté beaucoup de ramuscules sur la protubérance, sur les pédoncules du cerveau et du cervelet, sur les tubercules quadrijumeaux et dans le *conarium*, les plexus choroïdes et la valvule de Vieussens. Ensuite elle se divise en un grand nombre de branches plus ou moins considérables, dont les unes, très flexueuses, remontent sur le lobe postérieur du cerveau, pendant que les autres descendent sur la face supérieure du cervelet, où elles se comportent comme celles de l'artère cérébelleuse inférieure (2387).

2391. L'artère basilaire se termine en se partageant en deux branches, qui sont les artères cérébrales postérieures.

3° *De l'Artère cérébrale postérieure* (*Art. lobaire postérieure du cerveau*, CHAUSS.).

2392. Elle surpasse de beaucoup en volume l'artère cérébelleuse supérieure, dont elle se trouve séparée à son origine par le nerf moteur oculaire commun (1619). Elle se porte d'abord en avant et en dehors, puis se dirige bientôt en arrière, en se contournant sur le pédoncule correspondant du cerveau, d'où elle gagne la partie inférieure du lobe postérieur de cet organe. Aussitôt après sa naissance, elle fournit plusieurs ramuscules aux tubercules mamillaires, et aux pédoncules du cerveau; elle en envoie un assez remarquable dans le troisième ventricule pour la couche du nerf optique, le *tuber cinereum* et les piliers antérieurs du trigone. Dans l'endroit même où elle est en contact avec le nerf moteur oculaire commun, elle reçoit la communiquante de Willis, qui vient de la carotide interne (2374). Ensuite il en part encore des rameaux assez nombreux pour la protubérance cérébrale, le pédoncule du cerveau, le plexus choroïde, la couche du nerf optique, la corne d'Ammon, le corps cannelé, le *conarim* et les tubercules quadrijumeaux.

2393. Les branches que cette artère répand sur le cerveau s'enfoncent dans les anfractuosités de son lobe postérieur, et se subdivisent dans la pie-mère comme celles des autres artères cérébrales, avec lesquelles d'ailleurs s'anastomosent leurs ramifications.

2394. Les artères cérébrales postérieures, les communiquantes de Willis, les cérébrales antérieures et la communiquante antérieure, forment une espèce de polygone dans l'aire duquel sont situés les éminences mammillaires, le *tuber cinereum*, le corps pituitaire et la tige du même nom.

2395. Il faut observer aussi que les troncs principaux des artères du cerveau occupent la base de cet organe, et se trouvent placés entre lui et des surfaces osseuses, en sorte que les mouvements de la circulation doivent en imprimer de très marqués au cerveau, ce qui a lieu effectivement. Au reste, cette impulsion lui est transmise d'une manière uniforme, en raison des larges anastomoses de ces divers troncs. Les branches principales de ces mêmes troncs sont logées dans les scissures et dans les anfractuosités; les rameaux et ramuscules se subdivisent à l'infini dans la pie-mère, et ce ne sont absolument que les extrémités capillaires des vaisseaux qui pénètrent dans la pulpe de l'organe.

4° De l'Artère thyroïdienne inférieure (Art. thyroidea inferior, Soemm.).

2396. Plus considérable proportionnément dans les enfants due pans les adultes, elle est d'un bien moindre volume que la vertébrale, et se trouve plus superficielle qu'elle. Elle naît de la partie supérieure de la sous-clavière, presque au même niveau que la mammaire interne, et un peu en dehors de la vertébrale. Elle monte d'abord verticalement sur le muscle scalène antérieur, et, parvenue au-devant de la cinquième vertèbre, elle se recourbe tout-à-coup en dedans, passe transversalement derrière l'artère carotide primitive (2385), et arrive, en serpentant, au corps thyroïde.

2397. *Branches internes.* La thyroïdienne inférieure en fournit quelques-unes; leur volume est petit et leur nombre indéterminé; elles se perdent en descendant dans le muscle long du cou, ou bien elles se distribuent à l'œsophage et à la trachée-artère, qu'elles accompagnent jusque dans la poitrine. Ces dernières se répandent sur l'origine des bronches et dans les ganglions lymphatiques environnants (2218), et s'anastomosent avec les artères bronchique et intercostale supérieure.

2398. *Branches externes.* Les scapulaires postérieure et supérieure naissent souvent en dehors de la thyroïdienne inférieure; mais celle-ci fournit constamment en ce sens une certaine quantité de petites branches plus ou moins grêles qui remontent dans les muscles scalène antérieur et long du cou, et une autre branche beaucoup plus volumineuse et qui ne manque jamais : on la nomme.

2399. *Artère cervicale ascendante.* Elle remonte sur les muscles scalène antérieur et long du cou, parvient au muscle grand droit antérieur de la tête, leur fournit à tous des ramifications, et en envoie en outre dans le muscle splénius et dans les ganglions lymphatiques du cou. Elle s'anastomose avec les artères vertébrale, cervicale postérieure et occipitale.

2400. Parvenue à la partie inférieure et externe du lobe correspondant du corps thyroïde, l'artère thyroïdienne inférieure se divise en deux grosses branches, qui s'écartent l'une de l'autre, passent derrière l'organe, et lui envoient de nombreux rameaux qui se subdivisent dans son épaisseur en s'anastomosant avec la thyroïdienne inférieure opposée et avec les deux thyroïdiennes supérieures. Elle jette aussi quelques ramuscules très déliés sur la membrane muqueuse de la trachée-artère.

Branches inférieures de l'Artère sous-clavière.

1° *De l'Artère mammaire interne* (*Artère sous-sternale*, Chauss.).

2401. Elle se sépare de la sous-clavière au même niveau que la thyroïdienne inférieure. Très longue, mais d'un volume médiocre, elle descend d'abord un peu en dedans au-devant du muscle scalène antérieur et en dehors du nerf diaphragmatique; puis elle s'enfonce dans la poitrine, et se place au-dessous de la plèvre, le long de la face postérieure des cartilages sterno-costaux et des muscles inter-costaux internes, dont elle croise la direction. En descendant, elle se rapproche graduellement du sternum, se place entre son muscle triangulaire et les parois de la poitrine, et vers le cartilage xiphoïde, se divise en deux branches qui se prolongent plus ou moins bas dans les parois de l'abdomen.

2402. Près de son origine, l'artère mammaire interne envoie un grand nombre de branches au thymus, aux muscles sterno-hyoïdien et sterno-thyroïdien, aux ganglions lymphatiques voisins.

2403. *Artère médiastine antérieure.* Elle se sépare de la partie supérieure de la mammaire interne, et quelquefois de la crosse même de l'aorte, pour descendre dans l'écartement supérieur du médiastin antérieur. Dès son origine, elle jette quelques ramifications sur la portion du péricarde qui entoure la naissance de l'aorte, et bientôt après elle se partage en deux branches : l'une de ces branches remonte vers la partie inférieure du cou, derrière le muscle sterno-thyroïdien, et se perd dans le parenchyme du corps thyroïde en s'anastomosant avec les thyroïdiennes inférieures. L'autre, plus considérable, continue à descendre dans le médiastin, et se divise en deux rameaux qui s'écartent l'un de l'autre, et vont se subdiviser dans l'une et l'autre plèvres, en envoyant encore des ramifications au thymus, aux ganglions lymphatiques sous-sternaux, et au tissu cellulaire du médiastin.

2404. *Artère diaphragmatique supérieure.* Quoique d'un fort petit volume, elle existe constamment et se sépare de la mammaire interne au niveau du sternum. Dirigée en dedans, en arrière et en bas, entre le cœur et le poumon, elle accompagne exactement le nerf diaphragmatique, en formant plusieurs sinuosités. Elle fournit quelques ramuscules à la membrane fibreuse du péricarde, parmi lesquels on en trouve un qui descend jusqu'au diaphragme, et là se contourne en arrière pour se perdre sur l'œsophage. Elle en envoie aussi quelques-uns au nerf diaphragmatique, au thymus, au médiastin, à la face interne du poumon et aux parois des veines pulmonaires. Lorsque cette artère est parvenue à la partie moyenne et antérieure du diaphragme, elle se divise en plusieurs branches qui se consument dans ses fibres charnues, et s'y anastomosent avec les diaphragmatiques inférieures.

2405. Dans son passage derrière les cartilages sterno-costaux, la mammaire interne donne de chaque côté des branches qu'on distingue en internes et en externes.

2406. *Branches externes.* Leur nombre égale en général celui des espaces inter-costaux auxquels correspond l'artère. Leur volume et leur longueur sont d'autant plus prononcés qu'on les examine dans ceux de ces espaces qui sont plus inférieurs. Elle naissent au niveau du bord inférieur de chaque cartilage, le suivent quelque temps, et descendent ensuite sur le muscle inter-costal, dans lequel la plupart se perdent entièrement, en communiquant avec les rameaux des artères inter-costales. Il en est cependant qui percent les muscles inter-costaux et vont se distribuer aux deux pectoraux, à la mamelle et aux téguments.

Quelquefois, chaque espace inter-costal renferme deux de ces branches : l'une suit le bord inférieur du cartilage, et l'autre le supérieur.

2407 *Branches internes.* Elles sont d'autant plus grosses qu'elles sont plus supérieures, ce qui est l'inverse des précédentes. Leur nombre est égal au leur. Aussitôt après leur origine, elles jettent quelques rameaux transverses dans le tissu fibreux qui revêt la face postérieure du sternum, et elles se portent à l'extérieur du thorax en traversant les muscles inter-costaux près de cet os. Elles se recourbent alors sur elles-mêmes, et envoient des rameaux en rayonnant dans les muscles grand pectoral, grand oblique, droit de l'abdomen et inter-costaux internes; elles s'anastomosent avec les branches précédentes, et avec les thoraciques externes données par l'axillaire. La dernière de ces branches se porte transversalement sur le cartilage xiphoïde, et s'y anastomose par arcade avec celle du côté opposé, d'où elle descend souvent ensuite entre la ligne blanche et le péritoine pour se porter dans le ligament suspenseur du foie, où elle communique avec des ramifications de l'artère hépatique.

2408. Des deux branches qui terminent la mammaire interne, l'une est *externe* et l'autre *interne.* — La première descend en dehors derrière les derniers cartilages costaux, fournit quelques rameaux au diaphragme, passe entre ses insertions, et va se perdre dans les muscles transverse et oblique de l'abdomen. Elle s'anastomose avec les artères inter-costales inférieures, lombaire et circonflexe iliaque. — L'autre descend derrière le muscle droit, lui donne beaucoup de rameaux, et s'anastomose vers l'ombilic avec l'artère épigastrique.

2° *De l'Artère inter-costale supérieure.*

2409. Son volume et sa longueur varient beaucoup. Née de la partie inférieure et postérieure de la sous-clavière, au niveau de la cervicale profonde, elle descend devant le col de la première côte; en dehors du ganglion cervical inférieur et en formant quelques flexuosités. Vis-à-vis le bord inférieur de cette côte, elle donne deux rameaux, l'un postérieur et l'autre externe, et quelquefois elle se termine là. Mais le plus souvent elle passe devant le col de la seconde côte; et parvenue au second espace inter-costal, elle fournit encore deux rameaux. Chez quelques sujets elle se porte encore plus bas. Dans tout ce trajet, l'artère inter-costale supérieure est recouverte par la plèvre.

2410. Au-devant de la première côte, elle envoie souvent un rameau assez volumineux à la partie inférieure du muscle scalène antérieur. La *Branche postérieure* qu'elle fournit dans le premier espace inter-costal est très petite; et, après avoir jeté, par le trou de conjugaison, quelques ramuscules sur la moelle, elle sort en arrière entre les apophyses transverses et va se perdre dans les muscles du dos. La *Branche externe*, qui s'en sépare au même point, se distribue aux deux muscles inter-costaux, après avoir fourni quelques ramifications au périoste des vertèbres, à l'œsophage et aux bronches.

2411. Dans le second espace inter-costal, l'artère se termine en donnant encore deux branches qui suivent absolument la même marche que les précédentes, et elle-même se perd dans les muscles, ou s'anastomose largement avec la première artère inter-costale née de l'aorte.

Branches externes de l'Artère sous-clavière.

1° *De l'Artère cervicale transverse ou scapulaire postérieure* (*Artère cervico-scapulaire*, Chauss.).

2412. Après la vertébrale, la thyroïdienne inférieure et la mammaire interne, c'est la plus grosse branche de la sous-clavière. Elle naît quelquefois de la thyroïdienne inférieure. Dirigée transversalement en dehors, elle contourne les muscles scalènes au-dessus des nerfs qui forment le plexus brachial, dans l'espace triangulaire qui existe entre les muscles sterno-cléido-mastoïdien et trapèze, et la clavicule, où elle est couverte par le premier. Alors elle se recourbe et descend obliquement en arrière, sous les muscles trapèze et angulaire : puis elle change encore de direction, et descend verticalement sous le muscle rhomboïde, le long du bord postérieur de l'omoplate, pour se terminer, en se divisant, près de son angle inférieur.

2413. Près de son origine, cette artère donne plusieurs branches qui remontent verticalement pour se perdre dans les muscles scalènes, et une autre plus volumineuse et plus superficielle (*Artère cervicale superficielle*), qui marche en serpentant de dedans en arrière, et va se distribuer aux muscles splénius et trapèze, au tissu cellulaire et à la peau de la région inférieure et latérale du cou. En passant sous l'angulaire, elle envoie en haut une assez grosse branche qui se jette dans ce muscle, et dans le trapèze; et en bas plusieurs rameaux qui descendent sous ce dernier muscle jusqu'au sus-épineux, et se partagent également entre l'un et l'autre, en communiquant avec plusieurs branches de la scapulaire supérieure.

2414. Au niveau du muscle rhomboïde, l'artère cervicale transverse se partage en deux branches égales, dont l'une suit le bord postérieur de l'omoplate, et se répand dans les muscles sous-scapulaire, grand dentelé, rhomboïde, petit dentelé postérieur et supérieur, grand dorsal et trapèze, ainsi que dans les téguments du dos; tandis que l'autre se porte en dehors, sous l'omoplate, et est destinée aux muscles grand dentelé et sous-scapulaire seulement.

2415. Chez quelques sujets, l'artère cervicale transverse provient de l'axillaire, et alors, au lieu de passer au-dessus des nerfs du plexus brachial, elle se glisse dans un des intervalles qu'ils laissent entre eux.

2° *De l'Artère scapulaire supérieure.*

2416. Moins volumineuse que la précédente, elle en naît assez fréquemment, et sort plus souvent encore de la thyroïdienne inférieure que de la sous-clavière elle-même. Quelquefois elle a un tronc qui lui est commun avec la cervicale transverse ou avec la mammaire interne. Dans tous les cas, elle marche, en serpentant de dedans en dehors, derrière la clavicule et au-dessous d'elle, couverte par les muscles sterno-cléido-mastoïdien, peaucier et trapèze, et parvient au bord supérieur de l'omoplate, en suivant exactement le trajet du nerf sus-scapulaire (1740). Arrivée près du muscle sus-épineux, elle passe au-dessus du ligament coracoïdien; s'enfonce entre le muscle sus-épineux et la fosse du même nom, se porte en dehors sous la voûte formée par la clavicule et l'apophyse acromion réunies, se contourne sur le bord de l'épine de l'omaplate, et s'engage dans la fosse sous-épineuse, entre l'os et le muscle de ce nom.

2417. Dans la première partie de son trajet, cette artère fournit plusieurs rameaux aux muscles sous-clavier et peaucier, à la clavicule, au tissu cellulaire et aux ganglions lymphatiques de la partie inférieure du cou. Avant de passer sur le ligament coracoïdien, elle envoie au muscle sus-épineux une branche superficielle assez considérable, qui donne elle-même des rameaux au muscle trapèze et à l'articulation acromio-claviculaire; ils s'anastomosent avec la cervicale transverse. Enfin dans la fosse sous-épineuse, l'artère scapulaire supérieure s'anastomose avec la scapulaire inférieure, qui vient de l'axillaire, et se divise en deux branches principales, dont l'une suit le bord antérieur de l'omoplate et appartient aux muscles grand rond et grand dorsal, tandis que l'autre marche transversalement en arrière sous l'épine de l'omoplate, et jette une infinité de rameaux dans le muscle sous-épineux.

3° *De l'Artère cervicale postérieure ou profonde* (*Artère trachélo-cervicale*, Chauss.).

2418. Elle naît de la partie postérieure et profonde de la sous-clavière, en dehors de la thyroïdienne inférieure, derrière le muscle scalène antérieur, et immédiatement au-devant des apophyses transverses. On l'a vu provenir de la thyroïdienne inférieure ou de la vertébrale, ou n'avoir qu'un tronc commun avec l'inter-costale supérieure. Aussitôt après son origine, elle remonte obliquement en dehors, passe entre les deux dernières apophyses transverses cervicales, après avoir donné de petits rameaux aux muscles scalènes, long du cou et grand droit antérieur de la tête, se porte en arrière, en haut et en dedans, entre les muscles grand complexus et transversaires épineux, devient verticale, et finit en s'anastomosant, vers la tête, avec les artères vertébrale et occipitale, et en répandant de nombreuses ramifications dans les muscles et dans les téguments de la partie postérieure du cou.

De l'Artère Axillaire (*Art. axillaris*, Soemm.) (1).

2419. Elle fait suite immédiatement à la sous-clavière. Située à la partie latérale supérieure de la poitrine et dans le creux de l'aisselle, elle commence dans l'intervalle des deux muscles scalènes et se dirige obliquement en bas et en dehors, jusqu'au niveau du bord inférieur du tendon du muscle grand dorsal, endroit où commence l'artère brachiale. Dans ce trajet, elle décrit une courbure dont la convexité est en dehors et en haut, et la concavité en dedans et en bas.

2420. Le *côté antérieur* de l'artère axillaire est d'abord couvert par le muscle peaucier dans un petit espace triangulaire que forment le muscle scalène antérieur, les nerfs du plexus brachial et la clavicule; puis il est en rapport avec la clavicule elle-même, dont il croise la direction, et avec le muscle sous-clavier; plus bas encore, le muscle grand pectoral, ensuite le petit, et enfin le tendon du grand pectoral et les muscles coraco-brachial et biceps sont appliqués sur lui. Depuis la clavicule jusqu'au bas du creux de l'aisselle, la veine axillaire est couchée sur l'artère du même nom.

2421. Son *côté postérieur* est appuyé en dedans contre le plexus brachial; au milieu il correspond à l'intervalle celluleux qui sépare les muscles grand dentelé et sous-scapulaire; en dehors il est couché sur les muscles grand rond et grand dorsal.

2422. Son *côté inférieur* ou *interne* est d'abord logé dans une gouttière plus ou moins profonde que lui offre la face supérieure de la première côte; puis il correspond au premier muscle inter-costal externe, à la seconde côte et à la digitation supérieure du muscle grand dentelé,

---

(1) *Axilla*, l'aisselle.

dont il se trouve ensuite plus ou moins écarté, soit par le plexus brachial, soit par du tissu cellulaire et des ganglions lymphatiques.

2423. Son *côté supérieur* ou *externe* est d'abord couvert par la peau, le muscle peaucier et une couche de tissu adipeux; ensuite par la clavicule et le muscle sous-clavier; enfin par la capsule de l'articulation huméro-scapulaire, par le muscle sous-scapulaire et par le tendon des muscles grand rond et grand dorsal, qui le sépare de la partie supérieure de l'humérus.

2424. La veine axillaire est constamment placée devant l'artère, avons-nous déjà dit. Le plexus brachial est situé derrière celle-ci jusqu'auprès du bord inférieur du muscle sous-scapulaire, où les principales branches de ce plexus embrassent l'artère et lui forment une espèce de gaîne (1735).

Branches que donne l'Artère axillaire au niveau du thorax.

1° *De l'Artère acromiale.*

2425. D'un volume assez considérable, elle provient de la partie antérieure de l'axillaire, vis-à-vis le bord supérieur du muscle petit pectoral, et souvent par un tronc qui lui est commun avec la thoracique supérieure. Cachée dans son origine par le muscle grand pectoral, elle descend obliquement en dehors vers le deltoïde, en jetant quelques ramuscules dans les muscles sous-clavier, grand dentelé et premier inter-costal. Parvenue à l'intervalle étroit qui sépare le deltoïde du grand pectoral, elle se divise en deux branches, l'une supérieure, l'autre inférieure.

2426. *Branche supérieure.* Elle remonte en serpentant dans l'intervalle que nous venons d'indiquer, et arrive à la clavicule. Là, il s'en sépare un rameau transversal qui se répand dans la peau du moignon de l'épaule et sur le muscle deltoïde. Ensuite elle s'enfonce sous ce muscle, et se partage encore en deux rameaux, dont l'un suit le bord de la clavicule jusqu'à son articulation acromiale, tandis que l'autre, plus volumineux, forme un réseau sur la capsule de l'articulation huméro-scapulaire. Elle s'anastomose avec la scapulaire supérieure.

2427. *Branche inférieure.* Elle suit le trajet de la veine céphalique entre les muscles deltoïde et grand pectoral (892), et se divise en deux rameaux qui se distribuent à chacun d'eux, en s'anastomosant avec les thoraciques et avec les circonflexes.

2° *De l'Artère thoracique supérieure.*

2428. Le plus souvent elle naît avec l'acromiale. Son volume est variable. Elle descend obliquement en devant, entre les muscles grand et petit pectoraux, auxquels elle se distribue par un grand nombre de rameaux, dont quelques-uns se portent superficiellement jusqu'à la mamelle. Elle s'anastomose avec les inter-costales et la mammaire interne.

Chez quelques sujets il y a deux ou trois artères thoraciques supérieures.

3° *De l'Artère thoracique inférieure ou longue, ou mammaire externe.*

2429. Elle naît quelquefois avec la supérieure, mais le plus ordinairement elle sort de l'axillaire un peu plus bas qu'elle. Elle descend d'abord presque verticalement et seulement un peu de derrière en devant sur la partie latérale du thorax, entre le bord inférieur du muscle grand pectoral qui la recouvre et le muscle grand dentelé sur lequel elle appuie; elle se recourbe ensuite en dedans, devient sous-cutanée, et se divise en plusieurs branches, qui embrassent la mamelle.

2430. Cette artère donne de nombreux rameaux aux

muscles grand pectoral, grand dentelé, inter-costaux, aux ganglions lymphatiques de l'aisselle, aux téguments et à la mamelle. Elle s'anastomose avec les inter-costales, la mammaire interne et la thoracique supérieure.

Branches que donne l'Artère axillaire dans le creux de l'aisselle et au haut du bras.

1° *De l'Artère scapulaire inférieure ou commune* (*Art. infra-scapularis*, SOEMM.; *Art. sous-scapulaire*, CHAUSS.).

2431. D'un volume considérable, cette artère provient de la partie inférieure de l'axillaire, vis-à-vis le bord inférieur du tendon du muscle sous-scapulaire et derrière le plexus brachial. Aussitôt après sa naissance, elle donne trois ou quatre branches assez grosses qui se portent transversalement soit aux ganglions lymphatiques de l'aisselle, soit au muscle sous-scapulaire; puis elle descend obliquement le long du bord inférieur de ce muscle, et se divise bientôt en deux branches considérables, l'une, inférieure, plus petite, et l'autre, supérieure plus grande.

2432. *Branche inférieure.* Elle descend sur le muscle sous-scapulaire, et le long du bord antérieur de l'omoplate, jusqu'au tiers inférieur de celui-ci, entre les muscles grand dorsal et grand dentelé, et au milieu du tissu cellulaire. Elle se partage en une très grande quantité de rameaux, tous d'un fort volume, qui se répandent en partie dans les portions moyenne et inférieure du muscle grand dentelé, et se jettent en partie dans le muscle grand dorsal et dans les téguments du dos. Quelques-uns suivent le bord de l'omoplate et se contournent sur son angle inférieur, pour s'anastomoser en arrière avec des rameaux de la branche supérieure et de l'artère cervicale transverse,

2433. *Branche supérieure.* Elle marche horizontalement de devant en arrière entre les muscles grand dorsal et sous-scapulaire, grand et petit ronds, triceps brachial et sous-scapulaire encore, pour se recourber sur le bord antérieur de l'omoplate. Dès sa naissance, elle donne un rameau remarquable au grand dorsal, près de son tendon, et elle jette quelques ramuscules dans les muscles sous-scapulaire, et grand et petit ronds. Après s'être recourbée sur le bord de l'omoplate, elle entre dans la fosse sous-épineuse, où elle se divise en deux rameaux, dont l'un, superficiel, plus petit, se glisse entre la peau et l'apophyse du muscle sous-épineux, tandis que l'autre, profond et beaucoup plus gros, passe sous les muscles petit rond et sous-épineux, et se distribue dans leur épaisseur par trois ou quatre gros rameaux secondaires. L'un d'eux remonte sous l'acromion pour entrer dans la fosse sus-épineuse, et va s'anastomoser avec une branche de la scapulaire supérieure.

2° *De l'Artère circonflexe postérieure.*

2434. Moins volumineuse que la précédente, elle naît de la partie postérieure de l'axillaire, au-dessus de la tête de l'humérus. Dirigée horizontalement en arrière, elle contourne l'humérus, passe entre les muscles sous-scapulaire et grand rond, et au-devant de la longue portion du muscle triceps brachial. Elle leur donne quelques rameaux, puis elle s'enfonce sous le deltoïde, et parvient à la partie antérieure et externe de l'humérus. Alors il s'en échappe des *rameaux supérieurs* qui remontent se distribuer à la capsule huméro-scapulaire et aux muscles petit rond et sous-épineux, ainsi qu'aux fibres charnues du deltoïde, entre lesquelles ils s'anastomosent avec l'acromiale, et des *rameaux inférieurs* qui descendent dans l'épaisseur de ce dernier jusqu'à son tendon. L'artère elle-même s'enfonce dans ce muscle, et s'y perd par plusieurs branches qui communiquents avec celle de la circonflexe antérieure.

3° *De l'Artère circonflexe antérieure* (1).

2435. Elle est très petite, et est souvent fournie par la précédente. Elle se porte horizontalement en devant et en dehors sous le muscle coraco-brachial et sous la courte portion du muscle biceps, en côtoyant le bord supérieur du tendon des muscles grand dorsal et grand rond, Alors elle se contourne sur la partie supérieure de l'humérus, s'engage entre cet os et le deltoïde jusqu'à la coulisse bicipitale (486), passe sous le tendon de la longue portion du biceps, et s'enfonce dans l'épaisseur du deltoïde où elle se perd. Cette artère est toujours immédiatement appliquée sur l'os et lui adhère d'une manière marquée. Elle ne donne que fort peu de rameaux au muscle deltoïde jusqu'au moment de sa terminaison; mais elle en envoie beaucoup sur la capsule fibreuse de l'articulation et sur le muscle sous-scapulaire, près de son attache.

Assez souvent, au lieu de se perdre dans le deltoïde, l'artère circonflexe antérieure remonte dans la coulisse bicipitale et se répand sur la capsule.

De l'Artère brachiale (*Art. Brachialis*, Soemm.; *Artère humérale*, Chauss.).

2436. Placée à la partie interne et antérieure du bras, depuis l'aisselle jusqu'à un travers de doigt au-dessous du pli de l'articulation huméro-cubitale, elle est véritable-

(1) Chaussier désigne les deux artères circonflexes sous le nom de *scapulo-humérales*.

ment la continuation des artères sous-clavière et axillaire. Assez profonde, et tout-à-fait interne supérieurement, elle devient plus superficielle et plus antérieure à mesure qu'elle descend.

2437. *En devant*, l'artère brachiale est recouverte successivement, de haut en bas, par le muscle coraco-brachial, qui en est séparé par une assez grande épaisseur de tissu cellulaire, par l'aponévrose brachiale, et par la peau le long du bord interne du muscle biceps, et enfin au pli du coude, par l'aponévrose inférieure du biceps, par la veine médiane basilique et par la peau, dont l'écarte une couche assez épaisse de tissu cellulaire.

2438. *En arrière*, elle est libre dans son tiers supérieur, qui est éloigné du muscle triceps brachial par beaucoup de graisse; mais, dans le reste de son étendue, elle est appliquée sur le muscle brachial antérieur.

2439. *En dedans*, elle est côtoyée par la veine brachiale et par le nerf médian (1750), et recouverte par les téguments.

2440. *En dehors*, elle est appuyée, dans son tiers supérieur, sur la face interne de l'humérus, dont elle est seulement isolée par l'extrémité inférieure du muscle coraco-brachial. Plus bas elle est logée dans la rainure intermédiaire aux muscles biceps et brachial antérieur; et, tout-à-fait inférieurement, elle répond au tendon du premier de ces deux muscles.

2441. L'artère brachiale donne un grand nombre de branches qu'on distingue en antérieures, en postérieures, en internes et en externes; inférieurement, elle se bifurque et donne naissance aux deux artères radiale et cubitale.

Des Branches antérieures de l'Artère brachiale.

2442. Elles se répandent toutes dans le muscle biceps ou dans les téguments, elles sont en général fort grêles, et leur nombre est indéterminé, de même que leur naissance et leur disposition. Cependant, le plus ordinairement, il en existe deux constantes vers le tiers supérieur du bras; elles descendent en avant dans l'épaisseur du muscle biceps, et se subdivisent jusqu'à sa partie inférieure.

Des Branches postérieures de l'Artère brachiale.

2443. Très courtes, très grêles aussi et en nombre indéterminé, elles s'enfoncent aussitôt après leur origine dans le muscle brachial antérieur, et s'y subdivisent en ramuscules rayonnants. On en voit qui se portent en bas jusqu'au tendon du muscle, et qui alors changent de direction, pour entrer dans le biceps; d'autres se recourbent en haut, et envoient quelques ramifications jusque dans le muscle deltoïde.

Des Branches externes de l'Artère brachiale.

2444. Elles sont aussi petites que peu nombreuses; elles s'enfoncent dans le muscle coraco-brachial, ou bien elles passent entre les muscles brachial antérieur et biceps pour aller se distribuer aux téguments.

Des Branches internes de l'Artère brachiale.

1° *Des Branches internes superficielles et supérieures.*

2445. Leur nombre est indéterminé, quoique toujours assez grand. Quelques-unes remontent vers la partie antérieure de l'aisselle et se répandent en avant sur le muscle grand pectoral, et en dehors sur le deltoïde, en s'anastomosant avec les artères thoraciques et circonflexes. D'autres se portent transversalement en dedans et en arrière autour de la longue portion du muscle triceps brachial, dans lequel elle descendent plus ou moins bas, en se ramifiant beaucoup. Il en est enfin qui naissent plus bas, et descendent, les unes en arrière dans la longue portion du même muscle, les autres en avant dans sa portion interne. Parmi ces dernières, il y en a communément une qui suit le nerf cubital jusqu'à la partie inférieure du bras, où elle s'anastomose près de l'épitrochlée avec les rameaux de la branche interne inférieure.

2° *De l'Artère humérale profonde ou collatérale externe* (*grande musculaire du bras*, CHAUSS.).

2446. Elle est toujours d'un volume considérable, mais elle ne provient pas toujours de la brachiale : c'est quelquefois la circonflexe postérieure, quelquefois la scapulaire commune qui lui donne naissance. Quand elle est fournie par la brachiale, elle s'en isole au-dessus de la portion interne du muscle triceps brachial et au niveau de la gouttière de l'humérus dans laquelle se contourne le nerf radial, dont elle suit exactement le trajet, placée au-dessus de lui (1762). Elle passe donc d'abord entre le muscle triceps brachial et l'humérus, en se dirigeant en arrière et en bas, et lorsqu'elle est arrivée au milieu de la face postérieure du bras, elle s'engage entre les muscles triceps brachial et brachial antérieur, sort par l'intervalle qui les sépare, et devient superficielle. Alors elle descend verticalement ; puis, à une plus ou moindre grande distance de l'articulation huméro-cubitale, elle se partage en deux branches.

2447. Près de son origine, l'artère humérale profonde donne des *rameaux postérieurs* qui descendent plus ou moins loin dans le muscle triceps brachial, et dont l'un suit sa portion interne jusqu'auprès de l'olécrâne. Au même point il s'en sépare aussi des *rameaux externes* qui se portent dans la portion externe du muscle, dans le muscle brachial antérieur et sur le périoste de l'humérus; l'un d'eux s'introduit par le conduit de nutrition de cet os, et se distribue à sa membrane médullaire.

2448. Des deux branches qui terminent cette artère, l'une suit sa direction primitive et va se perdre dans le muscle triceps brachial, près de son insertion à l'olécrâne, l'autre se porte entre le muscle brachial antérieur et les téguments, et leur donne beaucoup de ramifications ainsi qu'à la partie supérieure du muscle grand supinateur.

2449. Dans beaucoup de cas, le tronc lui-même de l'artère humérale profonde s'anastomose un peu au-dessus de l'épicondyle avec une branche fournie plus bas, et avec laquelle il forme une arcade transversale qui embrasse l'humérus en dehors. Les rameaux qui partent de cette arcade se répandent sur l'articulation huméro-cubitale et sur les attaches supérieures des muscles extenseurs de la main.

3° *De la Branche interne et inférieure*, ou *Artère collatérale interne* (*Art. collatérale du coude*, CHAUSS.).

2450. Elle naît de la brachiale, très près de l'épitroklée, et se dirige transversalement en dedans, au-devant du muscle brachial antérieur et derrière le nerf médian dont elle croise la direction. Elle traverse l'aponévrose placée entre le muscle brachial antérieur et le bord interne du muscle triceps brachial et là se divise en deux rameaux. — L'un suit le bord de l'humérus jusqu'à l'épitroklée, sur laquelle il se subdivise et où il communique avec l'artère récurrente cubitale antérieure, il envoie un rameau secondaire qui descend sur l'avant-bras, entre l'olécrâne et l'épitroklée, et qui accompagne plus ou moins loin le nerf cubital. — L'autre se porte en arrière dans la cavité olécrânienne, et se jette en se divisant dans la partie inférieure du muscle triceps; il s'anastomose avec la récurrente cubitale postérieure. — En outre, l'artère collatérale interne fournit beaucoup de ramuscules aux muscles brachial antérieur et rond pronateur, à l'articulation du coude, aux téguments et au nerf cubital.

Souvent on trouve une seconde artère collatérale interne.

Branches par lesquelles se termine l'Artère brachiale.

2451. Elles sont au nombre de deux, l'artère cubitale et l'artère radiale, et s'écartent l'une de l'autre à angle aigu, au-dessous du pli du bras, et à l'endroit où le tendon du muscle biceps s'enfonce entre les muscles antérieurs de l'avant-bras. Cette division de l'artère brachiale n'est pas toujours placée au même point; assez souvent elle a lieu vers le milieu du bras, et quelquefois même dès le creux de l'aisselle. Au reste, avant de fournir les artères radiale et cubitale, ce tronc envoie dans tous les cas quelques rameaux isolés et peu volumineux dans le faisceau des muscles qui s'implantent à l'épitroklée.

De l'Artère radiale (*Arteria radialis*, SOEMM.).

2452. Plus superficielle et plus petite que la cubitale, elle suit la direction primitive de l'artère brachiale et s'étend à la partie antérieure et externe de l'avant-bras, depuis le pli du coude jusqu'à l'articulation radio-carpienne, où elle se détourne en dehors, et s'enfonce sous les tendons des muscles extenseurs du pouce, pour se placer dans l'intervalle des deux premiers os du métacarpe. De là elle descend entre le second de ces os et le muscle abducteur de l'index (1295), et se porte dans la paume de la main, où elle constitue l'arcade palmaire profonde.

1° *De l'Artère radiale à l'avant-bras.*

2453. Avant que l'artère radiale soit parvenue au poignet, elle a, avec les parties voisines, les rapports suivants :

1° *En arrière*, elle est appliquée sur la face antérieure du radius, dont elle est séparée en haut par de la graisse et par le muscle petit supinateur, au milieu par le muscle rond pronateur, plus bas par le muscle carré, grand fléchisseur du pouce, et plus bas encore par le muscle pronateur, au-dessous duquel elle repose immédiatement sur l'os.

2° *En devant*, elle est recouverte par la veine radiale, dans toute son étendue et dans ses deux tiers supérieurs, par beaucoup de tissu adipeux, et par le muscle long supinateur ; mais, en bas, elle devient sous-cutanée, et ses pulsations peuvent être très bien senties à travers la peau pendant la vie.

3° *En dedans*, elle est appliquée contre les muscles rond pronateur en haut, grand palmaire au milieu, et fléchisseur superficiel des doigts en bas.

4° *En dehors*, elle ne répond qu'au muscle long supinateur seulement et au nerf radial.

2454. Les branches que donne l'artère radiale à l'avant-bras sont distinguées en antérieures, postérieures, externes et internes.

2455. *Branches antérieures.* Leur nombre est aussi incertain que leur disposition ; elles traversent l'aponévrose et vont se répandre dans les téguments de l'avant-bras.

2456. *Branches postérieures.* Elles sont très grêles, et descendent obliquement vers les muscles grand fléchisseur du pouce et carré pronateur, où elles se perdent.

2457. *Branches externes.* La plus considérable de ces

branches se sépare de la radiale au moment de son origine. On la nomme *Artère récurrente radiale* (*Récurrente de l'épicondyle*, Chauss.). Dirigée d'abord transversalement vers le muscle grand supinateur, elle se recourbe bientôt pour remonter entre lui, le petit supinateur et le brachial antérieur, jusqu'au voisinage de l'olécrâne. Elle forme ainsi une espèce d'arcade, de la convexité de laquelle partent plusieurs rameaux qui descendent entre les deux muscles supinateurs, auxquels ils se distribuent, ainsi qu'aux deux radiaux externes, à l'extenseur commun des doigts, au grand abducteur et aux deux extenseurs du pouce. En se terminant, cette artère se divise en plusieurs autres rameaux qui s'anastomosent avec ceux de l'artère humérale profonde (2446).

Les autres branches externes sont nombreuses, mais leur existence n'est jamais constante. Elles descendent obliquement dans les muscles grand supinateur et radiaux, ainsi que dans le grand abducteur du pouce.

2458. *Branches internes.* Très nombreuses, mais fort irrégulières, elles se distribuent dans les muscles de la couche antérieure et superficielle de l'avant-bras. Deux d'entre elles cependant sont constantes ; elles naissent de l'artère radiale, tout près du poignet. La première, très petite et très profonde, se porte transversalement en dedans, le long du bord inférieur du muscle carré pronateur et s'anastomose avec une branche analogue de la cubitale, en formant une arcade qui fournit des rameaux en haut pour le muscle carré pronateur, et en bas pour les ligaments du carpe.

2459. La seconde branche (*Art. radio-palmaire*, Ch.) est superficielle ; son volume varie beaucoup ; elle descend obliquement au-devant du ligament annulaire antérieur du carpe, et gagne la paume de la main, après avoir traversé l'extrémité supérieure du muscle court abducteur du pouce. Elle s'anastomose avec l'extrémité de l'arcade palmaire superficielle, formée par la cubitale, et envoie un grand nombre de rameaux aux muscles et téguments de la région palmaire externe.

2° *De l'Artère radiale derrière le poignet.*

2460. Elle n'est recouverte, dans cette région, que par les tendons des muscles grand abducteur et extenseurs du pouce et par les téguments ; elle est appliquée sur les ligaments du carpe, et sur le haut du premier os du métacarpe. On distingue les branches qui s'en séparent ici en internes et en externes.

2461. *Branches externes.* Elles sont au nombre de trois, et se distribuent au pouce.— La première descend sous les tendons des muscles grand abducteur et petit extenseur du pouce, et se porte sur l'attache du muscle court abducteur du pouce où elle se perd.— La seconde, qui naît un peu plus bas, est appelée l'*Artère dorsale du Pouce* (*Artère sus-métacarpienne du Pouce*, Chauss.). Elle descend obliquement en dehors, derrière le premier os du métacarpe et sur la première phalange du pouce, et se termine en s'anastomosant avec sa collatérale externe, après avoir répandu de très petits rameaux sur le périoste, dans les téguments et dans le muscle court abducteur. — La troisième, enfin, descend avec le tendon du muscle grand extenseur du pouce, sur le bord interne du premier os du métacarpe. Elle donne des ramifications au périoste et au muscle abducteur de l'index.

2462. *Branches internes.* Elles sont au nombre de deux : l'une appartient au carpe, et l'autre au métacarpe.

1° *Artère dorsale du Carpe* (*Art. sus-carpienne*, Chauss.). Elle naît vis-à-vis le bord externe du tendon du muscle premier radial, et se porte transversalement en dedans sur la face postérieure de la seconde rangée des os du carpe, recouverte par les tendons des muscles radiaux externes et extenseurs des doigts, et elle se termine en s'anastomosant avec une branche semblable de la cubitale, ou en se divisant en plusieurs rameaux. Mais, dans son trajet, elle donne des *rameaux supérieurs* très courts, qui se perdent sur les ligaments de l'articulation radio-carpienne, et communiquent avec ceux de l'inter-osseuse antérieure; et des *rameaux inférieurs*, plus longs, en nombre indéterminé, qui descendent vers les extrémités supérieures des os du métacarpe, où ils s'anastomosent avec les perforantes de l'arcade palmaire profonde; ensuite ils se portent derrière les muscles inter-osseux, et se perdent dans leur épaisseur et dans les téguments du dos de la main.

2° *Artère dorsale du Métacarpe.* Elle provient de la radiale au moment où elle va s'engager dans l'extrémité supérieure du muscle abducteur de l'index. Elle passe aussitôt sur le second os du métacarpe, le long duquel elle descend obliquement jusqu'au milieu du dos de la main. Quelquefois elle se prolonge jusque sur l'index. Ses rameaux se distribuent au muscle abducteur de l'index et aux téguments; quelques-uns communiquent avec la dorsale du carpe.

3° *De l'Artère radiale dans la paume de la Main.*

2463. En entrant dans la paume de la main, l'artère radiale se partage en deux grosses branches. L'une descend entre les muscles petit fléchisseur du pouce et abducteur de l'index, et se divise en deux rameaux, dont l'un suit le bord interne du pouce, et l'autre le bord externe de l'index, à l'extrémité desquels ils s'anastomosent avec les vaisseaux collatéraux.

2464. *Arcade palmaire profonde.* Elle est formée par la seconde branche de l'artère radiale, qui marche transversalement jusqu'auprès du doigt annulaire, en décrivant une légère courbure dont la convexité est tournée en bas. Elle est recouverte par le muscle adducteur du pouce, par les tendons des deux muscles fléchisseurs des doigts, et par les muscles lombricaux; elle repose sur les extrémités des os du métacarpe et sur les muscles inter-osseux.

Les rameaux qu'elle fournit sont supérieurs, inférieurs, antérieurs et postérieurs.

2465. *Rameaux supérieurs.* Ils sont peu nombreux et très grêles; ils montent devant le carpe et se distribuent à ses ligaments et aux muscles adducteur, petit fléchisseur et opposant du pouce.

2466. *Rameaux inférieurs.* Plus volumineux et plus longs, ils sont ordinairement au nombre de cinq. Les quatre premiers descendent dans les espaces inter-osseux, depuis le second jusqu'au quatrième, et parviennent aux articulations métacarpo-phalangiennes, où ils se partagent en plusieurs ramuscules qui se portent sur les doigts. Le cinquième est un peu oblique en bas, et passe entre les muscles court fléchisseur et opposant du petit doigt, dans lesquels il se perd.

2467. *Rameaux antérieurs.* Très courts et très petits, ils sont entièrement destinés aux muscles lombricaux.

2468. *Rameaux postérieurs* ou *Artères perforantes.* Ils sont au nombre de trois. Dès leur naissance, ils traversent les muscles inter-osseux correspondants, et vont s'anastomoser, au dos de la main, avec les rameaux de la dorsale du carpe (2462, 1°).

2469. L'arcade palmaire profonde se termine, vers le bord interne de la main, en s'anastomosant avec une branche de l'artère cubitale, au-dessous des muscles court fléchisseur et opposant du petit doigt.

De l'Artère cubitale (*Arteria ulnaris*, SOEMM.).

2470. Plus volumineuse que la radiale, elle descend à la partie antérieure et interne de l'avant-bras, depuis le pli du bras jusque dans la paume de la main. Elle est d'abord un peu oblique en dedans et s'engage entre les deux couches des muscles antérieurs de l'avant-bras, dont elle croise légèrement la direction. A la partie moyenne de l'avant-bras, elle devient verticale et sort de dessous les muscles, dans l'endroit où le muscle fléchisseur superficiel des doigts s'écarte du cubital antérieur. Elle conserve sa direction jusqu'à l'os pisiforme, où elle est presque aussi superficielle que la radiale. Alors elle se courbe en dehors, passe sur le ligament annulaire antérieur du carpe, et forme, dans la paume de la main, l'arcade palmaire superficielle.

L'artère cubitale, dans ce trajet, est un peu flexueuse; sa partie supérieure décrit une légère courbure, dont la convexité est tournée en dedans et en arrière.

2471. Son *côté antérieur* est couvert supérieurement d'abord par le nerf médian, ensuite par les muscles rond pronateur, grand palmaire, petit palmaire, fléchisseur superficiel des doigts et cubital antérieur. Inférieurement, il est en rapport avec l'aponévrose et avec la peau, dont il n'est éloigné que par les saillies latérales des muscles fléchisseur superficiel et cubital antérieur. A la main, il est absolument caché sous le muscle palmaire cutané et sous l'aponévrose palmaire.

2472. Son *côté postérieur* est appuyé de haut en bas, sur les muscles brachial antérieur, fléchisseur superficiel des doigts et carré pronateur, sur le ligament annulaire antérieur du carpe, et sur les tendons des deux muscles fléchisseurs des doigts.

2473. Son *côté interne* est côtoyé par le nerf cubital

et par le muscle cubital antérieur; il répond en bas à l'os pisiforme.

2474. Son *côté externe* est appuyé contre le muscle fléchisseur superficiel des doigts.

2475. *Artère récurrente cubitale antérieure* (*Récurrente de l'épitroklée*, Chauss.). Elle naît du côté interne de la cubitale, au moment de son origine, descend d'abord un peu en dehors entre les muscles brachial antérieur, et rond pronateur et grand palmaire; puis elle remonte vers la partie antérieure de l'épitroklée, où elle s'anastomose avec la collatérale interne (2450). Elle est d'un petit volume, et donne des rameaux aux muscles rond pronateur, grand palmaire et fléchisseur superficiel des doigts, au périoste de l'humérus et aux téguments.

2476. A l'avant-bras, l'artère cubitale donne des branches qu'on distingue en internes, en externes, en antérieures et en postérieures.

2477. *Branches internes*. La plus volumineuse et la plus constante est l'*Artère récurrente cubitale postérieure* (*Récurrente de l'épitroklée* (Chauss.). Beaucoup plus grosse que l'antérieure, et née de la cubitale un peu plus bas qu'elle, elle descend d'abord en dedans, derrière les muscles rond pronateur, grand palmaire et fléchisseur superficiel, et devant le muscle fléchisseur profond; puis elle remonte derrière l'épitroklée, entre cette éminence et l'olécrâne, à côté du nerf cubital, passe entre les deux insertions supérieures du muscle cubital antérieur (1213), et s'anastomose avec l'humérale profonde (2446) et la collatérale interne (2456). Elle donne un grand nombre de rameaux qui se distribuent aux muscles fléchisseurs communs des doigts, cubital antérieur, et triceps brachial, aux ligaments de l'articulation huméro-cubitale, au nerf cubital et aux téguments.

2478. Rien n'est moins fixe, pour le nombre et la disposition, que les autres branches internes. L'une d'elles néanmoins, un peu plus considérable que les autres, se sépare de l'artère cubitale tout-à-fait inférieurement, et va se réunir à la dorsale du carpe ou se perdre sur le bord correspondant de la main.

2479. *Branches externes.* Fort nombreuses et peu remarquables, elles se jettent presque toutes dans les muscles fléchisseur superficiel et cubital antérieur. L'une d'elles cependant existe toujours ; elle suit le bord inférieur du muscle carré pronateur, et va communiquer avec une branche semblable de l'artère radiale (2458).

2480. *Branches antérieures.* Elles sont fort nombreuses, et vont toutes se répandre dans les muscles superficiels et antérieurs de l'avant-bras. L'une d'elles seulement, plus longue et plus volumineuse que les autres, et née quelquefois de l'inter-osseuse, descend derrière le nerf médian jusqu'à la partie inférieure de l'avant-bras, et donne latéralement un grand nombre de ramuscules au muscle fléchisseur superficiel des doigts.

2481. *Branche postérieure* ou *Artère inter-osseuse.* Elle vient de la partie postérieure de la cubitale, un peu au-dessous de la tubérosité bicipitale du radius, et présente un volume toujours considérable. Elle se porte horizontalement en arrière, et se divise presque aussitôt en deux branches qu'on nomme les inter-osseuses antérieure et postérieure.

2482. *Artère inter-osseuse antérieure.* Elle descend verticalement au-devant du ligament inter-osseux, entre les muscles grand fléchiseur du pouce et fléchisseur profond des doigts, qui la cachent par leur rapprochement. Parvenue au bord supérieur du muscle carré pronateur, où sa grosseur est déjà sensiblement diminée, elle s'engage derrière lui, traverse le ligament inter-osseux près de l'articulation radio-cubitale inférieure, descend dans la gouttière qui loge les tendons du muscle extenseur commun des doigts, passe sur le carpe, et s'y divise en s'anastomosant avec l'artère dorsale de cette partie.

Dans son trajet, l'artère inter-osseuse antérieure donne de chaque côté de nombreux rameaux, qui se portent transversalement ou en descendant obliquement dans les muscles grand fléchisseur du pouce et fléchisseur superficiel des doigts. En avant et en bas, il s'en sépare aussi quelques rameaux pour le muscle carré pronateur. Ceux qui s'en détachent en arrière traversent le ligament inter-osseux et vont se perdre dans les muscles postérieurs et profonds de l'avant-bras, ou s'anastomoser avec les branches de l'inter-osseuse postérieure.

2483. *Artère inter-osseuse postérieure.* Elle passe au-dessus du ligament inter-osseux, et paraît à la partie postérieure et supérieure de l'avant-bras, au-dessous du muscle anconé, où elle se divise en deux branches d'un volume à peu près égal.

1° L'une, appelée *Artère récurrente radiale postérieure* (*Récurrente olécrânienne*, Chauss.), remonte entre les muscles anconé et cubital postérieur jusqu'à la partie postérieure de l'épicondyle, où elle s'anastomose avec les rameaux de l'artère humérale profonde (2446) et de la récurrente radiale (2457). Elle distribue ses divisions aux muscles cubital postérieur, anconé et triceps brachial, à l'articulation huméro-cubitale, et au périoste de l'humérus et des os de l'avant-bras.

2° L'autre branche, *inter-osseuse postérieure*, proprement dite, descend verticalement entre les muscles court supinateur et long abducteur du pouce, et ensuite entre les deux couches des muscles postérieurs de l'avant-bras, jusqu'à la face postérieure du carpe, où elle s'anastomose avec l'inter-osseuse antérieure. Elle diminue beaucoup de volume inférieurement, et donne un grand nombre de rameaux aux muscles cubital postérieur, extenseur propre du petit doigt, extenseur commun des doigts, radiaux externes, court supinateur, grand abducteur du pouce, court et long extenseurs du même doigt et extenseur de l'indicateur. Un de ses rameaux, beaucoup plus prononcé que les autres, passe entre les muscles grand abducteur et court extenseur du pouce, gagne l'extrémité inférieure du radius, et se perd isolément à la partie postérieure et externe du carpe.

2484. *Arcade palmaire superficielle.* Lorsque l'artère cubitale a dépassé l'os pisiforme, elle descend d'abord verticalement au-devant du ligament annulaire antérieur du carpe, puis se recourbe en dehors dans la paume de la main, pour former cette arcade, dont la convexité est tournée en bas. Vers l'extrémité supérieure du second os du métacarpe, elle s'enfonce pour communiquer avec une branche de la radiale.

La concavité de cette arcade ne donne que de fort petits rameaux qui vont se répandre dans les muscles lombricaux et dans le ligament annulaire. Mais sa convexité fournit ordinairement cinq branches plus considérables qu'on appelle les *Artères collatérales des doigts.*

La première de ces artères collatérales descend obliquement en dedans sur les muscles du petit doigt, auxquels elle donne des ramifications, et dont elle croise la direction à angle aigu. Elle se place ensuite sur le bord interne du petit doigt lui-même, et parvient jusqu'à son extrémité.

Les quatre autres branches descendent dans les espaces inter-osseux jusqu'aux têtes des os du métacarpe, où elles se divisent chacune en deux rameaux qui suivent les bords correspondants des quatre doigts et le bord interne du pouce. Elles s'anastomosent par arcade, les unes avec les autres, dans l'épaisseur de la pulpe des doigts, et donnent en chemin un grand nombre de rameaux qui se distribuent aux tendons et aux gaînes des muscles fléchisseurs, au périoste des phalanges, aux ligaments qui les unissent, et surtout aux téguments.

Des Artères qui naissent de l'Aorte thoracique.

2485. On les distingue en celles qui viennent de sa partie antérieure et en celles qui sortent de ses côtés.

Branches que l'Aorte thoracique fournit en devant.

a. *Des Artères bronchique* (*Art. bronchiales*, Soemm.)

2486. On n'en trouve ordinairement que deux, une *droite* et une *gauche*. — La première naît de l'aorte elle-même, ou, ce qui est plus ordinaire, de la première intercostale. Quelquefois c'est l'artère mammaire interne qui la fournit. Au moment de son origine, elle jette quelques rameaux sur l'œsophage ; puis elle s'avance, en serpentant, le long de la partie postérieure de la bronche de son côté, et répand quelques légères ramifications sur la plèvre, le péricarde et les ganglions lymphatiques bronchiques.

2487. L'*Artère bronchique gauche* naît de l'aorte au niveau de la droite, donne également des ramuscules aux mêmes parties, marche derrière la bronche gauche et arrive au poumon correspondant.

2488. Souvent les deux artères bronchiques proviennent d'un tronc commun; plus souvent on en trouve quatre, deux pour le poumon droit et deux pour le gauche, elles offrent une foule de variétés ; mais, dans tous les cas, lorsqu'elles sont arrivées à l'entrée des bronches dans les poumons, la droite se partage communément en cinq rameaux et la gauche en quatre. Ces rameaux se plongent dans le parenchyme de l'organe avec ceux des bronches, et se subdivisent absolument comme ces derniers, de manière cependant à ce que chaque rameau bronchique soit accompagné par deux ou trois ramuscules artériels très flexueux, et fréquemment anostomosés ensemble. Il en résulte un réseau très fin qui se distribue spécialement aux bronches, quoique quelques ramifications se portent aussi dans le parenchyme du poumon et sur les parois des artères et des veines pulmonaires.

Les artères bronchiques communiquent avec les autres vaisseaux qui entrent dans la composition des poumons.

b. *Des Artères œsophagiennes.*

2489. Leur nombre varie de deux à cinq ou six, et leur volume égale celui des bronchiques. Elles naissent de la partie antérieure de l'aorte, et donnent d'abord quelques rameaux aux plèvres, aux parois de l'aorte et du canal thoracique, et au tissu cellulaire du médiastin postérieur. Presque aussitôt après leur naissance, elles se recourbent à droite et en bas et se ramifient dans l'épaisseur des parois de l'œsophage. La plus inférieure s'anastomose avec des branches de l'artère coronaire stomachique.

c. *Des Artères médiastines postérieures.*

2490. Elles sont extrêmement nombreuses et fort grêles. Elles proviennent de la partie antérieure de l'aorte, des œsophagiennes et des intercostales, et vont se répandre dans le tissu cellulaire du médiastin postérieur et sur les parois de l'aorte, où elles constituent un lacis fort élégant : quelques-unes s'anastomosent par arcade avec les rameaux thymiques de la mammaire interne.

Branches que l'Aorte thoracique fournit latéralement.

Des Artères intercostales inférieures ou aortiques.

2491. Leur nombre est ordinairement de neuf de chaque côté; mais il est quelquefois de huit ou de dix, suivant celui des espaces intercostaux auxquels l'artère intercostale supérieure donne des rameaux (2409). Elles naissent des parties latérales et postérieure de l'aorte sous un angle légèrement aigu, et montent aussitôt obliquement en dehors, au-devant de la colonne vertébrale. Cette obliquité en haut est toujours beaucoup plus marquée dans les intercostales supérieures que dans les inférieures.

2492. Les artères intercostales droites sont plus longues que les gauches de toute la largeur de l'œsophage sous lequel elles passent; du reste, elles se ressemblent absolument de l'un et de l'autre côté. Les premières sont logées dans la gouttière que présente chaque corps de vertèbre jusqu'à l'articulation costo-vertébrale, et sont recouvertes par l'œsophage et par la veine azygos, dont elles croisent la direction. Les secondes ne sont en rapport avec les vertèbres que dans un espace beaucoup plus petit, et elles ne sont recouvertes, dans cette première partie de leur marche, que par la plèvre et les ganglions thoraciques seulement.

2493. Près des articulations costo-vertébrales, en entrant dans l'espace auquel elle doit appartenir, chaque artère intercostale se divise en deux branches.

2494. *Branche dorsale.* Elle se porte en arrière entre les apophyses transverses des vertèbres correspondantes, en dedans du ligament costo-transversaire inférieur. Elle fournit d'abord quelques ramuscules au périoste des vertèbres et de petites branches qui vont s'anastomoser par arcade, en haut et en bas, avec les intercostales les plus voisines. Ensuite, par le trou de conjugaison, elle envoie dans le canal vertébral un autre rameau qui se distribue à la moelle de l'épine et à ses enveloppes. Elle traverse enfin les faisceaux charnus des muscles transversaires épineux, descend entre eux et le muscle long dorsal, et se perd dans celui-ci et dans le sacro-lombaire, en envoyant quelques rameaux à la peau.

2495. *Branche intercostale proprement dite.* Celle-ci, beaucoup plus volumineuse que la précédente, peut être considérée comme la suite de l'artère elle-même. Elle marche, en serpentant un peu, au milieu de l'espace intercostal, entre la plèvre et les muscles intercostaux externes, et au milieu de beaucoup de tissu cellulaire graisseux. Bientôt après elle se divise en deux rameaux qui s'engagent entre les deux plans des muscles intercostaux.

2496. *Rameau inférieur.* D'un assez petit volume, il suit d'abord pendant quelque temps le bord supérieur de la côte qui est au-dessous, et se dirige ensuite sur sa face externe pour se subdiviser dans le périoste.

2497. *Rameau supérieur.* Il est beaucoup plus volumineux, et marche le long du bord inférieur de la côte qui est au-dessus, placé dans la gouttière que ce bord présente (115). Vers le tiers intérieur de la côte, il abandonne cette gouttière et l'os, et se dirige au milieu de l'espace inter-costal. Là, comme dans le reste de son trajet, il donne de nombreux rameaux aux muscles inter-costaux, au périoste des côtes et à la plèvre. Quelques-uns se portent à l'extérieur de la poitrine, dans les muscles superficiels; d'autres s'anastomosent avec les divisions du rameau inférieur. Enfin le rameau lui-même se termine vers le devant du thorax, en s'anastomosant avec les branches de la mammaire interne (2401), s'il appartient à un des intervalles qui séparent les vraies côtes les unes des autres; si, au contraire, il se trouve dans la région des fausses côtes, il se dissipe dans les muscles de l'abdomen, où il s'anastomose avec des ramifications de la mammaire interne, de l'épigastrique et de la circonflexe iliaque.

2498. La dernière intercostale est cachée à son origine par le pilier correspondant du diaphragme, qui en reçoit quelques ramuscules. Après avoir fourni sa branche dorsale, elle continue sa marche le long du bord inférieur de la côte qui est au-dessus, et, parvenue à sa partie moyenne, elle se partage en deux ou trois branches. L'une se porte transversalement dans les muscles larges de l'abdomen ; les autres descendent verticalement, entre les deux muscles obliques, jusque vers la crête iliaque, où elles s'anastomosent avec les lombaires ou avec la circonflexe iliaque.

Des Artères qui naissent de l'Aorte abdominale.

2499. On les distingue en antérieures, en latérales et en inférieures.

Branches que l'Aorte abdominale fournit en devant.

a. *De l'Artère diaphragmatique inférieure droite* (*Artère sous-diaphragmatique*, CHAUSS.).

2500. Elle naît ordinairement de l'aorte isolément et quelquefois en même temps que la grande. On l'a vue aussi provenir de la cœliaque. Dans le premier cas, elle a son origine immédiatement au-dessous de l'entre-croisement des fibres charnues qui vont d'un pilier du diaphragme à celui du côté opposé. Elle remonte aussitôt un peu en dehors, le long du bord libre du pilier droit de ce muscle, auquel elle donne plusieurs rameaux, ainsi qu'à la capsule surrénale, au pancréas et au foie. Ensuite elle se divise en deux branches.

2501. *Branche antérieure.* Elle donne, dès son origine, un rameau transverse, qui s'unit au-devant de l'œsophage avec un rameau semblable de la diaphragmatique gauche ; elle traverse ensuite l'adhérence du foie avec le diaphragme, gagne les environs de la veine cave inférieure, envoie plusieurs ramifications au péricarde, à travers le diaphragme, et se partage en beaucoup de branches secondaires qui se perdent dans ce muscle, en communiquant avec la diaphragmatique supérieure correspondante. D'autres pénètrent dans le foie par sa partie la plus reculée. Une d'elles, semblant être la suite du tronc primitif, contourne l'aponévrose centrale et s'anastomose par arcade avec la diaphragmatique gauche.

2502. *Branche externe.* Dirigée transversalement en dehors, au-dessus du foie, derrière le lobe droit de l'aponévrose phrénique, elle se termine dans les digitations par lesquelles le diaphragme s'attache aux côtes. Elle fournit deux ou trois rameaux à la capsule surrénale; et, par ceux qui se répandent dans le muscle, elle s'anastomose avec l'autre branche, les inter-costales inférieures et les lombaires.

b. *De l'Artère diaphragmatique inférieure gauche (Art. sous-diaphragmatique,* Chauss.).

2503. Née au même point que la précédente, elle remonte en dehors, devant le pilier gauche du diaphragme, auquel elle fournit quelques ramuscules. Elle en envoie aussi sur l'œsophage un, un peu plus considérable, qui monte sur ce conduit dans la poitrine, et communique avec une des œsophagiennes. Elle donne également trois ou quatre petites branches à la capsule surrénale gauche, et parvient à l'aponévrose phrénique, où elle se divise en deux branches, au-dessus de l'ouverture œsophagienne du diaphragme.

2504. *Branche antérieure.* Oblique de derrière en devant, elle gagne la région antérieure du muscle, après avoir donné un rameau d'anastomose avec l'artère opposée au-devant de l'œsophage (2501). Sur le diaphragme même, elle se partage en beaucoup de branches secondaires; l'une d'elles se porte à droite, et communique, comme nous l'avons dit, derrière l'aponévrose diaphragmatique, avec l'artère opposée. Les autres se comportent absolument comme à droite.

2505. *Branche externe.* Elle est plus volumineuse. Dirigée transversalement derrière le lobe gauche de l'aponévrose phrénique, elle se ramifie dans les fibres charnues du muscle, et s'anastomose avec la branche antérieure, les dernières inter-costales et les lombaires. Quelques-unes de ses ramifications parviennent à la rate.

c. *De l'Artère cœliaque* (1) (*Art. cœliaca*, SOEMM.); *Art opisto-gastrique*, CHAUSS.).

2506. C'est la plus courte des artères que fournit l'aorte abdominale. Elle s'en sépare à angle droit, entre les piliers du diaphragme, vis-à-vis l'union de la dernière vertèbre du dos avec la première des lombes. Elle est dirigée horizontalement en avant et à droite, dans l'écartement postérieur des deux feuillets de l'épiploon gastro-hépatique. Elle correspond, *en haut*, au côté gauche du petit lobe du foie; *en bas*, au bord supérieur du pancréas, sur lequel elle appuie; *à gauche*, au cardia; *à droite*, à un espace assez considérable qui la sépare du pylore.

2507. Cette artère fournit quelquefois les capsulaires ou les diaphragmatiques inférieures. Mais toujours, après un demi-pouce de trajet environ, elle se partage en trois branches d'inégal volume, qu'on nomme les artères coronaire stomachique, hépatique et splénique.

(1) Κοιλία, *venter, ventriculus.*

De l'Artère coronaire stomachique (*Art. coronaria ventriculi*, SOEMM.; *Art. stomo-gastrique*, CHAUSS.).

2508. Elle est la moins volumineuse des trois. Elle se dirige en haut, en avant et à gauche, en s'approchant du cardia sur le côté droit duquel elle se recourbe en bas, pour suivre la petite courbure de l'estomac jusqu'auprès du pylore, où elle s'anastomose avec la pylorique. Dans cette seconde partie de son trajet, elle occupe l'intervalle que les deux feuillets de l'épiploon gastro-hépatique laissent entre eux, au moment où ils vont tapisser l'estomac (2145). — Les branches qu'elle donne peuvent être distinguées en œsophagiennes et en gastriques.

2509. *Branches œsophagiennes*. Elles varient en nombre, et sont ou verticales ou transversales. Souvent il n'y en a qu'une des premières; née du coude que forme l'artère près du cardia, elle remonte sur l'œsophage, qu'elle suit assez loin dans le médiastin postérieur, et se distribue à ses parois par un grand nombre de rameaux flexueux, qui s'anastomosent avec les œsophagiennes aortiques (2482). S'il y en a deux ou un plus grand nombre, elles suivent absolument la même marche.

Les branches transversales entourent le cardia en forme de demi-couronne; les unes se subdivisent sur la partie la plus large de l'œsophage; les autres s'étendent jusqu'au grand cul-de-sac de l'estomac, et s'y anastomosent avec les vaisseaux courts.

2510. *Branches gastriques*. Elles naissent le long de la petite courbure de l'estomac, et se portent sur les deux faces de ce viscère. Leur nombre est indéterminé, et leur volume très variable. Elles se partagent en une grande quantité de rameaux flexueux qui s'enfoncent entre les membranes musculeuse et muqueuse de l'estomac, et s'anastomosent entre eux et avec les deux artères gastro-épiploïques.

2511. Dans beaucoup de sujets, la coronaire stomachique envoie au foie une branche très considérable.

De l'Artère hépatique (Arteria hepatica, Soemm.).

2512. Beaucoup plus grosse que la précédente, elle se dirige transversalement à droite et en avant sous le petit lobe du foie jusqu'auprès du pylore, d'où elle remonte légèrement vers le col de la vésicule du fiel et le sillon transversal du foie. Dans ce trajet, elle ne fournit que deux branches, la pylorique et la gastro-épiploïque droite.

2513. *Artère pylorique.* Elle naît de la partie antérieure de l'hépatique sur le côté droit du pylore, d'où elle remonte, de droite à gauche, le long de la petite courbure de l'estomac, pour s'anastomoser avec la fin de la coronaire stomachique (2508), après un trajet plus ou moins long. Elle fournit aux deux faces de l'estomac et au pylore des rameaux qui s'abouchent avec ceux de l'artère gastro-épiploïque droite.

2514. *Artère gastro-épiploïque droite.* Elle naît à droite et au-dessous du pylore, et sort de la partie inférieure de l'hépatique. Son volume est considérable. Elle descend d'abord verticalement derrière l'estomac jusqu'à sa grande courbure, appuyée en arrière sur la seconde portion du duodénum, et couverte à gauche par le pancréas. Elle marche ensuite de droite à gauche le long de la grande courbure de l'estomac, dans l'épaisseur du feuillet antérieur du grand épiploon, jusqu'à la partie moyenne de cette courbure, où elle s'abouche avec la gastro-épiploïque gauche.

Dans *sa portion verticale,* cette artère donne à droite des rameaux en nombre indéterminé et peu volumineux, qui se jettent dans les parois du duodénum, et, à gauche, une petite branche qui suit transversalement la longueur de la face postérieure du pancréas, dans lequel elle se termine en s'anastomosant avec les branches pancréatiques de la splénique.

Dans sa *portion horizontale*, le long de la grande courbure de l'estomac, elle fournit en haut des rameaux nombreux, qui remontent en serpentant sur les deux faces de ce viscère, et s'y anastomosent avec ceux de la pylorique et de la coronaire stomachique. En bas, elle en envoie quelques-uns qui descendent verticalement entre les feuillets du grand épiploon, et gagnent, en se réfléchissant dans le feuillet postérieur, le bord du colon transverse, où ils s'abouchent avec les artères coliques.

2515. Lorsque l'artère hépatique a fourni ces deux artères, elle gagne le sillon du foie en montant à droite devant la veine porte et derrière le canal hépatique, au côté droit du lobule du foie, et là, elle se divise en deux branches considérables, l'une droite, l'autre gauche.

2516. *Branche droite.* Dirigée en haut et en dehors, elle croise la direction du canal hépatique, au-delà duquel elle fournit l'*Artère cystique*, qui gagne le col de la vésicule du fiel, et se répand dans la partie inférieure des parois de ce réservoir, où elle serpente quelque temps entre les membranes séreuse et muqueuse qui le composent. Cette artère cystique envoie en outre un rameau très considérable entre le foie et la vésicule, pour se distribuer dans l'épaisseur de tous deux.

Après la naissance de l'artère cystique, la branche droite de l'hépatique s'enfonce dans le sillon transversal du foie, et se perd en se ramifiant dans son lobe droit.

2517. *Branche gauche.* Marchant obliquement en haut et en dedans, elle s'enfonce dans le sillon transversal, et se perd dans le lobe gauche et dans le lobule du foie, en accompagnant, comme la précédente, les divisions de la veine porte.

De l'Artère splénique (*Arteria splenica*, Soemm.).

2518. Dans l'adulte elle est plus grosse que l'hépatique; on observe le contraire dans l'enfant. Dès sa naissance, elle marche de droite à gauche, en formant des flexuosités multipliées et très marquées, le long de la partie supérieure du pancréas qui la loge dans un sillon spécial. Elle parvient ainsi à la scissure de la rate, après avoir fourni plusieurs branches qu'on distingue en :

2519. *Branches pancréatiques*. Elles naissent, en nombre peu constant, de la partie inférieure de la splénique, s'enfoncent perpendiculairement dans le parenchyme du pancréas, et s'y subdivisent, pour s'unir aux rameaux de l'artère pancréatique fournie par la gastro-épiploïque droite (2514).

2520. *Branche gastro-épiploïque gauche*. Elle naît du tronc même de l'artère splénique, ou seulement de l'une des branches qui la terminent; son volume est ordinairement égal à celui de la gastro-épiploïque droite : mais souvent il est beaucoup plus considérable, en sorte qu'elle paraît être véritablement la suite de l'artère qui lui donne naissance, et dont la direction serait changée. Elle remonte d'abord un peu à gauche vers le grand cul-de-sac de l'estomac, est cachée pendant quelque temps par lui, et descend ensuite le long de la grande courbure. Dès son origine, elle jette quelques ramifications dans le pancréas; mais, le long de la grande courbure, elle envoie en haut, sur les deux faces de l'estomac, et en bas, dans le grand épiploon, des rameaux plus considérables, et qui se comportent absolument comme ceux de la gastro-épiploïque droite, avec laquelle elle s'anastomose vers le milieu de la grande courbure (2514).

2521. A quelque distance de la scissure de la rate, l'artère se partage en deux ou trois branches qui se subdivisent elles-mêmes en sept ou huit rameaux qui, divergeant entre eux, suivant une ligne droite longitudinale, et renfermés d'abord entre deux feuillets du péritoine, gagnent la face interne de la rate après deux pouces de chemin environ. Ils pénètrent dans ce viscère par autant d'ouvertures séparées, que l'on remarque le long de sa scissure; bientôt ils se subdivisent à l'infini en s'anastomosant entre eux par arcade, et semblent constituer en grande partie le tissu propre de l'organe.

2522. *Vaisseaux courts* (*Vasa breviora*). On nomme ainsi des rameaux assez volumineux, mais très peu longs, qui proviennent des branches de terminaison de l'artère splénique avant leur entrée dans la rate, et vont aussitôt gagner la grosse extrémité de l'estomac, près du cardia, d'où ils se répandent sur les deux faces de cet organe, en s'anastomosant avec les rameaux œsophagiens transverses de la coronaire stomachique (2508) : de cette manière, ils servent à compléter le cercle artériel qui enveloppe le cardia.

d. De l'Artère mésentérique supérieure (*Art. mesaraica superior*, SOEMM.).

2523. Elle naît de la partie antérieure et droite de l'aorte, fort peu au-dessous de la cœliaque, qu'elle égale presque en grosseur, mais qu'elle surpasse de beaucoup en longueur. Elle descend aussitôt un peu à gauche et en devant, derrière le pancréas et devant la troisième portion du duodénum, et va, en passant derrière le mésocolon transverse et à son côté gauche, gagner l'extrémité supérieure du mésentère, entre les deux replis duquel elle s'engage en se dirigeant en bas et à droite, et en décrivant une courbure fort alongée, dont la convexité est tournée à gauche et en avant, et se rapproche d'autant plus de l'intestin qu'on l'examine plus inférieurement. Vers la fin de l'iléon, l'artère mésentérique supérieure, devenue très grêle, s'anastomose avec la branche inférieure de l'artère colique droite inférieure.

2524. Près de son origine, elle donne de très petites branches qui vont au duodénum et au pancréas, et qui communiquent avec des rameaux de la splénique et de l'hépatique. Mais, dans le mésentère, elle fournit une grande quantité de branches volumineuses, qu'on peut distinguer en celles qui proviennent de sa concavité, et en celles qui émanent de sa convexité.

Branches que donne l'Artère mésentérique supérieure par sa convexité, ou

Artères coliques droites.

2525. *Artère colique droite supérieure* (*Art. mésocolique,* Chauss.). Elle naît de la partie droite et un peu antérieure de la mésentérique supérieure, au moment où celle-ci passe à côté du mésocolon transverse. Elle se porte aussitôt de derrière en devant, entre les deux lames de ce repli, et se dirige horizontalemnt jusqu'auprès de la partie moyenne du colon transverse. Là, elle se divise en deux branches qui s'écartent l'une de l'autre à droite et à gauche, en formant un angle plus ou moins ouvert. La droite marche le long de la partie droite de l'arc du colon, et s'anastomose bientôt avec un rameau de la colique droite moyenne; la gauche suit la partie correspondante du même intestin, et, dans la région lombaire, s'abouche avec la branche ascendante de la colique gauche supérieure.

2526. *Artère colique droite moyenne* (*Art. colique droite,* Chauss.). Elle naît un peu au-dessous de la précédente, qui la fournit quelquefois, et se dirige obliquement à droite, en avant et un peu en haut dans le mésocolon.

Parvenue près de la partie supérieure du colon lombaire droit, elle se divise, comme la précédente, en deux branches, dont l'une se recourbe à gauche et s'abouche avec la branche droite de la colique supérieure (2525), tandis que l'autre descend s'unir au rameau ascendant de la colique droite inférieure.

2527. *Artère colique droite inférieure* (*Artère cœcale*, Chauss.). Elle est un peu plus volumineuse que la dernière, dont elle se trouve fort rapprochée à son origine. Dirigée transversalement à droite dans le mésocolon, elle se divise, près du cœcum, en trois branches. La première se courbe de bas en haut, et communique avec la branche descendante de la colique droite moyenne; la seconde descend dans le mésentère, et s'unit à l'extrémité de l'artère mésentérique supérieure elle-même (2523), la troisième est transversale, et naît de l'angle des deux autres; elle gagne la partie postérieure du colon et du cœcum, au moment où ces deux intestins s'abouchent. De là, elle envoie un ramuscule dans le repli péritonéal de l'appendice vermiforme: ce ramuscule, en descendant, forme une petite arcade, de la convexité de laquelle partent des ramifications parallèles qui vont se perdre dans les parois de l'appendice. Ensuite elle se partage en deux rameaux, dont l'un remonte derrière le colon, tandis que l'autre descend derrière le cœcum: tous les deux se divisent en une multitude de ramuscules qui appartiennent aux parois de ces intestins.

2528. En s'anastomosant les unes avec les autres, comme nous l'avons indiqué, les artères coliques droites forment des arcades distinctes, dont la convexité est tournée du côté de l'intestin, et dont la concavité regarde le mésocolon. Par leur concavité, ces arcades ne donnent naissance à aucun rameau, mais il en part un très grand nombre de leur convexité. Ceux-ci, pour la plupart, en quittant les arcades, se dirigent parallèlement les uns aux autres juqu'au colon ; mais plusieurs d'entre eux suivant une direction oblique, se rencontrent et s'anastomosent de manière à constituer des aréoles de diverses figures, d'où naissent d'autres rameaux secondaires qui vont directement à l'intestin. Lorsqu'ils y sont parvenus, ils se divisent, sur ses deux faces en ramuscules ténus qui s'enfoncent au-dessous de la tunique séreuse, et forment dans les deux autres tuniques un réseau très fin. Ceux qui appartiennent au cœcum sont beaucoup plus rapprochés et plus nombreux que ceux du colon.

Branches qui naissent de la convexité de l'Artère mésentérique supérieure.

2529. Leur nombre est très variable ; mais il s'étend communément de quinze à vingt ; leur volume et leur longueur vont en diminuant des supérieures vers les inférieures, qui ne sont plus que des rameaux assez ténus. Elles se dirigent toutes plus ou moins obliquement en bas et à gauche entre les deux lames du mésentère, en se rapprochant de l'intestin grêle, auquel elles sont destinées ainsi qu'au dernier tiers du duodénum. Au bout d'un assez court trajet, chacune d'elles se partage en deux rameaux qui s'écartent en se recourbant, et s'unissent par arcades avec ceux des branches voisines. De la convexité de ces arcades primitives, il naît d'autres rameaux plus petits, qui se divisent bientôt eux-mêmes également, et constituent des arcades secondaires par de nouvelles anastomoses semblables aux premières. Ces secondes arcades donnent, de même, origine à de troisièmes rameaux qui forment de troisièmes arcades, et de celles-ci il en naît d'un quatrième ordre, qui en produisent elles-mêmes un cinquième, tout près de l'intestin.

2530. Tous ces rameaux constituent ainsi dans le mésentère une espèce de réseau, dont les aréoles, très multipliées, sont diversement configurées et d'une grandeur très variable. Ces aréoles sont elles-mêmes parsemées de rameaux très fins qui vont d'une branche à l'autre, et qui donnent en chemin des ramifications au mésentère et à ses ganglions lymphatiques.

2531. Près du bord de l'intestin grêle, dans le lieu où les deux lames du mésentère laissent entre elles un intervalle triangulaire, le réseau vasculaire que nous avons décrit, cesse tout à coup, et fournit un grand nombre de ramuscules parallèles qui se portent directement sur les deux faces de l'intestin, et qui s'enfoncent dans le tissu cellulaire intermédiaire aux tuniques muqueuse et musculeuse. Là, ils se ramifient et se subdivisent à l'infini, et prennent l'apparence de petits arbrisseaux. Lorsqu'ils sont arrivés au bord convexe de l'intestin, ceux d'un côté s'anastomosent avec ceux du côté opposé, de manière à représenter des espèces d'anneaux.

2532. Les ramifications capillaires que la membrane muqueuse reçoit de toutes ces petites branches forment à sa surface un réseau de la plus grande finesse, qui se répand dans les valvules conniventes et dans les villosités qu'elle présente.

d. *De l'Artère mésentérique inférieure* (*Art. mesaraica inferior*, SOEMM.).

2533. Du même volume à peu près que la supérieure, elle naît beaucoup plus bas de la partie antérieure et gauche de l'aorte, à un pouce et demi de sa terminaison. Elle descend d'abord un peu à gauche, derrière le feuillet du péritoine qui va former la lame correspondante du mésentère, puis, se recourbant à droite, elle s'engage dans l'épaisseur du mésocolon iliaque (2183), en formant une courbure beaucoup moins étendue que celle de la mésentérique supérieure, et dont la convexité regarde aussi à gauche. Arrivée à la marge du bassin, elle se prolonge dans l'écartement postérieur du mésorectum, et parvient jusqu'auprès de l'anus.

2534. La concavité de la courbure formée par l'artère mésentérique inférieure ne produit aucune branche, mais il en sort une grande quantité de sa convexité. Parmi celles-ci, les trois principales ont reçu le nom d'*Artères coliques gauches*.

2535. *Artère colique gauche supérieure* (*Grande colique gauche*, Chauss.). Elle est la plus volumineuse des trois, et naît vis-à-vis la bifurcation de l'aorte. Dirigée presque transversalement à gauche, elle parvient près du colon lombaire du même côté, et là se partage en deux branches, dont l'une remonte jusqu'au colon transverse, et s'anastomose avec la branche gauche de la colique droite supérieure (2525), tandis que l'autre descend dans le mésocolon iliaque et s'y abouche avec la branche ascendante de la colique gauche moyenne.

2536. *Artère colique gauche moyenne*. Elle naît souvent de la précédente et manque quelquefois. Elle se dirige vers la première courbure de l'S iliaque du colon, et là se divise en deux branches, dont l'une remonte pour former une arcade avec la branche descendante de la colique gauche supérieure, tandis que l'autre s'unit à une des branches de la colique gauche inférieure.

2537. *Artère colique gauche inférieure* (*Petite colique gauche*, Chauss.). Elle se dirige vers la partie moyenne de l'S du colon, et se partage également en deux branches. La supérieure monte former une arcade avec la précédente; l'inférieure descend s'unir avec un des rameaux fournis dans le mésorectum par la mésentérique inférieure.

2538. Ces artères coliques gauches, parvenues à l'intestin, se comportent absolument comme celles du côté droit (2528), c'est-à-dire qu'après avoir formé des arcades auxquelles ont succédé quelques aréoles, elles envoient sur les deux faces du colon des rameaux parallèles d'abord; et ensuite divisés un grand nombre de fois.

2539. Après avoir fourni les trois artères coliques gauches, la mésentérique inférieure en donne quelques autres plus petites et fort irrégulières sous tous les rapports; et bientôt après se divise en deux branches qui descendent le long de la face postérieure du rectum et qu'on appelle *Artères hémorrhoïdales supérieures* (*Artères du rectum*, Chauss.). Ces deux artères, d'abord superficielles, se cachent bientôt après dans le plan des fibres charnues longitudinales de l'intestin, diminuent progressivement de volume, et finissent par des rameaux très fins, après en avoir donné latéralement un grand nombre qui embrassent de derrière en devant la circonférence du rectum, et s'anastomosent sur sa partie antérieure, soit entre eux, soit avec les artères hémorrhoïdales moyennes et inférieures. Quelques-uns abandonnent le rectum sur ses côtés, et vont communiquer avec les artères sacrées latérales.

Branches qui sont fournies latéralement par l'Aorte abdominale.

a. *Des Artères capsulaires moyennes* (*Art. surrénales*, Chauss.).

2540. Ces artères, au nombre de deux, une de chaque côté, sont appelées moyennes, pour les distinguer de celles que les diaphragmatiques en haut, et les rénales en bas, envoient aux capsules surrénales. Leur volume est très peu considérable, et elles sortent des parties latérales de l'aorte un peu au-dessus des rénales. Quelquefois elles sont produites par la cœliaque. Dirigées transversalement sur les côtés de la colonne vertébrale, elles gagnent le bord antérieur des capsules, et se divisent en plusieurs branches qui se répandent sur les deux faces de ces organes, et se ramifient dans leur épaisseur. Avant d'y être arrivées, elles jettent souvent plusieurs ramuscules dans les piliers du diaphragme et dans la masse de tissu adipeux qui enveloppe les reins. La gauche en donne en outre quelques-uns au colon et à la rate; la droite, au duodénum et au foie.

b. *Des Artères rénales ou émulgentes.*

2541. Très volumineuses et très courtes, ordinairement au nombre de deux, une de chaque côté, elles naissent au-dessous des artères capsulaires et mésentérique supérieure, en formant avec l'aorte un angle plus ou moins droit. La gauche est communément un peu plus antérieure et plus élevée que la droite. Plongées dans un tissu cellulaire graisseux très abondant, dirigées transversalement sur les côtés du corps des vertèbres, recouvertes par la veine rénale et par le péritoine des deux côtés, et à droite seulement, par la veine cave inférieure, elles arrivent, après un trajet assez court, à la scissure du rein, où elles se divisent en deux, trois ou quatre branches considérables.

2542. Avant d'y parvenir, elles ne donnent que des rameaux fort déliés et en nombre indéterminé, qui remontent vers les capsules surrénales, ou se perdent, sous le nom d'*Artères adipeuses*, dans la graisse environnante. Souvent aussi, cependant, elles fournissent les spermatiques.

2543. Les trois ou quatre branches qui terminent chaque artère rénale s'écartent les unes des autres, et s'introduisent dans le rein, entre le bassinet, qui est en arrière et en bas, et les racines de la veine rénale, qui sont en devant. Bientôt elles se partagent elles-mêmes en un nombre considérable de rameaux qui se portent entre les parois du bassinet et le parenchyme du rein, et se subdivisent autour des calices en une certaine quantité de ramuscules. Ceux-ci contournent chaque faisceau de tubes qui doit former un des mamelons du rein, et s'anastomosent entre eux de manière à constituer une arcade sensible, dont la convexité est tournée vers la substance corticale, qui en reçoit une multitude prodigieuse de ramifications.

2544. Chez quelques sujets il y a trois ou quatre artères rénales de chaque côté; mais cette disposition est assez rare.

c. *Des Artères spermatiques* (*Art. testiculaires et Art. de l'ovaire*, Chauss.).

2545. Au nombre de deux, une de chaque côté, très grêles et très longues, elles proviennent des parties antérieure ou latérales de l'aorte, et quelquefois des rénales. Elles ne sortent pas toujours de l'aorte toutes les deux au même niveau, mais assez souvent l'une est plus élevée que l'autre. Dans tous les cas, au reste, formant avec elle un angle très aigu en bas, elles descendent presque verticalement, et seulement un peu en dehors, sur les côtés de la colonne vertébrale, au-devant des muscles psoas et des uretères, dont elles croisent la direction, et derrière le péritoine. La droite, de plus, passe en arrière ou au-devant de la veine cave inférieure. Leur marche est extrêmement flexueuse. Elles s'accolent bientôt après aux veines spermatiques, et se comportent bien différemment dans l'Homme et dans la Femme, après avoir toutefois donné, dans l'un et dans l'autre sexe, des rameaux très petits à la graisse et aux ganglions lymphatiques des environs, ainsi qu'aux parois des uretères et au péritoine.

2546. *Dans l'Homme*, l'artère spermatique, placée à côté du conduit déférent, sort par l'anneau inguinal et se rend au testicule, en donnant en chemin des ramifications aux diverses parties qui constituent le cordon des vaisseaux spermatiques. Au moment de se terminer, elle se divise en deux faisceaux de rameaux, dont l'un va à l'épididyme et l'autre au testicule. Les premiers pénètrent par la tête de l'épididyme, se répandent dans ce corps, et donnent quelques ramifications à la tunique albuginée et à la substance du testicule. Les seconds pénètrent dans le testicule par son bord supérieur, et donnent à la tunique albuginée une grande quantité de ramifications, qui se perdent ensuite sur les cloisons fibreuses intermédiaires aux masses des conduits séminifères.

2547. *Dans la Femme*, après avoir croisé le bord du muscle psoas, l'artère spermatique s'enfonce dans le bassin et se porte à l'ovaire. La plupart de ses rameaux se perdent dans le tissu de cet organe; les autres se répandent dans la trompe de Fallope, dans le ligament rond et sur les côtés de l'utérus, où ils s'anastomosent avec les artères utérines.

d. *Des Artères lombaires.*

2548. Elles sont ordinairement au nombre de quatre de chaque côté; assez souvent cependant on en rencontre cinq, et quelquefois trois seulement. Leur volume est toujours plus considérable que celui des inter-costales. Elles proviennent autant de la partie postérieure que des côtés de l'aorte, et elles se dirigent plus ou moins transversalement en dehors sur le milieu du corps des quatre premières vertèbres lombaires, étant couvertes par le muscle grand psoas, ou par les piliers du diaphragme. Parvenues à la base des apophyses transverses, elles se divisent en une branche dorsale ou postérieure, et en une branche lombaire proprement dite ou antérieure, après toutefois avoir donné quelques ramuscules aux corps des vertèbres, au tissu cellulaire, aux ganglions lymphatiques lombaires, aux piliers du diaphragme et aux muscles psoas.

2549. Les branches dorsales des quatre artères lombaires sont très grêles; elles envoient d'abord dans le canal vertébral un rameau qui se distribue à la moelle et à ses enveloppes, et s'enfoncent ensuite dans l'épaisseur de la masse charnue du muscle sacro-spinal, où elles se perdent en répandant quelques ramifications dans les muscles intertransversaires et transversaires épineux, et dans les téguments. Elles s'anastomosent entre elles.

Branches antérieures des Artères lombaires.

2550. *Première Artère lombaire.* Elle se porte en dehors, au-dessous du bord inférieur de la douzième côte, en suivant exactement l'insertion du diaphragme; ensuite elle se recourbe en bas, et descend presque verticalement entre le péritoine et le muscle transverse de l'abdomen, dans lequel elle se perd.

2551. *Seconde Artère lombaire.* Sa branche antérieure, d'un petit volume, descend dans l'épaisseur du muscle carré des lombes et s'y ramifie.

2552. *Troisième Artère lombaire.* Sa branche antérieure, très grosse, s'enfonce entre les muscles carré des lombes et transverse de l'abdomen, se recourbe vers la crête iliaque, et se divise, vers le tiers postérieur de celle-ci, en deux rameaux volumineux qui traversent les muscles larges de l'abdomen près de leurs attaches, et descendent en arrière dans les muscles fessiers, où ils se perdent, en communiquant avec les rameaux de l'artère fessière.

2553. *Quatrième Artère lombaire.* Sa branche antérieure, encore plus considérable que celle de la précédente, se dirige transversalement entre les muscles grand psoas et carré des lombes, le long de l'attache inférieure de ce dernier, jette des rameaux volumineux sur le muscle iliaque, passe au-dessus de la crête iliaque, et se disperse également dans les muscles fessiers.

Des Artères qui terminent inférieurement l'Aorte.

a. *De l'Artère sacrée moyenne ou antérieure* (*Arteria sacra media*, Soemm.; *Artère médiane du sacrum*, Chauss.).

2554. Elle naît de la partie postérieure de l'aorte, un peu au-dessus de sa bifurcation, au-devant de la quatrième vertèbre lombaire. Son volume est à peu près le même que celui des artères lombaires; mais souvent il est beaucoup moindre. Elle descend verticalement et en serpentant sur l'articulation sacro-vertébrale et sur la face antérieure du sacrum, placée, suivant le trajet de la ligne médiane du corps, derrière le rectum, les vaisseaux hémorrhoïdaux supérieurs et les nerfs du plexus hypogastrique. Elle est fort grêle lorsqu'elle arrive au coccyx; et se termine vers le sommet de cet os, en s'anastomosant par deux arcades avec les artères sacrées latérales, et en jetant des ramuscules dans la graisse qui entoure le rectum et dans le muscle ischio-coccygien.

2555. L'artère sacrée moyenne fournit un grand nombre de branches latérales. Les premières tiennent souvent lieu d'une des artères lombaires inférieures; ordinairement très petites et fort irrégulières, elles communiquent avec les artères iléo-lombaires. Les autres, plus volumineuses, naissent à droite et à gauche, au milieu de chaque fausse vertèbre du sacrum. Droites ou flexueuses, elles se dirigent transversalement en dehors, et se réunissent, près des trous sacrés antérieurs, avec les branches des artères sacrées latérales. Quelquefois elles passent par ces trous et vont se répandre sur les derniers nerfs vertébraux. Dans leur trajet, elles fournissent beaucoup de ramifications au périoste du sacrum.

b. *Des Artères iliaques primitives* (*Arteriæ iliacæ communes*, Sœmm.; *Artères pelvi-crurales*, Chauss.).

2556. Elles résultent de la bifurcation de l'aorte, au niveau du corps de la quatrième vertèbre lombaire, ou sur le fibro-cartilage qui unit cette vertèbre à la cinquième. Elles ont un volume égal, et elles descendent, en s'écartant l'une de l'autre à angle aigu et en se dirigeant un peu en avant, jusqu'aux symphyses sacro-iliaques, où elles se divisent chacune en deux artères considérables qu'on appelle *hypogastrique* et *iliaque externe*. Dans la Femme, en raison de la largeur du bassin, les deux artères iliaques primitives forment un angle plus ouvert que dans l'Homme.

2557. L'artère iliaque primitive droite passe devant la fin de la veine du même nom, et recouvre en grande partie la veine cave inférieure. La gauche est côtoyée en dedans et en arrière par la veine iliaque primitive gauche, et n'est recouverte que par le péritoine. Les uretères croisent, à angle aigu et en avant, la direction de chacune d'elles. En dehors, elles sont toutes deux appliquées contre les muscles psoas.

2558. Dans leur trajet, ces artères ne fournissent aucune branche. Elles donnent seulement quelques rameaux très déliés aux parois des veines iliaques, au péritoine, aux ganglions lymphatiques lombaires et aux uretères.

De l'Artère hypogastrique ou iliaque interne (*Art. pelvienne*, Chauss.).

2559. Un peu moins grosse que l'iliaque externe, elle s'enfonce presque verticalement dans l'excavation du bassin, au-devant de la symphyse sacro-iliaque, et, se dirigeant un peu en avant, elle forme une légère courbure dont la convexité est postérieure. Au bout d'un fort court trajet, elle se partage en un très grand nombre de branches, qui naissent tantôt séparément, et tantôt par des troncs communs, et qu'on distingue en postérieures, antérieures, internes et inférieures.

Branches postérieures de l'Artère hypogastrique.

a. *De l'Artère ilio-lombaire* (*Art. iliaco-musculaire*, CHAUSS.).

2560. Elle provient de l'hypogastrique, au niveau de la base du sacrum, ou sort un peu plus bas de la fessière. Son volume varie beaucoup. Elle remonte un peu en dehors et en arrière, au-devant du nerf lombo-sacré (1800), et derrière le muscle psoas, qui en reçoit quelques ramifications. Parvenue vers le bord antérieur de la base du sacrum, elle se divise en deux branches, l'une ascendante, l'autre transversale.

2561. *Branche ascendante*. Elle remonte verticalement entre le muscle psoas, l'os des îles et la dernière vertèbre, et se termine en s'anastomosant avec une branche de la quatrième ou de la cinquième artère lombaire. Elle jette des ramifications dans les muscles psoas, iliaque et carré des lombes, dans le périoste du sacrum et de l'os des îles. Un de ses rameaux principaux entre dans le canal vertébral, au-dessous de la quatrième ou de la cinquième vertèbre des lombes, et se distribue à la dure-mère et aux nerfs qui terminent la moelle, en s'anastomosant avec l'artère du côté opposé, la sacrée latérale et la dernière lombaire.

2562. *Branche transversale*. Elle se porte en dehors, entre les muscles psoas et iliaque, et se subdivise presque aussitôt en deux ordres de rameaux : les uns *superficiels*, se répandent sur la face antérieure du muscle iliaque, au-dessous du péritoine, et vont s'anastomoser en avant avec la circonflexe iliaque; les autres, *profonds*, pénètrent dans le muscle, et se distribuent dans tous les sens à ses fibres charnues et au périoste de la fosse iliaque. Un d'eux, assez volumineux, s'introduit dans le tissu spongieux de l'os des îles, par le trou que l'on observe au milieu de cette fosse.

b. de l'Artère sacrée latérale.

2563. Tantôt il n'y en a qu'une seule de chaque côté, et tantôt, et même le plus souvent, on en rencontre deux. Elle naît de l'hypogastrique elle-même, ou de la précédente, ou de la fessière. Dirigée obliquement en dedans et en bas, elle descend au-devant des trous sacrés antérieurs, et parvient au sommet du coccyx, où elle s'anastomose par arcade avec la sacrée moyenne. Quelquefois elle ne va point aussi loin, mais elle passe par le troisième ou le quatrième trou sacré, et se perd sur la moelle et dans les muscles des gouttières du sacrum. Ses rameaux sont externes et internes.

2564. *Rameaux externes* ou *postérieurs*. Ce sont les plus volumineux. Ordinairement au nombre de quatre, ils s'introduisent dans le canal sacré par les trous sacrés antérieurs et se partagent bientôt chacun en deux rameaux secondaires, dont l'un se porte sur la paroi antérieure du canal sacré, donnant des ramifications à la membrane qui le tapisse et au renflement gangliforme des nerfs sacrés, tandis que l'autre sort par le trou sacré postérieur, et se perd dans les muscles des gouttières vertébrales. Ceux d'un côté communiquent ordinairement avec ceux du côté opposé.

2565. *Rameaux internes*. Ils répandent leurs ramifications dans les nerfs et les ganglions sacrés, dans le muscle pyramidal, et sur le périoste du sacrum. Ils s'anastomosent au-devant de cet os avec les branches latérales de la sacrée moyenne.

b. *De l'Artère fessière ou iliaque postérieure.*

2566. C'est une des plus grosses branches de l'hypogastrique, dont elle naît un peu au-dessous des précédentes, qui sont souvent fournies par elle. Dirigée en bas, en dehors et en arrière elle sort du bassin par la partie supérieure de l'échancrure sciatique, au-dessus du muscle pyramidal, entre le nerf lombo-sacré et la branche antérieure du premier nerf sacré. Elle gagne la partie postérieure du bassin, est couverte par le muscle grand fessier, et, près du bord postérieur du muscle petit fessier, elle se divise en deux branches, l'une superficielle et l'autre profonde.

2567. Avant de sortir du bassin, cette artère envoie quelques ramuscules au rectum, au muscle pyramidal et au tissu cellulaire voisin.

2568. *Branche superficielle.* Elle se porte un peu en dehors, entre les muscles grand et moyen fessiers, et se partage en beaucoup de rameaux qui se répandent dans leur épaisseur, et dans le ligament sacro-sciatique postérieur. Quelques-uns d'entre eux parviennent à l'origine du muscle sacro-spinal et aux téguments. Il y en a qui s'anastomosent avec ceux de l'artère sciatique.

2569. *Branche profonde.* Elle monte de derrière en devant, entre les muscles moyen et petit fessiers, donne d'abord un rameau nourricier à la partie postérieure de l'os des îles, et se divise bientôt en trois branches secondaires. — L'une, supérieure, suit la direction du bord convexe du muscle petit fessier, se rapproche de la crête iliaque, et forme une grande arcade qui se termine près de l'épine antérieure et supérieure, après avoir fourni de nombreux rameaux au muscle moyen fessier par sa convexité, et au petit fessier par sa concavité. — La seconde, moyenne et transversale, beaucoup plus grosse, passe sur ce dernier muscle, dont elle est séparée par beaucoup de graisse : elle lui donne des rameaux, et ensuite elle se jette dans le moyen fessier jusqu'auprès du grand trochanter. — La troisième enfin, inférieure et du même volume que la supérieure, donne d'abord quelques rameaux aux muscles pyramidal et petit fessier. Elle descend ensuite sur ce dernier, traverse ses fibres, passe sur l'os des îles, s'engage au-dessous du muscle tenseur de l'aponévrose crurale et se perd sur la capsule de l'articulation ilio-fémorale et dans les muscles moyen et petit fessiers et crural antérieur, en s'anastomosant avec des rameaux de l'artère fémorale.

Branches antérieures de l'Artère hypogastrique.

a. *De l'Artère ombilicale.*

2570. Dirigée obliquement en avant et en dedans jusque sur la partie latérale et supérieure de la vessie, elle se recourbe aussitôt pour remonter derrière la paroi antérieure de l'abdomen, où elle est renfermée dans un repli du péritoine et d'où elle se dirige vers l'ombilic, en se rapprochant de l'ouraque et de celle du côté opposé.

2571. Dans l'adulte, cette artère est pour ainsi dire oblitérée; au-delà de la vessie, elle ne reçoit plus de sang, et se trouve changée en un véritable ligament jusqu'à l'ombilic : encore, dans la première portion de son trajet, ses parois sont-elles tellement épaisses qu'elles ne laissent plus apercevoir la couleur du fluide qu'elles contiennent.

2572. Mais chez le fœtus, son volume est considérable, et elle paraît être véritablement la continuation du tronc de l'hypogastrique : lorsqu'elle est parvenue à l'ombilic, elle sort par cette ouverture, fait partie du cordon ombilical, et gagne le placenta, en se contournant sur elle-même un grand nombre de fois. Elle semble alors fournir toutes les autres branches de l'hypogastrique, tandis qu'après la naissance elle ne donne que quelques rameaux vésicaux et utérins très déliés.

b. *Des Artères vésicales.*

2573. Leur nombre et leur origine offrent beaucoup de variétés. Toujours l'artère ombilicale en donne trois ou quatre qui se ramifient dans les parois de la vessie et s'y anastomosent entre elles et avec les branches voisines. Les artères hémorrhoïdale moyenne, honteuse interne, obturatrice en fournissent d'autres. Mais l'hypogastrique en produit une un peu plus volumineuse (*Artère vésico-prostatique*, Chauss.), qui gagne le bas-fond de l'organe, et lui envoie de nombreux rameaux, ainsi qu'au commencement de l'urèthre, et chez l'Homme, à la prostate, aux vésicules séminales et au conduit déférent. Ses dernières ramications parviennent jusqu'au rectum,

c. *De l'Artère obturatrice* (*Art. sous-pubio-fémorale*, Chauss.).

2574. Elle naît le plus communément de l'hypogastrique ou de la fessière; mais quelquefois elle est produite par l'épigastrique, et, dans ce dernier cas, elle descend verticalement derrière l'os des îles jusqu'au trou sous-pubien. Dans le premier, qui est, nous le répétons, le plus ordinaire, elle se dirige en avant et en dehors, puis se contourne horizontalement dans l'excavation du bassin, sur le muscle obturateur interne, au-dessous du nerf du même nom, avec lequel elle sort du bassin par l'espace vide que laisse la membrnae obturatrice. Dans ce trajet, elle est légèrement flexueuse.

2575. Près de son origine, elle donne un rameau assez volumineux qui remonte sous le nerf obturateur, parvient dans la fosse iliaque, et se répand profondément dans le muscle de ce nom. Elle jette ensuite un grand nombre de ramuscules dans le muscle obturateur interne, sur les ganglions lymphatiques voisins, et quelquefois sur la vessie. Immédiatement avant de s'engager dans le trou sous-pubien, elle donne une petite branche qui se porte derrière la symphyse du pubis, qui répand quelques ramifications sur le périoste, et qui s'anastomose avec une branche semblable de l'obturatrice opposée.

2576. A sa sortie du bassin, sur le bord supérieur du muscle obturateur externe, l'artère obturatrice se partage en deux branches, l'une postérieure, l'autre antérieure.

2577. *Branche postérieure.* Elle descend le long du bord externe du trou sous-pubien, placée entre les deux muscles obturateurs, dans lesquels elle se perd quelquefois sur-le-champ. Mais ordinairement elle parvient jusqu'à la tubérosité sciatique, se recourbe en dehors au-dessous du muscle carré crural, et gagne transversalement la partie postérieure de la cuisse, où elle donne plusieurs rameaux à l'articulation ilio-fémorale, et où elle s'anastomose avec la branche descendante de l'ischiatique. Elle se perd dans les muscles environnants; mais il s'en détache un petit rameau très-remarquable, qui pénètre dans la cavité cotyloïde par son échancrure inférieure, et va se distribuer au tissu cellulaire rougeâtre qui remplit l'arrière-fond de cette cavité.

2578. *Branche antérieure.* Elle descend entre les muscles premier et second adducteurs, et leur donne des rameaux, ainsi qu'au troisième, et aux muscles obturateur externe, pectiné, droit interne, et aux téguments de la région supérieure et interne de la cuisse et des parties génitales. Elle finit en s'anastomosant avec un rameau de la circonflexe interne, ou en se perdant dans les muscles et dans la peau. Près de sa naissance, elle envoie une petite branche qui descend, le long du bord interne du trou sous-pubien, s'anastomoser avec un rameau de la branche postérieure; en sorte que ce trou est entouré véritablement par un cercle artériel complet.

Branches internes de l'Artère hypogastrique.

a. *De l'Artère hémorrhoïdale moyenne.*

2579. Elle manque quelquefois, et est plus constante chez la Femme que dans l'Homme. Son volume et son origine varient beaucoup, car souvent elle provient de l'ischiatique ou de la honteuse interne. Elle descend obliquement sur la partie antérieure du rectum, derrière le bas-fond de la vessie dans l'Homme, et derrière le vagin dans la Femme. Elle se partage en un grand nombre de rameaux qui se répandent dans ces diverses parties, et s'anastomosent supérieurement avec les rameaux hémorrhoïdaux de la mésentérique inférieure, et inférieurement avec ceux de la honteuse interne.

b. *De l'Artère utérine.*

2580. Son volume est toujours en rapport avec l'état de développement plus ou moins grand de l'utérus; en sorte que souvent elle est fort petite, et que dans d'autres circonstances, à la fin de la grossesse, par exemple, elle a un calibre plus prononcé que celui d'aucune autre branche de l'hypogastrique. Elle naît de l'hypogastrique, soit isolément, soit avec l'ombilicale, ou de la honteuse interne. Elle se porte d'abord sur la partie latérale et supérieure du vagin, entre lui et la vessie, en donnant à l'un et à l'autre un certain nombre de rameaux. Ensuite elle remonte, dans l'épaisseur du ligament large, sur les côtés de l'utérus, et a une marche extrêmement flexueuse.

Là, elle se divise en un grand nombre de rameaux qui pénètrent dans le tissu de l'organe, se portent transversalement et en serpentant sur ces deux faces, et s'anastomosent sur la ligne moyenne avec ceux du côté opposé. Elle jette aussi sur la trompe de Fallope et sur le ligament rond quelques ramuscules qui s'abouchent avec ceux des artères spermatiques (2545). Il en part aussi communément un qui va au vagin et qui en parcourt souvent toute la longueur.

c. De l'Artère vaginale.

2581. Comme la précédente, elle n'existe que dans la Femme; quelquefois même on ne l'y rencontre point: alors elle est remplacée par des rameaux de l'utérine, des vésicales, de l'hémorrhoïdale moyenne, qui se répandent dans les parois du vagin. Elle naît de l'hypogastrique, de la honteuse interne, de l'ombilicale, de l'hémorrhoïdale moyenne, et quelquefois de l'obturatrice. Elle descend en avant, en fournissant un rameau assez fort à la région latérale de la vessie; puis elle continue sa marche sur le côté du vagin, lui donne de nombreuses branches et parvient jusqu'à son orifice, d'où elle distribue des ramifications aux parties extérieures de la génération.

Branches inférieures de l'Artère hypogastrique.

a. De l'Artère ischiatique (Art. fémoro-poplitée, Chauss.).

2582. Elle naît de l'hypogastrique isolément, ou avec la fessière. Un peu moins volumineuse que celle-ci, elle paraît cependant la véritable continuation du tronc de l'hypogastrique. Dirigée presque verticalement en bas, entre le rectum et les parois du bassin, au-devant du muscle pyramidal, elle sort par la partie inférieure de la grande échancrure sciatique, entre le bord inférieur de ce muscle et le ligament sacro-sciatique antérieur, ayant derrière elle le grand nerf sciatique.

2583. Dans le bassin, cette artère fournit quelques rameaux peu constants au rectum, à la vessie, à la matrice et au muscle releveur de l'anus. Elle donne quelquefois aussi les artères honteuse interne, hémorrhoïdale moyenne et obturatrice.

2584. A sa sortie du bassin, l'artère ischiatique se partage en plusieurs branches considérables. L'une d'elles se porte obliquement en bas et en dedans, en suivant l'attache du muscle grand fessier qui la recouvre, lui donne des rameaux, et arrive vers le coccyx, où elle se perd dans les muscles ischio-coccygien et releveur de l'anus, et dans la graisse. — Une autre se répand dans le tiers inférieur du muscle grand fessier et dans le tissu cellulaire qui entoure la tubérosité sciatique. — La troisième, qui semble continuer le trajet de l'artère, accompagne le nerf sciatique jusqu'à la partie inférieure et postérieure de la cuisse, et donne des rameaux aux muscles grand fessier, carré, jumeaux, biceps, demi-tendineux, demi-membraneux et troisième adducteur. Elle finit en s'anastomosant avec les artères perforantes et circonflexes.

b. *De l'Artère honteuse interne ou génitale* (*Art. pudenda communis*, Soemm.; *Art. sous-pubienne*, Chauss.).

2585. Un peu moins grosse que l'ischiatique, elle est très souvent produite par elle. Elle descend, verticalement et légèrement flexueuse, au-devant du plexus sciatique et du muscle pyramidal, et elle sort du bassin par la partie inférieure de la grande échancrure sciatique, entre le muscle pyramidal et le bord postérieur du muscle releveur de l'anus uni au ligament sacro-sciatique antérieur, n'étant séparée de l'ischiatique que par une couche de graisse. Aussitôt après, elle se porte en bas et en dedans, passe entre les deux ligaments sacro-sciatiques, se recourbe sur l'antérieur qu'elle embrasse en dehors, se place sur la face interne de l'ischion, entre les muscles obturateur interne et releveur de l'anus, marche presque horizontalement en avant et en dedans jusqu'auprès de l'attache commune des muscles ischio-caverneux et transverse du périnée, et là se divise en deux branches, qui se comportent différemment dans l'Homme et dans la Femme, et dont l'une est inférieure et l'autre supérieure.

2586. Dans le bassin, l'artère honteuse interne donne quelquefois naissance à l'hémorrhoïdale moyenne, à l'obturatrice, etc. Mais constamment elle envoie quelques rameaux à la vessie, aux vésiculaires séminales, à la prostate, au commencement de l'urèthre, au rectum, et, dans la Femme, à la partie supérieure du vagin.

2587. Avant sa division, et après sa sortie du bassin, elle donne latéralement des rameaux qu'on peut distinguer en internes et en externes. Ils sont fort nombreux et d'un volume médiocre. Les premiers se répandent au milieu de la graisse abondante qui environne le rectum, et vont se distribuer aux muscles sphincter et releveur de l'anus. Les seconds, beaucoup plus grêles, descendent vers la tubérosité de l'ischion, et se perdent dans l'attache supérieure des muscles fléchisseurs de la jambe et dans les téguments.

2588. *Branche inférieure* (*Artère périnéale*, Chauss.). Plus petite que la supérieure, elle marche de derrière en devant, entre la peau et le muscle transverse du périnée, dans le tissu cellulaire graisseux qui remplit l'espace triangulaire que laissent entre eux les muscles ischio-caverneux et bulbo-caverneux. D'abord plus près de la branche de l'ischion que du raphé, elle se rapproche de ce dernier en avançant, et donne de nombreux rameaux à la moitié antérieure du muscle sphincter de l'anus, et aux muscles transverse du périnée, ischio-caverneux et bulbo-caverneux, ainsi qu'aux téguments. Quelques-uns d'entre eux remontent vers le rectum sous le nom d'*Artères hémorrhoïdales inférieures*, et s'anastomosent avec l'hémorrhoïdale moyenne et avec la terminaison de la mésentérique inférieure.

Ensuite la branche elle-même passe sur le muscle bulbo-caverneux, s'enfonce dans la cloison du dartos, prend le nom d'*Artère de la cloison*, et se distribue au scrotum au dartos, et à la peau de la verge.

2589. *Branche supérieure* (*Art. ischio-pénienne*, Chaussier.). Elle traverse le muscle transverse du périnée et remonte ensuite au-dessus de lui, le long de la branche ascendante de l'ischion. Cachée par le muscle ischio-caverneux : elle parvient à l'intervalle celluleux triangulaire qui sépare les deux racines du corps caverneux, au-devant de la symphyse du pubis, où elle se divise en deux rameaux qu'on appelle *Artère dorsale de la verge et Artère du corps caverneux*.

2590. *Artère transverse du périnée* (*Art. uréthro-bulbaire*, Chauss.). Elle se sépare de la branche supérieure de la honteuse interne, près de l'origine de celle-ci. Son volume varie beaucoup. Elle se dirige en dedans et en avant, au-dessus du muscle transverse du périnée, jusqu'au bulbe de l'urèthre, dans lequel elle s'enfonce en se subdivisant en plusieurs rameaux. Un d'eux pénètre dans le corps caverneux et s'y anastomose avec l'artère caverneuse.

2591. Avant sa division, et après avoir donné la transverse du périnée, la branche supérieure de la honteuse jette des ramuscules dans les muscles obturateur interne, ischio-caverneux et transverse du périnée, et dans les glandes de Cowper.

2592. *Artère du corps caverneux* (*Art. profonde du pénis*, Chauss.). Elle pénètre dans le côté correspondant du corps caverneux, et se divise aussitôt en plusieurs rameaux secondaires qui en parcourent toute la longueur, en répandant, dans tous les sens, un grand nombre de ramifications au milieu du tissu spongieux. Quelques-uns percent la membrane fibreuse, et s'introduisent dans les parois de l'urèthre.

2593. *Artère dorsale de la Verge* (*Art. superficielle du Pénis*, Chauss.). Elle traverse le ligament suspenseur de la verge, dont elle suit la face dorsale, parallèlement à celle du côté opposé ; sa marche est très flexueuse, et elle donne des ramuscules multipliés à la membrane fibreuse du corps caverneux et à la peau. Près du gland, elle se subdivise et se perd dans le tissu de cette partie.

2594. Chez la Femme, la *branche inférieure* de l'artère honteuse interne, après avoir donné des rameaux aux muscles transverse du périnée, sphincter de l'anus et constricteur du vagin, se termine dans l'épaisseur de la grande lèvre.—La *branche supérieure* (*Artère du Clitoris*, Chauss.) monte le long de l'ischion et du pubis, jusqu'à l'intervalle des racines du corps caverneux du clitoris, jette un rameau dans l'espèce de plexus rétiforme qui entoure l'orifice du vagin, et se partage, au-devant de la symphyse du pubis, en deux branches secondaires, dont l'une pénètre dans le corps caverneux du clitoris, tandis que l'autre rampe sur le dos de cet organe.

De l'Artère iliaque externe (*Portion iliaque de la Crurale*, Chauss.).

2595. Née de la bifurcation de l'artère iliaque primitive, elle s'étend jusqu'à l'arcade crurale, où elle change de nom pour prendre celui d'artère fémorale. Elle descend obliquement en dehors, le long de la partie interne et antérieure du muscle psoas, appliquée en arrière et en dedans sur la veine iliaque externe, et recouverte par le péritoine. Ordinairement, elle est droite ; quelquefois cependant elle forme une ou plusieurs courbures plus ou moins étendues.

2596. Dans son trajet, elle ne donne que quelques artérioles déliées au muscle psoas, au péritoine et aux ganglions lymphatiques voisins. Mais, avant de passer sous l'arcade crurale, elle fournit deux branches assez considérables qu'on appelle les *Artères épigastrique* et *circonflexe iliaque*.

a. *De l'Artère épigastrique* (*Art. sus-pubienne*, CHAUSS.).

2597. Elle naît en bas et en dedans de l'iliaque externe, au niveau de l'extrémité supérieure de l'anneau inguinal, un peu au-dessus de l'arcade crurale, au-dessous de l'endroit où le péritoine quitte la paroi antérieure de l'abdomen pour se réfléchir dans la fosse iliaque, et elle se porte aussitôt en dedans et un peu en avant, en décrivant quelques flexuosités. Elle s'engage, presque sur-le-champ, derrière le cordon des vaisseaux spermatiques, dont elle croise la direction et qui en cache l'origine, et elle remonte verticalement en dedans de lui, derrière la partie supérieure et externe de l'anneau inguinal, entre le péritoine et l'aponévrose abdominale. Elle suit encore un peu le bord externe du muscle droit, et, à deux pouces au-dessus du pubis environ, elle passe sur sa face postérieure, qu'elle longe jusqu'à l'ombilic, où elle se termine par plusieurs rameaux.

2598. Près de son origine, l'artère épigastrique fournit quelquefois l'obturatrice, au niveau de l'arcade crurale. Mais elle donne constamment des ramuscules au péritoine, au tissu cellulaire environnant et au cordon des vaisseaux spermatiques. L'un d'eux sort par l'anneau inguinal et se distribue, chez l'Homme, au muscle crémaster, à la tunique vaginale et à la peau du scrotum, en s'anastomosant avec l'artère spermatique, et, chez la

Femme, au ligament rond, au mont de Vénus et à la partie supérieure de la vulve.

7599: Au-delà du cordon des vaisseaux spermatiques, l'artère épigastrique donne de nombreuses branches latérales qui se répandent, en dedans, dans le muscle droit, et, en dehors, dans les autres muscles larges de l'abdomen; elles fournissent beaucoup de ramifications au péritoine, et elles s'anastomosent avec les artères lombaires et les dernières inter-costales. Les rameaux de terminaison vont communiquer avec ceux de la mammaire interne.

b. *De l'Artère circonflexe iliaque ou iliaque antérieure* (*Art. circonflexe de l'ilium*, Chauss.).

2600. Elle sort de la partie externe de l'iliaque externe, tantôt au-dessous, tantôt au niveau de la précédente, qu'elle égale en volume ordinairement. Plongée dans un tissu cellulaire graisseux abondant et cachée par le péritoine, elle monte obliquement en dehors, en se recourbant un peu, le long du bord externe du muscle iliaque, jusqu'au-dessus de l'épine antérieure et supérieure de l'os des îles. Alors, se dirigeant en arrière, elle se partage en deux branches, après avoir donné des *rameaux externes* qui se perdent dans le muscle transverse de l'abdomen, et des *rameaux internes* qui se répandent sur le muscle iliaque en s'anastomosant avec l'iléo-lombaire.

2601. Des deux branches qui terminent cette artère, l'une, *externe*, plus petite, monte entre les muscles transverse et oblique interne de l'abdomen dans lesquels elle se perd: l'autre, *interne*, transversale, plus volumineuse, marche, pendant quelque temps, le long de la crête iliaque, et remonte ensuite un peu obliquement en arrière, entre les muscles transverse et oblique interne de l'abdomen dans lesquels elle se divise, ainsi que dans le grand oblique, en s'anastomosant avec la mammaire interne, les lombaires et les intercostales inférieures.

De l'Artère fémorale ou crurale.

2602. Succédant immédiatement à l'artère iliaque externe, elle commence au-dessous de l'arcade crurale, à peu près au milieu de l'espace qui sépare l'épine antérieure et supérieure de l'os des îles d'avec l'épine du pubis. Dirigée d'abord un peu obliquement à la partie interne et supérieure de la cuisse, elle se contourne en arrière en descendant, et, vers le tiers inférieur de la cuisse, elle s'engage dans la gouttière aponévrotique du muscle grand adducteur (1370), au sortir de laquelle elle prend le nom d'*Artère poplitée*. Elle s'étend donc du milieu de l'arcade crurale à la fin du corps charnu du muscle grand adducteur.

2603. Son *côté antérieur* répond à l'aponévrose crurale, aux téguments, et aux ganglions lymphatiques inguinaux, dans un espace triangulaire que forme en haut l'arcade crurale, en dehors le muscle couturier, en dedans les muscles moyen adducteur et droit interne, c'est-à-dire dans une étendue d'environ quatre pouces. Il est séparé de toutes ces parties par une grande quantité de tissu cellulaire adipeux. Plus bas, il est couvert par le muscle couturier, qui croise sa direction.

2604. Son *côté postérieur* est appuyé tout-à-fait en haut, sur le corps du pubis, dont il est séparé par le muscle pectiné, puis sur ce muscle lui-même, et sur les petit et moyen adducteurs, qui en sont éloignés par une couche épaisse de graisse.

2605. Son *côté externe* correspond d'abord au nerf crural, puis au tendon des muscles psoas et iliaque, qui le sépare de l'articulation ilio-fémorale. Il est ensuite en rapport assez éloigné avec le muscle couturier; et, enfin inférieurement, il est immédiatement appliqué sur la portion interne du triceps-crural, qui le sépare du corps du fémur.

2606. Son *côté interne* est en contact supérieurement avec la veine crurale, puis avec le muscle pectiné, et il est enfin placé entre les muscles premier adducteur et couturier : ce dernier le recouvre tout-à-fait en bas.

2607. On distingue les branches de l'artère fémorale en internes, externes, antérieures et postérieures.

Branches internes de l'Artère fémorale.

Des Artères honteuses externes (*Art. scrotales ou vulvaires*, Chauss.).

2608. Elles sont au nombre de deux, et doivent être distinguées en *superficielle* ou *sous-cutanée*, et en *profonde* ou *sous-aponévrotique*.

2609. La première naît de l'artère fémorale, à une très petite distance de l'arcade crurale. Elle marche transversalement en dedans entre la peau et l'aponévrose crurale, se dirige vers les parties de la génération, et, avant d'y arriver se partage en deux rameaux, l'un *supérieur*, l'autre *inférieur*. — Le premier remonte vers le pubis, et se perd dans la peau de la partie inférieure de l'abdomen, en communiquant avec l'épigastrique et la sous-cutanée abdominale. — Le second se distribue au scrotum et à la peau de la verge dans l'Homme, où il parvient jusqu'au prépuce, et à la grande lèvre correspondante chez la Femme.

2610. La seconde artère honteuse externe naît un peu plus bas de la fémorale ou de la musculaire profonde. Elle descend d'abord obliquement, et marche ensuite transversalement en dedans au-dessous de l'aponévrose crurale, qu'elle perce pour aller gagner le scrotum chez l'Homme, et la grande lèvre chez la Femme : elle s'anastomose avec le rameau inférieur de la précédente. Assez souvent elle est croisée en devant par la veine saphène interne.

2611. Les autres branches internes de la fémorale sont un peu plus volumineuses que les précédentes ; mais elles varient baucoup pour le nombre, l'origine et la disposition. Elles se jettent et se perdent dans les muscles droit interne et moyen adducteur, et dans les téguments.

Branches externes de l'Artère fémorale.

De l'Artère musculaire superficielle.

2612. Elle sort de la fémorale, à peu près au même niveau que la musculaire profonde, qui la produit quelquefois, et se dirige transversalement en dehors, entre les muscles couturier et crural antérieur. Au bout d'un court trajet, elle se divise en *rameaux ascendants* qui remontent en dehors entre les muscles iliaque, couturier et tenseur de l'aponévrose crurale, en se distribuant à eux et au muscle moyen fessier ; et en *rameaux descendants*, qui se perdent dans les muscles couturier et crural antérieur. L'un d'eux peut être suivi jusqu'à la partie inféreiure de ce dernier muscle.

2613. Les autres branches externes de l'artère fémorale sont peu volumineuses et peu nombreuses. Elles se perdent en haut dans les muscles psoas et iliaque, et en bas dans le muscle triceps crural.

Branches antérieures de l'Artère fémorale.

De l'Artère sous-cutanée abdominale (les Inguinales, Chauss.).

2614. Elle existe constamment, et est très grêle et très longue. Elle naît de l'artère immédiatement au-dessous de l'arcade crurale, et remonte aussitôt obliquement en dehors, entre l'aponévrose abdominale et les tégumens, jusqu'au niveau de l'ombilic. Elle donne des rameaux aux ganglions lymphatiques et au tissu cellulaire du pli de l'aine, à la peau et aux muscles de l'abdomen. Elle s'anastomose avec celle du côté opposé, avec l'épigastrique et la mammaire interne.

2615. Les autres branches antérieures de l'artère fémorale sont très déliées, et se distribuent au tissu cellulaire, aux tégumens, ou au muscle couturier.

Branches postérieures de l'Artère fémorale.

De l'Artère musculaire profonde (*Grande musculaire de la cuisse*, Chauss.).

2616. Née de la partie postérieure de la fémorale, à un pouce et demi ou deux pouces au-dessous de l'arcade crurale, vis-à-vis le milieu de l'espace compris entre le pubis et le petit trochanter, elle a un volume considérable et presque égal à celui de la fémorale elle-même. Elle descend obliquement en arrière jusqu'à l'insertion supérieure de la portion moyenne du muscle triceps crural, et, là, elle se détourne en dedans, pour se porter entre le fémur et les muscles moyen et petit adducteurs, jusqu'à la partie moyenne de la cuisse. Elle diminue alors de volume, traverse l'aponévrose du muscle moyen adducteur, gagne la face postérieure du membre et se partage en deux grosses branches, dont l'une entre dans la courte portion du muscle biceps de la cuisse, et l'autre dans le muscle demi-membraneux.

2617. Dans ce trajet, la musculaire profonde fournit en dehors la circonflexe externe, en dedans la circonflexe interne, et en arrière les trois perforantes.

2618. *Artère circonflexe externe* (*Art. sous-trokanté-*

rienne, Chauss.). Elle naît du côté externe de la musculaire profonde, à l'endroit où celle-ci forme un coude pour descendre en dedans. Son volume, assez médiocre en général, égale pourtant quelquefois celui du tronc qui lui donne naissance. Dirigée presque transversalement en dehors, derrière les muscles couturier et crural antérieur, elle se divise bientôt en deux branches, l'une *transversale*, l'autre *descendante*. — La première se contourne sur le haut du fémur, pour aller gagner la partie externe et postérieure de cet os. Là, elle se divise en plusieurs rameaux, dont les uns remontent dans la capsule de l'articulation ilio-fémorale, tandis que les autres se distribuent à la face interne de la portion externe du muscle triceps crural, aux muscles moyen et petit fessiers, tenseur de l'aponévrose crurale, et crural antérieur. — La seconde branche, beaucoup plus grosse, descend le long de la partie antérieure de la cuisse, entre les muscles triceps crural et crural antérieur, et se divise en plusieurs rameaux qui se perdent dans leur épaisseur. Quelques-uns d'entre eux s'étendent jusqu'à la rotule, et s'anastomosent avec les artères articulaires supérieures.

2619. *Artère circonflexe interne* (*Artère sous-trokantinienne*, Chauss.). Plus grosse que la précédente, elle naît de l'origine même de la profonde, à sa partie interne et postérieure. Elle s'enfonce presque aussitôt de devant en arrière entre le muscle pectiné et le tendon des muscles psoas et iliaque réunis; elle se contourne sur la partie interne du col du fémur, en côtoyant le muscle obturateur externe, au-dessus des muscles petit et grand adducteurs. Elle donne plusieurs rameaux à ces différents muscles, aux parties de la génération, à l'articulation ilio-fémorale, et parvient derrière le col du fémur, où elle se partage en deux branches. — L'une, *ascendante*, plus petite, monte obliquement sur le col du fémur, au-devant du muscle carré de la cuisse, et se plonge dans la cavité digitale du grand trochanter, où elle se perd, en se distribuant aux muscles carré, jumeaux et obturateur interne. — L'autre *transversale*, plus volumineuse, se dirige d'abord en dehors, entre le muscle carré crural et le fémur, et se divise en deux rameaux, dont l'un se perd dans l'attache commune des muscles fléchisseurs de la jambe à la tubérosité sciatique, tandis que le second se rend dans la partie supérieure du muscle grand adducteur.

2620. *Artère perforante supérieure.* Elle est plus considérable que les deux autres, et naît de la partie postérieure de la musculaire profonde, au-dessous du petit trochanter. Dirigée en arrière, elle traverse les aponévroses des second et troisième adducteurs, qui en reçoivent des rameaux, et gagne la partie postérieure du fémur où elle se divise en deux branches : l'une monte dans l'épaisseur du muscle grand fessier, tandis que l'autre se répand dans la longue portion du muscle biceps, dans la portion externe du triceps, dans le demi-membraneux, et sur le nerf sciatique. Cette artère s'anastomose avec la circonflexe interne, l'ischiatique et la perforante moyenne.

2621. *Artère perforante moyenne.* Elle naît plus bas que la précédente et lui est inférieure en volume. Elle traverse également les aponévroses des muscles second et troisième adducteurs, et, parvenue à la partie postérieure de la cuisse, se divise en rameaux ascendants qui remontent vers le grand trochanter, dans les muscles grand fessier et triceps crural, et s'y anastomosent avec ceux de la précédente; et en rameaux descendants qui vont aux muscles biceps, demi-tendineux, demi-membraneux et triceps, et au nerf sciatique. Ces derniers communiquent avec ceux de l'artère perforante inférieure; l'un d'eux pénètre dans le fémur par le conduit nourricier qu'on remarque sur la ligne âpre de cet os (529).

2622. *Artère perforante inférieure* (1). C'est la plus petite des trois. Elle naît de la profonde, beaucoup plus bas que les deux autres, et traverse l'aponévrose du grand adducteur à peu près en même temps que le tronc qui la fournit. Sa distribution derrière le fémur est la même que celle qui a été indiquée pour les deux autres.

De l'Artère poplitée (*Arteria poplitæa*, SOEMM.; *Portion poplitée de la crurale*, CHAUSS.).

2623. Elle est véritablement la suite de l'artère fémorale, qui change de nom en traversant le muscle grand adducteur. Elle descend un peu obliquement de dedans en dehors dans le creux du jarret, et s'étend depuis le commencement du tiers inférieur de la cuisse, jusqu'à la fin du quart supérieur de la jambe, où elle se termine en se divisant.

2624. Son *côté postérieur* est recouvert dans la plus grande partie de son étendue par le nerf sciatique et par la veine poplitée. Supérieurement, en outre, le muscle demi-membraneux est appliqué sur lui; plus bas, une grande quantité de graisse l'écarte de l'aponévrose et des téguments; et, plus bas encore, il est protégé par les muscles jumeaux, plantaire grêle et soléaire.

2625. Son *côté antérieur* est séparé en haut du fémur par beaucoup de tissu cellulaire adipeux; au milieu, il repose sur la face postérieure de l'articulation fémoro-tibiale, et, tout-à-fait en bas, sur les muscles poplité et jambier postérieur.

2626. Son *côté externe* correspond au muscle biceps, qui s'en éloigne inférieurement, au condyle externe du fémur, aux muscles jumeau externe, plantaire grêle et soléaire.

(1) Chaussier désigne les trois artères perforantes sous le nom collectif de *petites musculaires de la cuisse*.

2627. Son *côté interne* avoisine le muscle demi-membraneux, qui s'en éloigne aussi en descendant, et se trouve ensuite en rapport avec le nerf poplité interne et le muscle jumeau interne.

2628. L'artère poplitée donne un grand nombre de petites branches qui vont au nerf sciatique, au tissu cellulaire graisseux, aux muscles et à toutes les parties du voisinage; mais leur nombre est indéterminé, et leur disposition est loin d'être constante. Quelques-unes, cependant, plus volumineuses, méritent d'être décrites à part.

Branches que donne l'Artère poplitée dans le creux du jarret.

2629. Elles sont au nombre de trois, et on les désigne sous le nom d'*Artères articulaires supérieures* (*Art. articulaires poplitées*, Chauss.) : on les distingue en interne, en externe et en moyenne.

1° *De l'Artère articulaire supérieure interne.*

2630. Son volume est toujours considérable, et son point d'origine varie beaucoup. Rarement aussi elle est unique; on en rencontre presque constamment deux ou trois. Si elle existe seule, elle peut naître de l'artère poplitée, au moment où celle-ci traverse le muscle grand adducteur, ou de tout autre point de son étendue jusqu'au niveau des condyles du fémur. Dans tous les cas, elle descend en dedans, passe sous le tendon du muscle troisième adducteur, se contourne en devant sur la partie interne du fémur, au-dessus du condyle correspondant, et, après avoir jeté quelques ramifications dans le périoste de cet os, se divise en deux branches. L'une descend obliquement en dehors, entre le fémur et le muscle triceps crural, auxquels elle se distribue, ainsi qu'au tissu cellulaire voisin, ou bien se répand entièrement dans le muscle, et s'y anastomose avec les rameaux de la circonflexe externe. — L'autre branche parvient avec le tendon du muscle grand adducteur jusqu'au condyle interne, et là se partage en un grand nombre de rameaux qui se portent transversalement en dedans sur le fémur, et se distribuent au muscle triceps crural, ou qui s'enfoncent dans l'articulation fémoro-tibiale, et s'anastomosent avec ceux de l'articulaire supérieure externe.

2° De l'Artère articulaire supérieure externe.

2631. Elle naît en dehors de l'artère poplitée, immédiatement au-dessus du condyle externe du fémur, et se dirige transversalement en dehors sous le muscle biceps, en se contournant sur le fémur. Elle se divise aussi en deux branches, dont la supérieure se perd en entier dans le muscle triceps crural, et dont l'inférieure descend obliquement en avant sur le condyle du fémur, au-dessous de l'aponévrose jusqu'à la rotule, sur laquelle elle s'anastomose avec l'articulaire supérieure interne.

3° De l'Artère articulaire supérieure moyenne.

2632. Beaucoup moins grosse que les précédentes, elle naît de la partie antérieure de la poplitée, tantôt au-dessus, tantôt au niveau de l'articulation ; elle traverse presqu'aussitôt horizontalement, d'arrière en avant, le ligament postérieur de l'articulation du genou, et se divise en deux branches ; l'une descend derrière les ligaments croisés et se perd dans le tissu cellulaire voisin ; l'autre se plonge dans l'enfoncement qui sépare les deux condyles du fémur, et se distribue dans la graisse qui s'y rencontre, en donnant des rameaux à toutes les parties de l'articulation.

Branches que donne l'Artère poplitée au haut de la Jambe.

1° *Des Artères des Muscles jumeaux.*

2633. Sorties des parties postérieure et latérales de la poplitée, au nombre de deux, séparées l'une de l'autre à leur origine par le nerf sciatique, elles se portent obliquement en arrière, et gagnent le milieu de la face antérieure de chaque muscle jumeau. Elles s'enfoncent alors dans leur épaisseur, et se terminent vers l'endroit où une aponévrose les réunit au soléaire. Près de leur origine, elles donnent quelques rameaux aux muscles plantaire grêle et poplité.

2° *De l'Artère articulaire inférieure interne.*

2634. Elle naît de la poplitée au-dessus du muscle du même nom, descend obliquement en dedans, sous le nerf sciatique et le muscle jumeau interne. Puis elle se contourne sur la tubérosité correspondante du tibia, entre l'os et le ligament latéral interne de l'articulation du genou et les tendons réunis des muscles couturier, droit interne et demi-tendineux. Alors elle se courbe de bas en haut, et remonte le long du bord interne du ligament de la rotule, jusqu'à la partie inférieure de cet os, où elle s'anastomose, avec une branche de l'artère articulaire supérieure interne, et avec des rameaux de l'articulation inférieure externe.

2635. Elle donne quelques ramuscules aux muscles poplité et jumeau interne. Les autres se répandent sur le côté interne de l'articulation, sur le périoste du tibia, et même dans les téguments.

3° *De l'Artère articulaire inférieure externe.*

2636. Elle naît en dehors de la poplitée, plus bas que la précédente, cachée dans son origine par le muscle plantaire grêle, au-dessous du condyle externe du fémur. Elle descend obliquement en dehors, au-dessus du muscle soléaire, entre le poplité et le jumeau externe, et s'engage sur le tendon du biceps et sous le ligament latéral externe de l'articulation du genou. Elle donne des ramuscules à tous ces muscles, se contourne ensuite sur le bord convexe du fibro-cartilage semi-lunaire externe, et s'avance transversalement jusqu'à la partie inférieure de la rotule. Là, elle se divise en deux rameaux; l'un profond, fournit d'abord quelques ramifications qui descendent sur le tibia et s'anastomosent avec celles du rameau récurrent de la tibiale antérieure; ensuite il se perd dans le tissu cellulaire graisseux placé entre le tibia et le ligament de la rotule. L'autre, superficiel, remonte sur ce dernier os et s'anastamose avec l'articulaire supérieure externe.

2637. Avant sa division, cette artère donne, comme nous l'avons dit, des rameaux aux muscles poplité, plantaire grêle et soléaire. Tous les autres se répandent sur la partie externe de l'articulation du genou.

2638. Après avoir fourni les articulaires inférieures, l'artère poplitée descend verticalement derrière le muscle du même nom; et, près de la tête du péroné, elle donne des rameaux assez volumineux à la partie supérieure du muscle soléaire. Il s'en sépare aussi antérieurement, vers le même point, une branche considérable, qu'on appelle *Artère tibiale antérieure*; ensuite, au bout d'environ un pouce de trajet, elle se divise en deux branches, qui sont les *Artères péronière* et *tibiale postérieure*.

De l'Artère tibiale antérieure (*Art. tibialis antica*, SOEMM.).

2639. Dirigée horizontalement en avant au moment de sa naissance, elle envoie quelques rameaux aux muscles jambier postérieur et long fléchisseur commun des orteils, ainsi qu'à la partie postérieure de l'articulation du genou, et traverse aussitôt l'extrémité supérieure du muscle jambier postérieur et le ligament inter-osseux. Alors elle se place à la partie antérieure de la jambe, se recourbe en bas, descend obliquement entre les muscles long péronier latéral et jambier antérieur en se rapprochant progressivement du tibia, et passe sur lui inférieurement; puis elle se glisse sous le ligament annulaire antérieur du tarse entre les muscles extenseur commun des orteils et extenseur propre du gros orteil, et prend depuis lors le nom d'*Artère pédieuse*.

2640. Le *côté postérieur* de cette artère est appuyé, dans ses quatre cinquièmes supérieurs, sur le ligament inter-osseux, et dans son cinquième inférieur, sur le tibia. Son *côté antérieur* est couvert successivement par les muscles jambier antérieur, extenseur commun des orteils et extenseur propre du gros orteil, le tendon de ce dernier est la seule partie qui le sépare de la peau inférieurement. L'*interne* est placé contre le muscle jambier antérieur et contre le tibia; l'*externe*, répond supérieurement au péroné et aux muscles long péronier latéral et extenseur commun des orteils, et en bas à l'extenseur propre du gros orteil seulement. Le nerf tibial antérieur est couché sur l'artère du même nom dans toute son étendue.

2641. Aussitôt après avoir traversé le ligament inter-osseux, et quelquefois même en le traversant, l'artère tibiale antérieure fournit une branche assez remarquable (*Artère récurrente du genou*, Chauss.), qui remonte obliquement en dedans, dans l'épaisseur de l'extrémité supérieure du muscle jambier antérieur, lui donne beaucoup de ramifications, traverse l'aponévrose jambière et se divise en plusieurs rameaux qui vont, autour de l'articulation du genou et dans les téguments, s'anastomoser avec les articulaires inférieures.

2642. Dans tout le reste de son étendue, cette artère jette latéralement beaucoup de rameaux dans les muscles péroniers, jambier antérieur et extenseurs, dans le périoste des os de la jambe et dans les téguments. Ces rameaux s'anastomosent en dedans avec ceux de la tibiale postérieure, et en dehors avec ceux de la péronière. Elle en fournit aussi en arrière plusieurs qui traversent le ligament inter-osseux, et se perdent dans les muscles postérieurs et profonds de la jambe.

2643. Vers le coude-pied, l'artère tibiale antérieure donne deux branches plus considérables, l'une *interne* et l'autre *externe*. La première (*Artère malléolaire interne*) passe transversalement derrière le tendon du muscle jambier antérieur, gagne la malléole interne, et descend sur la partie voisine de l'articulation tibio-tarsienne et du tarse lui-même, où elle se divise en ramuscules qui communiquent avec ceux de la tibiale postérieure. — La seconde (*Artère malléolaire externe*) se glisse derrière les tendons des muscles extenseur commun des orteils et péronier antérieur, descend le long de la malléole externe, passe sur l'articulation du pied, et lui donne des ramifications ainsi qu'au côté correspondant du tarse : elle communique avec la péronière, la pédieuse et la plantaire externe.

De l'Artère pédieuse.

2644. Elle est véritablement la continuation de l'artère tibiale antérieure, et s'étend depuis le coude-pied jusqu'à l'extrémité postérieure du premier os du métatarse, où elle s'engage sous le premier tendon du muscle pédieux, pour gagner la plante du pied en traversant verticalement le muscle adducteur du second orteil (1440). Dans ce trajet, cette artère, légèrement flexueuse et oblique de dehors en dedans et d'arrière en avant, et couverte successivement par la peau, par les tendons du muscle long extenseur commun des orteils, et par le muscle pédieux, et donne des branches qu'on distingue en internes et en externes.

2645. *Branches internes.* Elles sont très nombreuses, mais fort grêles, et se répandent sur le bord correspondant du pied, où elles s'anastomosent avec celles de la plantaire interne.

2646. *Branches externes.* Elles sont plus nombreuses et plus considérables. Elles se ramifient sur le dos du pied et dans le muscle pédieux. Deux d'entre elles ont reçu des noms particuliers : ce sont les artères du tarse et du métatarse.

2647. *Artère du Tarse* (*Art. sus-tarsienne*, Chauss.). Elle naît au niveau de la tête du scaphoïde, et se porte en dehors et un peu en avant sous le muscle pédieux, en s'avançant jusqu'au bord externe du pied, où elle passe sous le tendon du muscle long péronnier; elle donne, dans ce trajet, beaucoup de rameaux au muscle pédieux et aux ligaments du tarse, et elle se termine par plusieurs ramuscules anastomosés avec ceux de la plantaire externe.

2648. *Artère du Métatarse* (*Art. sus-métatarsienne*, Chauss.). Moins considérable que la précédente, elle naît de la pédieuse, près de l'endroit où celle-ci s'engage dans le premier espace inter-osseux. Dirigée en devant et en dehors sous le muscle pédieux, elle forme une courbure dont la concavité est tournée en arrière, et fournit des ramifications au muscle pédieux, au périoste et aux articulations des os du tarse; mais sa convexité, qui est antérieure, donne trois rameaux remarquables, qu'on appelle *Artères inter-osseuses dorsales du pied.* Ils se portent en avant dans les second, troisième et quatrième espaces inter-osseux; et lorsqu'ils sont parvenus entre les extrémités des os du métatarse, ils communiquent avec les artères perforantes postérieures de la plantaire externe. Ils donnent ensuite des ramuscules aux muscles inter-osseux dorsaux, sur lesquels ils passent, et aux tégumens, et communiquent avec les perforantes antérieures, auprès des articulations métatarso-phalangiennes. Au même niveau, chacun d'eux se divise en deux petites branches qui suivent les bords correspondants des orteils, depuis le bord externe du second jusqu'au bord interne du dernier, et qui se perdent dans la peau.

2649. Immédiatement avant de s'enfoncer dans le premier espace interosseux, l'artère pédieuse donne une branche assez volumineuse qui marche sur le côté externe du premier os du métatarse jusqu'à son articulation avec la première phalange du gros orteil. Là, cette branche se divise en deux rameaux, dont l'un côtoie en dehors le premier orteil, tandis que l'autre suit le côté interne du second.

2650. Parvenue à la plante du pied, la pédieuse se détourne en dehors, entre les muscles accessoires du grand fléchisseur des orteils et inter-osseux plantaires, et se partage en deux branches d'égal volume. — L'une continue le trajet de l'artère en dehors, et concourt à former l'arcade plantaire en s'anastomosant avec la plantaire externe. — L'autre suit l'intervalle des deux premiers os du métatarse, entre les muscles abducteur oblique et petit fléchisseur du gros orteil, auxquels elle donne des rameaux, dont l'un, plus volumineux, se contourne en dedans du gros orteil et parvient à son extrémité; alors la branche traverse le muscle petit fléchisseur, et se divise en deux rameaux principaux, qui suivent, en se subdivisant, les bords correspondants des deux premiers orteils.

De l'Artère péronière (*Art. peronea*, SOEMM.).

2651. Moins volumineuse que la tibiale postérieure, située très profondément à la partie postérieure de la jambe, elle se dirige d'abord un peu obliquement en dehors, depuis la fin de l'artère poplitée jusqu'auprès de la malléole externe, le long du bord et de la face internes du péroné. Son côté postérieur est couvert par les muscles soléaire et long fléchisseur du gros orteil. Appuyée supérieurement sur le muscle jambier postérieur, elle traverse ses fibres plus bas, et se place inférieurement sur le ligament inter-osseux.

Les rameaux qu'elle fournit dans tout ce trajet sont distingués en :

2652. *Rameaux externes et postérieurs*. Ce sont les plus volumineux. Ils descendent obliquement dans les muscles soléaire et jumeaux, où ils se perdent. Quelques-uns seulement parviennent aux téguments.

2653. *Rameaux internes*. Ils sont beaucoup plus petits et se répandent dans les muscles jambier postérieur, long fléchisseur commun des orteils et long fléchisseur propre du gros orteil. Un d'eux, né de la région la plus inférieure de l'artère, se porte transversalement au-devant des muscles fléchisseurs, et s'anastomose avec la tibiale postérieure.

2654. Près de la malléole externe, l'artère péronière se partage en deux branches qu'on nomme :

2655. *Artère péronière postérieure*. Elle suit le trajet primitif de l'artère, descend derrière l'articulation inférieure du péroné, et se porte sur le côté externe du calcanéum. Elle distribue de nombreux rameaux aux muscles jambier postérieur, fléchisseurs des orteils, grand et moyen péroniers, à l'articulation du coude-pied, au tendon d'Achille, etc. Sur le calcanéum, elle se partage en plusieurs rameaux qui se répandent sur la partie externe, supérieure et postérieure du pied, et qui se jettent dans les muscles pédieux et adducteur du petit orteil, dans les téguments et le tissu cellulaire graisseux environnant. L'un deux passe sous la malléole externe, et va en devant communiquer avec un rameau de la tibiale antérieure (635).

2656. *Artère péronière antérieure.* Elle manque quelquefois. Elle traverse, quand elle existe, l'extrémité inférieure du ligament inter-osseux, passe sous le muscle péronier antérieur, auquel elle donne quelques rameaux, descend sur l'articulation péronéo-tibiale inférieure, se recourbe en avant et en dedans, et va s'anastomoser avec la tibiale antérieure, en formant une petite arcade de laquelle partent des rameaux plus ou moins nombreux, mais en général peu volumineux, et qui se perdent aussitôt dans les parties voisines.

De l'Artère tibiale postérieure (*Arteria tibialis postica*, SOEMM.).

2657. Située à la partie postérieure de la jambe, mais moins profondément que la précédente, l'artère tibiale postérieure se dirige un peu obliquement en dedans, légèrement flexueuse, et descend ensuite verticalement entre les deux plans des muscles postérieurs de la jambe, jusque sous la voûte du calcanéum, où elle se partage en deux branches, qui sont les *Artères plantaires*. Elle suit le trajet d'une ligne étendue du milieu du jarret à la partie postérieure de la malléole interne.

2658. Dans ses deux tiers supérieurs, elle est couverte par les muscles jumeaux et soléaire; dans son tiers inférieur, elle est placée le long du côté interne du tendon d'Achille, qui la recouvre d'abord un peu, mais qui ensuite la laisse seulement en rapport avec l'aponévrose jambière et avec la peau. En devant, elle répond à l'espace inter-osseux et au muscle jambier postérieur, tout-à-fait en bas, elle repose sur le muscle long fléchisseur commun des orteils et correspond à la face postérieure du tibia. Elle est accompagnée dans sa marche par le nerf poplité interne, qui est placé à son côté externe.

2659. Dans son trajet, l'artère tibiale postérieure fournit des rameaux peu considérables et en nombre indéterminé. Il n'en va que fort peu aux muscles jumeaux et soléaire, qui souvent même n'en reçoivent point du tout. Presque tous se distribuent latéralement aux muscles jambier postérieur et fléchisseurs, à la peau et au périoste du tibia. L'un de ces derniers est l'*Artère nutricière du tibia*, la plus volumineuse des artères de son espèce. Elle descend sur la face postérieure de l'os dans une gouttière qu'on y remarque, et pénètre dans le canal médullaire, où elle se ramifie à l'infini. Quelquefois elle vient du tronc même de la poplitée.

2660. Lorsque l'artère tibiale postérieure est arrivée sous la voûte du calcanéum, et avant de se diviser, elle fournit des rameaux assez considérables au périoste de cet os, aux muscles adducteur du gros orteil et court fléchisseur commun des orteils, au tissu cellulaire et à la peau. Quelques-uns, moins considérables, remontent sur le bord interne du pied et s'anastomosent avec ceux de la tibiale antérieure.

De l'Artère plantaire interne.

2661. Cachée dans son origine par le ligament annulaire interne du tarse, beaucoup moins volumineuse que la plantaire externe, elle marche horizontalement en avant, le long de la partie interne de la plante du pied, au-dessus du muscle adducteur du gros orteil, elle se détourne ensuite un peu en dedans vers le milieu de la longueur du pied, passe sous le muscle court fléchisseur du gros orteil, et finit en s'anastomosant par plusieurs rameaux avec les premières artères collatérales.

2662. Dès son origine, cette artère donne des rameaux nombreux à l'articulation tibio-tarsienne, aux muscles adducteur du gros orteil et court fléchisseur commun des orteils, au tissu cellulaire et aux téguments. Quelques-uns, assez volumineux, remontent au-dessus des muscles de la plante du pied et se perdent dans la partie inférieure des articulations du tarse.

2663. Plus en devant, l'artère plantaire interne donne des rameaux aux mêmes muscles et au court fléchisseur du gros orteil en outre. L'un d'eux, plus considérable, perce l'aponévrose et se répand dans la peau. Plusieurs rampent sur le côté interne du pied et s'anastomosent avec ceux de la pédieuse.

De l'Artère plantaire externe.

2664. On doit la considérer comme la suite véritable de la tibiale postérieure. Elle s'écarte de la précédente, en se portant obliquement en bas et en dehors, dans la gouttière du calcanéum, et passe entre les muscles court fléchisseur commun et accessoire au long fléchisseur des orteils. Elle marche ensuite en avant, dans l'intervalle qui existe entre le premier de ces muscles et l'abducteur du petit orteil. Puis elle se recourbe en dedans vers l'extrémité postérieure du cinquième os du métatarse pour s'enfoncer entre les muscles abducteur oblique du gros orteil ou inter-osseux et les extrémités postérieures des os du métatarse, en décrivant une courbure qui la rapproche du premier os de cette région, au-dessous duquel elle s'anastomose avec la pédieuse (2650); elle forme ainsi avec celle-ci l'*Arcade plantaire*, dont la concavité est tournée en arrière.

D'après la marche que nous venons d'indiquer, il est

facile de reconnaître que l'artère plantaire externe décrit, dans sa totalité, une grande courbure dont la convexité répond à la partie externe de la plante du pied, et que le point où elle se termine est à peu près au même niveau que celui où elle commence.

2665. Avant de former l'arcade plantaire, cette artère donne des rameaux aux muscles superficiels de la plante du pied et aux téguments. L'un d'eux, assez considérable, descend verticalement sur la partie interne du calcanéum, et se distribue aux attaches des muscles adducteur du gros orteil et court fléchisseur commun des orteils. Les muscles accessoires du long fléchisseur et abducteur du petit orteil en reçoivent également une certaine quantité.

2666. Les branches qui naissent de l'arcade plantaire sont distinguées en :

2667. *Branches supérieures.* Au nombre de trois, elles traversent verticalement les espaces inter-osseux, et sont nommées *Artères perforantes postérieures.* Elles donnent d'abord des rameaux aux muscles inter-osseux et au périoste des os du métatarse, et s'anastomosent sur le dos du pied, avec les rameaux inter-osseux de l'artère du métatarse (2648).

2668. *Branches postérieures et inférieures.* Elles sont très petites, et se distribuent aux muscles inter-osseux et lombricaux, au tissu cellulaire et aux articulations tarso-métarsiennes.

2669. *Branches antérieures.* Ce sont les plus volumineuses. On en compte ordinairement quatre. La première se porte en devant et un peu en dehors au-dessous du muscle court fléchisseur du petit orteil, auquel elle donne de nombreux rameaux, et se termine sur le bord externe de cet orteil.—Les seconde, troisième et quatrième suivent les trois derniers espaces inter-osseux, en donnant des rameaux aux muscles qui les remplissent et aux lombricaux. Près de l'extrémité antérieure des os du métatarse, elles s'engagent au-dessus du muscle abducteur transverse du gros orteil, en envoyant chacune sur le dos du pied un *rameau perforant antérieur*, qui communique avec ceux de l'artère du métatarse (9648). Enfin, entre les articulations métatarso-phalangiennes, ces branches se partagent chacune en deux gros rameaux qui se distribuent aux bords correspondants des orteils, depuis la partie interne du petit jusqu'à la partie externe du second, et qui se comportent absolument comme les artères collatérales des doigts (2484).

§ III. *Des Veines, ou des Vaisseaux qui rapportent le Sang des diverses parties du Corps au Cœur.*

a. Considérations générales.

2670. Les veines (1) sont des vaisseaux destinés à contenir le sang noir, comme les artères renferment le sang rouge. On en trouve absolument dans toutes les parties du corps qui présentent des artères; mais on peut les distinguer en deux ordres principaux, en deux systèmes tout-à-fait séparés. L'un, beaucoup plus étendu, commence dans tous les organes par des radicules très déliées, et aboutit au cœur par les veines caves ; l'autre, borné à la cavité de l'abdomen, commence de même par un grand nombre de radicules dans les organes digestifs et dans la rate, et se termine au foie par un seul tronc qui se subdivise dans son épaisseur : c'est le *Système de la Veine porte.*

2671. Sous le rapport de leur disposition générale, les veines peuvent, en quelque manière, être comparées aux artères, mais elles en diffèrent essentiellement sous

(1) φλεψ, *vena*.

le point de vue de leur nombre, de leur situation, de leurs fonctions et de leur organisation.

2672. Leur forme est cylindrique comme celle des artères, et leur calibre reste le même tant qu'elles ne reçoivent point de rameaux; mais cette figure cylindrique est interrompue d'espace en espace par des étranglements plus ou moins remarquables, qui sont dus à la présence de valvules intérieures.

2673. Chaque artère est accompagnée au moins par une veine qui se divise comme elle, qui a autant de racines qu'elle offre de rameaux, et dont la grosseur surpasse de beaucoup la sienne. Il en résulte qu'il y a, au premier aperçu, autant de veines que d'artères; mais on voit que ce nombre est beaucoup plus fort si l'on vient à faire attention que souvent une artère est côtoyée par deux veines d'un volume égal au sien; que souvent aussi les racines des veines sont plus multipliées que les branches des artères, et enfin qu'une grande quantité de veines est entièrement isolée des artères, comme on l'observe sous les téguments des membres et du tronc, au cerveau, etc.

2674. Les radicules des veines se réunissent successivement de manière à former des troncs qui deviennent d'autant plus gros qu'ils approchent davantage du cœur; mais comme la omme des diamètres de toutes ces radicules l'emporte de beaucoup sur celui des derniers troncs, il en résulte que le système des veines représente un cône dont le sommet est au cœur et la base à la périphérie du corps. Au reste, ces radicules s'anastomosent fréquemment ensemble, et forment des réseaux pareils à ceux des dernières ramifications des artères qui leur donnent naissance (2267). Quelquefois aussi deux troncs veineux principaux s'abouchent l'un avec l'autre.

2675. Les parois des veines sont beaucoup moins épaisses que celles des artères: elles ont une teinte d'un blanc grisâtre. Deux *tuniques* seulement contribuent à les former. L'une, *extérieure*, est lâche, extensible, composée de fibres longitudinales plus ou moins apparentes et plus ou moins rapprochées : elle est souvent entourée d'une gaîne de tissu cellulaire dont les lamelles sont fortement serrées les unes contre les autres. La seconde, *intérieure*, est mince, lisse, polie, assez semblable à celle qui tapisse en dedans les tubes des artères (2408), mais ne contenant jamais de points osseux pareils à ceux qu'on rencontre si souvent dans celle-ci. C'est elle qui se prolonge dans les cavités droites du cœur et dans les sinus de la dure-mère; c'est elle qui, en se repliant dans les veines, y forme un grand nombre de valvules semi-lunaires absolument analogue aux valvules sigmoïdes, que nous avons vues à l'origine de l'artère pulmonaire et de l'aorte.

Ces valvules, quelquefois isolées, sont souvent disposées deux à deux, mais rarement trois à trois. Leur bord libre est tourné du côté du cœur, et est plus ou moins concave. Elles sont beaucoup plus abondantes dans les veines des membres inférieurs que dans celles de la tête ou des membres supérieurs. Le système de la veine porte en est dépourvu. Elles paraissent évidemment avoir pour usage d'empêcher le sang de retourner, par les veines, du cœur vers la périphérie du corps : aussi leur nombre est-il d'autant plus grand qu'on s'éloigne davantage du cœur.

2676. Les tuniques des veines contiennent, comme celles des artères, des artérioles et des vénules; mais elles sont loin de présenter une aussi grande quantité de filets nerveux. La veine porte est la seule où l'on observe un plexus nerveux fort apparent (1905).

b. *Des Veines en particulier.*

1° Des Veines qui concourent à la formation de la Veine cave supérieure ou thoracique, CHAUSS.).

a. *Des Veines qui donnent naissance à la Veine jugulaire externe* (*Veine trachélo-sous-cutanée*, CHAUSS.).

2677. *Veine maxillaire interne* (*Veine gutturo-maxillaire*, Chauss.). Elle prend naissance par une infinité de radicules dans toutes les parties auxquelles se distribue l'artère du même nom (2328), excepté dans la dure-mère, car l'artère méningée moyenne n'est accompagnée par aucune veine. Elles se compose donc des *Veines ptérygoïdienne, sphéno-palatine, alvéolaire, sous-orbitaire, mentonnière, dentaire inférieure et temporales profondes*, dont la distribution est absolument la même que celle des artères du même nom. A l'aide de sa racine sphéno-palatine, elle communique avec les sinus de la base du crâne; les petits rameaux qui établissent cette communication passent par les trous de cette région, et sont appelés comme tous ceux du même genre, *Veines émissaires de Santorini*. En outre, sur les côtés du pharynx, on observe de fréquentes anastomoses entre les racines de la veine maxillaire interne et les veines faciale et pharyngienne : cette disposition produit le *Plexus veineux pharyngien*.

Ainsi formé, le tronc de la veine maxillaire interne passe derrière le col du condyle de la mâchoire inférieure, et là se réunit à celui de la

2678. *Veine temporale superficielle*. Celle-ci, très flexueuse, prend naissance dans tous les endroits où se porte l'artère correspondante; et ses premières radicules s'anastomosent vers le vertex avec celles des veines occipitale, frontale, temporale opposées ; elle se compose des veines temporales moyennes, auriculaires antérieures, transversale de la face, et de quelques vénules qui proviennent des paupières, du sourcil, de la pommette, du conduit auditif externe et de l'articulation temporo-maxillaire. Ainsi formée, elle descend au-devant de l'oreille et se réunit à la précédente.

2679. Le tronc qui résulte de cette jonction s'enfonce alors dans la glande parotide, qui lui transmet quelques ramuscules : il fournit bientôt une branche grosse et courte qui se porte profondément en dedans, au-dessus du muscle digastrique, et qui va s'ouvrir dans la veine jugulaire interne ; ensuite ce tronc sort inférieurement de la glande et reçoit la

2680. *Veine auriculaire postérieure*, qui provient des téguments de la région mastoïdienne de la tête et de la face interne du pavillon de l'oreille, et dont une des racines est la *Veine stylo-mastoïdienne*, qui sort de l'aqueduc de Fallope.

2681. Ce tronc prend alors véritablement le nom de *Veine jugulaire externe*. Cette veine, moins volumineuse que l'interne, descend presque verticalement le long de la partie latérale et antérieure du cou, placée d'abord entre les muscles sterno-cléido-mastoïdien et peaucier, qui seul la sépare des téguments, croisant la direction du premier et correspondant assez exactement à celle des fibres du second. Ensuite elle passe sous le muscle omoplat-hyoïdien et se trouve écartée du muscle peaucier par une couche de graisse assez épaisse, en sorte qu'en descendant elle devient de moins en moins superficielle. Enfin, près du bord externe du muscle sterno-cléido-mastoïdien, elle s'ouvre dans la partie supérieure de la veine sous-clavière, un peu en dehors de la veine jugulaire interne. Quelquefois elle se bifurque au moment de sa terminaison ; mais toujours, dans son trajet le long du cou, elle reçoit quelques veines qui sont les

2682. *Veines cervicales cutanées et trachélo-scapulaires.*

Elles sont peu nombreuses supérieurement, et viennent des muscles et des téguments de la région postérieure du cou. Mais, inférieurement et en dehors, la veine jugulaire externe est augmentée par plusieurs branches assez considérables qui naissent des muscles de l'épaule, suivent les divisions des artères scapulaires supérieure et postérieure, et traversent l'espace triangulaire qui existe entre les muscles trapèze et sterno-cléido-mastoïdien et la clavicule. Au même point, c'est-à-dire près de la terminaison de la veine jugulaire externe, et en dedans, on voit s'ouvrir d'autres veines qui suivent le trajet de la clavicule, et dont les racines, anastomosées entre elles et avec celles du côté opposé, forment entre la peau et les muscles sterno-hyoïdiens, au-dessus de l'extrémité supérieure du sternum, un plexus veineux remarquable par l'irrégularité et le nombre de ses rameaux. Ce plexus est encore augmenté par quatre ou cinq veines assez grosses, qui commencent, en s'anastomosant, avec les veines faciales, dans les muscles de la région hyoïdienne supérieure, descendent verticalemunt à la partie antérieure et moyenne du cou, sur les muscles sterno-hyoïdiens, communiquent fréquemment ensemble, et reçoivent des branches qui proviennent des régions latérales et superficielle du cou.

b. *Des Veines qui donnent naissance à la Veine jugulaire interne (Veine céphalique*, CHAUSS.).

2683. *Veines cérébrales supérieures.* Elles sont disséminées sur la face convexe des deux hémisphères du cerveau, de la substance duquel elles paraissent naître par une multitude de radicules très déliées et placées vers les fosses temporales internes. Elles ont une marche très flexueuse dans les anfractuosités, et se dirigent vers la grande scissure des hémisphères, en se réunissant en troncs successivement plus volumineux, et n'occupant plus exclusivement les anfractuosités : on en voit en effet plusieurs passer transversalement au-dessus des circonvolutions. Les plus gros et les plus nombreux sont en arrière : on n'en trouve que fort peu en devant.

A ces troncs viennent se joindre, près de la ligne moyenne, des troncs analogues nés de la face plane des hémisphères, et, après cette réunion, ils abandonnent le cerveau, sont enveloppés par des gaînes spéciales de l'arachnoïde, et gagnent, en se recourbant, les parties latérales et inférieure du sinus longitudinal supérieur (1556), dans lequel ils s'ouvrent obliquement, comme nous l'avons dit.

2684. *Veine du corps strié.* Ses racines sont étendues à la surface du corps strié. Elle-même commence auprès de l'extrémité antérieure du trigone cérébral, et se contourne obliquement en dehors et en arrière, dans la rainure qui sépare la couche optique du corps striée, en suivant exactement le trajet de la bandelette demi-circulaire (519) qui la recouvre. Elle se réunit à la

2685. *Veine choroïdienne,* dont les racines se trouvent dans les plexus choroïdes et dans la toile du même nom (1570,1571), et qui serpente sur la couche des nerfs optiques, où elle reçoit des branches qui descendent du trigone cérébral. Ainsi réunies, ces deux veines forment à droite et à gauche deux troncs qu'on appelle.

2686. *Veines de Galien.* Elles se portent horizontalement en arrière dans la toile choroïdienne, placées dans le canal que forme la pie-mère en pénétrant dans le ventricule moyen du cerveau, et hors de celui que présente l'arachnoïde au même lieu. Elles sortent du cerveau vers la courbure postérieure du mésolobe ou corps calleux, et s'introduisent aussitôt dans le sinus droit de la dure-mère par son extrémité antérieure (1559) en s'entrecroisant de manière que la gauche passe à droite du sinus, et *vice versâ*.

2687. *Veines cérébelleuses supérieures.* Nées de la substance du cervelet et répandues sur toute sa surface supérieure, elles se réunissent en deux ou trois troncs qui montent obliquement en avant le long du *processus vermiformis superior* (1492), se recourbent sur eux-mêmes, abandonnent le cervelet, et pénètrent dans le sinus droit vers le milieu de sa longueur (1558). Quelques-unes de ces veines, plus petites que les autres, vont pourtant s'ouvrir dans les veines de Galien.

2688. *Veines cérébelleuses inférieures.* Disposées à peu près en sens inverse des précédentes, et à la face inférieure du cervelet, elles se réunissent de chaque côté en deux ou trois troncs qui se recourbent sur la grande circonférence de l'organe, et remontent verticalement s'ouvrir dans le sinus latéral correspondant, à des distances assez grandes les unes des autres (1561).

2689. *Veines cérébrales latérales et inférieures.* Elles sont aussi nombreuses que les supérieures (2687), et disposées comme elles, mais à la base et sur les côtés du cerveau. Réunies, de chaque côté, en trois ou quatre troncs, assez rapprochés les uns des autres et enveloppés par des gaînes de l'arachnoïde, elles abandonnent ensemble le cerveau, se dirigent obliquement en avant et en dehors, et s'ouvrent dans la partie supérieure des sinus latéraux, derrière la base du rocher, et en traversant les faisceaux fibreux de la tente du cervelet.

2690. Toutes les veines cérébrales et cérébelleuses ont des parois beaucoup plus minces que celles des autres veines du corps, et manquent de valvules.

2691. *Veine ophthalmique.* Elle naît de toutes les parties contenues dans l'orbite, de la membrane pituitaire, des paupières, etc., en un mot, de tous les organes auxquels se distribue l'artère de son nom (1). Les racines de l'une ont la même disposition que les rameaux de l'autre (2351), et cette veine est formée par les *Veines lacrymale, centrale de la rétine, sus-orbitaire, ciliaires, musculaires, ethmoïdales, palpébrales et nasales*. Remarquons cependant que, dans la choroïde, les radicules des veines ciliaires forment une couche distincte de celles des artères (1947), et qu'elles sont tellement flexueuses et si fréquemment anastomosées entre elles, qu'on leur a donné le nom de *vasa vorticosa*. Résultant de la réunion de toutes les branches que nous venons d'énumérer, la veine ophthalmique sort de l'orbite par la partie interne de la fente sphénoïdale, et se décharge dans le sinus caverneux (1563).

2692. Les sinus de la dure-mère, chargés de tout le sang qui revient du cerveau, de l'œil, d'une partie des fosses nasales, etc., viennent tous aboutir, par le moyen des sinus latéraux, comme nous l'avons dit (1561), au trou déchiré postérieur. Là, la membrane interne des veines cesse d'être en contact immédiat avec la dure-mère; là aussi commence la veine jugulaire interne, par une dilatation ou ampoule que l'on nomme *Golfe de la veine jugulaire*. Ordinairement plus grande à droite qu'à gauche, logée dans la fosse jugulaire, cette dilatation est revêtue en dehors par la membrane fibreuse des veines (2675), et est séparée de la veine proprement dite par un étranglement. Celle-ci descend un peu en avant avec l'artère carotide interne (2347), couverte par l'apophyse styloïde du temporal et par les muscles qui s'y implantent. Elle communique d'abord avec la jugulaire externe par une branche d'un gros volume (2679), et, un peu avant d'ar-

---

(1) On n'a point encore découvert de veines dans la membrane pupillaire du fœtus.

river au niveau de la partie supérieure du larynx, elle reçoit la

2693. *Veine faciale* (*Veine palato-labiale*, Chauss.). Celle-ci commence sur le sommet de la tête et sur le front par un grand nombre de racines qui se réunissent en une branche assez considérable, sous-cutanée, ayant de fréquentes anastomoses avec celle du côté opposé, descendant verticalement sur la région moyenne du front, et nommée ordinairement *Veine frontale* ou *préparate*. Lorsque cette veine frontale est arrivée sur les côtés de la racine du nez, elle prend le nom de *Veine angulaire*, reçoit des rameaux anastomotiques de l'ophthalmique, et se trouve augmentée par des *Veines palpébrales* et *sourcilières*. C'est là qu'est le commencement de la *Veine faciale* proprement dite, qui descend au-dessous des téguments ou des muscles élévateur commun et orbiculaire des paupières, se détourne en dehors, passe sous le muscle grand zygomatique, assez loin de la commissure des lèvres, reçoit les *Veines dorsales du nez*, les *Veines coronaires supérieure et inférieure des lèvres*, et plusieurs *Veines buccales et massétérines*, et se dirige vers la base de la mâchoire, sans former de flexuosités comme l'artère à laquelle elle correspond. Alors elle se porte obliquement en bas, en arrière et en dehors, entre le muscle peaucier et la glande sous-maxillaire, et parvient à la jugulaire interne, après avoir été augmentée dans cette dernière partie de son trajet par les *Veines ranine*, *sous-mentale* et *palatine inférieure*.

La première de ces trois veines naît de la pointe de la langue, descend le long de sa face inférieure suit le nerf hypo-glosse entre les muscles mylo-hyoïdien et hyo-glosse, et se décharge dans la faciale un peu au-dessus des deux suivantes.

La seconde commence, dans la langue et dans la glande sublinguale, par une branche qui accompagne le conduit de Warton, et qui est bientôt augmentée par d'autres branches nées des muscles digastrique, peaucier et mylo-hyoïdien, et de la glande sous-maxillaire. Par leur réunion, ces branches constituent le tronc de la veine, qui descend en arrière entre le corps de la mâchoire et le ventre antérieur du digastrique, et va s'ouvrir dans la veine faciale ou dans la veine thyroïdienne supérieure.

La troisième naît principalement des tonsilles et du voile du palais, accompagne l'artère palatine inférieure, descend sur les côtés du pharynx, et reçoit quelques rameaux qui viennent des muscles ptérygoïdien interne et stylo-glosse.

2694. Après avoir reçu la veine faciale, la jugulaire interne est augmentée par les veines linguale et pharyngienne.

2695. *Veine linguale.* Elle naît particulièrement d'un réseau très compliqué qui est placé vers la base de la langue, au-dessous de la membrane muqueuse, entre l'épiglotte et le trou borgne (2060). Elle reçoit aussi beaucoup de rameaux du tissu de la langue, de la glande sublinguale, du muscle génio-glosse ; elle s'anastomose avec la veine ranine, descend entre la glande sublinguale et le muscle génio-glosse, puis entre les muscles hyo-glosse et mylo-hyoïdien, et se porte horizontalement en arrière et et en dehors au-devant de ce dernier, le long du bord supérieur de l'os hyoïde. Elle s'unit souvent à la pharyngienne avant de s'ouvrir dans la jugulaire.

2696. *Veine pharyngienne.* Elle commence au plexus veineux pharyngien, dont nous avons déjà parlé (2677), lequel est formé par les anastomoses des deux veines pharyngiennes, de quelques émissaires de Santorini, et des veines maxillaires internes. Son volume est considérable. Elle s'ouvre dans la jugulaire isolément ou avec la précédente.

2697. Au niveau du bord supérieur du larynx, la jugulaire interne reçoit les veines thyroïdienne supérieure et occipitale.

2698. *Veine thyroïdienne supérieure.* Elle naît dans le corps thyroïde par une multitude de racines qui s'anastomosent sur le bord supérieur de cet organe avec celles du côté opposé, et qui se réunissent en un seul tronc qui passe entre les muscles sterno-thyroïdien et sterno-hyoïdien, reçoit souvent les veines ranine et linguale, et toujours la *Veine laryngée*, née de l'intérieur du larynx, se partage en deux branches, et s'ouvre ainsi dans la jugulaire par deux points à la fois.

2699. *Veine occipitale.* Ses racines suivent exactement le trajet des rameaux de l'artère occipitale (2313), et se réunissent en un seul tronc qui passe au-dessous du muscle splénius pour s'ouvrir dans la jugulaire interne ou dans l'externe, mais plus rarement dans celle-ci.

2700. *Veines diploïques.* Elles sont situées dans l'épaisseur du diploë des os du crâne, et logées dans des canaux particuliers. Elles commencent par des radicules capillaires très fines et très nombreuses, qui forment une sorte de réseau sur la membrane molle qui tapisse les aréoles du diploë. Par leur réunion successive, ces radicules primitives forment des branches de plus en plus volumineuses, dans l'intérieur desquelles on observe de petites valvules, et qui se dirigent vers la base du crâne. Le nombre et le volume de ces branches principales varient beaucoup ; mais, ordinairement on en trouve une ou deux dans l'épaisseur de l'os frontal, qui viennent se décharger dans la veine préparate, deux dans l'épaisseur du pariétal, qui s'ouvrent dans les sinus latéraux de la dure-mère et dans les veines temporales profondes, et une dans l'os occipital, qui s'ouvre dans la veine du même nom. D'après cette disposition, il est facile de juger que ces vaisseaux concourent à la formation de la veine jugulaire interne.

En outre, il faut remarquer que les veines diploïques ont entre elles de nombreuses anastomoses, et qu'elles communiquent, en dedans et en dehors du crâne, par une foule de ramuscules *émissaires*, avec les troncs veineux qui rampent sur cette partie, ou avec les sinus creusés dans la dure-mère.

2701. Après avoir reçu toutes les branches que nous venons d'indiquer, la jugulaire interne forme un gros tronc qui descend verticalement le long de la partie antérieure et latérale du cou, derrière les muscles omoplat-hyoïdien et sterno-cléido-mastoïdien, et la branche cervicale du nerf hypo-glosse; devant le muscle grand droit antérieur de la tête, la colonne vertébrale, l'origine de l'artère sous-clavière et le muscle scalène antérieur; en dehors de l'artère carotide primitive et du nerf pneumo-gastrique. Cette veine s'ouvre dans la sous-clavière, et présente à droite la même direction que la veine cave supérieure, tandis qu'à gauche elle forme un angle droit avec la sous-clavière.

2702. Dans ce dernier trajet, la veine jugulaire interne ne reçoit que quelques veines cutanées, et quelques branches qui sortent du corps thyroïde sous le nom de *Veines thyroïdiennes moyennes*.

c. Des Veines dont la réunion forme la Veine sous-clavière.

2703. *Veines brachiales.* Les artères collatérales des doigts, les branches des arcades palmaires, ces arcades elles-mêmes, les artères radiale et cubitale et toutes leurs divisions sont accompagnées chacune par deux branches veineuses qui en suivent exactement le trajet, et qui deviennent de plus en plus volumineuses en montant vers le pli du bras, où elles forment quatre veines principales et profondes qui se réunissent deux à deux, de manière à constituer ensuite deux troncs volumineux. Ceux-ci côtoient l'artère brachiale, et l'embrassent de distance en distance par des rameaux anastomotiques qu'ils s'envoient réciproquement : ils reçoivent dans leur trajet toutes les veines qui accompagnent les divisions de l'artère, comme la *Veine collatérale interne*, la *Veine humérale profonde*, etc., et viennent s'ouvrir dans la veine axillaire au même endroit que la basilique.

2704. *Veine céphalique* (*Veine radiale cutanée*, Ch.). Elle commence par un grand nombre de radicules disposées en réseau sur le dos de la main et sur les muscles du pouce : ces radicules se réunissent en un seul tronc, qui prend le nom de *Veine céphalique du pouce*, et se détourne en dedans sur les muscles du premier espace inter-osseux.

Ce tronc monte le long de la partie antérieure et externe de l'avant bras, où il forme la *Veine radiale superficielle.* Il reçoit de toutes parts de nombreux rameaux sous-cutanés, et, parvenu au pli du coude, il se réunit à la *Veine médiane céphalique*, qui monte en dehors dans l'espace triangulaire que forment en cet endroit les muscles antérieurs de l'avant-bras, qui est plus grosse que la radiale superficielle, et qui communique avec la médiane basilique.

Ces deux veines, ainsi réunies, forment le tronc de la céphalique, qui monte verticalement à la partie externe antérieure du bras, le long du bord externe du muscle biceps, d'abord au-dessous de la peau, et ensuite dans l'intervalle cellulaire qui sépare les muscles grand pectoral et deltoïde ; puis, se recourbant en dedans, au-dessous ou au-dessus de la clavicule, elle va s'ouvrir, simplement ou partagée en plusieurs branches, dans la veine axillaire, en communiquant souvent par un rameau avec la jugulaire externe. Dans tout ce trajet elle ne reçoit qu'un fort petit nombre de veines secondaires.

2705. *Veine basilique.* (*Veine cubitale cutanée*, Ch.)

Cette veine, qui est plus grosse que la céphalique, est formée par trois branches qu'on nomme les *Veines cubitale postérieure*, *cubitale antérieure et médiane basilique*.

La *Veine cubitale postérieure*, plus volumineuse que l'antérieure, commence sur la partie interne du dos de la main et sur la face postérieure des doigts, par un réseau que forment un grand nombre de radicules fréquemment anastomosées entre elles, et avec celles des veines céphalique du pouce et radiale superficielle, et réunies en dedans de la main en un seul tronc nommé *Veine salvatelle*. C'est cette veine salvatelle qui, en remontant à la partie interne de l'avant-bras, prend le nom de cubitale postérieure. Elle reçoit dans ce trajet beaucoup de veines secondaires sous-cutanées, passe derrière l'épitrochlée, et se réunit à

La *Veine cubitale antérieure*, qui commence dans la région inférieure de la partie interne et antérieure de l'avant-bras et remonte au-devant de l'épitrochlée. Elle communique avec la précédente par beaucoup de rameaux anastomotiques.

La *Veine médiane basilique* descend obliquement en dehors le long du tendon du muscle biceps, et se réunit à la médiane céphalique, tantôt à angle aigu, tantôt par un rameau transversal. Au milieu de cette anastomose viennent s'ouvrir deux veines. L'une est profonde et est formée par des rameaux détachés des veines radiale et cubitale profondes. L'autre est sous-cutanée et s'appelle la *Veine médiane commune*. Celle-ci provient d'un grand nombre de racines répandues sur toute la face antérieure de l'avant-bras.

Ainsi formée par ces diverses branches, la veine basilique monte le long de la partie interne du bras, au-devant du nerf cubital, en ne recevant qu'un petit nombre de rameaux, et en s'anastomosant assez fréquemment avec la céphalique. Elle se jette ensuite profondément dans le creux de l'aisselle, et se continue manifestement avec la

2706. *Veine axillaire.* Cette veine est donc le résultat de la réunion de toutes celles que nous venons d'étudier à la main, à l'avant-bras, et au bras, tant profondes que superficielles. Elle monte obliquement en dedans au-dessous de la clavicule, toujours placée au-devant de l'artère du même nom, depuis le tendon du muscle grand pectoral jusqu'à l'extrémité inférieure du muscle scalène antérieur.

Dans ce trajet, elle reçoit les *Veines circonflexes*, *scapulaire inférieure*, *thoracique longue*, *thoracique supérieure* et *acromiale*, qui correspondent aux branches fournies par l'artère axillaire.

2707. Aux veines axillaires succèdent les *Veines sous-clavières*, qui s'étendent depuis l'extrémité inférieure du muscle scalène antérieur, au-devant de laquelle elles passent, jusqu'à la veine cave supérieure qu'elles forment par leur réunion. Toutes les deux marchent d'abord transversalement en dedans, et se recourbent ensuite en bas pour entrer dans le thorax. Mais elles présentent des différences suivant qu'on les examine du côté droit ou du côté gauche, en raison de la position de la veine cave supérieure.

Ainsi la veine sous-clavière droite est fort courte, et se rapproche davantage de la direction verticale dans la seconde partie de son trajet. Elle est recouverte par le muscle sterno-cléido-mastoïdien, par l'articulation sterno-claviculaire, par le cartilage de la première côte, et par une petite portion du sternum. Elle est appliquée en dehors et en arrière contre le feuillet droit du médiastin, le nerf pneumo-gastrique, l'artère sous-clavière droite et le muscle scalène antérieur. Elle correspond en dedans à l'aorte. En outre, son volume est toujours moins considérable que celui de la gauche.

Ainsi celle-ci est beaucoup plus longue et plus rapprochée de la direction horizontale que l'autre. Elle est recouverte aussi par les mêmes parties et de plus par presque toute la largeur du sternum et par les muscles qui s'y implantent. Elle recouvre le muscle scalène antérieur, l'artère sous-clavière gauche, le feuillet gauche du médiastin, le nerf pneumo-gastrique, la crosse de l'aorte et l'artère brachio-céphalique. Elle est aussi constamment plus volumineuse.

2708. La veine sous-calvière gauche reçoit deux veines que ne reçoit point la droite; on les nomme *mammaire interne gauche*, et *thyroïdienne inférieure gauche*.

2709. *Veine mammaire interne gauche.* Ses racines se voient partout où l'artère correspondante envoie ses rameaux, et sont réunies en un seul tronc qui monte en arrière et en dehors sur la face postérieure des cartilages sterno-costaux, et qui vient s'ouvrir dans la veine sous-clavière gauche, à côté de la veine inter-costale supérieure. Dans son trajet, cette veine est accrue par les veines diaphragmatique supérieure, médiastines et thymiques gauches.

2710. *Veine thyroïdienne inférieure gauche.* Ses racines, en quittant la partie inférieure du corps thyroïde, s'anastomosent avec celles de la veine thyroïdienne inférieure droite, en forment ainsi, au-devant de la trachée-artère, une arcade à laquelle viennent se rendre de nombreux rameaux anastomosés fréquemment ensemble, et répandues sur le corps thyroïde et dans les muscles qui le recouvrent. Ils communiquent avec les veines thyroïdiennes supérieures, et constituent, par leur ensemble, le *Plexus veineux thyroïdien*.

C'est de ce plexus que part le tronc de la veine, qui marche d'abord transversalement en dehors, puis descend obliquement sur la trachée-artère, dont elle est séparée par beaucoup de graisse, sur le nerf pneumo-gastrique, sur la carotide primitive, et vient s'ouvrir en bas et en arrière de la veine sous-clavière gauche, qui la recouvre par conséquent inférieurement.

2711. Les deux veines sous-clavières reçoivent également, outre les veines jugulaires internes et externes, les *Veines vertébrales* et *intercostales supérieures*.

2712. *Veine vertébrale* (*Veine cérébrale postérieure*, Chauss.). Elle commence dans les muscles des régions occipitale et postérieure du cou, par beaucoup de racines qui se rassemblent en un seul tronc vers le trou occipital. Ce tronc se porte en avant, au-dessus de l'atlas, pénètre dans le trou qui occupe la base de l'apophyse transverse de cette vertèbre, et là, communique avec le sinus latéral de la dure-mère, par un rameau logé dans le trou condylien postérieur.

Ensuite la veine vertébrale descend dans le canal qui loge l'artère du même nom (2381), communiquant, par chacun des trous de conjugaison, avec les sinus vertébraux, et recevant, au niveau de chaque espace inter-vertébral, un rameau qui vient des muscles du cou.

Elle sort de son canal au niveau de la sixième ou de la septième vertèbre du cou, reçoit une branche qui correspond à l'artère cervicale profonde (2418), et s'unit à une autre veine assez considérable, qui commence sur la région latérale de la tête, où elle communique avec le sinus latéral de la dure-mère par le trou mastoïdien, et qui descend au-devant des apophyses transverses cervicales, en envoyant de nombreux rameaux anastomotiques au tronc même de la veine, et en recevant beaucoup de rameaux des muscles voisins.

Après cette réunion, la veine vertébrale descend, à côté de l'artère entre les muscles grand droit antérieur de la tête et scalène antérieur, passe à gauche au-devant de l'artère sous-clavière, et à droite, derrière elle et le nerf récurrent, pour aller s'ouvrir postérieurement et en bas dans la veine sous-clavière.

2713. *Veine intercostale supérieure droite.* Elle manque souvent, et est toujours moins considérable que la gauche. Lorsqu'elle existe, elle commence par des branches répandues dans les deux espaces inter-costaux supérieurs, et réunies ensuite en un seul tronc, qui sort du thorax par sa circonférence supérieure, et va s'ouvrir en arrière et en bas de la veine sous-clavière, près de la vertébrale.

2714. *Veine intercostale supérieure gauche.* Elle est constamment plus volumineuse et surtout plus longue que la droite. Elle commence dans les huitième, septième ou sixième espaces inter-costaux, par quelques rameaux anastomosés en partie avec les veines azygos, et demi-azygos, et remonte verticalement derrière la plèvre, sur le côté du corps des vertèbres, en recevant successivement des branches venant de chaque espace inter-costal. Vers la troisième vertèbre, elle présente une légère courbure qui reçoit trois ou quatre veines qui descendent des deux premiers de ces espaces; puis elle passe derrière le poumon et l'aorte, un peu en dehors de celle-ci, et là, la *Veine bronchique gauche* vient s'y décharger. Alors elle sort du thorax et va s'ouvrir elle même dans la veine sous-clavière gauche.

Du Tronc de la Veine cave supérieure.

2715. Formée par la réunion des deux veines sous-clavières qui rapportent tout le sang de la tête, des membres thoraciques et d'une portion de la poitrine, la veine cave supérieure commence au niveau du cartilage de la première côte, un peu, au-dessus de la crosse de l'aorte, et descend à gauche et en avant jusqu'à la base du péricarde, dont elle reçoit une gaîne fibreuse, plus ou moins prolongée sur ses parois. Elle s'engage alors dans ce sac membraneux, descend verticalement à doite de l'aorte, dont elle est un peu éloignée, est tapissée par la membrane séreuse du péricarde, et vient s'ouvrir dans l'oreillette droite du cœur, derrière son appendice libre, un peu au-dessus de la veine cave inférieure, et confondue avec celle-ci dans une plus ou moins grande étendue.

2716. La veine cave supérieure correspond *en devant* au thymus et au tissu cellulaire du médiastin antérieur; *en arrière*, à la veine pulmonaire droite supérieure et à l'aorte; *à droite*, au poumon; *à gauche*, à la portion du péricarde qui monte sur l'aorte.

2717. Avant de pénétrer dans le péricarde, la veine cave supérieure reçoit les *Veines azygos, mammaire interne* et *thyroïdienne inférieure droites*, et plusieurs branches *thymiques*, *médiastines*, *péricardines*, *diaphragmatiques supérieures*, toutes encore du côté droit.

2718. *Veine mammaire interne droite.* Elle est absolument analogue à la gauche (2709) et n'en diffère que par le lieu de sa terminaison. Vers l'ombilic, ses premières racines sont anastomosées avec celles de la veine épigastrique.

2719. *Veine thyroïdienne inférieure droite.* Dans la première partie de son trajet, elle est en tout semblable à la gauche, avec laquelle elle constitue le plexus veineux thyroïdien (2710). Mais, plus bas, elle descend en dehors entre le nerf pneumo-gastrique et l'artère brachio-céphalique, qui sont en arrière, et les muscles sterno-thyroïdien et sterno-hyoïdien, qui sont en avant, et elle va s'ouvrir dans la veine cave supérieure, entre les deux veines sous-clavières.

2720. *Veine azygos* (*Veine prélombo-thoracique*, Chauss.). Elle sert à faire communiquer la veine cave inférieure avec la supérieure. Ouverte dans celle-ci, immédiatement au-dessus de la bronche droite, elle forme, autour d'elle et de l'artère pulmonaire droite, une espèce d'arcade, en se recourbant de devant en arrière, et un peu de gauche à droite. Elle descend ensuite, en se portant légèrement en avant et à gauche, sur la partie antérieure droite du corps des vertèbres dorsales, à côté de l'aorte et en avant des artères inter-costales droites; puis elle pénètre dans l'abdomen, en passant à travers les piliers du diaphragme avec l'aorte et le canal thoracique, ou quelquefois en dehors du pilier droit de ce muscle. Dans l'abdomen, elle s'ouvre dans la veine cave inférieure ou dans une des veines lombaires. Quelquefois, au moment de sa terminaison, elle est bifurquée.

2721. Près de son origine, la veine azygos reçoit, par la convexité de sa courbure, la *Veine bronchique droite*, dont les racines s'étendent dans le poumon et sur l'œsophage (1), et quelques petites vénules qui viennent de la trachée-artère, des ganglions lymphatiques bronchiques, du péricarde, et des parois de l'aorte et de l'artère pulmonaire.

2722. Dans son trajet, le long des vertèbres dorsales, la veine azygos reçoit *en devant* plusieurs rameaux qui viennent de l'aorte et de l'œsophage; quelques-uns de ces derniers sont très volumineux, surtout inférieurement. *A droite*, les veines inter-costales correspondantes viennent se décharger dans son intérieur; elles ont absolument la distribution des artères du même nom. *A gauche*, vers la septième côte, elle reçoit la *Veine demi-azygos* (*V. petite prélombo-thoracique*, Chauss.), branche considérable qui commence en s'anastomosant avec la veine rénale droite ou avec la première veine lombaire, entre dans la poitrine

(1) La plupart des anatomistes nient l'existence des valvules dans les veines bronchiques. En 1828, M. Mayer, de Bonn, a constaté la présence de ces replis de leur membrane interne, chez l'homme, où j'ai pu les voir aussi, et chez plusieurs autres animaux.

par une ouverture particulière du diaphragme, monte parallèlement à la veine azygos sur le côté gauche des vertèbres, et passe derrière l'aorte et l'œsophage, en recevant les veines inter-costales inférieures du côté gauche.

2° Des Veines qui concourent à former la Veine cave inférieure ou abdominale.

a. *Des Veines qui, par leur réunion, forment la Veine iliaque externe.*

2723. *Veine poplitée.* Elle commence profondément par trois veines secondaires qui ont absolument la même marche que les artères tibiales antérieure et postérieure, et péronière, et elle-même est tout-à-fait analogue à l'artère dont elle porte le nom, à la partie externe de laquelle elle est d'abord située, et qu'elle recouvre ensuite en arrière. Elle reçoit en outre une veine sous-cutanée, qui est la

2724. *Veine saphène externe* (*Veine péronéo-malléolaire*, Chauss.). Elle commence par plusieurs racines répandues d'une part sur le dos du pied et sur son côté externe, et embrassant de l'autre la malléole du péroné, derrière laquelle elles se réunissent en un seul tronc qui monte obliquement en se rapprochant du tendon d'Achille, et qui se porte ensuite verticalement entre les téguments et la réunion des muscles jumeaux, pour se placer, dans le creux du jarret, à côté du nerf poplité interne, et s'ouvrir dans la veine poplitée.

2725. *Veine fémorale* ou *crurale.* Elle succède immédiatement à la veine poplitée, et remonte obliquement à la partie interne et antérieure de la cuisse, accolée contre l'artère du même nom, et suivant exactement le même trajet jusqu'à l'arcade crurale (2603). Elle est d'abord placée en arrière de l'artère; mais supérieurement elle est contiguë à son côté interne. Elle reçoit un grand nombre de branches profondes tout-à-fait analogues à celles de l'artère, et une branche superficielle qu'on nomme la

2726. *Veine saphène interne* (*Veine tibio-malléolaire*, Chauss.) Ses radicules primitives occupent le bord interne du gros orteil, et forment, sur le dos du pied, près des articulations métatarso-phalangiennes, une arcade transversale qui s'unit avec la saphène externe, et dont la convexité, tournée en avant, reçoit un certain nombre de rameaux venant des orteils. Toutes ces racines rassemblées remontent au-devant de la malléole interne, sur l'articulation du pied, et forment un tronc qui est encore accru par beaucoup de branches qui viennent de la région du tarse et de celle du métatarse. Ensuite ce tronc monte d'abord verticalement, puis obliquement en arrière, le long de la partie interne de la jambe, et passe derrière le condyle interne du fémur. Alors il monte presque verticalement en dedans de la cuisse, au-devant des muscles adducteurs et droit interne, et reçoit des branches qui viennent de la partie postérieure et superficielle de la cuisse. Une de ces branches est plus considérable que les autres; elle commence à la partie antérieure de la jambe, ou autour du condyle interne du fémur, par plusieurs racines assez grosses, dont quelques-unes sont anatomosées avec le tronc même de la veine; puis ellle remonte obliquement entre la peau et la graisse et en recevant beaucoup de rameaux.

Alors la veine saphène interne remonte jusqu'au niveau de l'arcade crurale où elle se décharge dans la fémorale. Là elle reçoit plusieurs *Veines sous-cutanées abdominales*, une veine qui correspond à l'artère circonflexe iliaque (2600), et les *Veines honteuses externes*.

2727. *Veine iliaque externe*. Placée au-dessous et un peu en dedans de l'artère du même nom (2605), cette veine reçoit des branches analogues aux siennes, et suit exactement la même marche qu'elle. Les *Veines épigastrique* et *circonflexe iliaque* viennent s'y décharger. Elle reçoit en outre chez l'Homme une assez grosse veine qui entre par l'anneau inguinal, collée au cordon des vaisseaux spermatiques, et qui provient des enveloppes du testicule.

b. *Des Veines qui forment la Veine hypo-gastrique ou iliaque interne.*

2728. La veine hypo-gastrique, placée dans l'excavation du bassin, derrière l'artère du même nom, est composée d'un nombre de branches analogues en tout aux siennes, à l'exception de quelques-unes que nous allons indiquer successivement.

2729. *Veines vésicales.* Elles sont très multipliées et fort grosses; elles offrent des différences suivant le sexe du sujet où on les examine.

Dans l'Homme, elles commencent sur le gland par beaucoup de radicules qui se réunissent en deux troncs (*Veines dorsales de la verge*), volumineux, qui marchent sur le dos de la verge en accompagnant les artères dorsales (2295.), et qui se contournent ensuite de haut en bas à l'extérieur du corps caverneux. Là, ces deux veines se subdivisent en plusieurs troncs secondaires, et s'unissent à d'autres veines qui sont nées dans l'épaisseur du scrotum et du dartos, et de la surface extérieure de la tunique vaginale. Alors, toutes ensemble, se confondant avec plusieurs branches de la veine honteuse interne, gagnent les racines du corps caverneux, entrent par l'arcade du pubis, et continuent horizontalement leur trajet sur les côtés de la vessie. Puis, en se réunissant à de nouvelles branches répandues sur la prostate et sur les parois de la vessie, elles forment par leurs anastomoses un plexus très étendu et à mailles multipliées, et, enfin, se rassemblant de nouveau en quelques troncs, elles vont s'ouvrir dans l'iliaque interne, près de l'obturatrice, en recevant en chemin quelques veines du rectum et des vésicules séminales.

Dans la Femme, les veines vésicales commencent par les *dorsales du clitoris*, et par beaucoup de racines répandues dans la peau et dans le tissu cellulaire des grandes lèvres. Elles se réunissent autour de la vulve, et communiquent avec les artères honteuses internes et externes. Plusieurs viennent du muscle constricteur du vagin. et toutes ensemble forment sur les côtés de ce conduit et de la vessie un plexus très remarquable, duquel partent les derniers troncs de ces veines. Ceux-ci reçoivent en chemin un grand nombre de rameaux placés entre le rectum et le vagin, et entre celui-ci et la vessie.

2730. *Veines sacrées latérales*. Elles commencent dans le canal sacré en s'anastomosant avec les sinus vertébraux, sortent par les trous sacrés antérieurs, et se dirigent transversalement au-devant du sacrum pour se jeter dans l'hypo-gastrique : les inférieures sont plus volumineuses que les supérieures.

c. *Des Veines iliaques primitives.*

2731. Elles sont le résultat de la réunion des veines iliaque externe et hypogastrique. Très volumineuses, elles naissent au niveau de la symphyse sacro-iliaque et montent de là, en convergeant, obliquement en dedans, jusqu'à l'articulation du corps des quatrième et cinquième vertèbres lombaires, où elles se réunissent pour donner naissance à la veine cave inférieure. La gauche passe successivement au-dessous de l'artère iliaque primitive gauche, puis au-devant de la dernière vertèbre, et enfin derrière l'artère iliaque primitive droite.

De la Veine cave inférieure ou abdominale.

2732. Beaucoup plus considérable que la supérieure,

elle s'étend depuis l'articulation des quatrième et cinquième vertèbres des lombes jusqu'à l'oreillette droite du cœur, à la partie inférieure et postérieure de laquelle elle s'ouvre en se continuant un peu avec la veine cave supérieure.

Elle monte d'abord verticalement sur la partie latérale droite du corps des vertèbres lombaires, jusqu'au dessous du foie, recouverte par l'artère iliaque primitive droite, puis par le péritoine et par le duodénum, et placée à droite de l'aorte. Au niveau du foie, son calibre se rétrécit souvent un peu, et quelquefois, au contraire, s'élargit d'une manière remarquable : elle s'engage derrière ce viscère en décrivant une légère courbure dont la convexité est tournée à gauche; elle traverse alors quelquefois une ouverture qu'il lui offre; mais, le plus ordinairement, elle est logée dans une échancrure pratiquée entre son lobe droit et son lobule. Dans ce dernier cas, elle répond à la partie moyenne et inférieure du muscle diaphragme.

Au-dessus du foie, la veine cave inférieure s'introduit dans le péricarde, en passant par une large ouverture de l'aponévrose phrénique (907). Elle se porte un peu obliquement à gauche, en arrière et en haut, puis elle entre aussitôt dans l'oreillette droite du cœur par une ouverture que borne la valvule d'Eustachi (2240).

2733. Les branches que reçoit la veine cave inférieure dans ce trajet sont les veines sacrée moyenne, lombaires, spermatique droite, rénales, capsulaires, hépatiques et diaphragmatiques inférieures.

2734. *Veine sacrée moyenne.* Elle remonte sur la partie moyenne de la face antérieure du coccyx et du sacrum, et vient s'ouvrir dans la veine cave, dans l'angle de réunion des deux veines iliaques primitives.

2735. *Veines lombaires.* Au nombre de quatre de chaque côté, elles commencent chacune par une *branche abdominale* et par une *branche dorsale*, analogues à celles des artères lombaires (2548). Leurs racines primitives s'anastomosent avec celles des dernières veines intercostales, de la veine épigastrique, de la circonflexe iliaque : les branches dorsales communiquent, par les trous de conjugaison, avec les sinus vertébraux. Ces branches réunies forment un tronc qui se porte transversalement, de dehors en dedans, à côté des artères du même nom, entre le corps des vertèbres et le muscle psoas. Les veines lombaires du côté gauche passent sous l'aorte, et sont plus longues par conséquent que les droites. Au-devant de la colonne vertébrale, celles d'un même côté communiquent les unes avec les autres par plusieurs rameaux verticaux.

2736. *Veines spermatiques* (*Veines testiculaires* ou *Veine de l'ovaire*, Chauss.). Un peu plus grosses que les artères correspondantes, les veines spermatiques, dans leur origine, sont différentes chez l'Homme et chez la Femme.

2737. *Dans l'Homme*, elles commencent par un plexus qu'on appelle *Plexus spermatique*, dont les racines sont répandues dans le testicule, et en sortent pour la plupart à travers la tunique albuginée, au-devant de la tête de l'épididyme. Aucune de ces racines ne passe du testicule à l'épididyme : seulement, vers l'extrémité mince de celui-ci, une assez grosse branche sort du testicule, se prolonge tout le long de la partie supérieure de l'épididyme et concourt à former le plexus, dont les rameaux deviennent alors plus multipliés et plus volumineux, et s'anastomosent avec les racines des veines dorsales de la verge, vésicales, honteuses internes, etc. Ensuite, le plexus se rassemble en quatre ou cinq branches qui remontent hors de la tunique vaginale, en enveloppant le conduit déférent, et en s'anastomosant fréquemment entre elles. Après quoi ces branches passent par l'anneau inguinal, se réunissent et forment un seul tronc qui se porte en dedans et en haut, en côtoyant le muscle psoas, jusqu'au détroit supérieur du bassin.

Là, les veines spermatiques se divisent de nouveau pour former un second plexus au-dessous du rein. Ce plexus a été nommé *Corps pampiniforme*; il est augmenté par un grand nombre de *Veines adipeuses*, qui viennent transversalement de la masse de graisse qui entoure les reins et qui communiquent fréquemment entre elles. Quelques-uns de ses rameaux viennent aussi du méso-colon et du mésentère, où ils s'anastomosent avec ceux de la veine porte.

Au-dessus du corps pampiniforme, les veines spermatiques deviennent simples de nouveau. Elles remontent obliquement en dedans entre le péritoine et le muscle psoas, et vont s'ouvrir, la droite dans la veine cave, au-dessous de la rénale ; la gauche dans la veine rénale correspondante.

2738. *Chez la Femme*, les veines spermatiques trouvent leur origine dans un plexus répandu dans et sur l'ovaire, et dont plusieurs racines viennent du côté de l'utérus, où elles s'anastomosent avec les veines utérines. Ensuite il s'y joint quelques branches qui naissent du ligament rond et de la trompe de Fallope. Ces diverses branches se rassemblent entre les deux feuillets du ligament large de l'utérus, passent sur l'artère iliaque externe, en croisant sa direction, se détournent en dehors, gagnent la marge du bassin, et se comportent ultérieurement comme dans l'Homme.

2739. *Veines rénales ou émulgentes.* Elles sont très volumineuses. Leurs racines suivent exactement, dans l'épaisseur des reins, le trajet des dernières ramifications des artères. Elles se réunissent dans la scissure de l'organe en plusieurs branches convergentes qui se rassemblent en un seul tronc au-devant de l'artère. Celui-ci se porte transversalement en dedans et s'ouvre sur les côtés de la veine cave. La veine rénale gauche est ordinairement plus volumineuse et plus longue que la droite, qui présente une légère obliquité.

Dans leur trajet, les veines rénales reçoivent quelques rameaux capsulaires et adipeux. La gauche est, en outre, augmentée par l'artère spermatique correspondante.

2740. *Veines capsulaires.* Il y en a une de chaque côté. Elles viennent souvent se décharger dans les veines rénales, et présentent du reste absolument la même disposition que les artères auxquelles elles correspondent.

2741. *Veines hépatiques.* Elles ont leurs racines dans l'épaisseur du foie, où elles sont enveloppées par un prolongement de la capsule fibreuse de cet organe. Quelques-unes d'entre elles, peu volumineuses et irrégulières, vont se jeter séparément dans la veine cave. D'autres (*Veines hépatiques moyennes*), au nombre de deux ou trois, viennent du lobule de cet organe, et s'ouvrent dans la veine cave entre les veines hépatiques droites et les gauches.

Celles-ci viennent du lobule gauche du foie, où elles sont ramifiées à l'infini, et en sortent près de son bord libre et non loin de son ligament latéral gauche. Elles entrent dans la veine cave en avant et au niveau de l'ouverture du diaphragme qui lui livre passage.

Les *Veines hépatiques droites* sortent du lobe droit du foie vers le milieu de sa surface inférieure, se dirigent transversalement à gauche, et s'ouvrent dans la veine cave, beaucoup au-dessous des précédentes.

2742. *Veines diaphragmatiques inférieures.* Au nombre de deux, elles sont absolument semblables aux artères du même nom (2500 à 2503).

Des Sinus veineux vertébraux, et des Veines de la Moelle de l'épine.

2743. Dans toute la longueur du canal vertébral,

depuis le trou occipital jusqu'à la fin du sacrum, derrière le corps des vertèbres, devant la dure-mère et sur les côtés du ligament vertébral commun postérieur, règnent deux grands conduits veineux tout-à-fait différents des sinus de la dure-mère, et nommés *Sinus vertébraux*.

Au niveau des trous condyliens antérieurs, ces sinus communiquent chacun par un rameau avec la veine jugulaire interne correspondante, sans avoir aucune espèce de rapport avec le sinus de la dure-mère. Leur calibre est toujours en raison inverse du développement plus ou moins grand du ligament vertébral postérieur : ainsi au cou, où il est large, ils sont étroits, et au dos ils augmentent de capacité parce qu'il se rétrécit. Ils sont en général plus développés sur le corps même des vertèbres qu'au niveau de leurs fibro-cartilages, ce qui est surtout sensible dans la région lombaire, où ils présentent des étranglements successifs très prononcés.

Considérés dans leur intérieur, ces sinus ont la même disposition que ceux de la dure-mère, c'est-à-dire qu'ils sont traversés en divers sens par des brides membraneuses irrégulièrement distribuées.

Par leur côté interne, ils communiquent entre eux à l'aide de prolongements qui forment de véritables *Sinus transverses*, qui occupent constamment le milieu du corps de chaque vertèbre, en passant sous le ligament vertébral postérieur, et qui reçoivent, par leur partie moyenne et et en avant, les veines qui sont nées dans le tissu spongieux des vertèbres.

Par leur côté externe, les sinus vertébraux communiquent avec les branches postérieures des veines vertébrales (2722), intercostales (2713) et lombaires (2735), dans l'intervalle des apophyses transverses.

Par leur côté postérieur, ils reçoivent les veines très multipliées et très déliées qui rampent sur la dure-mère qui enveloppe la moelle vertébrale.

2744. Dans le canal sacré, les sinus vertébraux diminuent beaucoup de volume et changent d'aspect. Ce ne sont plus que deux veines cylindriques assez grosses, plongées dans le tissu cellulaire graisseux et nullement adhérentes aux parties osseuses. Leur extrémité inférieure est un rameau très fin et perdu dans la graisse. En dehors elles ont des anastomoses avec les veines sacrées latérales (2730). En dedans, elles s'envoient des rameaux transversaux de communication.

2745. Les veines de la moelle de l'épine ont la même disposition que les artères de cette partie. Elles les accompagnent et vont s'ouvrir dans les veines cérébelleuses inférieures.

3° Des Veines cardiaques ou coronaires du Cœur.

a. *Veines cardiaques postérieures.*

2746. *Grande Veine cardiaque postérieure.* Elle commence vers le sommet du cœur par plusieurs radicules anastomosées avec celles de la petite veine cardiaque postérieure et des cardiaques antérieures. Elle remonte ensuite dans le sillon graisseux du bord épais du cœur, en accompagnant une branche de l'artère cardiaque correspondante; elle reçoit un grand nombre de rameaux latéraux, se contourne sur le bord obtus du cœur, passe dans la rainure qui sépare les oreillettes des ventricules, devient horizontale, et se dirige à droite et en haut.

2747. *Petite Veine cardiaque postérieure.* Elle naît comme la précédente, passe dans le sillon de la face postérieure du cœur, reçoit les veines de cette face et de la cloison des ventricules, remonte verticalement sur la paroi de l'oreillette, et s'unit à la précédente.

b. *Veines cardiaques antérieures.*

2748. Elles sont beaucoup plus petites que les postérieures. Leur nombre varie beaucoup. Elles commencent, avec les précédentes, au sommet du cœur, par plusieurs racines qui se réunissent, sur la face convexe de cet organe, en deux ou trois branches. Souvent celles-ci se rassemblent en un seul tronc qui monte verticalement sur la rainure qui sépare les ventricules et les oreillettes, et vient s'ouvrir conjointement avec les autres à la partie postérieure de l'oreille droite, au-dessous de la veine cave inférieure.

4° Du Système de la Veine porte (Vena porta, SOEMM.).

a. *Origine de la Veine porte.*

2749. Cette veine prend naissance de tous les organes renfermés dans la cavité de l'abdomen, excepté des reins et de la vessie, et de l'utérus chez la Femme. Mais ces origines se rapportent à deux troncs principaux qu'on appelle veines splénique et mésentérique supérieure.

2750. *Veine splénique.* Elle naît de la rate par un nombre de branches qui varie depuis trois ou quatre jusqu'à sept ou huit, lesquelles, après un court trajet, se réunissent sur le pancréas en un seul tronc. Moins flexueuses que l'artère qu'elle accompagne, la veine splénique se porte alors transversalement de gauche à droite et au-dessous d'elle, au-devant du pancréas, pour s'unir à la mésentérique supérieure, au niveau de la colonne vertébrale. Dans sa marche, elle reçoit les veines correspondantes aux *vasa breviora* (2523), dans lesquelles M. Bauer a découvert de véritables valvules que j'ai aussi aperçues une fois; les *Veines gastro-épiploïques droite et gauche*, *duodénales*, *pancréatiques*, *coronaire stomachique*, et *petite mésaraïque* ou *mésentérique*.

Cette dernière rapporte le sang de la partie gauche du colon transverse, du colon descendant et du rectum. Ses racines correspondent aux branches immédiates de l'artère mésentérique inférieure, dont elle-même accompagne le tronc jusqu'au-dessus de l'S du colon. Alors elle l'abandonne, remonte verticalement derrière le péritoine de la région lombaire gauche, passe entre le mésocolon transverse et la colonne vertébrale, s'engage sous le pancréas, et s'unit à angle presque droit avec la veine splénique.

2751. *Veine mésentérique supérieure* ou *grande mésaraïque.* Elle est presque entièrement disposée comme l'artère du même nom (2523), à droite et un peu au-devant de laquelle elle se trouve placée. Elle est formée par toutes les veines de l'intestin grêle, et par trois veines qui sont désignées par la même dénomination. Ses racines constituent, dans l'épaisseur du mésentère, un réseau semblable à celui des ramifications de l'artère. Parvenu au bord adhérent du mésocolon transverse, son tronc s'engage sous le pancréas, et se réunit à angle obtus avec la veine splénique, après avoir reçu plusieurs veines duodénales et pancréatiques.

b. Du Tronc de la Veine porte et de ses Divisions.

2752. Le tronc de la veine porte résulte de la jonction des deux veines splénique et mésentérique supérieure. Mais il a un diamètre beaucoup moindre que la somme de ceux de ces veines. Il monte obliquement à droite et en arrière, et a à peu près quatre pouces d'étendue depuis la colonne vertébrale, où il commence, jusqu'au sillon du foie, où il se termine. Couchée d'abord sous la petite extrémité du pancréas et derrière la seconde portion du duodénum, la veine porte, unie aux vaisseaux biliaires et couverte par l'artère hépatique et les conduits cholédoque et hépatique; environnée d'un grand nombre de filets nerveux et de vaisseaux lymphatiques, arrive près de l'extrémité droite du sillon tranvsersal du foie, et se bifurque. Ses deux branches s'écartent presque à angle droit, et semblent former sous le foie un canal horizontal que quelques anatomistes ont appelé le *Sinus de la Veine porte.* Toutes les deux sont accolées aux deux divisions de l'artère hépatique : la droite, moins longue, mais plus considérable que la gauche, s'introduit dansle grand lobe du foie et se ramifie à l'infini dans son intérieur. La gauche, plus petite et plus longue, se porte horizontalement jusqu'au ligament de la veine ombilicale et se partage dans le lobe gauche. Elle jette un rameau principal dans le lobule.

2753. Toutes les branches de la veine porte sont entourées dans le foie par un prolongement de la capsule fibreuse de cet organe : c'est ce qu'on a long-temps désigné sous le nom de *Capsule de Glisson.* On ignore les usages de cette enveloppe, qui appartient également aux autres vaisseaux qui se distribuent au foie, et que quelques personnes ont cru de nature musculeuse.

2754. Les injections poussées par la veine porte pénètrent dans les autres ordres de vaisseaux du foie, et *vice versâ.*

CLASSE SECONDE.

ARTICLE QUATRIÈME.

ORGANES DE L'ABSORPTION.

§ Ier. *Considérations générales.*

2755. Les organes de l'absorption sont rangés en deux ordres tout-à-fait distincts : ce sont, d'une part, les *Vaisseaux lymphatiques* ou *absorbants*, et, de l'autre, les *Ganglions lymphatiques*, qu'on a souvent appelés *Glandes lymphatiques* ou *conglobées*.

2756. Les *Vaisseaux lymphatiques* sont extrêmement multipliés. Nés de la surface des membranes et du tissu des organes, ils transmettent dans le système des veines tous les fluides absorbés. Ceux qui s'emparent du chyle pendant l'acte de la digestion dans les intestins, constituent un ordre à part, connu sous le nom de *Vaisseaux lactés chylifères*; d'après leurs usages, ils diffèrent des autres vaisseaux lymphatiques ; mais, par leur organisation et leur disposition anatomique, ils se confondent entièrement avec eux.

2757. On trouve des vaisseaux lymphatiques dans toute les parties du corps ; mais quelque part qu'on les examine, ils forment deux plans distincts, l'un superficiel, l'autre profond. Ainsi tout l'extérieur du corps est recouvert par un réseau de ces vaisseaux placés dans le tissu cellulaire sous-cutané, tandis que d'autres occupent les intervalles des organes. Cette disposition n'est pas bornée seulement aux membres, où il est plus facile de l'observer, elle existe pour chaque organe en particulier, le foie, les poumons, le pancréas, etc. Remarquons aussi que les vaisseaux absorbants superficiels sont répandus d'une manière uniforme ; tandis que les profonds se réunissent en faisceaux autour des vaisseaux sanguins, dont ils suivent exactement la direction. Mais ces deux plans communiquent fréquemment ensemble par de nombreux rameaux anastomotiques : souvent même ils se réunissent tout-à-fait pour former des plexus communs, ainsi que cela s'observe à la partie supérieure de chaque membre.

2758. Les vaisseaux lymphatiques sont beaucoup plus petits que les artères et les veines ; leur calibre varie du reste beaucoup, suivant l'état du sujet où on les examine : ainsi chez ceux dont le tissu cellulaire est infiltré de sérosité, ils sont beaucoup plus apparents. La disproportion de volume entre les racines et les troncs est encore beaucoup plus marquée que pour les vaisseaux sanguins.

2759. Les vaisseaux lymphatiques sont en général cylindriques ; mais ils présentent de distance en distance des dilatations plus ou moins considérables, qui les font paraître comme noueux, et qui sont le résultat de valvules placées dans l'intérieur.

2760. En général, ils sont peu flexueux dans leur trajet ; mais leurs anastomoses sont excessivement multipliées. Ils s'entrecroisent fréquemment en formant des plexus successifs. Un troisième fait encore plus remarquable, c'est la fréquence de leurs réunions et de leurs divisions alternatives, en sorte qu'un grand nombre de rameaux, après s'être rassemblés en un seul tronc, se séparent de nouveau pour reformer encore un ou plusieurs autres troncs.

2761. On ignore entièrement la disposition et la nature des premières radicules des vaisseaux absorbants.

2762. Avant de se terminer dans leurs troncs principaux, les branches des vaisseaux lymphatiques doivent traverser un nombre plus ou moins grand de *Ganglions lymphatiques*, c'est-à-dire de petits organes d'une forme et d'un volume variables, réunis les uns à côté des autres en plus ou moins grande quantité, ou isolés. Ces ganglions sont peu multipliés le long des membres; mais on en trouve beaucoup dans l'abdomen et dans le thorax. Chacun d'eux reçoit un ou plusieurs vaisseaux lymphatiques par un de ses côtés; ces vaisseaux se subdivisent à l'infini dans son épaisseur ou à sa surface, sans qu'on puisse au juste dire de quelle manière, et on voit sortir du côté opposé, d'autres vaisseaux lymphatiques qu'on appelle *efférents*, pour les distinguer des premiers, qu'on désigne sous le nom de *déférents* ou d'*afférents*. Il résulte des subdivisions multipliées des uns et des autres autour du ganglion, un véritable plexus circulaire qui embrasse celui-ci de toutes parts.

Les ganglions lymphatiques ont un volume qui varie depuis la vingtième partie d'un pouce jusqu'à un pouce entier de diamètre. Leur couleur est en général rougeâtre; mais quelquefois ils sont gris ou noirâtres. Ceux qui sont situés à l'extérieur ont un tissu plus solide et plus dense que ceux qu'on rencontre dans les cavités splanchniques. Ils sont tous enveloppés par une membrane serrée, brillante extérieurement, et garnie de quelques vaisseaux sanguins.

Ils reçoivent des artérioles nombreuses; il en part des vénules correspondantes, et ces vaisseaux jettent des ramifications sur les parois des vaisseaux lymphatiques voisins eux-mêmes.

Ils paraissent formés principalement par un entrelacement inextricable de ces vaisseaux lymphatiques.

2765. Tous les vaisseaux absorbants du corps, à l'exception de quelques-uns, dont l'existence a été signalée récemment (1830), à Florence par M. Regolo Lippi, et presqu'au même temps à Parme, par M. G. Rossi, dont j'ai cru suivre la marche, et qui vont s'ouvrir dans les veines émulgentes, spermatiques, lombaires, azygos, cave inférieure (1), tous les vaisseaux absorbants du corps, dis-je, se déchargent, par quelques troncs, dans les veines sous-clavières et jugulaires internes. Deux de ces troncs sont beaucoup plus volumineux que les autres : on les désigne sous les noms de *Canal thoracique* et de *Veine lymphatique droite.* Le premier reçoit les lymphatiques de l'abdomen, des membres inférieurs, du côté gauche du thorax, du membre thoracique gauche, et du côté correspondant de la tête et du cou. La seconde est destinée à ceux du membre thoracique droit et du côté droit de la tête, du cou et du thorax.

2764. Sous le rapport de leur structure, les vaisseaux lymphatiques paraissent formés d'une membrane extérieure celluleuse et d'une membrane intérieure analogue à celle des veines. Cette dernière, en se repliant sur elle-même, produit de distance en distance des valvules qui sont le plus souvent disposées deux à deux.

§ II. *Des Ganglions lymphatiques en particulier.*

1° *Des Ganglions lymphatiques des Membres abdominaux.*

2765. *Ganglion tibial antérieur.* Il est le seul qu'on trouve le long de la jambe. Il est placé entre le tibia et le péroné, sur l'extrémité inférieure du ligament interosseux.

2766. *Ganglions poplités.* Assez peu volumineux, situés dans le creux du jarret, au nombre de trois ou

(1) Plusieurs auteurs et depuis longtemps même, il faut en convenir, ont cité ces communications du système absorbant avec le système veineux, parmi eux nous signalerons Hyghmore, Bartholin, Nuck, Stenon, Ruysch, Wepffer et M. Franchini de Bologne.

quatre, ils sont cachés par l'aponévrose et environnent l'artère poplitée.

2767. *Ganglions inguinaux*. Ils occupent la partie antérieure et supérieure de la cuisse, près du pli de l'aine, et sont distingués en *superficiels* et *profonds*. Les premiers, placés entre la peau et l'aponévrose, entourent la veine saphène interne près de sa terminaison : leur nombre varie de six ou huit à douze, et quelquefois on les voit commencer vers la partie moyenne et interne de la cuisse et former un chapelet jusqu'à l'aine. Leur couleur est rouge dans les enfants, d'un blanc gris chez les adultes, et brunâtre chez les vieillards.

Les ganglions inguinaux profonds, au nombre de deux, trois ou quatre, sont placés sous l'aponévrose, et autour de l'artère fémorale. Ils manquent souvent dans les vieillards.

2°. *Des Ganglions lymphatiques du Bassin.*

2768. *Ganglions hypogastriques*. Ils occupent, au nombre de dix ou quinze, les parties latérales de l'excavation du bassin, et sont répandus autour des vaisseaux iliaques internes.

Souvent on rencontre des ganglions lymphatiques très petits hors du bassin, sur le trajet des artères fessières et ischiatiques, ou dans l'intérieur de cette cavité sur la vessie, l'utérus ou les vésicules séminales.

2769. *Gangions sacrés*. Ils sont placés au-devant du sacrum, dans l'épaisseur du mésorectum. Ils continuent latéralement avec les précédents, et en haut avec les ganglions mésocoliques.

2770. *Ganglions iliaques externes*. Leur nombre varie de six à dix, douze ou quinze. Ils sont situés le long du trajet des vaisseaux iliaques, externes, et forment un cordon depuis l'arcade crurale jusqu'à la partie inférieure de la colonne vertébrale, où ils se continuent avec les ganglions lombaires.

3° *Des Ganglions lymphatiques de l'Abdomen.*

2771. *Ganglions lombaires.* Très nombreux et très gros, ils occupent les côtés de la région lombaire de la colonne vertébrale, placés entre les apophyses transverses ou sur le trajet des vaisseaux, ou bien ils environnent l'aorte et la veine cave inférieure; ils remontent sur les piliers du diaphragme, et fournissent les racines principales du conduit thoracique; quelques autres ganglions répandus sur les artères rénales semblent se joindre à eux.

2772. *Ganglions hépatiques, pancréatiques* et *spléniques.* Ils sont situés autour de la veine porte et le long de l'artère splénique. Ils reçoivent les vaisseaux lymphatiques du foie, de l'aorte et du pancréas.

2773. *Ganglions mésentériques.* Très multipliés et en général assez volumineux, ils sont placés entre les deux feuillets qui constituent le mésentère. Leur nombre, excessivement variable surpasse de beaucoup celui de cent: leur position est fort irrégulière; mais, depuis l'intestin jusqu'à un pouce de son bord concave environ, on n'en rencontre aucun: leur volume est d'autant plus prononcé qu'on les observe plus près de l'endroit où le mésentère touche à la colonne vertébrale. Ce sont eux qui reçoivent immédiatement les absorbants du chyle.

2774. *Ganglions mésocoliques.* Beaucoup moins nombreux que les précédents, placés entre les feuillets des mésocolons, ils sont répandus le long de l'intestin colon, et sont plus nombreux dans sa portion transverse que dans ses portions lombaires ou iliaques. Ils sont rapprochés de son bord concave; quelques-uns même, plus petits que les autres, sont disséminés sur ses deux faces.

3675. *Ganglions gastro-épiploïques.* Ils occupent les

deux courbures de l'estomac et entourent les artères gastro-épiploïques et coronaire stomachique. Ils sont peu multipliés. On n'en trouve guère que cinq ou six pour chaque courbure.

4° Des Ganglions lymphatiques du Thorax.

2776. *Ganglions du médiastin.* On en observe trois ou quatre sur le diaphragme ; un pareil nombre à peu près est disséminé sur le péricarde dans l'écartement inférieur du médiastin antérieur. Mais douze ou quinze au moins environnent le thymus et les gros vaisseaux de la base du cœur.

2777. *Ganglions des parois thoraciques.* Ils sont irrégulièrement semés entre les deux couches des muscles inter-costaux. On en rencontre aussi douze de chaque côté de la colonne vertébrale sur les articulations des côtes. Quelques-uns environnent l'œsophage et l'aorte dans le médiastin postérieur. Enfin, il y en a huit ou dix de chaque côté qui marquent le trajet des artères mammaires internes.

2778. *Ganglions bronchiques.* Nous en avons parlé déjà (2218).

5° Des Ganglions lymphatiques des Membres thoraciques.

2779. *Ganglions du Bras.* Ils sont répandus sur le trajet de l'artère brachiale, depuis le pli du bras jusqu'à l'aisselle ; on n'en rencontre presque jamais à l'avant-bras. Assez ordinairement il y en a un au pli du coude, près de l'épitrochlée.

2780. *Ganglions axillaires.* D'un fort volume et variables en nombre, ils occupent le creux de l'aisselle, entre les muscles grand pectoral, grand dentelé, grand dorsal et sous-scapulaire, autour des vaisseaux axillaires et de leurs branches, et au milieu du tissu cellulaire. On en trouve quelques-uns sous la clavicule et entre le muscle grand pectoral et les côtes.

6° Des Ganglions lymphatiques de la Tête et du Cou.

2781. *Ganglions du Crâne.* On n'en rencontre aucun à l'intérieur du crâne. L'extérieur de cette cavité en offre seulement deux ou trois petits derrière l'oreille, sur la face externe de la glande parotide. On en voit aussi un ou deux derrière l'arcade zygomatique.

2782. *Ganglions de la Face.* Ils sont peu nombreux. On en observe quelques-uns sur le muscle buccinateur. Les autres règnent le long de la base de la mâchoire, et environnent le ventre antérieur des muscles digastriques.

2783. *Ganglions du Cou.* Ils sont *superficiels* ou *profonds.* Les premiers sont irrégulièrement disposés au-dessous du muscle peaucier, sur le trajet de la veine jugulaire externe et de ses branches. Les seconds environnent la veine jugulaire interne et l'artère carotide primitive. Leur nombre est très grand et leur volume fort peu considérable. Ils forment une sorte de cordon noueux, depuis l'apophyse mastoïde jusqu'à l'orifice supérieur de la poitrine, et ils se prolongent en arrière entre le pharynx et la colonne vertébrale.

§ III. *Des Vaisseaux lymphatiques en particulier.*

a. Des Vaisseaux lymphatiques qui se terminent au Canal thoracique.

1° Vaisseaux lymphatiques superficiels des Membres abdominaux.

2784. Ils naissent des orteils par des radicules très fines, qui forment, à la base de chaque phalange, un réseau d'où partent des rameaux qui couvrent les deux faces du pied. Ceux de la face supérieure (*R. sus-plantaires*, Chauss.) constituent, par leur réunion successive, seize à vingt branches qui gagnent presque toutes le bord interne de la jambe, où elles rencontrent la veine saphène interne. Ceux de la face inférieure (*R. plantaires*, Chauss.), se rassemblent vers le talon, et forment deux ou trois branches autour du tendon d'Achille.

2785. Les premiers remontent avec la veine saphène interne sur les côtés antérieur et interne de la jambe; quelques-uns d'entre eux marchent sur son côté externe en accompagnant la veine saphène externe; mais, à différentes hauteurs, et surtout près du genou, ils se contournent en avant et en dedans, et viennent s'anastomoser avec ceux du côté interne. Très peu se contournent de même derrière le genou; mais, en général, tous les lymphatiques qui sont nés sur le dos du pied et le long de la face antérieure de la jambe se trouvent rassemblés à la partie interne de la cuisse, au-dessus de la rotule.

2786. Ceux qui proviennent de la plante du pied et de la face postérieure de la jambe remontent autour du tendon d'Achille en s'anastomosant, en dedans et en dehors, avec les précédentes. Ils enveloppent ensuite le mollet, et, près du jarret, ils vont se joindre à eux en se détournant en dedans.

2787. Ainsi réunis, tous les vaisseaux absorbants superficiels de la jambe montent le long des côtés interne et antérieur de la cuisse, en se rapprochant, en s'anastomosant sans cesse, et parviennent aux ganglions inguinaux superficiels, où ils se terminent.

Mais, dans leur cours, ils sont accompagnés et accrus par d'autres vaisseaux de même nature, nés particulièrement sur la partie antérieure de la cuisse, et par quelques-uns moins nombreux qui viennent de sa région postérieure.

2788. Tous ces vaisseaux sont si multipliés et leurs

anastomoses sont si fréquentes, qu'ils semblent former autour du pied, de la jambe et de la cuisse, un réseau qui environne ces parties de tous les côtés. Ils sont plongés dans le tissu cellulaire sous-cutané.

2° *Vaisseaux lymphatiques profonds des Membres abdominaux.*

2789. Ils suivent le trajet des vaisseaux sanguins, et peuvent être distingués en quatre genres, suivant qu'ils accompagnent la veine saphène externe, ou les artères tibiales antérieure et postérieure et péronière.

2790. Ceux qui accompagnent la veine saphène externe sont au nombre de deux ou trois; ils naissent par une foule de radicules sur la partie externe du dos du pied et de sa plante. Toutes ces radicules se réunissent vers la malléole externe, au-dessous de l'aponévrose, et les deux vaisseaux qui en proviennent montent le long du bord externe du tendon d'Achille, où ils reçoivent quelques rameaux partis de ce tendon. Ensuite ils se placent entre les muscles jumeaux, qui leur fournissent également plusieurs branches, parviennent au creux du jarret, où ils se divisent successivement dans les ganglions poplités, pour se joindre en partie aux autres absorbants profonds, en partie aux superficiels en traversant l'aponévrose.

2791. *Vaisseaux lymphatiques tibiaux antérieurs.* Ils sont au nombre de deux aussi. L'un a ses racines à la plante du pied, autour de l'arcade plantaire; l'autre naît sur la partie externe du dos du pied. Le premier monte sur le dos du pied à côté de l'artère pédieuse (2644), entre les deux premiers os du métatarse, d'où il passe entre les muscles antérieurs de la jambe, pour se terminer dans un petit ganglion vers l'extrémité supérieure du tibia, ou pour se glissser par l'ouverture supérieure du ligament inter-osseux à la face postérieure de la jambe, où il s'unit aux autres vaisseaux profonds. Le second suit la même marche jusqu'au tiers moyen de la jambe, où il traverse le ligament inter-osseux pour aller se réunir aux vaisseaux absorbants péroniers.

2792. *Vaisseaux lymphatiques tibiaux postérieurs.* Ils naissent profondément de toutes les parties de la plante du pied, et forment plusieurs troncs qui remontent avec l'artère tibiale postérieure, qu'ils embrassent de toutes parts, jusqu'aux ganglions poplités.

2793. *Vaisseaux lymphatiques péroniers.* Ils naissent de même de la plante du pied, suivent l'artère péronière, et se terminent dans les ganglions poplités.

2794. Tous les vaisseaux lymphatiques profonds de la jambe et du pied se terminent donc aux ganglions poplités, qui sont réunis entre eux par un grand nombre de vaisseaux lymphatiques assez courts, qui constituent là un véritable plexus, duquel partent deux, trois ou quatre troncs qui remontent le long des vaisseaux poplités, traversent l'attache du muscle grand adducteur, suivent les vaisseaux fémoraux, en recevant tous les vaisseaux profonds de la cuisse et en se subdivisant, jusqu'aux ganglions inguinaux profonds où ils se terminent. Quelques-uns parviennent aux premiers ganglions iliaques externes.

3o *Vaisseaux lymphatiques superficiels des Fesses, du Périnée, des Lombes, des Parties extérieures de la Génération, etc.*

2795. *Vaisseaux lymphatiques des Fesses.* Ils sont plongés dans une grande quantité de tissu cellulaire et communiquent fréquemment ensemble. Ils se contournent sur les parties externe et interne de la cuisse, pour se réunir à ses absorbants superficiels et à ceux du périnée et se terminent aux ganglions inguinaux superficiels.

2796. *Vaisseaux lymphatiques des Lombes.* Ils proviennent des parties postérieure et latérales de la colonne vertébrale, derrière laquelle ceux d'un côté communiquent avec ceux du côté opposé. Ils descendent ensuite au-dessus de la crête iliaque, et viennent se diviser dans les ganglions inguinaux superficiels.

2797. *Vaisseaux lymphatiques de la moitié inférieure des parois de l'Abdomen.* Leurs racines, fréquemment anastomosées entre elles, commencent au niveau de l'ombilic, et forment un réseau sur la région antérieure de l'abdomen; elles se réunissent inférieurement en quelques troncs qui se rendent dans les ganglions inguinaux superficiels.

2798. *Vaisseaux lymphatiques du Périnée, du Scrotum et de la Verge.* Ceux du scrotum sont très nombreux; ils remontent de chaque côté à la partie interne de la cuisse, où ils s'unissent à ceux du périnée et de la verge. Ces derniers constituent deux faisceaux distincts sur les parties latérales de la verge, et viennent, en se subdivisant, se réunir aux autres, ainsi qu'à un vaisseau unique qui suit longtemps le dos de cet organe, et se bifurque vers sa racine. Tous ensemble aboutissent aux ganglions inguinaux superficiels.

2799. Chez la Femme, les vaisseaux lymphatiques des grandes lèvres et du clitoris ont la même terminaison.

4° *Vaisseaux lymphatiques profonds, obturateurs, ischiatiques, génitaux, etc.*

2800. *Vaisseaux lymphatiques obturateurs.* Ils naissent des muscles adducteurs et de leurs environs, et remontent avec l'artère obturatrice, à travers le trou sous-pubien, pour finir dans les ganglions hypogastriques.

2801. *Vaisseaux lymphatiques ischiatiques.* Leurs racines sont répandues dans les muscles jumeaux, pyramidal, carré et grand fessier. Ils suivent l'artère ischiatique, et se terminent dans le bassin, aux ganglions hypogastriques.

2802. *Vaisseaux lymphatiques fessiers.* Leurs origines

se rencontrent dans les trois muscles fessiers. Ils passent, avec l'artère de ce nom, par la grande échancrure sciatique, entrent dans le bassin, et aboutissent aux ganglions hypogastriques, en même temps que quelques autres vaisseaux nés profondément de l'anus et du périnée.

2803. *Vaisseaux lymphatiques profonds de la Verge et du Clitoris.* Ils suivent le trajet de l'artère honteuse interne (2585) et finissent dans les ganglions hypogastriques.

2804. *Vaisseaux lymphatiques du Testicule.* Ils sont très nombreux et très gros dans l'adulte. Nés des tuniques et de la substance même du testicule et de l'épididyme, ils se réunissent sur le cordon des vaisseaux spermatiques en un nombre de branches qui varient de six à douze, et qui remontent avec lui, en ne s'anastomosant que fort peu, vers l'anneau inguinal, par lequel elles passent pour suivre l'artère spermatique et aller aboutir aux ganglions lombaires.

2805. *Vaisseaux lymphatiques de la Prostate et des Vésicules séminales.* Ils se confondent en partie avec ceux de la vessie, et se jettent dans les ganglions hypogastriques.

2806. *Vaisseaux lymphatiques utérins.* Ils sont d'un volume considérable à l'époque de la grossesse, mais ils paraissent fort petits pendant l'état de vacuité de l'utérus. Ils naissent à la superficie ou dans l'épaisseur de cet organe, et se réunissent à ceux qui viennent du vagin, pour se porter dans les ganglions hypogastriques. Les plus élevés se prolongent sur le ligament large, et s'unissent à ceux de l'ovaire. Ces derniers sont très nombreux et forment une sorte de plexus. Tous ensemble remontent, avec les vaisseaux spermatiques, vers les ganglions lombaires.

5° *Vaisseaux lymphatiques des Organes urinaires.*

2807. *Vaisseaux lymphatiques de la Vessie.* Ils naissent de toute l'étendue de cet organe et suivent le trajet de ses vaisseaux, de manière à aller s'ouvrir dans les ganglions hypogastriques.

2808. *Vaisseaux lymphatiques des Reins.* Ordinairement peu apparents, ils sont *superficiels* ou *profonds.* Leurs racines s'anastomosent dans le tissu de l'organe, et leurs troncs se réunissent vers sa scissure; tous ensemble vont ensuite, sur les côtés de l'aorte, aboutir aux ganglions lombaires.

Les uretères sont aussi embrassés par un grand nombre de vaisseaux lymphatiques qui remontent autour d'eux en s'anastomosant ensemble.

2809. *Vaisseaux lymphatiques capsulaires* (*V. lymphatiques surrénaux*, Chauss.). Ils proviennent des capsules surrénales, s'anastomosent fréquemment entre eux, et s'unissent en partie à ceux des reins. Quelques uns de ceux du côté droit se terminent dans les ganglions hépatiques. Plusieurs de ceux du côté gauche finissent dans les ganglions spléniques, ou dans ceux qui couvrent le pilier correspondant du diaphragme.

6° *Vaisseaux lymphatiques des parois du Bassin et de l'Abdomen.*

2810. *Vaisseaux lymphatiques ilio-lombaires.* Ils naissent dans l'épaisseur du muscle iliaque et sur l'os du même nom. Ils se réunissent ensuite en deux troncs qui passent sous le muscle psoas, et se subdivisent de nouveau pour se porter en partie dans les ganglions lombaires inférieurs, et contribuer en partie à former le *Plexus lymphatique iliaque externe*, c'est-à-dire un assemblage de vaisseaux lymphatiques qui accompagnent les vaisseaux de ce nom en passant d'un ganglion à l'autre, et en s'anastomosant mille et mille fois.

2811. *Vaisseaux lymphatiques sacrés.* Ceux-ci naissent du tissu graisseux dans lequel sont plongés le rectum, les nerfs sacrés et le muscle pyramidal. Quelques-uns sortent du canal sacré par les trous sacrés antérieurs, et tous se terminent aux ganglions lombaires inférieurs ou hypogastriques. Ces derniers concourent à former le *Plexus lymphatique hypogastrique*, composé, comme le plexus iliaque externe, par un entrelacement de vaisseaux et de ganglions, et placé sur les côtés du bassin. C'est à lui que viennent aboutir les vaisseaux lymphatiques obturateurs, fessiers, ischiatiques, utérins, vésicaux, etc. En dehors, il se continue avec le plexus lymphatique iliaque externe correspondant, en dedans avec son semblable sur le milieu du sacrum, et en haut avec le plexus lymphatique lombaire.

2812. *Vaisseaux lymphatiques épigastriques.* Nés de la paroi antérieure de l'abdomen, aux environs de l'ombilic, ils traversent de dehors en dedans l'aponévrose abdominale, et s'enfoncent dans les muscles droits, où il s'y joint de nouveaux rameaux qui viennent de ces muscles eux-mêmes ou des muscles obliques et transverse. Alors, réunis en plusieurs troncs, ils descendent suivant le trajet des vaisseaux épigastriques, et se subdivisent dans quelques petits ganglions situés près de l'arcade crurale pour venir ensuite se jetter dans le plexus iliaque externe.

2813. *Vaisseaux lymphatiques circonflexes iliaques.* Leurs premières racines sont répandues dans les téguments des côtés du ventre, et traversent successivement l'épaisseur des muscles transverse et obliques, où elles sont augmentées par quelques autres. Puis, elles se rassemblent en quelques troncs qui descendent en devant vers la crête iliaque, qu'ils suivent, en accompagnant les vaisseaux circonflexes iliaques jusqu'à un des ganglions iliaques externes.

2814. *Vaisseaux lymphatiques lombaires.* Leurs racines, extrêmement nombreuses, commencent dans les muscles carré des lombes, obliques et transverse de l'abdomen, et dans l'intérieur du canal vertébral. Les troncs qui en résultent accompagnent les artères lombaires, passent entre les muscles carré des lombes et psoas, se divisent dans plusieurs ganglions placés entre les apophyses transverses, et parviennent au-devant de la colonne vertébrale, où leurs anastomoses multipliées, réunies à celles de presque tous les autres troncs que nous avons examinés jusqu'ici, constituent le *Plexus lymphatique lombaire.*

7° *Vaisseaux lymphatiques des Intestins et de l'Estomac.*

2815. *Vaisseaux lymphatiques des Intestins.* Ce sont eux qu'on appelle ordinairement *Vaisseaux lactés* ou *chylifères*, en raison de leur usage; ils conduisent en effet le chyle des intestins au canal thoracique; mais ce nom ne leur convient point, parce qu'ils sont mêlés d'une manière intime avec d'autres vaisseaux lymphatiques, dont les racines sont répandues dans l'épaisseur des tuniques des intestins, tandis que la plupart des leurs s'ouvrent à la surface interne de ces intestins. Les uns et les autres suivent d'ailleurs la même marche, si ne n'est que les profonds (*Vaisseaux lactés proprement dits*) sont transversalement étendus sur l'intestin, tandis que les superficiels marchent dans le sens de sa longueur et parallèlement à son axe. Après s'être anastomosés et entre-croisés un grand nombre de fois, ils gagnent les ganglions mésentériques et mésocoliques; ils se divisent et se subdivisent à l'infini, à leur niveau, et parviennent enfin à l'origine du canal thoracique.

On observe que le nombre des vaisseaux lactés est beaucoup plus grand dans le trajet de l'intestin grêle que partout ailleurs. Le long du cœcum, du colon ascendant et du colon transverse, ils sont déjà beaucoup moins multipliés; le colon descendant et le rectum n'offrent plus que des vaisseaux lymphatiques ordinaires qui vont se rendre dans les ganglions lombaires et hypogastriques, ou dans ceux du mésorectum.

2816. *Vaisseaux lymphatiques de l'Estomac.* Ils sont disposés sur deux plans, l'un *superficiel*, situés au-dessous du péritoine, l'autre *profond*, étendu entre les tuniques musculeuse et muqueuse : on peut aussi les rapporter à trois ordres distincts.

Les uns, nés sur le grand cul-de-sac de l'estomac, descendent à gauche le long des *vasa breviora* (2522), et vont s'unir aux lymphatiques de la rate.

Les autres (*stomo-gastriques*, Chauss.) se portent le long de la petite courbure de l'estomac et se divisent dans les ganglions qui s'y rencontrent; puis ils se rassemblent sur le côté droit du cardia pour se recourber sur eux-mêmes à droite, traverser encore quelques ganglions et se réunir aux lymphatiques inférieurs du foie, au-dessous du lobule de ce viscère. Alors ils descendent avec eux derrière le pancréas et parviennent aux racines du canal thoracique.

Les troisièmes descendent des deux surfaces de l'estomac vers les ganglions placés le long de sa grande courbure, et se réunissent en quelques troncs vers le pylore, passent entre lui et le pancréas, marchent pendant quelque temps sur la face antérieure de ce dernier, puis le contournent et descendent derrière lui pour aller se diviser dans les ganglions qui entourent les artères cœliaque et mésentérique supérieure.

2817. *Vaisseaux lymphatiques du grand épiploon.* Ils sont peu nombreux, et remontent s'unir aux précédents dans les ganglions de la grande courbure de l'estomac.

8° *Vaisseaux lymphatiques de la Rate, du Pancréas et du Foie.*

2818. *Vaisseaux lymphatiques de la Rate.* Ils sont formés d'un grand nombre de branches superficielles et profondes, plus abondantes sur la face convexe de l'organe, et réunies toutes ensemble, vers sa scissure, en quelques troncs qui forment un plexus autour des vaisseaux spléniques, se divisent dans quelques ganglions, s'engagent sous l'extrémité duodénale du pancréas, et s'unissent aux vaisseaux lymphatiques inférieurs du foie.

2819. Les *Vaisseaux lymphatiques du Pancréas*, nés dans la substance de cette glande, suivent les vaisseaux sanguins qui lui sont destinés, et s'unissent à ceux de la rate et de l'estomac.

2820. *Vaisseaux lymphatiques du Foie.* Ils sont excessivement nombreux, et aucun organe ne paraît en contenir autant. Ils semblent aussi généralement dépourvus, jusqu'à un certain point, de valvules à l'intérieur; ou au moins ces valvules y sont beaucoup plus lâches que partout ailleurs : on les distingue en *superficiels* et en *profonds*.

2821. *Vaisseaux lymphatiques surperficiels de la face supérieure du Foie.* Sur le lobe droit, ils sont naturellement groupés en quatre faisceaux.

Le premier est formé par ceux qui naissent entre les lames du ligament suspenseur, lesquels, rassemblés en deux ou trois troncs, entrent dans la poitrine, entre le diaphragme et l'appendice xiphoïde, traversent un ou deux des ganglions du médiastin, se subdivisent de nouveau, reçoivent quelques vaisseaux lymphatiques du médiastin et du péricarde, passent encore dans quelques ganglions, remontent jusqu'auprès de la veine jugulaire interne gauche, et s'ouvrent dans le canal thoracique près de son embouchure.

Le second naît, par un grand nombre de racines, près de la circonférence et à droite du même lobe, passe entre les lames du ligament latéral droit du foie, et se divise en deux paquets de vaisseaux. Les uns, *supérieurs*, traversent le diaphragme, se placent entre lui et la plèvre, marchent à gauche en formant un plexus assez compliqué, et rentrent dans l'abdomen avec l'aorte, pour se terminer dans les ganglions logés entre cette artère et la veine cave inférieure. Les autres, *inférieurs*, passent entre les attaches du diaphragme et les dernières côtes, et se glissent le long de celles-ci jusqu'aux articulations costo-vertébrales, où ils s'unissent aux lymphatiques inter-costaux pour traverser quelques ganglions et se décharger dans le canal thoracique.

Le troisième, dont les origines sont éparses sur le milieu du lobe droit, gagne la partie postérieure du foie, et s'unit en partie aux précédents. Quelques-uns des troncs qui le composent remontent dans la poitrine, entre l'œsophage et l'aorte et vont s'ouvrir immédiatement dans le canal thoracique.

Le quatrième vient de la région antérieure du même lobe droit; une partie de ses vaisseaux remonte dans le ligament suspenseur pour s'unir à ceux du premier faisceau; les autres descendent dans la scissure du foie, s'y joignent aux vaisseaux profonds, et vont se diviser dans quelques ganglions voisins du pylore. On en voit plusieurs suivre une marche rétrograde le long du bord mince du foie, et s'unir à droite à ceux du second faisceau.

Sur le lobe gauche du foie, les vaisseaux lymphatiques superficiels peuvent être rassemblés en trois paquets distincts.

Ceux du premier paquet remontent dès leur origine dans le ligament suspenseur, et s'y joignent à ceux du premier faisceau du lobe droit.

Ceux du second paquet prennent leur origine sur toute la surface du lobe gauche, gagnent le ligament latéral gauche du foie, et là se divisent en deux portions. Les uns, *inférieurs*, se contournent à droite et entre le lobule du foie et la petite courbure de l'estomac, et se perdent dans quelques ganglions, où ils rencontrent ceux de l'estomac et de la face inférieure du foie. Les autres, *supérieurs*, marchent à gauche, au-dessous du diaphragme, et s'unissent aux lymphatiques de la rate, vers le grand cul-de-sac de l'estomac.

Enfin les vaisseaux lymphatiques du troisième paquet viennent de la partie postérieure du lobe gauche, descendent vers le cardia, et se rendent dans les ganglions de la petite courbure de l'estomac.

2822. *Vaisseaux lymphatiques superficiels de la face inférieure du Foie.* Quelques-uns naissent entre la circonférence du foie et la vésicule biliaire ; ils sont assez nombreux ; ils descendent à gauche, et vont se diviser dans les ganglions qui entourent la veine cave et l'aorte. D'autres prennent leurs origines sur toute la surface de la vésicule, se réunissent en troncs volumineux qui embrassent le col de ce réservoir, et se terminent dans les ganglions placés derrière le duodénum. Quelques-uns sortent de la partie du lobe droit comprise entre la vésicule et le sillon longitudinal ; ils forment un seul tronc qui se porte sur la vésicule et se joint aux autres. Enfin les derniers, provenant de toute l'étendue du lobe gauche et du droit, se réunissent aux précédents ou aux profonds.

2823. *Vaisseaux lymphatiques profonds du Foie.* Ils naissent dans tous les points du parenchyme du foie, accompagnent les ramifications des vaisseaux sanguins et des conduits biliaires, sortent avec eux par la scissure, se rassemblent en grand nombre autour du lobule, se glissent entre les feuillets de l'épiploon gastro-hépatique, gagnent les ganglions de la petite courbure de l'estomac ou ceux qui entourent l'artère cœliaque, et se terminent aussi vers la naissance du canal thoracique.

b. Du Canal thoracique (Ductus thoracicus sinister, Sœmm.).

2824. Ce canal, auquel viennent aboutir tous les vaisseaux lymphatiques que nous avons étudiés jusqu'à cette heure, et un grand nombre d'autres, commence sur le corps de la troisième vertèbre lombaire, par la réunion successive de cinq ou six troncs fort volumineux, résultant eux-mêmes de l'assemblage de tous les plexus absorbants de l'abdomen.

A la réunion de tous ces troncs, près de l'ouverture aortique du diaphragme, le canal thoracique offre presque constamment une dilatation remarquable qu'on a appelée *Réservoir de Pecquet* (*Cysterna chyli*), et qui est placée derrière l'aorte, à la partie antérieure et gauche de la seconde vertèbre des lombes.

Au-dessus de ce renflement, le canal thoracique remonte dans la poitrine à travers les piliers du diaphragme et à côté de l'aorte, qui est placée à sa gauche, et de la veine azygos, qui est à sa droite. Il se rétrécit jusqu'à la sixième vertèbre dorsale. Arrivé là il s'incline à gauche, se dilate sensiblement, et remonte derrière la crosse de l'aorte jusqu'à l'artère sous-clavière gauche, en dedans de laquelle il se place sur le muscle long du cou. Il parvient ainsi à la septième vertèbre cervicale, se recourbe en dedans et en bas, passe derrière l'artère thyroïdienne inférieure et la veine jugulaire interne gauche, et s'ouvre, tout près de celle-ci, dans la partie postérieure de la veine sous-clavière du même côté. Son embouchure est garnie, en dedans de cette veine, de deux valvules qui empêchent le sang de passer de la veine dans le canal.

Quelquefois le canal thoracique est droit dans toute son étendue; plus souvent il est très flexueux. Dans beaucoup de sujets, il se divise en plusieurs branches qui se réunissent ensuite en interceptant entre elles des espèces d'îles. Fréquemment il se partage en deux ou trois troncs au moment de se terminer. Une fois, je l'ai vu se séparer en deux branches : l'une suivait la marche ordinaire, l'autre allait se décharger dans la veine sous-clavière droite auprès de la grande veine lymphatique du même côté.

Des Vaisseaux lymphatiques que le Canal thoracique reçoit dans la poitrine.

2825. Plusieurs vaisseaux du foie et des ganglions qui entourent l'artère cœliaque montent dans la poitrine par l'ouverture aortique du diaphragme, et se vident dans le canal thoracique à une plus ou moins grande hauteur.

2826. *Vaisseaux lymphatiques inter-costaux.* Ils prennent naissance dans les muscles extérieurs du thorax et inter-costaux, et traversent d'abord quelques ganglions logés entre les deux plans de ces derniers, sur les côtés de la colonne vertébrale, ils s'unissent à d'autres vaisseaux qui viennent du canal de l'épine et des muscles du dos, se répandent dans les ganglions voisins, puis forment quelques plexus au-devant de la colonne vertébrale. De là, ils vont, en descendant s'ouvrir, fort obliquement dans le canal thoracique. Ceux du côté droit sont un peu plus longs que les gauches.

2827. En outre, le canal thoracique reçoit une foule de rameaux qui se réunissent aux précédents, et viennent des plèvres, du diaphragme, du médiastin postérieur, etc.

c. Des Vaisseaux lymphatiques qui se terminent en partie dans le Canal thoracique, en partie dans des troncs particuliers ouverts dans les veines sanguines droites et gauches.

1° *Vaisseaux lymphatiques des Poumons.*

2828. *Vaisseaux lymphatiques superficiels.* Placés sous la plèvre, ils forment à la surface du poumon une suite de réseaux aréolés de diverses figures, le plus souvent hexagonales; et se réunissent en un certain nombre de troncs qui vont se rendre aux ganglions dont la bronche est entourée au niveau de son entrée dans l'organe. Ces vaisseaux sont remarquables par l'excessive ténuité de leurs parois.

2829. *Vaisseaux lymphatiques profonds des Poumons.* Disséminés dans tout le tissu des poumons, ils suivent les divisions des veines en communiquant par un grand nombre de rameaux avec les superficiels, auxquels ils se réunissent enfin totalement dans les ganglions bronchiques, d'où les uns et les autres sortent pour remonter sur les bronches jusqu'à la trachée-artère; là, ils rencontrent de nouveaux ganglions, ils s'y divisent, et, plus particulièrement, dans l'un d'eux qui occupe l'angle de la bifurcation de ce conduit.

De ce gros ganglion partent plusieurs troncs, dont les uns, après être remontés sur la trachée-artère et avoir traversé quelques petits ganglions, se réunissent et vont s'ouvrir dans la grande veine lymphatique droite, tandis que les autres, beaucoup plus nombreux, traversent des ganglions situés de même sur la trachée-artère, au-dessous du corps thyroïde, et se rassemblent en deux troncs qui se recourbent obliquement à gauche, derrière la veine jugulaire interne, pour se décharger dans le canal thoracique, ou isolément dans les veines jugulaire interne ou sous-clavière correspondantes.

2° *Vaisseaux lymphatiques sous-sternaux, diaphragmatiques, cardiaques, thymiques, œsophagiens, etc.*

2830. *Vaisseaux lymphatiques sous-sternaux.* Ils accompagnent, en les embrassant de toutes parts, les vaisseaux mammaires internes. Ils naissent de la moitié sus-ombilicale de la paroi antérieure de l'abdomen, et leurs racines s'anastomosent avec celles des vaisseaux lymphatiques épigastriques. Ils entrent dans le thorax entre l'appendice xiphoïde et le diaphragme, remontent derrière les côtés du sternum, traversent plusieurs ganglions, forment quelques plexus, et se réunissent en troncs de plus en plus considérables. Un seul de ceux-ci se dirige du côté gauche, croise en devant la veine sous-clavière, se jette dans les ganglions jugulaires inférieurs, et se termine dans le canal thoracique. Les autres s'ouvrent séparément, du côté droit, dans les veines sous-clavière et jugulaire interne.

8831. *Vaisseaux lymphatiques du Diaphragme.* Confondus en grande partie avec les inter-costaux et les hépatiques, ils donnent naissance à plusieurs troncs principaux qui marchent en avant, au-dessus des plèvres, sur la face convexe du muscle, se réunissent et se divisent successivement plusieurs fois, traversent les ganglions inférieurs du médiastin, et se joignent enfin aux précédents derrière le sternum.

2832. *Vaisseaux lymphatiques du Thymus et du Péricarde.* Les premiers sont beaucoup plus nombreux et plus gros dans l'enfant que dans l'adulte; les uns et les autres se confondent avec les lymphatiques sous-sternaux et pulmonaires.

2833. *Vaisseaux lymphatiques du Cœur.* Ils ont leurs racines répandues sur toute la surface du cœur, et spécialement vers son sommet. Ils suivent assez exactement le trajet des vaisseaux coronaires. Ils se réunissent en dernière analyse, en deux troncs principaux. — L'un accompagne l'artère cardiaque droite, monte sur le côté antérieur de l'aorte, s'incline à gauche et se termine dans la partie supérieure du canal thoracique. — L'autre, plus considérable, formé souvent par les anastomoses et les divisions alternatives de trois ou quatre grosses branches, se glisse obliquement entre l'aorte et l'artère pulmonaire, traverse quelques petits ganglions, et gagne également le canal thoracique ou les veines jugulaires interne et sous-clavière. Souvent, près de sa terminaison, il se partage en trois ou quatre branches distinctes.

Quelques vaisseaux lymphatiques du cœur se joignent isolément à ceux des poumons.

2834. *Vaisseaux lymphatiques de l'Œsophage.* Ils forment une sorte de plexus autour de ce conduit, s'anastomosent avec ceux du cœur et des poumons, et se rendent dans les ganglions prédorsaux.

3° *Vaisseaux lymphatiques superficiels des Membres thoraciques.*

2835. Leurs premières racines entourent les doigts, à la face postérieure desquels elles sont surtout très nombreuses. Rassemblés en faisceaux sur les côtés de chacun d'eux, ils gagnent le métacarpe, sur lequel ils demeurent isolés, ou s'anastomosent pour donner naissance à quelques troncs, qui se dirigent particulièrement sur la face postérieure de l'avant-bras, le long de laquelle ils grossissent par l'addition d'un grand nombre de rameaux nés sur cette partie du membre. Ensuite ils se contournent un peu en dedans, et, près de l'articulation huméro-cubitale, ils se placent sur la face antérieure de l'avant-bras. Là, ils s'unissent à plusieurs autres troncs qui proviennent de la face antérieure des doigts et de la paume de la main, et qui accompagnent les veines sous-cutanées. Tous ensemble parviennent ainsi au pli du coude, et y rencontrent quelquefois un ou deux petits ganglions. Puis ils remontent en devant et en dedans du bras, sont joints par quelques troncs qui naissent de la superficie de celui-ci, se rassemblent, s'anastomosent, deviennent plus volumineux et moins nombreux, et s'enfoncent dans le creux de l'aisselle, où ils se terminent dans les ganglions axillaires et sous-claviers.

2836. Quelques vaisseaux de cet ordre suivent séparément la marche de la veine céphalique, passent entre les muscles deltoïde et grand pectoral, se divisent dans quelques ganglions, au-dessous de la clavicule, forment là un petit plexus, et se réunissent aux lymphatiques inférieurs du cou.

4° *Vaisseaux lymphatiques profonds des Membres thoraciques.*

2837. Ils sont réunis en faisceaux autour des artères qui se distribuent à ces membres, et ont absolument la même disposition que ces vaisseaux. Ils vont se rendre également dans les ganglions axillaires.

5° *Vaisseaux lymphatiques de la paroi antérieure du Thorax.*

2838. Ils commencent sous les téguments de l'abdomen et de la poitrine, autour des mamelles, etc., se dirigent en dehors et en haut, se rassemblent en troncs de plus en plus volumineux, par l'effet de leurs anastomoses et de l'addition de nouvelles racines, passent au-devant du muscle grand pectoral, se plongent dans le tissu cellulaire de l'aisselle, et se terminent aux ganglions de cette partie.

2839. Quelques-uns de ces vaisseaux viennent plus profondément de l'épaisseur des muscles grand et petit pectoraux et grand dentelé. Ils ont la même terminaison.

6° Vaisseaux lymphatiques superficiels du Dos et de la région postérieure du Cou.

2840. *Vaisseaux lymphatiques des Reins.* Ils commencent au-dessous de la peau, vers l'occiput et sur les apophyses épineuses cervicales, d'où ils descendent en dehors suivant la direction des fibres du trapèze, pour passer obliquement sur l'épine de l'omoplate et sur le muscle deltoïde, et se réunir aux précédents et aux suivants, dans les ganglions axillaires.

2841. *Vaisseaux lymphatiques du Dos.* Les supérieurs, nés des téguments et du muscle trapèze, descendent en dehors sur le muscle sous-épineux, où ils rencontrent quelques ganglions; puis ils s'engagent entre les muscles grand dorsal et grand rond, et se terminent, comme les précédents, dans le creux de l'aisselle. Les inférieurs ont leurs racines répandues sur toute la surface du muscle grand dorsal; ils remontent obliquement vers son tendon, et se joignent aux supérieurs.

7° Vaisseaux lymphatiques qui naissent des Ganglions axillaires.

2842. Le creux de l'aisselle contient un plexus lymphatique des plus remarquables formé par un grand nombre de ganglions et par les vaisseaux qui s'y rendent, qui les lient les uns aux autres, ou qui en sortent. Ces derniers, en quittant les ganglions les plus élevés et les plus profonds, sont réduits au nombre de trois ou quatre gros troncs qui marchent autour de la veine sous-clavière, jusqu'à son entrée dans la poitrine. Là, ceux du côté gauche se rassemblent en un ou deux troncs qui passent entre le muscle sous-clavier et la première côte, et vont s'ouvrir en partie dans la veine sous-clavière correspondante, et en partie dans le canal thoracique. Ceux du côté droit forment le plus communément un seul tronc, d'un volume considérable, pouvant être comparé au canal thoracique lui-même, mais d'une longueur peu marquée. C'est ce tronc, qui va s'ouvrir dans l'angle de réunion des veines jugulaire interne et sous-clavière droites ; qu'on appelle la *grande Veine lymphatique droite* (*Tronc brachio-céphalique*, Chauss.)

8° *Vaisseaux lymphatiques superficiels de la Tête et de la face antérieure du Cou.*

2843. *Vaisseaux lymphatiques épicrâniens.* Ils sont répandus de toutes parts sous la peau du crâne et peuvent être distingués en trois ordres de faisceaux. Les *faisceaux occipitaux* se réunissent dans des ganglions placés derrière les apophyses mastoïdes, et vont se joindre aux lymphatiques superficiels de la face postérieure du cou. Les *faisceaux temporaux* accompagnent les veines de ce nom, gagnent les ganglions parotidiens, et se mêlent avec les lymphatiques superficiels antérieurs du cou. Les *faisceaux frontaux* se rassemblent à l'angle interne des yeux, sont augmentés par les vaisseaux des paupières et de l'orbite, et se joignent aux

2844. *Vaisseaux lymphatiques de la Face.* Ceux-ci ont leurs radicules répandues au-dessous de la peau, dans toutes les parties de la face ; ils suivent le trajet de la veine faciale, viennent se diviser dans les ganglions sous-maxillaires, et se confondent avec les

2845. *Vaisseaux lymphatiques superficiels et antérieurs du Cou,* qui semblent être la continuation de ceux de la tête, forment un plexus qui accompagne les veines sous-cutanées du cou, et s'ouvrent, par deux ou trois troncs, à gauche dans la partie la plus élevée du canal thoracique, à droite dans la grande veine lymphatique de ce côté.

9° *Vaisseaux lymphatiques profonds de la Tête et du Cou.*

2846. *Vaisseaux lymphatiques de l'Encéphale.* On ne connaît point encore d'une manière claire et certaine les vaisseaux lymphatiques de l'encéphale et de ses membranes. Malgré des recherches très minutieuses, on n'a encore rendu visibles d'une manière évidente que quelques troncs qui se rencontrent dans la dure-mère.

2847. *Vaisseaux lymphatiques profonds de la Langue, du Palais, du Nez, des Orbites, du Pharynx, des Muscles de la Face, etc.* Ils suivent tous le trajet des vaisseaux sanguins, gagnent les ganglions sous-parotidiens et ceux qui enveloppent les veines jugulaires internes; ils s'y divisent un grand nombre de fois, se joignent à quelques troncs nés du larynx et du corps thyroïde, et vont se porter en partie dans les veines jugulaires internes et sous-clavières droites et gauches, en partie dans le canal thoracique à gauche, et dans la grande veine lymphatique à droite, par un nombre de troncs plus ou moins considérables.

CLASSE SECONDE.

ARTICLE CINQUIÈME.

ORGANES DES SÉCRÉTIONS.

---

§ Ier *Organes de la Sécrétion et de l'Excrétion des Larmes.*

2848. Ces organes, par leur continuité, constituent un double appareil, placé symétriquement à droite et à gauche de la ligne médiane du corps, et étendu depuis la région externe et supérieure de chaque orbite, jusqu'aux méats inférieurs des fosses nasales. On désigne assez souvent ces deux appareils sous le nom collectif de *Voies lacrymales* (*Viæ lacrymales*). Chacun d'eux est composé de la glande lacrymale, des points et des conduits lacrymaux, du sac lacrymal et du canal nasal.

1° *De la Glande lacrymale* (Glandula lacrymalis sive innominata).

2849. La glande lacrymale est logée dans une dépression de l'os frontal, à la partie supérieure, externe et antérieure de l'orbite. Son volume est en général comparable à celui d'une petite amande; mais sa forme est sujette à varier. Le plus ordinairement, elle représente un ovoïde aplati de haut en bas et de dehors en dedans, et dont le grand diamètre est dirigé d'avant en arrière. Sa couleur est d'un jaune léger tirant sur le rouge.

2850. Convexe en dehors et en haut, la glande lacrymale correspond dans ce sens au périoste de l'orbite, et lui est unie par une multitude de petits filaments qui se portent de l'une à l'autre. Légèrement concave en dedans et en bas, elle appuie sur le globe de l'œil et sur son muscle droit externe, dont elle est séparée par une couche épaisse de tissu adipeux. En devant, elle est protégée par le rebord de l'orbite et un peu par la paupière supérieure. En arrière, elle est plongée dans le tissu cellulaire graisseux de l'orbite.

2851. La glande lacrymale est composée d'un assez grand nombre de petits lobules unis ensemble par du tissu cellulaire, et séparés les uns des autres par des vaisseaux et des nerfs qui rampent dans leurs intervalles. Ces lobules eux-mêmes sont formés de granulations arrondies d'un blanc rougeâtre, dans lesquels se terminent les dernières ramifications des artères, et où commencent les radicules des veines, mais dont la structure plus intime est encore totalement inconnue. On présume que de chacune d'elles part un petit conduit excréteur qui, en se réunissant à ses voisins, donne naissance à des troncs un peu plus marqués, quoique encore extrêmement déliés, et fort peu apparents chez l'homme. Cependant, d'après le témoignage de plusieurs célèbres anatomistes tels, que Winslow, Santorini, Lieutaud, Chaussier, Ribes, Monro fils, qui les ont vus et injectés, il paraît qu'ils sont habituellement au nombre de six ou sept, et qu'ils s'ouvrent, en dedans de la paupière supérieure, à quelque distance de la partie externe du fibro-cartilage tarse correspondant. Leurs orifices, coupés en biseau, séparés par des intervalles assez étroits, se voient sur la conjonctive, où leur série forme une ligne courbe dont la convexité est tournée en haut et en dehors, et sont d'ailleurs dirigés obliquement à peu près comme ceux des uretères dans la cavité de la vessie.

2852. Une capsule fibro-celluleuse assez épaisse enveloppe la glande lacrymale, et envoie dans son épaisseur des cloisons qui séparent les lobules les uns des autres. En outre, l'artère lacrymale (2691), la veine (2362) et le nerf de même nom (1634) doivent être considérés comme contribuant à la composition de cette glande, qui a pour usage de sécréter les larmes et de les verser au-devant du globe de l'œil par les petits canaux dont nous venons de parler.

2° *De la Caroncule lacrymale* (Caruncula lacrymalis).

2853. On nomme ainsi un petit tubercule rougeâtre, pyramidal, plus ou moins volumineux suivant les sujets, situé dans l'angle interne des paupières, au-devant du globe de l'œil, en arrière et en dedans des points lacrymaux. Sa base est tournée en arrière et en dedans, son sommet en avant et en dehors.

La caroncule lacrymale n'est autre chose qu'un amas de petites cryptes muqueuses dont le nombre est fort incertain, et qui sont revêtues par la conjonctive, qui forme, au-devant d'elles et en dehors, un repli semi-lunaire connu sous le nom de *Membrane clignotante*, et beaucoup plus apparent dans certaines classes d'animaux que dans l'homme. Chacun des orifices de ces petites cryptes est garni de poils d'une excessive finesse, et visibles seulement à la loupe.

La caroncule lacrymale reçoit quelques filets du nerf nasal, et quelques ramifications vasculaires. Elle paraît avoir pour usage de retenir les larmes dans l'angle interne de l'œil, et de fournir un fluide sébacé particulier.

3° *Des Points et des Conduits lacrymaux* (Puncta lacrymalia et Ductus lacrymales).

2854. Les *Points lacrymaux* sont au nombre de deux, un pour chaque paupière. Ce sont de très petites ouvertures, plus ou moins apparentes suivant les individus, ordinairement noirâtres, et qui occupent le centre d'un tubercule peu élevé, légèrement incliné en arrière, et placé à une ligne et demie environ de la commissure interne des paupières, à l'endroit où le bord de celles-ci change de direction.

Ces orifices sont toujours béants; un petit bourrelet muqueux, d'une teinte blanche, en borde la circonférence. Ils sont placés vis-à-vis l'un de l'autre; mais celui de la paupière inférieure est tourné en haut, en dehors et en arrière, et celui de la supérieure en bas et en dehors et en arrière aussi; en sorte que, pendant l'occlusion des paupières, ils ne se touchent que du côté de la peau.

2855. Les points lacrymaux sont les orifices extérieurs des conduits du même nom qui mènent les larmes dans le sac lacrymal à travers les paupières, et dont le calibre est un peu plus étendu que la circonférence des points lacrymaux eux-mêmes; ce qui fait qu'à leur origine ces canaux semblent légèrement étranglés. On distingue les conduits lacrymaux en supérieur et en inférieur, suivant la paupière à laquelle ils appartiennent.

2856. Le *Conduit lacrymal supérieur*, un peu plus long que l'inférieur, monte d'abord verticalement pendant une ligne de chemin à peu près, puis il se coude à angle presque droit, se dirige en dedans et en bas le long de la partie interne du bord libre de la paupière, immédiatement au-dessous de la conjonctive. Le *Conduit lacrymal inférieur* descend aussi d'abord presque verticalement, puis il se dirige de même en dedans, en montant un peu pour se placer à côté du supérieur. Tous les deux en effet, au niveau de la commissure des paupières, marchent, sans se confondre, adossés l'un à l'autre, et séparés par une cloison très mince, derrière le tendon du muscle orbiculaire, jusqu'au sac lacrymal, dans la partie moyenne du côté externe duquel ils s'ouvrent isolément. Assez rarement on les voit se réunir pour n'avoir qu'une ouverture commune.

2857. Les conduits lacrymaux ne semblent formés que par un prolongement très délicat de la conjonctive, qui se continue ainsi avec la membrane muqueuse du sac lacrymal.

4° *Du Sac lacrymal* (Saccus lacrymalis).

2858. Le sac lacrymal est une petite poche membraneuse, logée au grand angle de l'orbite, dans la gouttière que forment l'os lacrymal et l'apophyse montante de l'os maxillaire supérieur. Il a la forme d'un ovoïde placé verticalement et un peu comprimé de dehors en dedans. Son *côté externe* est recouvert antérieurement par la peau, par le muscle orbiculaire des paupières et par son tendon, qui le partage en travers en deux moitiés, dont l'inférieure est plus étroite et plus alongée que la supérieure; postérieurement, il correspond à la caroncule lacrymale et à la conjonctive, et fournit quelques insertions au muscle petit oblique de l'œil. Son *côté interne* remplit la gouttière lacrymale (389), et tient intimement aux os qui la constituent. Son *extrémité supérieure*, dilatée et arrondie, forme une saillie plus ou moins remarquable au-dessus du tendon du muscle orbiculaire; l'*inférieure* se continue avec le canal nasal.

2859. *A l'intérieur*, le sac lacrymal est tapissé par une membrane muqueuse, qui se continue avec les membranes muqueuses de l'œil et des fosses nasales. Cette membrane est fort adhérente à la gouttière osseuse. Sa couleur est rougeâtre : on ne peut point y reconnaître l'existence de cryptes ou de follicules, quoiqu'elle soit très molle et comme pulpeuse. Toujours elle est enduite de mucus.

2860. *A l'extérieur*, le sac lacrymal est formé par une

membrane fibreuse, aponévrotique, que beaucoup d'anatomistes ont considérée comme le *tendon réfléchi* du muscle orbiculaire des paupières. Cette membrane, blanche, dense et résistante, est fixée de toutes parts au rebord osseux de la gouttière lacrymale. En avant, elle est intimement unie au tendon du muscle dont nous venons de parler et à quelques-unes de ses fibres charnues, auxquelles elle donne même insertion. Aussi, peut-on, jusqu'à un certain point, la regarder comme dépendant de lui.

2861. Les artérioles du sac lacrymal sont spécialement données par les palpébrales; ses filets nerveux viennent du nerf nasal externe.

5° *Du Canal nasal* (Ductus nasalis).

1862. Nous avons déjà décrit ce canal sous le rapport des os qui le composent (401). Il nous suffit de dire ici que le conduit osseux est tapissé par un prolongement cylindrique de la membrane muqueuse du sac lacrymal, qui forme dans son intérieur un autre conduit assez mince, et sans aucune valvule dans son trajet. Ce second conduit adhère faiblement au périoste, et s'ouvre, par un orifice très retréci, au-dessous du cornet inférieur. Cet orifice, quoique libre, est garni d'un repli circulaire formé par la membrane pituitaire.

2863. Le canal nasal transmet dans le nez les larmes que les points lacrymaux ont absorbées au grand angle de l'œil.

§ II. *Des Organes de la Sécrétion et de l'Excrétion de la Salive, ou des Glandes salivaires et de leurs Conduits.*

a. Considérations générales.

2864. Les glandes salivaires sont placées symétriquement, au nombre de trois de chaque côté de la face, derrière et dessous la mâchoire inférieure. Leur forme est en général fort irrégulière, et leur étendue varie beaucoup suivant les sujets où on les examine. Quelquefois elles sont parfaitement distinctes et isolées; dans d'autres cas, elles semblent se confondre les unes avec les autres. Mais elles offrent toutes des caractères qui leur sont communs, et qui servent à les séparer des autres glandes du corps.

Ainsi leurs vaisseaux les pénètrent de toutes parts, et sont déjà très ramifiés avant d'arriver dans leur parenchyme; tandis que le foie, la rate, les reins reçoivent les leurs par un point déterminé, et sous la forme de troncs plus ou moins volumineux.

Ainsi elles sont animées par un assez grand nombre de filets des nerfs du système de l'encéphale. Le foie n'en a qu'une fort petite quantité, et les reins en sont totalement dépourvus.

Ainsi leur couleur est grisâtre, leur tissu ferme et résistant; les granulations qui les composent sont réunies successivement en lobules et en lobes irréguliers, ce qui leur donne la plus grande analogie avec le pancréas et la glande lacrymale.

Ainsi elles ne sont enveloppées par aucune membrane spéciale, comme cela a lieu pour le foie, les reins, etc. Elles semblent seulement entourées d'une couche mince d'un tissu cellulaire non graisseux, bien différent des membranes fibreuses.

Enfin, leurs conduits excréteurs vont tous s'ouvrir dans l'intérieur de la bouche, sans aucun réservoir intermédiaire, tandis que les larmes, la bile, l'urine, le sperme, etc. sont renfermés pendant quelque temps dans un réservoir avant de parvenir à leur destination.

b. Des Glandes salivaires en particulier.

1.° De la Glande parotide (1).

2865. La glande parotide est la plus considérable des glandes salivaires. Située en partie au-devant, en partie au-dessous du pavillon de l'oreille, elle remplit l'excavation profonde qui existe sur les côté de la face, entre le bord postérieur de la branche de la mâchoire inférieure, le conduit auditif externe et l'apophyse mastoïde du temporal. Elle s'étend verticalement depuis l'arcade zygomatique jusqu'à l'angle de la mâchoire. Sa forme est celle d'une pyramide très irrégulière, à base ovalaire et tournée en dehors.

2866. Sa *face externe*, large, aplatie, ovalaire, légèrement convexe, n'ayant point de limites précises, s'étend plus ou moins sur la face; elle est recouverte par quelques fibres du muscle peaucier et par la peau, au-dessous de laquelle rampent quelques filets de nerfs; sa circonférence se prolonge en avant sur le muscle masseter, et en haut sur l'articulation temporo-maxillaire; au-dessous de cette circonférence, qui donne naissance en avant au conduit de Sténon, on voit sortir les branches du nerf facial.

2867. Sa *face antérieure* correspond en haut à l'articulation temporo-maxillaire; en dehors, au bord postérieur

---

(1) R. Παρα, *auprès de*; οὖς, ὠτός, *l'oreille*.

de la mâchoire inférieure, et en dedans au muscle ptérygoïdien interne. Elle est moulée sur ces diverses parties et pénètre dans leurs intervalles.

2868. Sa *face postérieure* est unie par du tissu cellulaire assez serré au conduit auditif externe, à l'apophyse mastoïde, au bord antérieur du muscle sterno-cléido-mastoïdien, au ventre postérieur du muscle digastrique, à l'apophyse styloïde, aux muscles qui en naissent. Elle est côtoyée, en dedans, par l'artère carotide interne, et par la veine jugulaire interne: l'artère carotide externe, au moment de sa terminaison, et surtout l'artère temporale superficielle, sont aussi en rapport avec cette face de la glande parotide; ordinairement même, elles sont enveloppées par le parenchyme de celle-ci, surtout la dernière, qui la traverse de bas en haut; tandis que le nerf facial, qui est placé aussi dans cette glande pendant une partie de son étendue, en perce l'épaisseur transversalement.

2869. La glande parotide fournit, par chacune des granulations dont elle est composée, un conduit excréteur très délié, qui se réunit avec ses voisins à la manière des veines, pour former successivement des rameaux un peu plus forts, puis des branches, et enfin un tronc considérable appelé *Conduit parotidien* ou de *Sténon*. Ce conduit sort de la partie antérieure et externe de la glande, un peu au-dessus du milieu de la hauteur du muscle masséter, sur lequel il marche horizontalement, de derrière en devant, pour se contourner sur son bord antérieur, et s'enfoncer dans le tissu cellulaire graisseux de la joue. Parvenu sur le muscle buccinateur, il traverse une ouverture pratiquée au milieu de ses fibres, et aboutit dans la bouche, au niveau de la seconde dent molaire supérieure, à trois lignes environ de la réunion de la joue avec les gencives correspondantes.

Le conduit parotidien ne traverse point obliquement

le muscle buccinateur; mais il le perce perpendiculairement, et fait un coude en passant à travers la membrane muqueuse de la bouche, parce qu'il se porte un peu en avant. Son orifice est d'ailleurs très rétréci, et garni d'un petit repli de la membrane muqueuse, en sorte qu'il est assez difficile à découvrir.

Très souvent le conduit de Sténon reçoit, vers le milieu de sa longueur, un autre conduit qui naît d'un corps glanduleux placé dans son voisinage, et qui paraît être un accessoire de la glande parotide. Ce corps est en effet placé au-devant du muscle masséter, soit au-dessus, soit au-dessous du conduit, quelquefois même sur son trajet. Sa surface est ordinairement plus lisse que celle de la glande elle-même.

Le conduit de Sténon n'est que faiblement uni aux parties environnantes; il est accompagné par plusieurs branches du nerf facial, et par quelques artères qui fournissent des ramifications à ses parois. Placé au-dessous de la peau immédiatement, il en est seulement séparé en dedans par quelques fibres du muscle peaucier et par le muscle grand zygomatique, qui croise obliquement sa direction.

Le conduit de Sténon a environ une ligne de diamètre mais sa cavité est très étroite. Ses parois sont composées de deux couches membraneuses distinctes: l'une, *extérieure*, est blanchâtre, ferme, résistante, épaisse comme fibro-cartilagineuse; elle acquiert encore plus de densité vers la fin du canal, qui, sans augmenter de capacité, devient conique; et, près du muscle buccinateur, elle donne naissance superficiellement à une aponévrose mince qui en recouvre les fibres charnues, tandis qu'elle-même leur fournit des points d'insertion en s'enfonçant dans l'ouverture dont nous avons parlé, et où ces fibres sont réellement interrompues et non point seulement écartées. L'autre couche membraneuse du conduit est *intérieure*, elle est essentiellement muqueuse et très fine; elle paraît se continuer avec la membrane qui tapisse la face interne des joues, et n'en différer que par sa blancheur.

2870. On trouve constamment, dans l'épaisseur de la glande parotide, un grand nombre des branches du nerf facial, les artères transversale de la face et auriculaire postérieure, et la veine qui fait communiquer entre eux les troncs des jugulaires interne et externe. Elle reçoit ainsi la plupart de ses vaisseaux et de ses nerfs; mais une branche du nerf maxillaire inférieur et un des rameaux ascendants du plexus cervical lui fournissent encore quelques-uns de ceux-ci. Ses vaisseaux lymphatiques sont assez nombreux, et se rendent dans les ganglions placés à sa surface ou derrière l'angle de le mâchoire. Son parenchyme ne diffère, du reste, en rien de celui des autres glandes salivaires.

2° *De la Glande sous-maxillaire.*

2871. Moins grosse que la parotide, la glande sous-maxillaire est située au côté interne de la branche et du corps de l'os maxillaire inférieur, dans l'espace triangulaire que laissent entre eux les deux ventres du muscle digastrique. Irrégulièrement ovoïde et aplatie sur trois faces, souvent bifurquée en devant, elle se prolonge en dehors jusqu'à l'angle de la mâchoire, et se confond quelquefois dans ce sens avec la glande parotide. *En dedans*, la portion superficielle de son extrémité antérieure s'avance vers le muscle digastrique, et la profonde, engagée derrière le muscle mylo-hyoïdien, touche la glande sublinguale; dans le même sens, elle est séparée de sa semblable par les ventres antérieurs des muscles digastriques et par les muscles génio-hyoïdien. *En devant*, elle est couverte par l'os maxillaire inférieur, et *en arrière*, elle est en rapport avec le nerf lingual, les muscles stylo-glosse et hyo-glosse, et l'artère faciale qu'elle embrasse. *En bas*, elle repose sur le muscle peaucier et sur les téguments; *en haut*, elle se prolonge plus ou moins entre les muscles ptérygoïdien interne et mylo-hyoïdien. Elle est en o[illegible]e environnée par un nombre assez considérable, mais variable, de ganglions lymphatiques.

2872. Le canal excréteur de la glande sous-maxillaire est ordinairement désigné sous le nom de *Conduit de Warthon* (*Ductus Warthonianus*). Beaucoup moins volumineux que celui de Sténon, il a des parois bien plus minces, transparentes et plus extensibles. Né de la même manière par des radicules très déliées dans les lobules de la glande, il sort de la portion la plus profonde de celle-ci, s'engage entre les muscles mylo-hyoïdien et hyo-glosse et se porte presque horizontalement de dehors en dedans, et un peu d'arrière en avant, entre le muscle génio-glosse et la glande sublinguale, dont il reçoit souvent plusieurs canaux excréteurs. Parvenu sur le côté du frein de la langue, il se place au-dessous de la membrane muqueuse de la bouche, et se termine en cet endroit par un orifice très étroit, situé au milieu d'un tubercule légèrement saillant. Il est côtoyé, dans toute son étendue, par le nerf lingual, et tapissé à l'intérieur par un prolongement de la membrane muqueuse de la bouche: peut-être même est-il entièrement formé par cette dernière.

2873. Les artères de la glande sous-maxillaire sont nombreuses, mais peu volumineuses; le tronc de l'artère faciale et le tronc de l'artère linguale les fournissent. Ses veines leur correspondent exactement. Ses nerfs lui viennent du nerf lingual (1650), du rameau myloïdien du nerf dentaire inférieur (1653), et du ganglions sous-maxillaire (1860, 3o).

L'enveloppe celluleuse de la glande sous-maxillaire est proportionnellement beaucoup plus mince que celle de la parotide. Du reste, la structure de ces deux organes est exactement la même.

De la Glande sublinguale.

2874. Placée dans l'épaisseur de la paroi inférieure de la bouche, au-dessous de la partie antérieure de la langue, elle semble, le plus ordinairement, n'être qu'une sorte d'appendice de la précédente. Couchée presque horizontalement et dirigée à peu près parallèlement à celle du côté opposé, plus petite que la glande sous-maxillaire, oblongue de derrière en devant, aplatie transversalement, et comme *amygdaloïde*, elle repose sur le muscle mylo-hyoïdien, qui la sépare de la précédente, et elle est couverte par la membrane muqueuse de la bouche, au-dessous de laquelle elle fait saillie. Elle est, en outre, en rapport, *en dedans*, avec le muscle génio-glosse ; *en avant*, avec le corps de la mâchoire ; *en arrière*, avec l'extrémité la plus profonde de la glande sous-maxillaire, avec laquelle elle paraît souvent confondue entre les muscles hyoglosse et mylo-hyoïdien.

2875. Cette glande a plusieurs conduits excréteurs, dont la disposition est très variable. Ils sont toujours fort déliés. Il en part six ou huit de sa partie supérieure pour venir s'ouvrir sur les parties latérales du frein de la langue, pendant que cinq ou six autres sortent de ses côtés, et vont percer isolément la membrane muqueuse du plancher de la bouche. On en voit aussi deux, trois, ou même un plus grand nombre, aboutir dans le conduit de Warthon ; ceux-ci sont très courts, et souvent réunis en un seul tronc avant leur terminaison. Tous ces conduits paraissent avoir la même structure que celui de Warthon : ils sont, comme lui, minces et transparents. L'un d'eux est quelquefois bien plus volumineux que les autres ; c'est lui que certains auteurs ont nommé *Canal* ou *Conduit de Bartholin*.

2876. Les artères des glandes sublinguales viennent de la faciale et de la sublinguale ; leurs nerfs leur sont donnés par les nerfs linguaux et hypoglosses.

Du Pancréas, ou de l'Organe sécréteur du fluide pancréatique.

2877. Le pancréas (1) est une glande profondément située dans l'abdomen, et couchée transversalement sur la colonne vertébrale, entre les trois courbures du duodénum, derrière l'estomac et à droite de la rate. Sa forme est irrégulière et très variable, de même que son étendue et son poids, qui s'élève de deux à six onces, suivant les individus.

Cet organe, beaucoup plus long que large, aplati d'avant en arrière, est légèrement concave postérieurement, pour s'accommoder à la courbure de la colonne vertébrale. Son extrémité droite est plus volumineuse que la gauche.

2878. Sa *face antérieure*, inclinée en haut, est recouverte par le feuillet supérieur du mésocolon transverse, par l'estomac et par la première portion du duodénum.

2879. Sa *face postérieure* présente en haut un sillon où sont logés les vaisseaux spléniques. Elle correspond, en outre, aux vaisseaux mésentériques supérieurs, à l'aorte, à la veine cave, et à plusieurs plexus nerveux et lymphatiques.

2880. Son *bord supérieur* est coupé par le passage de l'artère cœliaque : il est tourné en arrière. *L'inférieur* est couché sur la troisième portion du duodénum, et en est séparé par les vaisseaux mésentériques supérieurs.

---

(1) Πᾶν, *omne* ; κρέας, *caro* ; c'est-à-dire *tout charnu*.

2881. Son *extrémité gauche*, très mince, se prolonge au-devant de la rate, jusque vers la capsule surrénale correspondante ; on la désigne souvent sous le nom de *Queue du Pancréas*. La *droite*, qu'on appelle souvent aussi sa *Tête*, est plus épaisse, plus large, irrégulièrement arrondie, plongée dans une masse de tissu adipeux, et appuyée contre la seconde portion du duodénum, sur laquelle elle avance ordinairement un peu. Presque toujours aussi, un peu au-dessous d'elle, on trouve une petite masse glandulaire détachée qu'on a appelée *petit Pancréas*.

2882. Le pancréas a la plus grande analogie de structure avec les glandes salivaires. Il est d'un blanc grisâtre, tirant un peu sur le rouge, et son parenchyme, d'une consistance ferme et résistante, paraît composé de lobes et de lobules granulés, distincts et réunis par un tissu cellulaire dense. C'est de chacune des granulations de ces lobules que naissent les radicules de son conduit excréteur, lesquelles sont très déliées et s'unissent à la manière des veines.

Le conduit lui-même est presque toujours unique; quelquefois cependant il en existe deux et même trois. Placé dans l'épaisseur de l'organe, un peu plus près de son bord inférieur que du supérieur, dirigé de gauche à droite, et augmentant progressivement de volume par les nombreux rameaux qu'il reçoit dans son cours, ce canal marche en serpentant vers le duodénum, se dégage des granulations de la glande, devient libre derrière la seconde portion de l'intestin nommé, et a alors le volume d'une plume de corbeau. Près de son extrémité il reçoit un conduit excréteur qui vient isolément du petit pancréas, et, après un très court trajet, il s'ouvre sous un angle aigu dans le canal cholédoque, ou s'accole simplement à lui pour entrer isolément dans le duodénum. Ce conduit a des parois blanchâtres, plus épaisses que celles des conduits de Warthon, mais qui sont loin d'avoir la densité des conduits parotidiens.

2883. Outre son analogie de tissu avec les glandes salivaires, le pancréas a encore plusieurs points de ressemblance avec ces organes. Comme elles, il est placé au milieu de parties très mobiles. Il n'a aucune enveloppe extérieure distincte; il se trouve seulement en effet recouvert d'une manière médiate, et dans une portion de sa périphérie seulement, par le péritoine, qui ne lui adhère point, ainsi que cela a lieu à l'égard du foie, de la rate, etc. Comme elles aussi, il est pénétré de toutes parts par une multitude de ramifications vasculaires; mais il n'a aucune artère qui lui appartienne en propre. Une différence remarquable est seulement celle-ci : c'est que les conduits salivaires parcourent un assez long trajet hors des glandes, tandis que celui du pancréas n'est libre et isolé que pendant fort peu de temps.

2884. Les artères du pancréas sont multipliées, mais leur volume est fort petit; elles viennent de la cœliaque, de la splénique, de la mésentérique supérieure, de la gastro-épiploïque droite, de la coronaire stomachique et des capsulaires gauches. Ses veines se rendent dans les racines de la veine porte, et en particulier dans la petite mésaraïque et dans la splénique. Ses nerfs émanent du plexus solaire, et ses vaisseaux lymphatiques vont se diviser dans des ganglions auxquels il donne son nom.

2885. Le pancréas secrète un fluide qui paraît avoir beaucoup d'analogie avec la salive, et qui se mêle avec la bile pour être versé dans l'intestin duodénum.

§ III. *Des Organes de la Sécrétion et de l'Excrétion de la Bile.*

1° *Du Foie* (Ἧπαρ des Grecs, *Jecur* des Latins).

a. Configuration du Foie.

2886. Le foie est la plus volumineuse de toutes les glandes. C'est un organe impair, non symétrique, très dense, très pesant, facile à déchirer, d'une couleur brune rougeâtre, qui occupe tout l'hypochondre droit et une partie de l'épigastre. Sa forme générale, assez irrégulière, est celle d'une portion d'ovoïde coupé suivant sa longueur. Son poids absolu, chez l'adulte, varie, d'après les expériences de Sœmmering, de deux à cinq livres, et sa pesanteur spécifique est à celle de l'eau : : 15,205 : 10,000. Borné en haut par le diaphragme, il est protégé en devant par la base de la poitrine, qu'il ne dépasse point dans l'état sain, quoiqu'il soit cependant sujet à éprouver quelques légers changements de position, suivant l'état des organes voisins, et suivant que l'on se tient debout ou que l'on est couché.

2887. *Face supérieure du Foie.* Convexe dans toute son étendue, plus cependant à droite et en arrière que partout ailleurs, elle est tournée directement en haut à gauche ; dans le milieu, elle regarde en arrière, et à droite elle est tout-à-fait inclinée en dehors. Partout elle est contiguë au diaphragme qu'elle semble même refouler en haut, et qu'elle rend plus concave à droite qu'à gauche. Un repli du péritoine, que nous décrirons plus tard, et appelé ordinairement *Ligament suspenseur du Foie*, la partage d'avant en arrière en deux moitiés inégales, auxquelles on donne les noms de *grand Lobe* ou *Lobe droit*, et de *Lobe moyen* ou *Lobe gauche.*

2888. *Face inférieure du Foie.* Moins étendue que la précédente, très irrégulièrement concave, un peu inclinée en arrière, elle présente de gauche à droite :

1° Une dépression large et superficielle qui appartient au lobe moyen et repose sur la face supérieure de l'estomac;

2° Le *Sillon de la Veine ombilicale* (*Sillon horizontal ou longitudinal*, Boyer), dirigé d'avant en arrière et séparant en bas les deux lobes, comme le ligament suspenseur les sépare en haut. Ce sillon est une gouttière plus ou moins profonde, assez souvent convertie dans sa moitié antérieure en un vrai canal par une portion de la substance du foie qui passe d'un lobe à l'autre. Chez le fœtus, il loge en devant la veine ombilicale et en arrière le canal veineux, et, chez l'adulte, il est occupé par les cordons fibreux que forment ces vaisseaux oblitérés;

3° Le *Sillon de la Veine porte* ou le *Sillon transversal*. C'est une seconde scissure moins profonde et moins longue que la précédente, qu'elle coupe à angle droit, et qui est dirigée suivant le grand diamètre du foie. Elle occupe à peu près le tiers moyen de cet organe, un peu plus près de son bord postérieur que de l'antérieur. Elle commence sur le lobe droit par une sorte de fente étroite, puis elle s'élargit beaucoup en se dirigeant à gauche. Jamais elle n'offre l'apparence d'un canal, et elle loge le sinus de la veine porte (2752), l'artère hépatique (2512), les racines du canal hépatique, un grand nombre de filets nerveux et de vaisseaux lymphatiques. Toutes ces parties sont liées entre elles par une espèce de gaîne dense, serrée et fibro-cellulaire;

4° Le *Sillon de la Veine cave inférieure*. Il est situé en arrière, près du bord convexe du foie : très court, mais d'une profondeur remarquable; il est souvent converti en un véritable canal (2888, 2°);

5° L'*Eminence Porte postérieure*, ou le *Lobule*, ou le

petit *Lobe du Foie*, ou le *Lobe de Spigel*. C'est une sorte de mamelon d'un très fort volume, qui est placé derrière le sillon transversal du foie, dans l'arrière-cavité du péritoine, au-dessous de l'épiploon gastro-hépatique. Sa forme, assez variable, est le plus ordinairement celle d'une pyramide triangulaire plus ou moins obtuse. Deux prolongements paraissent fixer sa base au grand lobe du foie ; l'un se perd insensiblement à sa surface ; l'autre remonte postérieurement vers le sillon de la veine cave inférieure qu'il concourt même à former. Cette éminence repose en arrière contre la colonne vertébrale, entre la veine cave inférieure et l'œsophage, et elle se trouve comme pressée entre les deux orifices de l'estomac, le pancréas et le reste du foie.

6° *L'Éminence Porte antérieure.* Moins considérable que la précédente, large, peu saillante, elle sépare la moitié antérieure du sillon de la veine ombilicale d'une fosse superficielle, ovale, qui loge la vésicule biliaire.

7° Deux enfoncements superficiels, dont l'un, antérieur, correspond à l'extrémité droite du colon tranverse, et dont l'autre, postérieur, répond au rein droit et à la capsule surrénale du même côté.

2889. *Circonférence du Foie.* Irrégulièrement quadrilatère, elle offre une épaisseur différente dans les divers points de son étendue, et elle est embrassée partout, excepté tout-à-fait en arrière, par le péritoine.

En devant, elle est mince, convexe, appliquée contre la base de la poitrine, et constamment interrompue par deux échancrures : l'une est étroite et profonde ; elle est formée par l'extrémité antérieure du sillon de la veine ombilicale ; l'autre est plus large, mais plus superficielle, et placée à droite de la première ; elle correspond au fond de la vésicule biliaire. Cette partie de la circonférence du foie est horizontale dans son milieu ; mais, à droite et à gauche, elle est inclinée en bas.

En arrière, la circonférence du foie a moins de longueur qu'en avant; mais elle a une épaisseur considérable, principalement à droite. Elle est arrondie, et fixée au diaphragme, près de ses extrémités, par deux replis du péritoine qu'on appelle *Ligaments triangulaires du Foie*. Au milieu, elle est unie à l'aponévrose diaphragmatique, d'une manière intime, par un tissu cellulaire dense et serré; elle offre aussi la fin du sillon de la veine ombilicale et celui de la veine cave, ainsi que les troncs des veines hépatiques.

A droite, la circonférence du foie est mince en devant, épaisse en arrière; elle est contiguë au diaphragme.

A gauche, elle présente un bord mince et convexe, qui se prolonge quelquefois jusqu'à la rate sous la forme d'une languette assez large.

b. Organisation du Foie.

2890. La structure du foie est extrêmement compliquée, et offre successivement à étudier des enveloppes, des vaisseaux sanguins, des vaisseaux lymphatiques, des nerfs, un parenchyme particulier, et un appareil excréteur.

a. *Enveloppes du Foie.*

2891. *Enveloppe séreuse* ou *péritonéale*. C'est un prolongement du péritoine, qui se réfléchit de la face inférieure du diaphragme sur le foie, qu'il n'entoure point dans toute son étendue. Cette enveloppe est transparente, lisse, polie, mince, et continuellement mouillée par de la sérosité. Libre du côté de la cavité de l'abdomen, elle adhère par son autre face à la seconde enveloppe, et elle ne recouvre point la partie postérieure de la circonférence de l'organe, les deux sillons de sa face inférieure, celui de la veine cave et de la fosse destinée à loger la vésicule du fiel. Elle manque également dans l'intervalle des deux feuillets du ligament suspenseur, puisque c'est elle-même qui forme ce prétendu ligament.

2892. *Enveloppe celluleuse ou profonde.* Elle est beaucoup plus étendue que la précédente, car elle recouvre toutes les parties du foie sur lesquelles le péritoine n'est point appliqué, et elle se prolonge dans l'épaisseur de ce viscère, en formant des gaînes qui accompagnent les branches et les rameaux de la veine porte et de l'artère hépatique, ainsi que les racines du conduit du même nom, gaînes qu'on appelle ordinairement *Capsule de Glisson.* Elles adhèrent au parenchyme du foie par des filaments nombreux, et elle n'offrent en aucune manière la structure musculaire que Glisson leur avait attribuée. En général, très mince, quoique assez dense, cette tunique est beaucoup plus apparente dans les endroits de la surface du foie où elle existe seule, que dans ceux où elle est en rapport avec le péritoine, auquel elle adhère, du reste, d'une manière assez intime.

b. Vaisseaux sanguins et lymphatiques du Foie.

2893. Ils sont fort nombreux : les uns y apportent le sang : telles sont l'artère hépatique (2512) et la veine porte (2752), et, avant la naissance, la veine ombilicale. Les autres emportent le sang qui a séjourné dans l'organe : ce sont les veines hépatiques (2741). Nous avons parlé de tous ces vaisseaux.

Les vaisseaux lymphatiques du foie ont été également décrits (2820 et suivants). Ils sont extrêmement nombreux.

Ses nerfs sont aussi très multipliés : ils proviennent du nerf pneumo-gastrique (1700), du nerf diaphragmatique (1725, et du plexus hépatique (1903).

c. Parenchyme du Foie.

2894. Considérée à l'intérieur, la substance du foie présente une teinte fauve ou jaunâtre surajoutée à la couleur brune de sa surface. Son aspect général est poreux à cause du grand nombre de petits vaisseaux qui ont été divisés par la section. On y observe en outre de petits points jaunes irrégulièrement disséminés et qui répondent aux radicules des conduits excréteurs de la bile. Un fait remarquable encore, c'est qu'on peut indiquer, d'après la direction qu'ils suivent, la nature des vaisseaux qui traversent en différents sens le parenchyme de l'organe: ainsi les branches de la veine porte et de l'artère hépatique, et les racines du canal hépatique, marchent horizontalement dans le sens du grand diamètre du foie, tandis que les troncs des veines hépatiques se portent en convergeant vers son bord postérieur. De plus, les orifices des branches divisées de la veine porte sont affaissés sur eux-mêmes, et ceux des veines hépatiques restent circulaires; cela dépend de ce que la première est accompagnée par une gaîne celluleuse qui l'empêche d'adhérer au parenchyme du foie, tandis que les secondes, dépourvues de cette enveloppe spéciale, font corps avec lui.

2895. Si, au lieu de couper le tissu du foie, on le déchire, alors il paraît inégal et formé d'une immense quantité de granulations obrondes ou polygones solides, auxquelles viennent aboutir les dernières extrémités des rameaux de la veine porte et de l'artère hépatique, et d'où partent les radicules des conduits biliaires, des veines hépatiques et des vaisseaux lymphatiques profonds. Ces granulations sont de la grosseur d'un grain de millet, d'une consistance molle, d'une teinte rouge obscure, et elles paraissent réunies entre elles par du tissu cellulaire dense, blanchâtre, qui n'en forme point des lobules comme dans les glandes salivaires et le pancréas, et dans lequel se répandent les ramifications de l'artère hépatique, tandis que celles de la veine porte passent à la surface interne de cette espèce d'enveloppe. Les recherches les plus minutieuses n'ont rien appris de plus sur leur structure intime. Quelques anatomistes, Ruysch en particulier, les ont crues formées par l'entrelacement des différents vaisseaux du foie; d'autres, comme Malpighi, en ont fait des utricules, des espèces de vésicules : mais rien n'est plus incertain que ces hypothèses pour ceux qui ne s'abandonnent point entièrement à leur imagination, à moins qu'on ne démontre comme bien réelle l'opinion de quelques Modernes qui veulent que leur parenchyme soit constitué par les radicules des veines hépatiques et des canaux biliaires.

2° *Appareil excréteur de la Bile.*

2896. Cet appareil se compose du conduit hépatique, qui sort immédiatement du foie, et qui, après un certain trajet, s'unit au conduit cystique, lequel aboutit dans la vésicule biliaire; et du canal cholédoque, qui résulte de cette conjonction, et se termine à l'intestin duodénum.

Conduit hépatique.

2897. Il prend naissance, par un grand nombre de radicules très déliées, dans les granulations du foie. Ces radicules se réunissent en branches successivement plus volumineuses qui accompagnent les divisions de la veine porte et de l'artère hépatique, et qui sont enveloppées comme elles par la capsule de Glisson. Ces branches sont ensuite rassemblées en deux troncs principaux, l'un pour le lobe gauche, l'autre pour le droit, qui sortent par le sillon transversal de la face inférieure du foie, conversent l'un vers l'autre, collés aux branches correspondantes de la veine porte, et s'abouchent à angle droit. Dans le point même de leur réunion, quelques petites branches, en nombre indéterminé et d'un volume variable, viennent se joindre à elles.

C'est ainsi que se trouve formé le canal hépatique, lequel, long d'un pouce et demi environ et du diamètre d'une ligne et demie à peu près, descend obliquement en dedans entre les feuillets de l'épiploon gastro-hépatique, et au milieu d'une assez grande quantité de tissu cellulaire graisseux, au-devant de la veine porte, derrière la branche droite de l'artère hépatique, à gauche du col de la vésicule biliaire et du canal cystique.

Vésicule biliaire (Cystis fellea).

2898. On nomme ainsi un réservoir membraneux, pyriforme ou ovoïde, situé dans un enfoncement superficiel de la face inférieure du lobe droit du foie. La vésicule est dirigée obliquement, de sorte que sa grosse extrémité est portée en avant, à droite et en bas, et que son sommet regarde en arrière, en haut et à gauche. Lorsqu'on se tient debout ou qu'on reste couché sur le côté droit, cette inclinaison est plus marquée que dans toute autre position; elle diminue, au contraire, si l'estomac et les intestins sont remplis par des aliments ou par des gaz.

On distingue à cette vésicule un corps, un fond et un sommet ou col.

Le *corps* adhère en haut, dans une étendue variable, à la substance même du foie, par l'intermède d'une couche de tissu cellulaire lamelleux, et par plusieurs ramifications de vaisseaux sanguins; mais on ne remarque aucune espèce de conduits biliaires qui passent de l'un à l'autre de ces organes, comme les Anciens l'avaient pensé, en créant les *canaux hépato-cystiques*. En bas, le corps de la de la vésicule est libre et recouvert par le péritoine, qui lui donne un aspect lisse et poli : il est appuyé, dans ce sens, sur le pylore, sur l'origine du duodénum, et sur l'extrémité droite de l'arc du colon.

Le *fond* est arrondi, plus ou moins large, suivant les sujets, et recouvert en tout ou en partie par le péritoine. Le plus ordinairement, il dépasse la circonférence du foie et répond aux parois de l'abdomen, et au côté externe du muscle droit correspondant.

Le *col* ou le *sommet* est un peu recourbé en haut et très rétréci. Il se continue avec le canal cystique.

2899. La surface interne de la vésicule est presque toujours teinte en vert par l'effet de la bile qu'elle renferme dans sa cavité. Cette surface est rugueuse, réticulée, plissée sur elle-même ; elle offre, dans toute son étendue, des aréoles arrondies ou polygones, d'une largeur et d'une profondeur très variables, et surtout apparentes vers son milieu.

Dans le voisinage du col de la vésicule, on remarque plusieurs petits replis valvulaires et saillants, au nombre de trois, quatre, six ou sept, et qui paraissent destinés à ralentir le cours de la bile dans cet endroit. C'est là ce que M. Amussat, dans la séance du 25 mars 1824, a présenté à l'Académie royale de Médecine, section de Chirurgie, comme une valvule en spirale, comme une sorte de vis d'Archimède ; mais cette disposition avait déjà été signalée par Heister.

2900. La vésicule biliaire a des parois composées de trois membranes superposées, l'une séreuse, l'autre celluaire, et la troisième muqueuse.

2901. *Membrane séreuse.* Elle n'appartient qu'à la surface libre de la vésicule, et est formée par le péritoine qui se réfléchit de la surface inférieure du foie, et qui se continue avec le feuillet supérieur de l'épiploon gastro-hépatique.

2902. *Membrane cellulaire*. Elle est assez serrée. C'est dans son épaisseur que rampent principalement les vaisseaux sanguins et lymphatiques. Du côté du foie, c'est elle qui établit l'adhérence de la vésicule; sur l'autre face, elle unit la membrane séreuse à la muqueuse. Elle renferme quelquefois un peu de graisse dans celles de ses cellules qui sont voisines du col.

2903. *Membrane muqueuse*. Son épaisseur est assez considérable; pendant la vie, elle est blanchâtre, et ce n'est qu'après la mort qu'elle est teinte en vert par la transsudation de la bile. On n'y aperçoit ni cryptes, ni follicules muqueux, on rencontre seulement quelques petits grains analogues à ces organes entre les replis valvulaires du col. Elle est cependant couverte d'un grand nombre de papilles fongueuses très rapprochées les unes des autres.

2904. On ne reconnaît aucune trace de fibres charnues dans les parois de la vésicule biliaire. Ses artères lui sont données par le rameau cystique de l'hépatique; ses veines se rendent dans la veine porte; ses nerfs lui viennent du plexus hépatique, et ses vaisseaux lymphatiques se joignent à ceux du foie.

Conduit cystique (1).

2905. Placé, comme le conduit hépatique, dans l'épaisseur de l'épiploon gastro-hépatique, il est un peu plus petit que lui, mais il a la même longueur à peu près. Dirigé en dedans, en arrière et un peu en haut, il le rencontre sous un angle aigu, le côtoie pendant quelque temps, et s'y unit enfin. Son côté gauche est en rapport avec le tronc de l'artère cystique, et derrière lui est l'orifice de l'arrière-cavité des épiploons.

(1) Κύστις, *vesica*.

Conduit cholédoque (1).

2906. Il est le résultat de la jonction des conduits cystique et hépatique; mais il paraît être la continuation de ce dernier. Long de trois pouces à trois pouces et demi à peu près, logé aussi entre les feuillets de l'épiploon gastro-hépatique, au-devant de la veine porte et au-dessous de l'artère hépatique, environné de tissu cellulaire, de ganglions et de vaisseaux lymphatiques, il descend derrière l'extrémité droite du pancréas et la seconde portion du duodénum, s'abouche avec le canal pancréatique, ou s'accole simplement à lui; s'engage obliquement entre les tuniques charnue et muqueuse de l'intestin, et vient s'ouvrir, un pouce plus bas, dans le duodénum, près de sa dernière courbure. Son embouchure est placée sur un petit mamelon, et garnie d'un repli membraneux.

2907. Les différents conduits excréteurs de la bile sont formés par deux lames membraneuses distinctes. L'une, *extérieure*, paraît composée de fibres blanches et longitudinales; l'autre, *intérieure*, est muqueuse, très mince, et garnie d'un petit nombre de papilles : celle-ci se continue avec les membranes internes de la vésicule et du duodénum.

3° *De la Ratè* (Σπλὴν, *Lien*).

a. Conformation générale.

2908. La rate, dont les usages, totalement inconnus, paraissent cependant avoir quelque rapport avec la sécrétion de la bile, est un viscère parenchymateux, vasculaire, d'un tissu mou et spongieux, et d'une couleur

(1) R. R. Χολὴ, *bilis*; δηχόμαι, *accipio*, *recipio*.

rouge obscure tirant sur le noir, rarement uniforme, presque toujours marbrée. Elle occupe profondément l'hypochondre gauche, au-dessous du diaphragme, au-dessus du colon descendant, entre la tubérosité de l'estomac et les cartilages des fausses côtes, au-devant de la capsule surrénale correspondante et de la partie supérieure du rein du même côté. Elle est fixée aux organes environnants d'une manière plus ou moins lâche par des replis du péritoine et par un fort grand nombre de vaisseaux. Sa forme est celle d'un segment d'ellipsoïde dont le grand diamètre serait à peu près vertical. Son volume présente les variétés les plus nombreuses, et ne peut être assigné d'une manière exacte, non plus que son poids. Néanmoins sa pesanteur spécifique est à celle de l'eau comme 1160 est à 1000.

2909. Le plus ordinairement la rate est unique, mais quelquefois cependant elle est accompagnée par quelques petits corps de la même nature qu'elle, d'une forme variable, et logés dans l'épiploon.

2910. La *face externe* de la rate est convexe et contiguë au diaphragme; elle répond aux neuvième, dixième et onzième côtes gauches. L'*interne* est partagée en deux parties par une gouttière longitudinale appelée *Hile* ou *Scissure de la Rate* : cette scissure n'occupe jamais toute la longueur de l'organe, et est remplie par des vaisseaux et par une certaine quantité de graisse. La portion postérieure de la face interne de la rate est appliquée sur le côté gauche de la colonne vertébrale; l'antérieure, un peu plus grande, répond au grand-cul-de-sac de l'estomac.

2911. La *circonférence* de la rate a une forme très irrégulière; plus épaisse en haut et en arrière qu'en bas et en avant, elle est lisse et arrondie, mais coupée d'espace en espace par des échancrures plus ou moins profondes et plus ou moins nombreuses. Elle correspond en haut à l'aponévrose diaphragmatique, en bas au rein et à la capsule surrénale gauche, en arrière au pancréas, en avant aux parois de la poitrine, par l'intermède du diaphragme.

b. Organisation de la Rate.

2912. *Enveloppe séreuse.* Elle est formée par le péritoine, et revêt tout l'extérieur de la rate, à l'exception seulement du fond de sa scissure, sur les bords de laquelle elle se réfléchit pour se continuer avec les feuillets des replis membraneux qui fixent la rate à l'estomac et au diaphragme. Peu épaisse, transparente, lisse par sa surface externe, adhérente par l'autre, elle est appliquée sur une autre enveloppe de nature fibreuse.

2913. *Enveloppe fibreuse.* Elle adhère intimement à la précédente en dehors, et de sa surface interne elle envoie un grand nombre de prolongements déliés dans le parenchyme de l'organe. Au fond de la scissure, elle est en contact avec du tissu cellulaire graisseux, et elle fournit d'autres prolongements plus marqués qui accompagnent les vaisseaux dans l'intérieur de la rate, et dont le nombre est par conséquent indéterminé. Elle est d'un blanc grisâtre, assez épaisse, résistante, élastique, peu vasculaire et dénuée de nerf.

2914. *Vaisseaux sanguins.* Aucun organe, proportionnellement à son volume, n'a plus de vaisseaux sanguins que la rate. Son artère principale, fournie par le tronc cœliaque, est remarquable par son volume, par l'épaisseur de ses parois, par ses flexuosités multipliées, par sa subdivision à l'infini en branches pénicelliformes, mais qui ne paraissent pas s'anastomoser entre elles, et par la manière dont elle se partage dans la scissure. Mais elle reçoit, en outre, quelques rameaux qui lui viennent des artères capsulaires, diaphragmatique, première lombaire, et spermatique du côté gauche. Ses veines n'ont pas plus de volume que les artères, et sont surtout remarquables par la ténuité et l'extensibilité de leurs parois, elles n'ont point de valvules intérieures, et forment une des principales racines de la veine porte. Leurs radicules forment, autour des ramifications artérielles, un réseau d'anastomoses très compliqué.

2915. *Nerfs.* Ils se séparent du plexus solaire sous le nom de plexus splénique (1904), et sont fournis par les ganglions solaires et par le nerf pneumo-gastrique gauche.

2916. *Vaisseaux lymphatiques.* Nous les avons décrits (2818).

2917. *Tissu cellulaire.* On en trouve une couche assez mince autour des artères et des veines spléniques, et on peut la suivre assez profondément dans l'épaisseur de la rate, mais non entre les divisions secondaires des vaisseaux, dont les interstices paraissent remplis de sérum.

2918. *Granulations.* J'appelle ainsi un certain nombre de corpuscules grisâtres, mous, demi-transparents, comme gélatineux, du volume d'une tête d'épingle et quelquefois presque imperceptibles, lesquels sont semés irrégulièrement dans le tissu de la rate. On ignore absolument leur nature : Malpighi les regardait comme de petites glandes.

2919. *Parenchyme propre de la Rate.* Il est d'une consistance très variable, et cependant en général mollasse et comme spongieux. Sa couleur est plus foncée que celle de la rate à l'extérieur. Il renferme constamment une très grande quantité de sang, qui semble être identifié à son tissu, et qui s'y rencontre sous trois états différents: savoir, dans les artères et dans les veines, comme cela a lieu partout ailleurs; et dans une sorte de combinaison intime avec les autres éléments organiques et avec une certaine quantité d'albumine. Ce dernier est épais, légèrement visqueux, opaque, d'un rouge livide, analogue à la lie de vin. Il paraît être renfermé dans des cellules ou dans des aréoles spéciales très multipliées, dont les parois seraient formées par le prolongement de la surface intérieure de l'enveloppe fibreuse de la rate. Quelques anatomistes pensent pourtant que ces cellules n'existent point, et que le parenchyme de la rate est essentiellement formé de vaisseaux capillaires artériels et veineux, à parois très minces et très extensibles, et communiquant immédiatement entre eux (1). Ce qu'il y a de certain, c'est que des injections heureuses ont prouvé récemment la vascularité de toutes les fibres apparentes de la rate; aussi ne me paraît-il pas probable, comme l'a avancé le savant M. Stras, que ce viscère soit un plexus nerveux, ni, ainsi que l'a voulu M. Jules Arthaud, un appareil d'électricité (2). Il vaudrait mieux croire, avec M. Dobson, que ce viscère est un réservoir consacré à contenir le *surplus du sang que la digestion a fait entrer dans le système vasculaire, et à fournir aux organes les suppléments de ce fluide nécessaire à l'accomplissement de leurs fonctions* (3).

§ IV. *Organes de la Sécrétion et de l'Excrétion de l'Urine.*

a. Des Capsules surrénales (*Renes succenturiati, vel Capsulæ atrabilariæ*).

2920. Ce sont deux petits corps placés dans l'abdomen, hors du péritoine, au-dessus des reins, dont ils embrassent l'extrémité supérieure. Ils existent constamment, mais leurs usages sont totalement inconnus. Creux et ovoïdes chez l'adulte, ils sont prismoïdes et granulés chez

(1) Marjolin, *Manuel d'Anatomie*, t. II, p. 449. Paris, 1815, in-8°.
(2) *Journal des Progrès*, etc., t. VI, 1827.
(3) *Lond. Med. and surg. Journal*, sept. 1830.

le fœtus, où leur volume est beaucoup plus considérable que chez l'adulte ; ce qui avait fait penser qu'ils devaient avoir quelque rapport avec l'exercice de la nutrition dans les premiers temps de la vie.

Ces capsules, d'une couleur brûne jaunâtre plus ou moins nuancée de rouge, présentent une *face postérieure* qui correspond au diaphragme et à la partie supérieure du muscle psoas ; une *face antérieure* recouverte, du côté droit, par la veine cave inférieure, le duodénum et le foie, et, du côté gauche, par la rate et le pancréas ; une *face inférieure*, concave, appliquée sur le sommet du rein correspondant.

2921. La capsule surrénale gauche est ordinairement un peu plus élevée que la droite, différence qui dépend de celle de position des deux reins. Toutes les deux sont maintenues dans leur situation par une grande quantité de tissu cellulaire graisseux, par quelques filaments plus denses qui se prolongent jusqu'aux reins, et par les vaisseaux qu'elles reçoivent ou qui sortent de leur tissu.

2922. Chaque capsule surrénale n'est, à proprement parler, qu'une petite poche à parois parenchymateuses, épaisses, formées de granulations très petites, rassemblées en lobules, et peu consistantes, surtout extérieurement. Dans son intérieur existe une cavité étroite, transversale, triangulaire, lisse, sans issue connue, garnie dans sa partie inférieure d'une éminence en forme de crête, et renfermant, dans le fœtus, une assez grande quantité d'un fluide visqueux, rougeâtre, coagulable par l'alkohol : dans les enfants, ce fluide est jaunâtre ; dans les vieillards, il est brun et fort peu abondant.

2923. Les capsules surrénales reçoivent un grand nombre d'artères qui naissent de l'aorte, des diaphragmatiques inférieures, des rénales, et qui sont plus volumineuses dans l'enfant que chez l'adulte. Les veines de celle du côté droit versent leur sang dans la veine cave ; celles du côté gauche s'ouvrent dans la veine rénale. Leurs vaisseaux lymphatiques entrent dans la formation des plexus lymphatiques émulgents et sous-diaphragmatiques. Leurs nerfs viennent des plexus rénaux (1907).

b. *Des Reins* (Νεφροὶ, *Renes*).

1o Conformation générale.

2924. Les reins, organes sécréteurs de l'urine, sont deux glandes situées profondément dans les régions lombaires, sur les côtés de la colonne vertébrale au niveau des deux dernières vertèbres dorsales et des deux premières vertèbres lombaires, derrière le péritoine, l'une à droite, l'autre à gauche. Leur nombre varie quelquefois : ainsi on a vu des sujets offrir trois reins, et d'autres n'en présenter qu'un seul couché transversalement sur la colonne vertébrale.

Les reins sont enveloppés de toutes parts par une masse de graisse très solide et fort épaisse, dans laquelle ils semblent enchatonnés. Ordinairement aussi, on observe que le rein gauche est plus élevé que le droit, à cause du volume différent du foie et de la rate.

La couleur des reins est d'un rouge obscur, tirant sur le brun; leur forme est celle d'un ovoïde comprimé sur deux faces, et échancré sur son bord interne comme une graine de haricot. Leur volume est proportionnellement plus considérable dans les enfants que dans les adultes, chez les Femmes que chez les Hommes.

2925. La *face antérieure* des reins est très convexe et recouverte quelquefois complétement par le péritoine; d'autres fois elle est en rapport plus ou moins immédiatement, à droite, avec la portion verticale du duodénum, le foie et le colon ascendant, et, à gauche, avec la rate et le colon descendant.

2926. Leur *face postérieure*, presque plane, est appliquée sur une épaisse couche de graisse qui la sépare du diaphragme et de l'aponévrose du muscle transverse de l'abdomen.

2927. Leur *circonférence* présente, 1°, en haut, une extrémité épaisse et arrondie, embrassée par la capsule surrénale correspondante : 2°, en bas, une extrémité mince et un peu alongée, qui se rapproche plus ou moins de la crête iliaque; 3°, en dehors, un bord convexe, épais, incliné en arrière; 4°, en dedans, une échancrure profonde, plus prononcée antérieurement que postérieurement et appelée la *Scissure du Rein* ou *le Hile*.

2° Organisation des Reins.

2928. Chaque rein reçoit de l'aorte une artère d'un calibre considérable quoiqu'assez courte (2541), et envoie à la veine cave inférieure des veines correspondantes (2739). Un plexus nerveux très manifeste accompagne ces vaisseaux (1907), et autour d'eux on rencontre également des vaisseaux lymphatiques (2788). Nous avons décrit tous ces organes : il ne nous reste plus qu'à examiner le parenchyme propre du rein et son enveloppe.

2929. Le parenchyme du rein est plus consistant que celui des autres glandes. Il paraît évidemment composé de deux substances distinctes, l'une extérieure, appelée *corticale* ou *glanduleuse*, l'autre intérieure, nommée *tubuleuse* et *mamelonnée*.

2930. La substance corticale des reins forme autour de ces organes une couche extérieure d'une ou deux lignes d'épaisseur, d'une couleur fauve, obscure ou rougeâtre, et adhérente à leur membrane capsulaire. En dedans, elle fournit plusieurs prolongements en forme de cloisons, entre lesquels se trouvent placés les faisceaux conoïdes de la substance tubuleuse, et qui diminuent d'épaisseur vers le bassinet, dont ils sont séparés par de la graisse. Cette substance se déchire avec beaucoup de facilité. Au microscope, elle paraît composée de granulations solides, d'un très petit volume, formées par les extrémités capillaires des artères et des veines rénales, entortillées et par intervalles agminées en grappes plus ou moins serrées.

2931. La substance tubuleuse représente plusieurs faisceaux conoïdes, tronqués, d'un volume inégal enveloppés de tous côtés, si ce n'est vers leur sommet, par la substance corticale. La base de tous ces cônes est arrondie et tournée vers la périphérie du rein; leur sommet est dirigé au contraire vers le bassinet ou vers la scissure du rein.

La couleur de cette substance est d'un rouge pâle, surtout au centre de chacun des cônes. Son tissu est dense, ferme et résistant; il est formé d'un grand nombre de canaux déliés (*Conduits de Bellini* de quelques auteurs), convergents, très rapprochés les uns des autres près du sommet des cônes, et immédiatement continus avec les vaisseaux de la substance corticale (*Conduits de Ferrein* de quelques anatomistes), d'où ils tirent leur origine. Ils sont, pour ainsi dire, épanouis à la superficie de chaque cône, tandis que, vers son sommet, ils s'ouvrent à l'intérieur des calices par des orifices extrêmement serrés les uns contre les autres. Ces sommets des cônes représentent autant de mamelons à la superficie desquels vient suinter l'urine.

Quelques anatomistes ont fait de ces mamelons une troisième substance, qu'ils ont désignée sous le nom de *Substance mamelonnée*; mais leur structure est absolument la même que celle des cônes qu'ils terminent; ils en diffèrent seulement par leur couleur un peu plus pâle. Leur nombre, ordinairement égal à celui des cônes, varie de douze à dix-huit; mais, chez quelques sujets, on voit deux cônes aboutir à un même mamelon, ou deux mamelons terminer un seul cône. Une assez grande quantité de tissu cellulaire graisseux les sépare les uns des autres. Ils sont souvent courts et obtus ; mais on les voit aussi se prolonger en une saillie plus ou moins prononcée, cylindrique ou pointue. Les orifices des conduits de la substance tubuleuse qu'on aperçoit à leur superficie sont bien moins nombreux que ces conduits eux-mêmes ; ce qui fait présumer que ceux-ci se réunissent plusieurs ensemble avant de se terminer.

2932. *Enveloppe membraneuse des Reins.* Elle recouvre toute la périphérie de ces organes, et s'enfonce dans leur scissure, où elle est traversée, par les divisions des vaisseaux rénaux, et d'où elle se réfléchit sur la surface libre du bassinet. On peut la détacher avec beaucoup de facilité de dessus la substance corticale, à laquelle elle tient par des filaments, nombreux à la vérité, mais très déliés, et par quelques ramifications vasculaires très fines. Assez mince, transparente, peu extensible, elle paraît être de nature fibreuse.

2933. L'urine sécrétée dans la substance corticale des reins passe par les conduits de la substance tubuleuse, et parvient ainsi dans les calices, dans le bassinet et dans l'uretère, que nous allons maintenant examiner.

c. *Des Calices, du Bassinet et de l'Uretère.*

2934. Les *Calices* (*Infundibula*) sont de petits conduits membraneux qui embrassent, d'une part, la circonférence des mamelons et qui, de l'autre, s'ouvrent profondément dans le bassinet, et seulement à ses extrémités ou vers son côté qui regarde la convexité du rein. Leur nombre varie entre six et douze environ, parce que souvent l'un d'eux appartient à plusieurs mamelons à la fois. Leur diamètre est toujours proportionné au nombre des mamelons qu'ils embrassent, et ils sont entourés de beaucoups de graisse.

2935. Le *Bassinet* (*Pelvis*) est une petite poche membraneuse qui occupe la partie postérieure de la scissure du rein. Il est placé derrière l'artère et la veine rénale, alongé de haut en bas, aplati d'avant en arrière, il est irrégulièrement ovale, et se rétrécit beaucoup inférieurement pour se continuer avec l'uretère. On y aperçoit profondément les orifices des bassinets.

2936. L'*Uretère* est un long canal membraneux, cylindroïde, du volume d'une plume à écrire, étendu obliquement entre le bassinet avec lequel il se continue, et le bas-fond de la vessie, dans laquelle il s'ouvre. Il commence dans la sinuosité du rein par une portion évasée, à laquelle on donne le nom d'*Infundibulum*. De là, il descend obliquement en dedans jusqu'au-devant de la symphyse sacro-iliaque, n'étant plus alors séparé de son semblable que par la largeur de la base du sacrum; puis il continue à descendre dans le même sens, en se portant un peu avant, au milieu de beaucoup de graisse, jusqu'à la paroi postérieure inférieure de la vessie, entre les membranes charnue et muqueuse dans lesquelles il s'engage en se rétrécissant un peu. Il chemine entre elles ainsi pendant l'espace d'un pouce à peu près, en se dirigeant en dedans et en avant, et, parvenu aux angles postérieurs du trigone de la vessie, il s'y termine par un orifice étroit, oblique et dépourvu de toute espèce de valvule, ainsi que l'*infundibulum*.

Dans ce trajet, l'uretère correspond, de haut en bas et *en arrière*, au muscle grand psoas, aux vaisseaux iliaques primitifs dont il croise la direction, et aux vaisseaux hypogastriques. *En devant*, il est d'abord recouvert par le péritoine et par l'artère spermatique; puis, dans l'excavation du bassin, il est croisé chez l'Homme par le conduit déférent. Il faut, en outre, remarquer que l'uretère du côté droit est placé en dehors de la veine cave inférieure, à laquelle il est parallèle.

2937. Les calices, les bassinets et les uretères paraissent avoir la même organisation. Deux membranes composent leurs parois.

L'une, *extérieure*, est épaisse, d'un blanc opaque, recouverte en dehors du bassinet et de l'uretère par un prolongement de la capsule fibreuse du rein.

L'autre, *intérieure*, est muqueuse, très mince, blanche et demi-transparente. Elle se prolonge des calices sur les mamelons, et peut-être même s'introduit-elle dans les tubes urinifères.

d. *De la Vessie* (Vesica urinaria).

1° Conformation générale.

2938. La vessie est un réservoir musculo-membraneux, conoïde, logé, chez l'adulte, dans l'excavation du bassin, immédiatement derrière le pubis, et destiné à conserver pendant quelque temps l'urine, qui doit ensuite être rejetée au dehors. Quelquefois, mais très rarement, la vessie manque entièrement, et alors les uretères s'ouvrent dans le rectum ou dans le vagin. Un peu plus fréquemment, on voit manquer sa paroi antérieure, et la postérieure former extérieurement une tumeur molle et fongueuse à la partie inférieure de l'abdomen.

La forme et les dimensions de la vessie varient d'une manière remarquable suivant les âges et suivant les sexes. Dans l'Homme adulte, elle est conoïde; dans les enfants, elle est cylindroïde, fort alongée de bas en haut, et saillante au-dessus du détroit supérieur du bassin. Dans la Femme adulte, surtout s'il y a eu plusieurs accouchements, elle est arrondie, et présente plus d'étendue transversalement que dans le sens vertical.

La vessie offre également, dans ses dimensions, quelques variétés qui paraissent tenir à notre manière de vivre en société, et à l'habitude contractée de retenir l'urine plus ou moins longtemps. Cependant, en général, chez la Femme sa capacité est plus grande que chez l'Homme.

La direction de la vessie n'est jamais absolument verticale; mais elle est légèrement oblique de haut en bas et de devant en arrière, et son sommet est un peu incliné à gauche. Lorsque, par l'effet de l'accumulation de l'urine, elle est distendue au point de s'élever au-dessus de la symphyse du pubis, cette obliquité devient encore plus marquée.

2º Surface extérieure de la Vessie.

2939. Cette surface, inégalement convexe, est partagée en six régions différentes et distinctes par leur position relative.

2940. *Région supérieure.* On la nomme aussi *Sommet de la Vessie.* Rarement elle est revêtue en totalité par le péritoine : cette membrane n'est guère appliquée que sur sa moitié postérieure. Elle est habituellement en contact avec les circonvolutions inférieures de l'intestin grêle. De son centre, on voit s'élever l'*Ouraque*, espèce de cordon fibreux qui remonte entre le péritoine et la ligne blanche jusqu'à l'ombilic, où il se termine en se confondant dans l'aponévrose abdominale. Il ne paraît destiné qu'à fixer la vessie; chez l'homme, il ne forme jamais un canal que dans le cas où l'urèthre manque; mais, dans les fœtus des quadrupèdes, il établit une communication entre la vessie et l'*allantoïde.* Sur les côtés de cette région supérieure de la vessie, on rencontre encore les deux artères ombilicales (2570).

2941. *Région inférieure.* Elle est bornée en devant, mais seulement chez l'Homme, par la base de la prostate, et en arrière par un repli que forme le péritoine en se portant sur le rectum ou sur l'utérus : latéralement elle n'a point de limites déterminées. Plus étendue que la supérieure, cette région a des rapports très importants, et différents dans l'un et dans l'autre sexe : sa partie la plus reculée porte le nom de *Bas-fond de la Vessie.*

Dans l'Homme, elle est unie, par un tissu cellulaire lâche en arrière et serré en devant, aux vésicules séminales et à la fin des conduits déférents. Entre les deux vésicules, elle repose sur l'intestin rectum, dont elle est séparée par une couche de tissu cellulaire graisseux, parcouru par une immense quantité de vaisseaux et surtout de veines. En dehors des vésicules, elle est dans un contact éloigné avec le muscle releveur de l'anus.

Dans la Femme, elle répond uniquement à ce muscle et au vagin.

2942. *Région antérieure.* Elle n'est point recouverte par le péritoine. Très étendue, elle correspond à la face portérieure du corps des pubis par l'intermède d'une grande épaisseur de tissu adipeux. Lorsque l'organe est distendu par une abondante quantité d'urine, elle appuie, dans sa portion supérieure, contre la paroi antérieure de l'abdomen. Du bas de cette région, on voit naître un petit faisceau fibreux, déprimé, qui se porte horizontalement derrière la symphyse des pubis, à laquelle il s'implante, et que l'on appelle *Ligament antérieur de la Vessie.* Il est immédiatement appliqué sur la prostate.

2943. *Région postérieure.* Lisse et revêtue entièrement par le péritoine, elle est bornée inférieurement par les replis que forme cette membrane en se portant sur le rectum dans l'Homme et sur l'utérus dans la Femme, et qu'on appelle improprement *Ligaments postérieurs de la Vessie.* Elle est contiguë, dans l'Homme, au rectum, et dans la Femme, à l'utérus. Assez souvent il se glisse, entre elle et ces deux organes, une ou plusieurs anses de l'intestin grêle;

2944. *Régions latérales.* Elles sont moins larges en haut, où elles sont en rapport avec le péritoine, qu'en bas, où elles sont côtoyées par les artères ombilicales et par les conduits déférents, et où elles se trouvent plongées dans le tissu cellulaire graisseux du bassin.

2945. Le *Col de la Vessie*, vu extérieurement, représente, chez l'Homme, une espèce de cône tronqué, plus long latéralement et inférieurement que supérieurement. Presque horizontal chez l'adulte, il est oblique en devant et en bas dans l'enfant : embrassé en avant par la prostate, il repose en arrière sur le rectum.

Dans la Femme, il est moins long et appuie sur le vagin.

3° Surface intérieure de la Vessie.

2946. La surface intérieure de la vessie est formée par une membrane muqueuse, garnie d'un grand nombre de villosités, bien moins apparentes que celles de l'estomac ou des intestins. Elle présente, dans la plus grande partie de son étendue, et dans l'état de vacuité, des rides multipliées et irrégulières qui disparaissent lorsque la vessie est pleine. Dans certains sujets seulement, on y observe des saillies alongées, persistantes, entre-croisées en différents sens, et séparées les unes des autres par des cellules plus ou moins larges et plus ou moins profondes. Cette disposition est due à un plus grand développement des faisceaux charnus de la vessie ; et lorsqu'elle existe, on donne ordinairement à la vessie qui l'offre le nom de *Vessie à colonnes*.

2947. On nomme *Trigone vésical* un espace triangulaire, lisse, placé en dedans de la vessie, au milieu de son bas-fond, et où la membrane muqueuse est dépourvue de rides. Les deux angles postérieurs de ce triangle répondent à l'embouchure des uretères, et l'antérieur à l'origine de l'urèthre ; ses côtés ont environ chacun un pouce de longueur, sa base est tournée en arrière et son sommet en devant. Les parois de la vessie ont un peu plus d'épaisseur dans cet endroit qu'ailleurs.

2948. L'orifice de l'urèthre qu'on appelle aussi *Col de la Vessie*, a la forme d'une espèce de croissant, dont le contour est assez épais. Il embrasse un petit tubercule qu'on désigne sous le nom de *Luette vésicale*, et qui est dû à la saillie de la membrane muqueuse.

2949. Le *Bas-fond de la Vessie* est en général toute la partie de la surface intérieure de cet organe qui répond à la région inférieure de la surface extérieure (2941).

4° Organisation de la Vessie.

2950. *Tunique péritonéale* ou *séreuse*. Placée tout-à-fait superficiellement, elle appartient au péritoine, qui, du bord supérieur du pubis, se réfléchit sur les régions supérieure, postérieure et latérales de la vessie, seules parties de cet organe qui soient en rapport avec lui. Un tissu cellulaire assez lâche l'unit à la tunique charnue, et se prolonge ensuite tout autour de la vessie, des parois de laquelle il semble constituer une couche distincte.

2951. *Tunique musculeuse* ou *charnue*. Elle tient le milieu pour la couleur et l'épaisseur entre celles de l'estomac (2146) et de l'œsophage (2129). Assez prononcée vers le bas-fond, entre les vésicules séminales et à la région supérieure, elle est partout ailleurs extrêmement mince. Elle est composée d'une grande quantité de petits faisceaux blanchâtres, aplatis et affectant diverses directions. Le plus grand nombre cependant est longitudinal (*Musculus detrusor urinæ* de certains auteurs), quelques-uns seulement sont transversaux. Ceux qui sont situés sur la ligne médiane paraissent monter de la prostate et du col de la vessie vers l'ouraque : les autres naissent des parties latérales de ce col, et viennent s'entre-croiser à la région supérieure. Quelquefois, ainsi que nous l'avons dit (2946), ils se réunissent en colonnes cylindroïdes, entre-croisées, plus ou moins saillantes.

Le col de la vessie n'est point environné par un muscle particulier, ainsi que le veulent plusieurs anatomistes, qui ont même appelé ce muscle *Sphincter*; les fibres charnues sont seulement plus rapprochées autour de lui qu'ailleurs; et elles y sont appliquées sur une couche d'un tissu blanchâtre, comme fibreux, ferme, élastique, extensible, qui se prolonge en s'amincissant jusqu'à la base du trigone, et qui concourt à former la saillie de la luette vésicale.

2952. *Tunique celluleuse.* C'est une couche mince de tissu lamelleux et filamenteux, extensible, assez dense, qui unit entre elles, d'une manière intime, les tuniques muqueuse et charnue de la vessie, et dans laquelle rampe une fort grande quantité de vaisseaux et de nerfs.

2953. *Tunique muqueuse.* Continue avec celle qui tapisse les uretères et l'urèthre, cette membrane est mince et blanchâtre, surtout vers le col de la vessie; dans le reste de son étendue, elle est fréquemment marbrée d'une légère teinte rouge. Ses villosités sont très fines et peu apparentes. Dans l'état naturel, on n'a point encore pu y apercevoir de cryptes ni de follicules muqueux. Cependant, dans certains cas pathologiques, on reconnaît fort bien leur présence.

2954. *Vaisseaux et Nerfs.* Les artères de la vessie naissent des hypogastriques (2559), des ombilicales (2570), des ischiatiques (2582), des hémorroïdales moyennes (2579) et des honteuses internes (2585). Leur nombre et leur volume sont très variables; les plus grosses sont situées sur les parties latérales du bas-fond et dans le voisinage du col: toutes ont un cours très flexueux.

Ses veines, beaucoup plus nombreuses que ses artères, se déchargent dans le plexus veineux hypogastrique (2728).

Ses nerfs émanent des plexus sciatique (1815) et hypogastrique (1915).

Ses vaisseaux lymphatiques se ramifient dans les ganglions hypogastriques (2768).

CLASSE TROISIÈME.

ARTICLE PREMIER.

ORGANES DE LA GÉNÉRATION CHEZ L'HOMME.

2955. Les organes de la génération de l'Homme sont très nombreux et très différents les uns des autres par leur situation, leur texture et leurs usages. Les uns sécrètent le sperme ; ce sont les testicules ; d'autres le conservent ; ce sont les vésicules séminales ; un dernier le porte dans les organes de la Femme, c'est la verge.

§ Ier. *Des Testicules et de leurs Annexes.*

1° *Des Enveloppes des Testicules.*

2956. Ces enveloppes, composées de cinq couches, le scrotum, le dartos, la tunique érythroïde ou le muscle crémaster, la tunique fibreuse et la tunique vaginale, forment, par leur superposition, une sorte de poche partagée en deux moitiés par une cloison intérieure, et nommée vulgairement les *Bourses* (1).

Fixée supérieurement au bassin, libre dans tout autre sens, cette poche est contiguë latéralement à la partie interne et supérieure des cuisses, et en devant à la verge ; en arrière, elle est séparée de l'anus par un intervalle de deux ou trois travers de doigt d'étendue, auquel on donne

---

(1) Οσχεον des Grecs.

le nom de *Périnée*. Lâche et alongée chez les hommes faibles, chez les vieillards, après le coït, et pendant l'action d'une cause débilitante quelconque, cette poche est resserrée et contractée sur les testicules chez les hommes forts et vigoureux, et pendant un temps froid. Assez constamment, son côté droit est plus élevé que le gauche, disposition qui n'a point échappé aux peintres ni aux sculpteurs.

2957. *Scrotum* ou *Enveloppe cutanée des Testicules.* Ce n'est autre chose qu'un prolongement de la peau de la partie interne des cuisses, du périnée et de la verge. Cette peau est remarquable par sa couleur brune, et toujours plus foncée que celle du reste des téguments; par de nombreuses rugosités qui la sillonnent, surtout lorsque les *bourses* sont contractées sur elles-mêmes; par la grande quantité de follicules sébacés qu'elle contient dans son épaisseur, et par des poils peu abondants, assez longs et contournés, qui en sortent chez l'adulte. Ces poils sont implantés obliquement, et leurs bulbes soulèvent le scrotum d'une manière marquée. En outre, une ligne saillante, médiane, rugueuse, appelée *Raphé* (1), prolongée depuis l'extrémité antérieure de l'anus jusqu'à la racine de la verge, partage le scrotum en deux moitiés latérales.

Cette première enveloppe des testicules a la même organisation que la peau en général : seulement son chorion est si mince qu'on distingue très bien à travers elle les vaisseaux sanguins qui rampent dans les dartos.

2958. *Des Dartos.* Les dartos sont deux membranes cellulo-filamenteuses, parcourues par une très grande quantité de vaisseaux de toute espèce, absolument dépourvues de graisse, d'une teinte rougeâtre, implantées aux branches des pubis et des ischions, d'où elles des-

(1) Ραφη, *sutura*.

cendent vers le raphé, auquel elles adhèrent intimement, Au-dessus de lui, elles se réfléchissent de bas en haut, s'adossent en formant une cloison, et viennent se terminer à la partie inférieure de l'urèthre, en séparant ainsi les deux testicules l'un de l'autre. Leur face externe est adhérente au scrotum, dans la plus grande partie de son étendue; l'interne correspond à la tunique fibreuse et lui adhère par quelques prolongements, elle recouvre aussi l'extrémité du muscle crémaster.

Les dartos paraissent entièrement cellulaires; on n'y rencontre aucune apparence de fibres musculaires, quoique quelques auteurs en aient voulu faire des muscles. Ces membranes sont d'ailleurs considérablement fortifiées par un ruban fibreux, mince et aplati, qui part de la partie supérieure et externe de chaque anneau inguinal.

Chaussier et M. F. Lobstein avaient pensé que les dartos n'existent point dans le scrotum avant que les testicules y soient parvenus; mon ami, M. le docteur Breschet vient de confirmer cette assertion par des recherches récentes (1).

2959. *De la Tunique érythroïde* (2) *ou du Muscle Crémaster* (3). Le muscle crémaster, très mince, souvent peu apparent, se continue en grande partie avec les fibres du muscle petit oblique de l'abdomen qui s'implantent à l'épine iliaque antérieure et supérieure. Cependant il semble aussi recevoir quelques fibres du muscle transverse, et s'insérer en partie à la face interne du ligament de Fallope près de l'anneau inguinal, et à la région voisine du pubis. Ayant pris origine de ces divers points, ses faisceaux se rassemblent vers l'anneau, forment une petite

---

(1) Voyez *Diction. des Sciences Méd.*, tom. VIII, pag. 10.

(2) Ερυθρὸς, *rouge*; εἶδος, *figure, aspect.*

(3) Κρεμαστήρ, *lien qui suspend.*

masse au côté externe de la gaîne du cordon des vaisseaux spermatiques et sortent en dehors. Alors ils se séparent et s'épanouissent sur ce cordon, et disparaissent entièrement dans le scrotum.

Ce muscle a pour usage de soutenir le testicule et de lui imprimer de légers mouvements de bas en haut pendant l'acte de la copulation.

2960. *De la Tunique fibreuse.* Elle forme une espèce de petit sac alongé, placé dans chaque dartos, large inférieurement pour contenir le testicule et l'épididyme, et remontant, sous l'apparence d'une gaîne étroite, autour du cordon des vaisseaux spermatiques jusqu'à l'anneau inguinal, entre les piliers duquel ses fibres s'insinuent, semblant faire suite au *fascia superficialis*. En bas, quelques-unes de ses fibres s'unissent aussi intimement à celles des dartos. Elle est mince, transparente et peu résistante. Les Anciens la confondaient avec la tunique séreuse, sous les noms de *Tunique vaginale* (1) ou *élytroïde* (2).

2961. *De la Tunique séreuse* ou *du Pérididyme.* Comme toutes les membranes de la même nature, elle constitue un sac sans ouverture, qui se réfléchit sur l'organe qu'il enveloppe, sans cependant le contenir dans sa cavité. En la supposant naître de la partie inférieure de la poche fibreuse précédente, nous verrons qu'elle en tapisse tout l'intérieur, qu'elle embrasse, surtout en devant, la partie inférieure du cordon des vaisseaux spermatiques, qu'elle se réfléchit sur l'épididyme et sur le testicule, et qu'elle recouvre celui-ci en entier, excepté au niveau de son bord supérieur. Sa *surface externe* est revêtue en devant par la tunique fibreuse ; en arrière, elle

---

(1) *Vagina, gaîne.*

(2) Ελυτρον, *gaîne, enveloppe, étui.*

adhère fortement à l'épididyme et à la membrane albuginée. Sa *surface interne* est lisse, polie, humectée par de la sérosité.

Cette membrane est presque aussi mince que l'arachnoïde; c'est elle qui est le siége de l'espèce d'hydropisie appelée *hydrocèle*. Chez les très jeunes sujets, avant que les testicules soient descendus dans le scrotum, elle se continue manifestement avec le péritoine. Cette particularité sert à expliquer comment se forment les *hernies inguinales congéniales*, dans lesquelles l'intestin est en contact immédiat avec le testicule.

2° *Des Testicules* (Δίδυμοι, *Testes*, *Testiculi*).

a. Conformation générale.

2962. Les testicules sont deux organes glanduleux logés dans les bourses, et destinés à sécréter le sperme. Leur nombre paraît en général invariable; il n'y a point d'exemple bien avéré, par la dissection, de l'existence de trois ou quatre testicules; il est probable aussi que, lorsqu'on n'en a rencontré qu'un seul, l'autre était encore renfermé dans l'abdomen. Leur volume, chez l'adulte, est assez connu de tout le monde; souvent l'un d'eux est plus gros que l'autre; le droit est aussi assez constamment un peu plus élevé que le gauche; leur forme est celle d'un ovoïde comprimé de droite à gauche; leur grand diamètre est légèrement oblique; leur consistance et leur pesanteur sont assez considérables chez l'adulte; elles sont beaucoup moins prononcées dans les enfants et chez les vieillards.

2963. Les testicules sont recouverts, dans la plus grande partie de leur étendue, par la membrane séreuse dont nous venons de parler (2961). On peut distinguer à chacun d'eux deux faces latérales légèrement convexes, un bord inférieur incliné en devant, un bord supérieur tourné en arrière et côtoyé par l'épididyme, une extrémité antérieure regardant en haut, et une postérieure dirigée en bas.

b. Organisation des Testicules.

2964. Une membrane fibreuse, des vaisseaux sécréteurs, des vaisseaux sanguins et lymphatiques, des nerfs et du tissu cellulaire entrent dans la composition des testicules.

2965. *Membrane fibreuse*, ou *albuginée*, ou *Périteste*. Cette membrane est d'un blanc opaque, assez analogue à la sclérotique (1940), un peu moins épaisse cependant. Manifestement fibreuse, d'un tissu serré, parcourue par quelques vaisseaux sanguins, forte et très résistante, elle sert d'enveloppe immédiate au testicule, dont elle détermine la forme. Sa *surface externe* est tapissée par la tunique séreuse (2961); L'*interne*, appliquée sur la substance propre du testicule, envoie dans l'intérieur de celui-ci un grand nombre de prolongements filiformes ou aplatis, qui se dirigent tous vers son bord postérieur, où ils se terminent. Ces espèces de cloisons incomplètes partagent la cavité de la membrane albuginée en plusieurs loges triangulaires, remplies par les vaisseaux séminifères. L'une d'elles traverse ordinairement le testicule d'une extrémité à l'autre.

2966. En dedans de la membrane albuginée, le long du bord supérieur du testicule, est une saillie oblongue, un peu plus large en haut qu'en bas, et qu'on nomme communément *Corps d'Hyghmor* (*Sinus des vaisseaux séminifères*, Chauss.). Ce corps ne paraît être autre chose qu'un renflement de la membrane elle-même, à travers la partie supérieure duquel passent obliquement les principaux troncs des vaisseaux séminifères qui vont se rendre à l'épididyme. Quelques anatomistes en font, au contraire, une espèce de canal dans lequel viennent se décharger ces vaisseaux; d'autres (*Swammerdam*) en font un assemblage d'artères et de veines.

2967. *Parenchyme des Testicules.* Ce parenchyme, très mou, se présente, au premier aspect, sous l'apparence d'une sorte de pulpe jaunâtre ou grise, marbrée de rougeâtre, et traversée par les petites cloisons très minces qui naissent de la face interne de la membrane albuginée, et qui semblent partager cette substance en lobes et en lobules.

Mais, examiné avec attention, le parenchyme du testicules paraît être formé d'une immense quantité de filaments très ténus, très flexueux, entrelacés et repliés en tous sens, et lâchement unis les uns aux autres. Leur résistance est assez grande par rapport à leur ténuité, qui est excessive, puisque, d'après les expériences de Monro, ils ne doivent pas avoir plus d'$\frac{1}{200}$ de pouce de diamètre. Quoiqu'ils ne se ramifient pas, leur nombre est considérable : le même auteur l'estime à peu près à soixante-deux mille cinq cents, et il pense que leur longueur totale peut être évaluée à cinq mille deux cent huit pieds. On observe entre eux des artères et des veines capillaires encore plus déliées : il est, du reste, assez facile de les dévider comme des pelotons de fil.

Ces filaments sont les *Vaisseaux* ou *Conduits séminifères*, dont on n'a point encore pu démontrer la cavité au moyen des injections. Ce qu'on sait de plus positif à leur égard, c'est qu'ils présentent, de distance en distance, de petits renflements, que les uns ont pris pour des granulations glanduleuses, et les autres pour de simples replis, et qu'ils se dirigent tous vers le bord supérieur du testicule. Avant d'y parvenir, ils se réunissent plusieurs ensemble pour former des troncs plus considérables, dans lesquels on peut faire passer du mercure par l'épididyme.

Ceux-ci, au nombre de dix ou douze, quelquefois de vingt ou trente, traversent le corps d'Hyghmor au niveau et un peu au-dessous de la tête de l'épididyme, se dilatent légèrement, décrivent quelques sinuosités, et s'abouchent pour donner naissance au conduit qui forme l'épididyme.

On ne peut rien dire de positif sur la structure intime de ces conduits : leur finesse les soustrait à nos recherches.

2968. Les artères des testicules viennent des spermatiques (2545); les veines du même nom prennent naissance dans leur épaisseur (2736) : on ne peut point s'assurer qu'aucun filet nerveux pénètre leur substance ; mais on en voit sortir un grand nombre de vaisseaux lymphatiques (2806).

3° *De l'Épididyme* (Epididymus, Paresta).

2969. L'épididyme (1) est un petit corps oblong, vermiforme, renflé à ses extrémités, mince dans sa partie moyenne, et aplati de haut en bas. Il est couché le long du bord supérieur du testicule, auquel il paraît comme sur-ajouté.

Entouré d'un grand nombre de vaisseaux dont il reçoit plusieurs ramifications, l'épididyme a une teinte grisâtre assez prononcée. Sa partie supérieure, ou *Tête*, est beaucoup plus volumineuse que le reste ; elle embrasse l'extrémité correspondante du testicule, dont elle reçoit les troncs séminifères, et offre sur sa surface plusieurs saillies onduleuses. Sa partie inférieure, ou sa *Queue*, adhère très intimement au testicule, et, se réfléchissant de haut et en arrière, se continue avec le canal déférent. Sa partie moyenne, ou son *Corps*, ne tient le plus souvent au testicule que par l'intermède de la tunique vaginale, qui va de l'un à l'autre.

(1) R. Ἐπὶ, *au-dessus* ; διδυμός, *Testicule*.

L'épididyme est placé hors du sac que forme cette membrane, qui ne le recouvre que dans les endroits où il n'adhère point au testicule, et qui adhère elle-même assez fortement à sa surface. En le quittant pour tapisser le testicule, elle forme entre les deux organes deux sinuosités oblongues, triangulaires et adossées par leur sommet.

2970. L'épididyme n'est autre chose qu'un conduit formé par la réunion de tous ceux qui ont traversé le corps d'Hyghmor. Ce conduit, très grêle et replié une infinité de fois sur lui-même, décrit de nombreuses flexuosités qu'unissent des brides celluleuses. Ses parois sont fort épaisses par rapport à son calibre; sa longueur est considérable : Monro la fait monter à trente-deux pieds. Son volume augmente à mesure qu'il se porte de la tête vers la queue de l'épididyme.

2971. Assez fréquemment, du centre de cet organe, on voit sortir un petit canal qui remonte dans le milieu du cordon des vaisseaux spermatiques, et dont la terminaison n'est pas bien connue.

4° *Du Cordon des Vaisseaux spermatiques* (Funiculus spermaticus).

2972. Ce cordon, composé de l'artère et de la veine spermatiques, de quelques autres vaisseaux sanguins peu considérables et irréguliers; de vaisseaux lymphatiques, de filets nerveux émanés du plexus spermatique (1909) et de la branche génito-crurale du plexus lombo-abdominal (1789), et d'un canal conducteur du sperme appelé conduit déférent, est enveloppé de plusieurs couches membraneuses, et contient, dans les intervalles de ses parties constituantes, une grande quantité de tissu cellulaire.

Du bord supérieur du testicule, qui est suspendu à son extrémité, jusqu'à la symphyse des pubis, le cordon des vaisseaux spermatiques, ordinairement plus court à droite qu'à gauche, d'un volume variable, suivant les individus, monte presque verticalement; là, il reçoit les nombreuses veines du scrotum, puis il se dirige en dehors et en haut pour entrer dans l'abdomen par l'anneau inguinal, en croisant l'artère épigastrique (2597). Alors tous les organes qui le composent se trouvent écartés les uns des autres, et suivent un trajet que nous connaissons déjà.

Les couches membraneuses qui entourent le cordon des vaisseaux spermatiques sont la tunique fibreuse du testicule (2965) et sa tunique érythroïde (2959).

5° *Du Conduit déférent* (Ductus deferens).

2973. Né de la queue de l'épididyme, ce conduit remonte, en décrivant plusieurs flexuosités, derrière le testicule, et s'engage aussitôt dans le cordon des vaisseaux spermatiques, en arrière et en dedans de l'artère et de la veine du même nom et des nerfs qui les accompagnent. Après avoir franchi l'anneau inguinal, il abandonne les autres vaisseaux du cordon, descend en arrière et en dedans, parallèlement à celui du côté opposé, sur les côtés de la vessie, passe derrière l'artère ombilicale et devant la partie inférieure de l'uretère. Parvenu alors sous la région inférieure et postérieure de la vessie, il se rapproche de son semblable, s'aplatit d'une manière marquée, devient plus adhérent, et change de direction, de manière à marcher presque horizontalement d'arrière en avant et de dehors en dedans, le long du côté interne des vésicules séminales. A la base de la prostate, il reçoit un canal né de ces vésicules, et se continue avec le conduit éjaculateur.

2974. Assez grêle près de son origine et tant qu'il est contenu dans le cordon, le conduit déférent augmente de volume en traversant l'anneau inguinal, et devient du double plus gros en côtoyant les vésicules. A sa terminaison, il reprend le volume qu'il avait à son origine. Eu égard à ses dimensions, nul conduit n'a un diamètre intérieur aussi petit que le sien; sa cavité peut à peine admettre un cheveu depuis l'épididyme jusque dans l'abdomen; mais auprès des vésicules elle augmente sensiblement. Ses parois, de couleur blanche terne, ont une consistance presque cartilagineuse, et sont fort épaisses. Sont-elles tapissées à l'intérieur par une membrane muqueuse? On n'a point encore pu le démontrer autrement que par analogie.

§ II. *Des Vésicules séminales, de la Prostate et des Conduits éjaculateurs.*

1° *Des Vésicules séminales* (Vesiculæ seminales).

2975. Les vésicules séminales sont deux petites poches membraneuses qui servent de réservoir au sperme. Placées au-dessous de la vessie, au-devant de l'insertion des uretères, au-dessus du rectum, derrière la prostate, en dehors des conduits déférents et en dedans des muscles releveurs de l'anus, irrégulièrement conoïdes, aplaties de haut en bas, tuberculeuses et bosselées dans toute leur surface, plongées dans une masse de tissu cellulaire graisseux parcouru par un grand nombre d'artères et de veines, elles n'ont entre elles aucune communication, et sont dirigées obliquement de dehors en dedans et un peu de haut en bas. Très écartées l'une de l'autre en arrière, et séparées en avant seulement par les conduits déférents, elles circonscrivent entre elles un espace triangulaire dans lequel la vessie est en contact avec le rectum (2941). Leur *extrémité postérieure* ou leur *Fond* est un cul-de-sac arrondi, assez large; l'*antérieure* ou leur *Col* est alongée, étroite, et quelquefois cachée par le bas de la prostate.

Elle se termine par un canal fort court qui s'ouvre dans le conduit déférent.

2976. Les vésicules séminales ont ordinairement, dans l'adulte, deux pouces et demi de long, six ou sept lignes de largeur vers leur fond, et deux ou trois lignes d'épaisseur.

2977. L'intérieur des vésicules séminales semble, au premier coup d'œil, former une cavité composée de plusieurs cellules séparées par des cloisons; mais il représente réellement un canal flexueux, terminé supérieurement en cul-de-sac, et dans lequel viennent s'ouvrir latéralement des appendices simples ou composés, au nombre de 6, 8, 10, 15 et même 20. Ce sont ces appendices qui donnent naissance aux bosselures que l'on remarque à l'extérieur. Ils sont très rapprochés les uns des autres, et unis entre eux par un tissu cellulaire serré; on peut les séparer par une dissection soignée, surtout si l'on a eu soin de faire macérer les parties.

2978. Les vésicules séminales sont communément remplies par un fluide opaque, épais, jaunâtre, d'une odeur particulière, et dont l'aspect est bien différent de celui du sperme qui est éjaculé pendant la vie.

2979. Les parois des vésicules séminales sont évidemment formées de deux membranes : l'une *extérieure*, assez dense et blanchâtre, paraît avoir quelque analogie avec la matière qui forme le conduit déférent, seulement elle est plus mince; l'autre est *intérieure*, et de l'ordre des membranes muqueuses; elle est très fine et presque blanche : elle est un peu rugueuse et analogue à celle qui tapisse l'intérieur de la vésicule biliaire.

Les vésicules séminales sont absolument dépourvues de fibres musculaires.

2° *De la Prostate* (Prostata).

2980. La prostate est un corps assez volumineux,

formé par un assemblage de follicules muqueux, et qui entoure le commencement de l'urèthre chez l'Homme. Elle a la forme d'un cône tronqué, aplati de haut en bas et échancré superficiellement à sa base, qui est tournée en arrière. Son axe est presque horizontal, et cependant un peu oblique en avant et en bas. Elle est beaucoup plus épaisse en arrière et sur les côtés qu'en devant.

Sa *face supérieure* est immédiatement recouverte par le ligament inférieur de la vessie. L'*inférieure* appuie sur le rectum, auquel elle adhère par un tissu cellulaire assez serré ; elle est lisse et plate. Chacune de ces faces est parcourue longitudinalement par un sillon superficiel. Ses *côtés* sont arrondis, et répondent aux muscles releveurs de l'anus. Sa *base* embrasse le col de la vessie, et forme autour de lui une saillie assez remarquable, surtout latéralement. Son *sommet* se termine en s'amincissant sur la portion membraneuse de l'urèthre.

2981. La prostate est traversée longitudinalement, et plus près de sa face supérieure que de l'inférieure, par un canal plus dilaté dans son milieu qu'à ses extrémités, et qui loge le commencement de l'urèthre, ou entoure au moins les trois quarts supérieurs de la circonférence de ce conduit. Dans sa partie inférieure, elle est aussi traversée par les deux conduits éjaculateurs, qui sont logés dans un canal conique dont le sommet est tourné en devant.

2982. La prostate est d'un blanc grisâtre. Son tissu, très dense et très ferme, est d'une nature assez difficile à bien déterminer. Il est parsemé intérieurement d'un grand nombre de petits follicules remplis d'un liquide visqueux, filant et blanchâtre. De ces follicules naissent des conduits excréteurs qui se rassemblent au nombre de 10 ou 15, et viennent s'ouvrir dans l'urèthre sur les côtés et à la surface même du *verumontanum*. En comprimant la prostate, on fait suinter, par les orifices de ces conduits, le fluide qu'elle contient.

3° *Des Glandes de Cowper ou accessoires.*

2983. On appelle ainsi deux petits corps glanduleux, granulés, oblongs ou arrondis, placés parallèlement au-devant de la prostate, sur les côtés du canal de l'urèthre, et au-dessus des muscles bulbo-caverneux. Leur volume est celui d'un pois à peu près, leur couleur est rougeâtre, leur tissu assez ferme et analogue à celui des glandes salivaires. Ces glandes, qui manquent quelquefois, ont chacune un conduit excréteur long d'environ six lignes, qui rampe obliquement en dedans et en avant dans le tissu spongieux de l'urèthre, et va s'ouvrir devant le *verumontanum*.

On a quelquefois rencontré une petite glande de même nature dans l'angle de réunion des deux racines du corps caverneux.

4° *Des Conduits éjaculateurs* (Ductus ejaculatorii).

2984. Ils sont formés par la jonction à angle aigu des conduits déférents avec ceux qui terminent les vésicules séminales. Coniques, longs d'un pouce environ, ils marchent parallèlement en avant dans l'épaisseur de la prostate, s'accolent l'un à l'autre, se rétrécissent considérablement, et s'ouvrent dans l'urèthre par deux petits orifices oblongs, situés sur les parties latérales et antérieure du *verumontanum*. Avant leur terminaison, ils se courbent un peu en dehors.

§ III. *De la Verge* (Membrum virile; *Pénis*, Chauss.).

a. Conformation générale.

2985. La verge ou le pénis est destinée à verser dans

les parties génitales de la femme le fluide prolifique sécrété par les testicules. C'est un organe cylindroïde, alongé, érectile, situé à la partie antérieure, inférieure et moyenne de l'abdomen, au-dessous et au devant de la symphyse des pubis.

Dans l'état ordinaire, la verge est molle et pendante au-devant des bourses; son volume varie alors beaucoup, non seulement suivant les divers individus, mais encore chez la même personne, par une foule de causes différentes. Pendant l'érection, elle s'alonge, prend une forme triangulaire et se redresse plus ou moins.

Sa *face supérieure* ou son *Dos* regarde en avant dans l'état ordinaire, et se tourne sensiblement en arrière pendant l'érection; on aperçoit à sa partie moyenne le trajet de la veine dorsale de la verge. Sa *face inférieure* est tournée en sens contraire de la précédente; elle appuie sur le scrotum; elle présente une saillie longitudinale moyenne formée par l'urèthre et la continuation du raphé périnéal (2957). Cette saillie est bornée, de chaque côté, par une gouttière peu profonde.

Les *deux côtés* de la verge sont arrondis. Son *extrémité postérieure* ou sa *racine* est liée aux parois du bassin. Son *extrémité antérieure* est libre et présente le gland, le prépuce et l'orifice de l'urèthre.

b. Organisation de la Verge.

2986. La verge est formée par le *corps caverneux*, siége principal de l'érection; par le *canal de l'urèthre*, destiné à la transmission du sperme; par le *gland*, qui termine ce canal; par des *vaisseaux*, des *nerfs*, et une *enveloppe cutanée* qui donne naissance au *prépuce*.

1° *Des Téguments de la Verge et du Prépuce.*

2987. La peau de la verge se continue avec celle du

scrotum et du pubis. Mince, moins blanche que la peau des autres régions du corps, garnie d'un grand nombre de follicules sébacés, surtout à la partie inférieure de l'organe, et surmontée postérieurement de quelques poils dont l'extrémité est tournée en avant, elle a au-dessous d'elle une couche de tissu cellulaire très lâche d'abord, mais qui devient dense, blanchâtre, soyeux et comme membraneux, à mesure qu'on l'examine plus près du corps caverneux. Jamais ce tissu ne contient de graisse; il se continue manifestement avec le ligament suspenseur de la verge et avec la cloison des dartos; il est parcouru par un très grand nombre de veines et de filets nerveux.

2988. A l'extrémité libre de la verge, la peau forme un prolongement plus ou moins considérable et terminé par une ouverture plus ou moins grande suivant les sujets: c'est le *Prépuce*, qui est destiné à servir d'enveloppe au gland et à le protéger.

2989. Le prépuce paraît composé de deux couches membraneuses, entre lesquelles est un plan de tissu cellulaire. L'une, extérieure, est formée par la peau que nous venons de décrire; l'autre, intérieure et de nature muqueuse, tapisse la surface interne du prolongement cutané, remonte un peu au-delà du gland, et se réfléchit sur ce dernier en formant derrière sa base un petit cul-de-sac appliqué sur le corps caverneux. Ce cul-de-sac est interrompu, au-dessous de l'orifice de l'urèthre, par un repli qu'on nomme le *Frein* ou le *Filet de la verge*, et qui, placé dans le sillon inférieur du gland, remonte souvent jusqu'à l'ouverture de l'urèthre.

La couche cutanée du prépuce est très fine et entièrement privée de poils. Sa couche muqueuse, d'abord très pâle, devient d'un rouge assez intense en approchant de la base du gland. Là, elle recouvre deux ou trois rangées de follicules sébacés, blanchâtres, arrondis, du volume d'une graine de moutarde, plus ou moins saillants, et qui fournissent une humeur onctueuse, épaisse, de consistance butyreuse et d'une odeur très fétide, laquelle s'amasse entre le gland et le prépuce.

Le tissu cellulaire, intermédiaire à ces deux couches membraneuses, a la plus grande analogie avec celui des bourses. Il est extrêmement lâche, et permet à la peau de glisser sur la membrane muqueuse. Il s'infiltre de sérosité avec une grande facilité.

2° *Du Corps caverneux* (Corpora cavernosa).

a. Conformation générale.

2990. Le corps caverneux détermine presque seul les dimensions de la verge, et forme à peu près les deux tiers de son volume. Il embrasse le canal de l'urèthre, et s'étend depuis la partie antérieure et interne des tubérosités sciatiques jusque dans l'épaisseur du gland.

Beaucoup d'auteurs ont décrit deux corps caverneux dans la verge ; mais il n'en existe réellement qu'un seul, comme l'ont démontré Sabatier, Chaussier et M. Roux. On lui distingue deux racines, une extrémité antérieure et deux faces.

2991. Les *Racines du corps caverneux* sont fixées à la lèvre interne des branches des ischions et des pubis, et sont recouvertes en dedans par les muscles ischio-caverneux. Ayant environ deux pouces de longueur, elles commencent en avant de la tubérosité sciatique par une extrémité très grêle, et se réunissent au-devant de la partie inférieure de la symphyse du pubis. L'espace triangulaire qui les sépare l'une de l'autre en arrière est rempli par de la graisse et par le canal de l'urèthre.

2992. L'*extrémité antérieure* du corps caverneux représente un cône tronqué, uni à la base du gland, et percé de plusieurs ouvertures pour le passage de vaisseaux.

2993. Sa *face supérieure* est creusée par un sillon longitudinal et peu profond dans lequel rampent les artères et les veines dorsales de la verge. Tout-à-fait en arrière, elle donne attache au *Ligament suspenseur de la Verge*, faisceau fibreux, triangulaire, aplati transversalement, qui offre quelquefois des vestiges de fibres musculaires, et qui s'implante, d'autre part, à la partie inférieure de la symphyse du pubis.

2994. Sa *face inférieure* offre une large gouttière, plus profonde que le sillon de la face supérieure, et qui reçoit la partie supérieure du canal de l'urèthre, à laquelle elle est unie par un tissu cellulaire filamenteux.

b. Organisation du Corps caverneux.

2995. Le corps caverneux est essentiellement composé d'une membrane extérieure fibreuse et très résistante, et d'un tissu intérieur spongieux, encore peu connu dans sa nature intime.

2996. *Membrane fibreuse.* Elle est en général très élastique, très épaisse et très forte, excepté cependant sur les racines, dans la gouttière qui reçoit l'urèthre, et à l'extrémité qui soutient le gland, endroit où elle est traversée par une foule de ramifications vasculaires. Elle a une teinte d'un blanc opaque en général, excepté aussi dans les parties qui viennent d'être indiquées, où elles paraît plus ou moins livide. Ses fibres sont, pour le grand nombre, longitudinales; elles s'entre-croisent en arrière avec le périoste des os des îles et avec les aponévroses des muscles, qui sont implantées à leur bord inférieur.

2997. La cavité de cette membrane fibreuse est comme coupée en deux moitiés latérales par une cloison médiane incomplète, qui commence au-devant de la symphyse des pubis, mais ne se prolonge pas jusqu'au gland; dans son tiers antérieur environ, elle ne présente plus que quelques faisceaux fibreux aplatis, séparés par des intervalles plus ou moins larges.

2998. *Tissu spongieux.* Ce tissu, qui remplit toute la cavité de la membrane précédente, semble être un lacis très compliqué de vaisseaux artériels et veineux, de filaments nerveux probablement, et de petites lames fibreuses qui forment, en s'entre-croisant, une multitude de cellules qui communiquent toutes les unes avec les autres, et dans lesquelles on rencontre constamment une plus ou moins grande quantité de sang. Une injection faite par l'artère caverneuse pénètre dans ces cellules; et si l'on distend celles-ci avec de l'air, cet air passe dans la veine caverneuse, en sorte qu'on peut, jusqu'à un certain point, les considérer comme intermédiaires aux artères et aux veines. Les filaments qui entrent dans la composition de ce tissu sont continus d'une manière très évidente avec l'écorce fibreuse.

2999. Les artères du corps caverneux (2592) proviennent de la branche supérieure de la honteuse interne, et occupent le centre de chacune de ses moitiés latérales; elles ont entre elles de fréquentes anastomoses, et communiquent avec les artères du gland et de l'urèthre. Ses veines suivent le même trajet que les artères, mais leur volume est beaucoup plus considérable. On n'a point encore poursuivi les nerfs d'une manière spéciale dans le tissu spongieux de cet organe.

3° *De l'Urèthre* (Οὐρήθρα, *Urethra*).

a. Disposition générale.

3000. L'urèthre est le canal excréteur de l'urine et du sperme tout à la fois. Long de 9 à 12 pouces, étendu depuis le col de la vessie jusqu'à l'extrémité de la verge, où se trouve son orifice externe, courbé plusieurs fois dans le sens de sa longueur, de manière à représenter une sorte d'S, d'une largeur considérable, et qui surpasse de beaucoup celle de tous les autres conduits excréteurs, il a des parois en partie spongieuses, en partie membraneuse, et il reçoit, dans son trajet, les conduits éjaculateurs et ceux de la prostate, des glandes de Cowper, et d'une foule de follicules muqueux. Son diamètre extérieur n'est pas le même dans toute sa longueur.

D'abord un peu oblique en avant et en bas, l'urèthre traverse la prostate; devenu libre, il s'engage, en passant au-dessous de l'extrémité inférieure du rectum, sous la symphyse du pubis, remonte au-devant d'elle entre les deux racines du corps caverneux, se place dans la gouttière de la face inférieure de celui-ci, et se termine au sommet du gland par une ouverture alongée de haut en bas. Suivant l'état du corps caverneux, cette seconde partie de l'urèthre change de direction.

3001. D'après la disposition et la structure différentes que ce canal présente dans les diverses parties de son étendue, on le divise en trois portions distinctes, savoir:

1° Une *Portion prostatique*, voisine de la vessie, située au-dessus de l'extrémité inférieure du rectum, à un pouce environ de l'anus et du périnée, et longue de 15 à 18 lignes : elle traverse obliquement la prostate, dont le tissu soutient ses parois, qui sont extrêmement minces. Elle a la figure d'un cône dont le sommet est tourné en avant, et elle est intimement unie à l'intestin par du tissu cellulaire et par l'aponévrose recto-vésicale.

2° Une *Portion membraneuse*, longue de 8 à 10 lignes seulement, unie au rectum par du tissu cellulaire dense en bas et en arrière; elle avoisine en devant la région inférieure de la symphyse du pubis et les fibres antérieures des muscles releveurs de l'anus. Elle repose sur les vésicules séminales, et leur est attachée par un feuillet aponévrotique. Dans cette portion de son étendue, l'urèthre est rétréci, et ses parois sont minces aussi. C'est là qu'entre lui, la vessie et la symphyse des pubis, on trouve de grosses veines et du tissu cellulaire lâche.

3° Une *Portion spongieuse* qui s'épanouit antérieurement pour former le gland. Elle commence en arrière au-devant de l'extrémité inférieure du rectum, auquel elle tient en partie à l'aide du sphincter de l'anus, par un renflement appelé *Bulbe de l'Urèthre*, lequel se trouve immédiatement au-dessous de l'angle de réunion des racines du corps caverneux, au-dessus des deux muscles bulbo-caverneux et de la peau, entre les glandes de Cowper, et se perd insensiblement en devant dans le reste du tissu spongieux. Ensuite cette portion du canal se trouve en rapport inférieurement avec la cloison des dartos et la peau; sa partie supérieure est logée dans une gouttière du corps caverneux (2994).

3002. Considéré à l'intérieur, l'urèthre n'a pas la même largeur dans tout son trajet. Assez dilaté au moment de son origine, il se resserre bientôt et se dilate de nouveau dans le centre de la prostate; la portion membraneuse qui vient ensuite est beaucoup plus étroite que tout le reste du canal, lequel conserve plus de largeur depuis le bulbe jusqu'à la base du gland. Là, immédiatement avant de s'ouvrir au dehors, il devient le siége d'une dilatation assez prononcée, qu'on appelle *Fosse naviculaire*. Enfin son orifice est assez étroit.

3003. On remarque à l'intérieur de l'urèthre encore, et dans toute la longueur de ce canal, deux lignes médianes blanchâtres, l'une supérieure, l'autre inférieure; on y observe aussi, mais dans les portions membraneuse et spongieuse seulement, quelques rides longitudinales, qui s'effacent lorsqu'on distend la membrane muqueuse qui les forme, et qui ne s'enfoncent point dans la fosse naviculaire.

3004. La ligne médiane inférieure aboutit postérieurement à une saillie oblongue, longue d'un pouce environ, arrondie et continue en arrière avec la luette uréthrale. Cette saillie, formée par la membrane muqueuse, et contenant dans sa partie la plus reculée une vaste lacune, porte le nom de *Verumontanum* (*Caput gallinaginis*). En devant, elle s'amincit et se termine en pointe ; les orifices obliques des conduits éjaculateurs (2984) sont placés sur ses côtés ; on voit à sa surface ceux de la prostate (2982), rangés en demi-cercle, et antérieurement ceux des glandes de Cowper. Tous ces orifices sont absolument dépourvus de valvules ; quelquefois seulement le sommet de la crête est retiré sur lui-même, de manière à recouvrir d'une sorte de prépuce l'ouverture des conduits éjaculateurs.

b. Organisation de l'Urèthre.

3005. Dans toute son étendue, l'urèthre est tapissé intérieurement par une membrane muqueuse, laquelle est doublée, dans ses deux premières portions, par une membrane celluleuse ; et, dans la dernière, par une couche d'un tissu mou et spongieux.

3006. *Membrane muqueuse.* Elle se continue, d'une part, avec celle qui recouvre le gland, et, de l'autre, avec la tunique interne de la vessie (2953), et avec les membranes qui revêtent les conduits éjaculateurs, prostatiques, etc. Elle est peu adhérente aux parties sous-jacentes, si ce n'est vers le gland et dans la prostate. Sa couleur varie suivant les points où on l'examine : d'un rouge vif près de l'orifice extérieur, elle est très pâle et blanchâtre dans le reste de son étendue. Elle est plissée sur elle-même dans le sens de sa longueur, et garnie d'une infinité de petits trous qui sont les orifices de conduits obliques placés dans son épaisseur et nommés *Sinus de Morgagni* : ces conduits paraissent être des lacunes, car on ne voit point qu'ils partent de follicules, comme cela a lieu pour plusieurs autres membranes muqueuses. Ils commencent à exister au niveau du bulbe, et ils deviennent de plus en plus abondants jusqu'à la fosse naviculaire.

La membrane muqueuse de l'urèthre est très fine; on ne peut point lui distinguer d'épiderme. Elle est parcourue par un grand nombre de vaisseaux sanguins très ténus.

3007. *Membrane cellulaire.* Elle semble naître du tissu blanc particulier au col et au trigone de la vessie et sépare d'abord la membrane muqueuse du tissu de la prostate. Au niveau de la portion membraneuse, elle prend assez de densité, et se trouve fortifiée par les fibres des muscles releveurs de l'anus, bulbo-caverneux, transverses du périnée et sphincter de l'anus.

3008. *Tissu spongieux.* Il entoure les trois quarts antérieurs de la longueur de l'urèthre. Il commence par former le renflement que nous avons nommé bulbe, puis il diminue d'épaisseur et constitue jusqu'au gland une couche uniforme et cylindrique. Au-dessous de la fosse naviculaire, il s'amincit d'une manière remarquable, et se rassemble en haut et en arrière pour former le gland en s'épanouissant. Il tient au corps caverneux par un grand nombre de vaisseaux sanguins qu'il en reçoit, et par un feuillet de sa membrane fibreuse. Les cellules de ce tissu sont assez grandes dans le gland; mais elles sont fort petites dans le reste de son étendue.

D'après des observations microscopiques toutes nouvelles, il paraît que ce tissu renferme des faisceaux de fibres musculaires longitudinaux, très courts, entrelacés et s'unissant par leur extrémité et par leur origine. L'épaisseur de cette espèce de couche charnue est plus grande à la partie supérieure de la verge qu'à l'inférieure, et vers l'orifice externe du canal que partout ailleurs.

3009. Les artères de l'urèthre sont nombreuses et viennent particulièrement de la honteuse interne. Les branches les plus volumineuses pénètrent dans le bulbe (2592). Ses veines suivent le trajet des artères, et ses vaisseaux lymphatiques se rendent dans les plexus inguinaux et hypogastriques. Ses nerfs viennent des nerfs honteux (1822) et fessier inférieur (1821).

4° *Du Gland* (Balanus, Glans).

3010. Le gland, continu à l'urèthre et formant l'extrémité de la verge, se présente sous l'apparence d'un cône légèrement aplati dans le même sens que le corps caverneux. Son *sommet*, couvert par le prépuce, ou libre suivant les individus, est percé par l'orifice de l'urèthre. Sa *base*, coupée très obliquement de haut en bas et d'arrière en avant, embrasse l'extrémité du corps caverneux, et lui est unie par des vaisseaux et par un tissu cellulaire très dense; elle est circonscrite par un rebord saillant qu'on appelle la *Couronne du Gland*, derrière lequel la membrane interne du prépuce forme un cul-de-sac en se réfléchissant. Au-dessous de l'urèthre, la couronne du gland est interrompue par un petit sillon qui s'étend jusqu'à l'orifice de ce conduit, et qui est rempli par le frein de la verge (2989).

3011. Le gland est revêtu par la membrane muqueuse du prépuce, qui, sur lui, est mince, assez sèche, dépourvue de cryptes muqueuses, et couverte d'un épiderme très fin. Son tissu intérieur est spongieux, érectile et de même nature que celui de l'urèthre : seulement, il paraît plus ferme et plus dense.

CLASSE TROISIÈME.

ARTICLE SECOND.

ORGANES DE LA GÉNÉRATION CHEZ LA FEMME.

3012. Les organes génitaux de la Femme forment un appareil pour le moins aussi compliqué que ceux de l'Homme. Les uns servent à l'acte de la copulation : ce sont la vulve, le vagin, etc.; d'autres sont le siége de la conception et en conservent le produit pendant un temps déterminé : c'est l'utérus et ses annexes ; les derniers concourent à l'alimentation de l'enfant après sa naissance : ce sont les mamelles.

§ Ier. *De la Vulve et de ses Annexes.*

3013. On donne aujourd'hui le nom de *Vulve* (*Pudendum*) à l'ensemble des parties extérieures de la génération chez la Femme, quoique naguères on n'accordât cette dénomination qu'à la fente qui existe entre les grandes lèvres et qui conduit dans le vagin.

La vulve est bornée au-devant du pubis par une surface saillante et couverte de poils : c'est le *Mont de Vénus*; en arrière, elle n'est séparée de l'anus que par un intervalle d'un pouce appelé *Périnée*; cet intervalle est par conséquent beaucoup moins étendu que dans l'Homme; on y observe à peine la trace du raphé; sur ses côtés on remarque deux éminences alongées, ce sont les *grandes Lèvres*; elles commencent au *Mont de Vénus*, et se réunissent en arrière pour former la *Fourchette*.

Entre les grandes lèvres, on trouve en haut le *Clitoris*, petit corps dur et plus ou moins saillant et alongé; les *petites Lèvres* ou les *Nymphes*, espèces de replis qui naissent du clitoris et se perdent à la face interne des grandes lèvres; le *Vestibule*, espace triangulaire compris entre les parties supérieures des deux nymphes; le *Méat urinaire* ou l'orifice du canal de l'urèthre; l'*entrée du Vagin*, avec l'*Hymen* ou les *Caroncules myrtiformes*; enfin, entre cette entrée et la fourchette, un petit enfoncement transversal appelé *Fosse naviculaire*.

1° *Des diverses parties de la Vulve considérées d'une manière spéciale.*

3014. *Mont de Vénus* ou *Pénil*. Plus ou moins saillante suivant les individus, cette éminence, arrondie et située au-devant du pubis, est formée par une masse de graisse sur laquelle la peau est immédiatement appliquée. Elle se couvre de poils à l'époque de la puberté; ces poils sont un peu moins longs que ceux qu'on observe sur la partie correspondante chez l'Homme; ils remplissent aussi un espace plus limité; rarement ils s'implantent jusqu'auprès de l'ombilic. Leur couleur est très variable; ils sont presque toujours très frisés, particulièrement chez les Femmes qui ont abusé du coït.

3015. *Grandes Lèvres (Labia Pudendi)*. Ce sont deux replis membraneux plus épais supérieurement qu'inférieurement, dont la longueur est à peu de chose près la même chez toutes les Femmes, mais dont le volume et la saillie sont en raison directe du degré de l'embonpoint. Leur *face externe*, contiguë à la partie supérieure et interne des cuisses, est garnie de quelques poils; elle est formée par un prolongement de la peau, au-dessous duquel on trouve un assez grand nombre de follicules sébacés. — Leur *face interne* est rouge et tapissée par la membrane muqueuse des autres parties de la vulve; elle est lisse et polie. Leur *bord* est un peu convexe, mince ou arrondi; il est revêtu par la peau.

L'intervalle qui existe entre la peau et la membrane muqueuse des grandes lèvres est rempli par un tissu graisseux analogue à celui du mont de Vénus, et traversé par quelques bandelettes blanchâtres et fibreuses. On y rencontre aussi quelques fibres isolées du muscle constricteur du vagin, des vaisseaux et des nerfs.

3016. *Clitoris* (1). C'est un petit tubercule alongé, plus ou moins saillant, ordinairement caché par les grandes lèvres, et occupant la partie supérieure et moyenne de la vulve. Chez quelques Femmes cet organe se développe d'une manière extraordinaire, et parvient à acquérir la longueur de plusieurs pouces : une pareille conformation est, en général, en rapport avec une constitution forte et mâle.

Le clitoris ressemble beaucoup à la verge; son extrémité libre forme une espèce de gland arrondi et imperforé, qui est entouré par un replis de la membrane muqueuse analogue au prépuce, et continue latéralement avec les petites lèvres. Au-dessus de ce gland, est un véritable corps caverneux, fixé par deux racines, comme celui de l'Homme, aux branches des ischions, et soutenu, sous la symphyse des pubis, par une sorte de ligament suspenseur aplati transversalement. Ce corps caverneux a la même structure que celui de la verge : seulement son tissu spongieux intérieur est plus dense. Relativement à son volume, ce corps reçoit une grande quantité de vaisseaux (1825) et de nerfs (2594) : ceux-ci ont des anastomoses avec tous ceux des parties génitales.

3017. *Petites lèvres* ou *Nymphes* (*Nymphœ*) (2). On

---

(1) Κλειτορισ des Grecs.

(2) Νυμφαι des Grecs, parce qu'on croyait qu'elles étaient destinées à diriger le jet des urines, et qu'elles présidaient à leur émission, comme les Nymphes à l'écoulement des eaux des fontaines.

nomme ainsi deux crêtes membraneuses, érectiles, alongées, aplaties transversalement, plus épaisses à leur partie moyenne qu'aux extrémités, qui naissent à droite et à gauche des parties latérales du prépuce du clitoris, qui s'écartent l'une de l'autre, se placent sur la face interne des grandes lèvres, et s'y terminent en s'amincissant vers le milieu du contour de l'orifice du vagin. Leur longueur, au reste, varie beaucoup; elles sont quelquefois très petites; on les a même vu manquer : Riolan et Morgagni en citent des exemples. Il est des peuples chez lesquels leur largeur est telle, qu'elles dépassent le niveau des grandes lèvres, et qu'on est obligé d'en pratiquer la rescision.

Les petites lèvres sont formées chacune par deux feuillets de la membrane muqueuse de la vulve repliée sur elle-même, et contiennent dans leur épaisseur une couche mince d'un tissu spongieux, érectile. Beaucoup de vaisseaux se ramifient aussi dans leur substance.

3018. *Méat urinaire et Urèthre.* On appelle, chez la Femme, méat urinaire l'orifice de l'urèthre. Ce canal est chez elle, bien différent de ce qu'il est dans l'Homme. Long d'un pouce seulement, il est plus large que chez lui et susceptible d'une grande dilatation. Très évasé à son origine, il descend obliquement en avant pour se terminer au bas du vestibule, au-dessus de l'orifice du vagin. Dans ce trajet, il décrit une légère courbure dont la concavité est tournée en haut. Ses parties latérales et sa partie inférieure sont, pour ainsi dire, embrassée par la paroi supérieure du vagin. En haut, il est en rapport avec le ligament inférieur de la vessie, la symphyse des pubis, et le corps caverneux du clitoris. La membrane muqueuse qui le tapisse est rougeâtre et forme plusieurs plis longitudinaux très saillants; elle présente, spécialement en bas, une grande quantité de lacunes muqueuses. Cette membrane est enveloppée par une couche mince de tissu spongieux, et on ne rencontre à l'extérieur aucun corps analogue à la prostate.

L'orifice externe de l'urèthre est environné par une espèce de bourrelet que forme la membrane muqueuse de la vulve, et qui est constamment plus saillant en bas qu'en haut.

3019. *Entrée du vagin.* Elle est occupée par l'hymen ou par les caroncules myrtiformes.

1° L'*Hymen* (1), sur l'existence duquel on a fort long-temps disputé, et qu'on regarde comme un des signes les plus certains de la virginité, est un repli plus ou moins marqué de la membrane muqueuse de la vulve au moment où elle pénètre dans le vagin. Sa forme est excessivement variable ; semi-lunaire, parabolique ou circulaire, il ne ferme pas ordinairement le canal d'une manière exacte; cependant quelquefois on l'a vu former une cloison complète qui s'opposait au coït ou à l'écoulement des menstrues. Son épaisseur varie autant que sa forme et sa largeur. On y aperçoit quelques ramifications vasculaires.

2° Les *Caroncules myrtiformes* sont de petits tubercules rougeâtres, arrondis ou aplatis, plus ou moins saillants, qu'on n'observe que chez les femmes déflorées, et qu'on regarde habituellement comme les débris de l'hymen déchiré par l'introduction de la verge dans le vagin ou par l'accouchement. Leur nombre est indéterminé et varie de deux à cinq ou six. Leur couleur et leur consistance sont aussi différentes suivant les sujets : elles peuvent être d'un rouge vermeil, livides ou pâles, fermes ou molasses.

3020. Le *Vestibule*, la *Fosse naviculaire* et la *Fourchette* ne méritent point une description particulière : il suffit de les indiquer.

---

(1) Υμὴν, *membrane.*

2° *De la Membrane muqueuse de la Vulve en général.*

3021. Cette membrane qui s'étend sur toutes les parties qui composent la vulve et qui en forme quelques-unes à elle seule, naît sur le bord libre des grandes lèvres, revêt leur face interne, se replie pour produire les petites lèvres, entoure le clitoris d'un prépuce particulier, tapisse le vestibule, s'introduit dans l'urèthre par le méat urinaire, et remonte dans le vagin, en formant à l'origine de ce conduit l'hymen ou les caroncules myrtiformes.

Elle est unie à toutes ces parties d'une manière assez lâche, surtout vers les côtés du clitoris. Elle est d'un rouge vermeil chez les vierges et chez les jeunes femmes; elle devient livide chez celles qui sont avancées en âge, qui ont eu des enfants ou qui ont abusé du coït. Elle est couverte d'un épiderme très manifeste, mais qui s'amincit à mesure qu'elle devient plus profonde. Elle a au-dessous d'elle une très grande quantité de cryptes muqueuses, dont les orifices sont disséminés à la surface de la vulve ; ces cryptes sont plus volumineuses vers le clitoris que du côté du périnée.

3° *Vagin ou Conduit vulvo-utérin* (Vagina).

a. Conformation générale.

3022. Le vagin est un canal membraneux, cylindroïde, comprimé de devant en arrière, placé, dans l'intérieur du bassin, entre la vessie et le rectum, ouvert en bas au milieu de la vulve, et embrassant en haut le col de l'utérus. Long de six à huit pouces, légèrement courbé sur lui-même et concave du côté de la vessie, plus court en avant qu'en arrière, un peu plus étroit à ses deux extrémités qu'à sa partie moyenne, le vagin est un peu obliquement dirigé de haut en bas et d'arrière en avant, ou presque vertical.

3023. *Surface externe.* En avant et en arrière, elle est revêtue supérieurement par le péritoine dans une très petite étendue. En avant et en bas, elle est contiguë à la vessie et au canal de l'urèthre. En arrière et en bas, elle appuie sur le rectum : elle est unie à ces divers organes par un tissu cellulaire assez dense. Sur les côtés, elle répond en haut aux ligaments larges de l'utérus, et en bas à une masse de tissu cellulaire qui la sépare des releveurs de l'anus, et dans laquelle rampent les vaisseaux utérins et vésicaux et l'artère ombilicale.

3024. *Surface interne.* Les parois de la cavité du vagin sont habituellement en contact entre elles, et enduites d'une couche de mucus plus ou moins épaisse. Sa cavité est, au reste, dilatée en raison du nombre des accouchements et de la fréquence du coït

La paroi antérieure est coupée longitudinalement et au milieu par une crête étroite et alongée, plus prononcée du côté de la vulve que près de l'utérus : dans le premier sens, elle forme même souvent un tubercule assez saillant au-dessous de l'orifice de l'urèthre. Sur la paroi postérieure on remarque une crête semblable, mais moins apparente. Ces deux parois présentent, en outre, un grand nombre de rides transversales qui s'effacent sur les côtés, et qui sont beaucoup plus saillantes et plus multipliées au voisinage de la vulve que près de l'utérus, où elles suivent toutes sortes de directions. Toutes ces rides sont coupées à angle droit par les deux crêtes longitudinales dont nous venons de parler, et sont entièrement formées par la membrane muqueuse qui tapisse le conduit.

3025. L'*extrémité supérieure* du vagin se fixe autour de la partie supérieure du col de l'utérus, un peu plus haut en arrière qu'en devant. L'*inférieure* forme dans la vulve une fente alongée de haut en bas et de devant en arrière.

b, Organisation du Vagin.

3026. Le vagin est tapissé par une membrane muqueuse autour de laquelle on rencontre une couche de tissu spongieux érectile, et une autre membrane cellulo-vasculaire. Un muscle constricteur (1159), des vaisseaux nombreux et des nerfs entrent aussi dans la composition de cet organe.

3027. *Membrane muqueuse.* Elle est manifestement la suite de celle de la vulve, et se continue avec celle de l'utérus. En bas elle, est rouge et vermeille; en haut, elle devient blanchâtre ou grisâtre; en arrière, elle présente souvent des taches bleuâtres ou livides irrégulières. Entre les rugosités dont nous avons parlé un peu plus haut, elle est criblée d'une grande quantité de pores qui sont les orifices de ses follicules muqueux, ou plutôt de ses lacunes. Son épaisseur diminue à mesure qu'on s'élève de la vulve vers le col de l'utérus; dans quelques endroits, elle a une consistance presque cartilagineuse; dans toute son étendue, elle est revêtue d'un épiderme très prononcé.

3028. *Tissu spongieux érectile.* Il forme autour de la partie inférieure du vagin une couche large d'un pouce environ, et épaisse de deux à trois lignes. Il a une couleur grisâtre et une texture dense et serrée. On n'y distingue aucunes fibres disposées régulièrement. En haut, il s'amincit beaucoup, mais il remonte cependant jusqu'à l'utérus et semble se continuer avec le tissu propre de cet organe : c'est lui qu'on désigne communément sous le nom de *Plexus rétiforme.*

3029. Le vagin reçoit une artère qui naît de l'hypogastrique (2581); ses nerfs lui sont fournis par les plexus sciatiques (1819).

§ II. *De l'Utérus, ou de la Matrice et de ses Annexes.*

1° *De l'Utérus ou de la Matrice.*

a. Disposition générale.

3030. L'utérus, destiné à loger le fœtus depuis le moment de la conception jusqu'à celui de la naissance, est un organe creux, symétrique, pyriforme, ou plutôt ayant la figure d'un conoïde tronqué, placé au milieu du bassin entre la vessie et le rectum, au-dessus du vagin, au-dessous des circonvolutions inférieures de l'intestin grêle. Aplati d'avant en arrière, il a près d'un pouce d'épaisseur; large de deux pouces environ dans sa région la plus élevée, il se rétrécit du côté du vagin, et se termine par une portion étroite et alongée qu'on appelle *Col*, pour la distinguer du reste de l'organe, qu'on nomme son *Corps*.

3031. *Corps de l'Utérus.* Il a un peu moins de deux pouces de longueur. Ses deux faces sont convexes, l'antérieure cependant un peu plus que la postérieure, et revêtues par le péritoine : la première est contiguë à la vessie et la seconde au rectum. Ses bords latéraux sont convexes, dirigés en bas, en avant et en dedans; ils correspondent à l'intervalle des deux feuillets qui composent les ligaments larges. Son bord supérieur est arrondi, transversal, un peu convexe dans le sens de sa longueur, et tapissé par le péritoine. Par sa réunion avec les bords latéraux, il produit deux angles peu saillants, à la partie moyenne desquels viennent aboutir les trompes de Fallope, au-dessus de l'insertion du ligament de l'ovaire qui est en arrière, et de celle du ligament rond qui est en devant.

3032. *Col de l'Utérus.* Il se continue presque insensiblement à l'extérieur avec le corps. Sa longueur est de dix à douze lignes, son diamètre antéro-postérieur de six à huit, et le transversal de huit à dix. Légèrement renflé à sa partie moyenne, il est comprimé de devant en arrière et cylindroïde. Sa partie supérieure est embrassée par le vagin ; le reste descend en faisant saillie dans le fond de ce canal. Cette dernière portion, plus ou moins proéminente, est appelée ordinairement *Museau de tanche (Os tincæ)*. Elle présente à son sommet une fente transversale bornée par deux lèvres arrondies, rapprochées l'une de l'autre, et distinguées en antérieure et en postérieure. Celle-ci est constamment plus mince que l'autre : toutes les deux, au reste, sont lisses et arrondies chez les femmes qui n'ont point eu d'enfants, et au contraire rugueuses et comme déchirées chez celles qui ont eu plusieurs accouchements.

3033. *Cavité de l'Utérus.* Cette cavité est très petite en proportion du volume de l'organe ; ce qui suppose nécessairement une grande épaisseur de parois. Elle occupe le corps et le col, et se termine inférieurement à la fente du museau de tanche. La portion de cette cavité qui répond au corps est triangulaire et aplatie ; ses bords sont curvilignes ; ses angles supérieurs offrent les orifices extrêmement fins des trompes de Fallope. Chacune de ses faces est parcourue longitudinalement par une ligne peu saillante.

La cavité du col se continue avec celle du corps ; elle est à peu près cylindrique, un peu comprimée pourtant d'avant en arrière, et légèrement dilatée avant de s'ouvrir dans le vagin. Elle présente, sur ses parois antérieure et postérieure, la continuation des lignes verticales saillantes dont il vient d'être question, et quelques rides transversales à peine sensibles.

b. Organisation de l'Utérus.

3034. L'utérus est composé d'une membrane extérieure ou séreuse, d'une membrane muqueuse intérieure, d'un tissu particulier intermédiaire, de nerfs et de vaisseaux.

3035. *Membrane séreuse.* Elle est formée par le péritoine, qui, de la face antérieure du rectum et de la face postérieure et de la vessie, se réfléchit sur l'utérus, auquel il forme une enveloppe assez adhérente le long du bord supérieur, mais séparée du tissu de l'organe sur les deux faces par beaucoup de vaisseaux et par une couche d'un tissu cellulaire dense, non graisseux.

3036. *Membrane muqueuse.* Elle est un prolongement de celle du vagin; mais telle est sa ténuité, que plusieurs anatomistes doutent de son existence, et son adhérence intime au tissu de l'organe ajoute encore à ce doute. Elle envoie, dans les trompes de Fallope, deux prolongements que nous examinerons plus tard. Sa couleur est blanche, très légèrement nuancée de rouge; cette dernière teinte se manifeste surtout quelques jours avant et pendant la menstruation. Elle est couverte d'un grand nombre de villosités très fines, et offre les orifices de quelques cryptes muqueuses, qui sont plus abondantes vers le col que partout ailleurs. Souvent aussi ses cryptes se dilatent dans cet endroit, et prennent la forme de petites vésicules demi-transparentes et saillantes dans l'intérieur de l'utérus : un ancien auteur, Naboth, les a prises alors pour des œufs, et voilà pourquoi quelquefois on désigne ces petits corps sous le nom d'*Œufs de Naboth*. Au reste, on n'a point encore reconnu de conduits excréteurs à ces vésicules.

3037. *Tissu propre.* Il occupe l'intervalle qui sépare le péritoine de la membrane muqueuse. Son épaisseur est considérable et s'élève à cinq ou six lignes; il est d'une texture dense et serrée; il résiste beaucoup à l'instrument qui le divise; il est élastique et d'un blanc grisâtre; son adhérence à la membrane muqueuse est très forte. Sa nature intime est encore peu connue; il est parcouru par un très grand nombre de vaisseaux sanguins : il est impossible de distinguer, dans aucun point de son étendue, la disposition des fibres qui le composent. Vers le col, il est plus dense et moins gris que dans les parois du corps. Il paraît, au reste, que, pendant la grossesse, ce tissu devient véritablement musculaire.

3038. Les artères de l'utérus proviennent des spermatiques et des hypogastriques; leurs branches principales sont placées au-dessous du péritoine, elles sont très flexueuses; elles s'anastomosent fréquemment entre elles. Ses veines suivent le même trajet, mais sont encore plus flexueuses, et elles forment, dans ses parois, des cavités qui deviennent fort grandes pendant la grossesse, et qu'on appelle sinus utérins. Ses nerfs viennent des plexus sciatiques et hypogastrique. Ses vaisseaux lymphatiques sont très multipliés, et, pendant la grossesse, ils acquièrent des dimensions énormes.

2° *Des replis du Péritoine, appelés* Ligaments larges.

3039. Ces replis, improprement nommés ligaments, sont placés dans l'excavation du bassin, et forment, avec l'utérus et le haut du vagin, une sorte de cloison transversale qui divise cette cavité en deux parties, l'une antérieure pour la vessie, l'autre postérieure pour le rectum. Ils sont continus par leur bord interne avec le péritoine qui revêt les deux faces de l'utérus; et en dehors ils se déploient sur les côtés de l'excavation du bassin. Ils sont formés de deux feuillets adossés, dans l'intervalle desquels est contenu du tissu cellulaire rarement graisseux. C'est aussi entre ces deux feuillets que se trouvent placés de chaque côté et supérieurement la trompe de Fallope ; puis au-dessous, en avant le ligament rond ; et en arrière l'ovaire. La trompe occupe le bord libre des ligaments ; les deux autres organes soulèvent angulairement chacune de leurs faces, et forment ainsi deux replis plus petits, qu'on a appelés *Ailerons*.

3° *Des Ligaments ronds ou Cordons sus-pubiens.*

3040. Ces cordons naissent de la partie latérale supérieure et antérieure de l'utérus, au-dessous et au-devant de l'insertion des trompes. Ils se dirigent de là vers l'anneau inguinal, le traversent, et se terminent en s'épanouissant dans le tissu cellulaire des aines, du mont de Vénus et des grandes lèvres.

La structure de ces organes est peu connue. Ils sont blanchâtres, assez denses, aplatis, plus étroits à leur partie moyenne qu'à leurs extrémités. On reconnaît dans leur épaisseur des fibres longitudinales, que pendant longtemps on a cru musculeuses, mais qui ne paraissent être qu'un tissu cellulaire condensé. Beaucoup de vaisseaux tortueux rampent entre ces fibres. Fallope prétend que ces cordons sont enveloppés par une espèce de muscle crémaster : je n'ai jamais pu voir cette disposition.

4° *Des Trompes de Fallope ou utérines* (Tubæ uterinæ sive Fallopianæ).

3041. Ce sont deux conduits flottants dans l'abdomen et placés le long du bord supérieur et dans la duplicature du ligament large. Elles s'étendent des angles supérieurs de la cavité de l'utérus jusque vers les côtés du détroit supérieur du bassin, et ont ainsi chacune quatre ou cinq pouces de longueur. Dans la moitié interne de leur longueur, elles sont droites et d'un diamètre très petit, car elles égalent à peine le conduit déférent à son origine : elles acquièrent ensuite le volume d'une plume à écrire, et deviennent flexueuses. Un peu avant de se terminer, elles se rétrécissent de nouveau et semblent étranglées. Leur extrémité libre est évasée, flottante, découpée : on l'appelle le *Morceau frangé* ou le *Pavillon de la Trompe*. Parmi les laciniures de cette partie, on en remarque une, un peu plus longue que les autres, qui va se fixer à l'extrémité correspondante de l'ovaire. La surface du pavillon elle-même est assez ordinairement dirigée en arrière.

3042. A l'intérieur, les trompes de Fallope sont creusées par un canal qui commence à l'angle supérieur de la cavité de la matrice. Presque capillaire dans sa première moitié, il se dilate ensuite et s'ouvre à la surface du pavillon par un orifice très petit, seul endroit dans tout le corps où une membrane séreuse puisse communiquer avec l'extérieur. Dans cette cavité, on trouve en général une assez grande quantité de mucosités; mais on n'y voit jamais de valvules.

3043. Les trompes utérines sont tapissées à l'intérieur par une membrane muqueuse encore plus mince que celle de l'utérus; molle, rougeâtre et légèrement villeuse, elle offre plusieurs plis longitudinaux. On n'y a point encore découvert de follicules muqueux.

3044. A l'extérieur, ces organes sont formés par une couche très mince d'un tissu spongieux et érectile, analogue à celui de l'urèthre, et revêtue par le péritoine.

5° *Des Ovaires* (Ovaria).

3045. Les ovaires, que, pendant longtemps, on a appelés les *Testicules de la femme*, sont deux corps ovoïdes, un peu moins volumineux que les testicules, placés dans l'épaisseur du ligament large, entre la trompe de Fallope et le ligament rond. Comprimés d'avant en arrière, d'une teinte rouge pâle, ils sont rugueux et ridés à leur surface, qui présente souvent des espèces de cicatrices. Leur extrémité externe donne attache à une des languettes du pavillon de la trompe; l'interne est fixée à l'utérus par un petit cordon filamenteux, long d'environ un pouce et demi, entièrement solide et appelé *Ligament de l'Ovaire.*

3046. L'ovaire est enveloppé par une membrane dense, cellulo-filamenteuse, dont la face interne envoie dans le parenchyme de l'organe un fort grand nombre de prolongements. Ce parenchyme lui-même est mou et comme spongieux; lorsqu'on le déchire, il paraît composé de lobules celluleux et vasculaires, grisâtres, gorgés d'une grande quantité de fluide. Au milieu de ces lobules, sont logées de petites vésicules au nombre de quinze à vingt, transparente, de la grosseur d'un grain de millet, et formées par une pellicule très fine dans laquelle est renfermé un liquide visqueux, rougeâtre ou jaunâtre. Autour de ces vésicules les ramifications vasculaires sont plus nombreuses et plus déliées.

§ III. *Des Mamelles* (Mammæ).

a. Disposition générale.

3047. Avant l'âge de la puberté, les mamelles, très peu développées, concourent à peine à établir la différence des sexes : elles sont alors rudimentaires chez la jeune fille, comme elles sont destinées à l'être chez l'Homme pendant toute la durée de sa vie; mais, chez la Femme adulte et bien conformée, elles se présentent sur les parties latérales et antérieure de la poitrine, entre les aisselles et le sternum, sous la forme de deux éminences hémisphériques, un peu coniques, dures et fermes, légèrement écartées l'une de l'autre, recouvertes d'une peau fine, unie, demi-transparente, plus douce au toucher et moins colorée que celle du reste du corps. Aucune ride, aucun pli ne s'y remarque dans l'état de santé.

3048. Cependant vers la partie centrale de chaque mamelle, on voit tout à coup la peau changer subitement de couleur et prendre une teinte rose chez les jeunes filles, ou d'un brun rougeâtre chez les femmes qui ont allaité plusieurs enfants. Ce cercle de la peau, où celle-ci est remarquable par son extrême ténuité, présente cependant un aspect rugueux dû à la présence de glandes sébacées, et est appelé l'*Auréole de la mamelle*. Ces glandes, dont le nombre varie de quatre à dix, sont disséminées indistinctement sur toute l'auréole, ou forment un cercle régulier près de sa circonférence; elles offrent, près de leur sommet, deux, trois ou quatre petites ouvertures, orifices de leurs conduits excréteurs. Elles semblent destinées à fournir un fluide onctueux propre à défendre le mamelon de l'action de la salive de l'enfant qui tette.

3049. Au milieu de l'auréole s'élève le *Mamelon* (*papilla*), éminence conoïde, d'une teinte rosée, susceptible d'une sorte d'érection pendant la vie, et à la surface de laquelle viennent s'ouvrir les vaisseaux galactophores. La peau qui recouvre ce mamelon est rugueuse, réticulée, et garnie d'un grand nombre de papilles très fines. Les orifices des conduits galactophores qu'on observe à sa surface sont environnés de poils excessivement fins et déliés.

b. Organisation des Mamelles.

3050. Outre la peau qui les recouvre, les mamelles sont encore composées d'une couche de tissu cellulaire graisseux plus ou moins épaisse, d'une glande volumineuse, de vaisseaux de différents genres, et de nerfs.

3051. *Couche graisseuse.* C'est principalement à elle que l'organe doit son volume et ses formes, et le tissu cellulaire paraît ici d'autant plus imprégné de graisse, que la mamelle est tout à la fois et plus volumineuse et plus molle, car dans les jeunes filles, où elle est ferme, on trouve ordinairement peu de graisse.

3052. *Glande mammaire.* Elle est placée au-dessous de la couche graisseuse, au-devant du muscle grand pectoral, et représente une espèce de gâteau convexe, à surface inégale, à base très irrégulièrement circonscrite, surtout chez les femmes qui ont allaité plusieurs fois, et qui se prolonge plus loin en haut et en dehors qu'en bas et en dedans.

La surface antérieure de cette glande est très inégale. On y observe des saillies en forme de crêtes et plus ou moins volumineuses, et des enfoncements dans lesquels se trouvent logés des pelotons de tissu cellulaire graisseux.

Le tissu de la glande mammaire résulte de l'assemblage de plusieurs lobes d'une grosseur différente, et unis étroitement entre eux par un tissu cellulaire dense et non graisseux. Ces lobes sont plus rapprochés et plus multipliés vers le centre de la glande que dans son contour. Chacun d'eux est composé de plusieurs lobules formés eux-mêmes de granulations arrondies, d'un blanc rosé, du volume d'une semence de pavot. On prétend qu'à l'aide du microscope, on reconnaît que ces grains, déjà si peu marqués, sont dus à la réunion de plusieurs petites vésicules.

3053. *Conduits galactophores* ou *lactifères.* Les grains glanduleux dont nous venons de parler donnent naissance aux radicules de ces conduits, qui se réunissent en ramuscules, en rameaux et en troncs de plus en plus considérables. Ceux-ci se rassemblent vers le centre de la glande ; ils sont flexueux, très extensibles, demi-transparents. Ceux des différents lobes ne communiquent point les uns avec les autres, en sorte qu'il y a autant de séries de vaisseaux que de lobes dans la glande. Tous se terminent à des sinus placés près de la base du mamelon et qui sont ordinairement au nombre de quinze à dix-huit. Ces sinus n'ont pas tous la même capacité : les plus grands ont deux ou trois lignes de largeur ; d'autres n'ont pas beaucoup plus de volume que les troncs qui les forment : ils sont très courts, coniques, et réunis entre eux par du tissu cellulaire. De leur sommet part un faisceau de nouveaux conduits qui occupent le centre du mamelon, qui ne communiquent point ensemble, et qui viennent s'ouvrir isolément à sa superficie. Tous ces vaisseaux sont dépourvus de valvules. Y a-t-il une membrane muqueuse particulière qui en tapisse la cavité? Bichat le pense.

3054. Les artères des mamelles viennent des thoraciques, des axillaires, des inter-costales, des mammaires internes. Leurs veines profondes accompagnent les artères ; quelques autres sont sous-cutanées et suivent une marche différente. Leurs nerfs sont fournis par les nerfs inter-costaux et par le plexus brachial. Leurs lymphatiques sont nombreux et forment deux couches : ils communiquent avec ceux de l'abdomen et du thorax, et se rendent dans les ganglions axillaires.

APPENDICE.

1° *Du Peritoine* (Peritonæum) (1).

3055. Le péritoine est une membrane de l'ordre des membranes séreuses, mince, translucide, d'un trajet très compliqué, qui revêt la surface interne des parois de l'abdomen, forme dans cette cavité plusieurs replis plus ou moins marqués, et se prolonge, sous la forme d'enveloppe, sur la plupart des viscères qui y sont contenus, et qui appartiennent aux appareils de la digestion, des sécrétions ou de la génération. On ne peut donc examiner avec fruit le péritoine que lorsqu'on connaît ces organes : voilà pourquoi nous avons rejeté jusqu'ici l'étude de cette membrane.

3056. Considéré dans l'Homme, le péritoine représente, comme toutes les autres membranes de sa nature, un sac sans ouverture, dont la surface interne, lisse en apparence, quoique réellement hérissée de très fines villosités, et humectée de sérosité, est partout en contact avec elle-même. Chez la Femme, il offre, au premier coup d'œil, la même disposition ; mais on reconnaît ensuite qu'il est percé d'une ouverture au niveau du pavillon de la trompe de Fallope (3042), avec la membrane muqueuse de laquelle il semble se continuer

3057. Pour faciliter l'étude simultanée du péritoine et des rapports que les viscères abdominaux ont avec lui, on a coutume de partager l'abdomen (2) en trois grandes

(1) R. R. Περὶ, *autour;* τείνω, *je tends.*

(2) De *abdere*, cacher, parce que cette cavité renferme les principaux viscères du corps.

zones, distinguées en *supérieure*, *moyenne* et *inférieure* et séparées entre elles par deux lignes transversales, dont l'une passe sous le bord inférieur de la douzième côte de chaque côté, et dont l'autre s'étend entre les deux crêtes iliaques. Si l'on suppose actuellement deux autres lignes élevées verticalement des épines iliaques antérieures et supérieures jusqu'au niveau de la paroi inférieure du thorax, chacune de ces zones se trouvera divisée en trois régions, l'une *moyenne* et les deux autres *latérales*. Or, la région moyenne de la zone supérieure est appelée *Epigastre* (1), et ses régions latérales sont nommées *Hypochondres* (2) ; la région moyenne de la zone moyenne est l'*Ombilic*, et ses régions latérales sont les *Flancs* ou les *Côtés* proprement dits ; l'*Hypogastre* (3) est la région moyenne de la zone inférieure, dont les *Fosses iliaques* constituent les régions latérales. La partie de l'hypogastre comprise dans le petit bassin porte le nom de *Région pubienne*, tandis qu'on donne celui d'*Aines* (*Inguina*) aux deux plis obliques et anguleux qui existent au point de réunion de la paroi antérieure de l'abdomen avec la partie supérieure des cuisses, et qui s'étendent de chaque côté depuis l'épine antérieure et supérieure de l'os des îles jusqu'au pubis. Les aines sont essentiellement formées par la disposition des muscles larges de l'abdomen.

3058. Le péritoine est lui-même partagé, comme la cavité de l'abdomen, en trois portions, dont la *moyenne* forme une espèce de ceinture placée horizontalement entre la base de la poitrine et les crêtes iliaques, et dont les au-

---

(1) R. Επί, *au-dessus ;* γαστηρ, *estomac.*

(2) R. Υπο, *au-dessous ;* χόνδρος, *cartilage.*

(3) R. Υπο, *au-dessous ;* γαστηρ, *estomac.*

tres, *supérieures* et *inférieures*, représentent les segments d'un ovoïde.

3059. *Portion ombilicale du Péritoine.* Elle tapisse la partie postérieure de la ligne blanche, ferme l'orifice postérieur de l'ombilic, et adhère assez intimement dans le contour de cette ouverture, à l'aponévrose abdominale. De là, le péritoine se dirige horizontalement, à droite et à gauche, derrière les muscles larges de l'abdomen : dans le premier sens, il rencontre le colon ascendant, dans le second, le colon descendant; et il forme autour de ces intestins deux replis qu'on appelle les *Mésocolons lombaires* (2180-2182), et qui servent à les fixer contre la paroi postérieure de l'abdomen. En même temps, il passe devant les reins, dont il est séparé par une couche assez épaisse de tissu cellulaire; puis, recouvrant les uretères, les vaisseaux spermatiques et rénaux, la veine cave et l'aorte, il s'avance de chaque côté vers la colonne vertébrale, au-devant de laquelle il se réfléchit d'arrière en avant en s'adossant contre lui-même, afin de former le vaste repli connu sous le nom de *Mésentère* (2167).

3060. *Portion hypogastrique du Péritoine.* Dans cette partie de son trajet, le péritoine descend de l'ombilic vers les pubis, et recouvre l'ouraque et les deux artères ombilicales qui le soulèvent un peu, de manière à lui faire former trois replis saillants en arrière, confondus à l'anneau ombilical et écartés en bas. Ensuite il est appliqué contre la face postérieure des muscles droits, et parvient au bord supérieur des pubis, d'où il se porte sur le sommet et sur la région postérieure de la vessie. Là, il présente des différences, suivant qu'on l'examine dans l'Homme ou dans la Femme. Chez le premier, il tapisse la base des vésicules séminales, et se réfléchit sur le rectum, en formant deux replis semi-lunaires, séparés par un cul-de-sac assez profond, et appelés *Ligaments postérieurs de la Vessie*. Au niveau de ces replis et de leur écartement, le péritoine est supérieurement appliqué sur la face antérieure du rectum ; mais au-dessus il en recouvre aussi les faces latérales et constitue derrière lui le *Mésorectum* (2192), dont l'extrémité supérieure est continue avec le *Mésocolon iliaque* (2187.)

Dans la Femme, le péritoine passe de la vessie sur le vagin, au-devant duquel il forme deux replis semi-lunaires et un cul-de-sac intermédiaire, analogues à ceux qui, chez l'Homme, sont entre le rectum et la vessie, mais moins prononcés. Il revêt ensuite la face antérieure, le bord supérieur et la face postérieure de l'utérus, et une portion de la paroi correspondante du vagin, en se prolongeant à droite et à gauche pour former les *Ligaments larges* (3059). De là, il gagne le rectum et se comporte comme chez l'Homme.

Ensuite le péritoine remonte au-devant de l'articulation sacro-vertébrale, et se réunit à la lame qui forme le mésentère.

Nous venons d'examiner la marche du péritoine dans la partie médiane de la région hypogastrique; étudions-le maintenant sur les côtés de cette même région. D'abord on le voit se réfléchir des parois de l'abdomen sur chaque fosse iliaque, en recouvrant une partie des muscles iliaques et psoas, en embrassant à gauche l'S du colon par le moyen du *Mésocolon iliaque*, et à droite le cœcum et son appendice à l'aide du *Mésocœcum* (2165). De là, il remonte en avant derrière le ligament de Fallope, et forme deux enfoncements de chaque côté, qu'on appelle les *Fosses inguinales*, et qu'on distingue en *interne* et en *externe*. Ces fosses sont séparées l'une de l'autre par le repli de la membrane que supporte l'artère ombilicale. L'externe, plus large, est ordinairement triangulaire : au fond de son sommet, dirigé en bas et en dedans, on voit le péritoine s'enfoncer un peu dans l'orifice interne du canal inguinal (1162).

En arrière, le péritoine, qui a revêtu les fosses iliaques, remonte se continuer avec les mésocolons lombaires.

3061. *Portion épigastrique du Péritoine.* Beaucoup plus étendue et plus compliquée que les deux autres, elle se comporte différemment à droite, à gauche et au milieu.

1° *A gauche*, le péritoine revêt une assez grande partie de la face inférieure du diaphragme, et s'enfonce dans la région la plus reculée de l'hypochondre jusqu'à la colonne vertébrale, d'où il se réfléchit successivement sur la face postérieure des vaisseaux spléniques, sur la moitié postérieure de la face interne de la rate, sur sa face externe, sur toute sa circonférence, et sur la moitié antérieure de sa face interne. Là, il rencontre de nouveau les vaisseaux spléniques près de la scissure de la rate; il passe sur leur partie antérieure, gagne la tubérosité de l'estomac, et se continue avec le feuillet antérieur du grand épiploon. Ces feuillets du péritoine dont nous venons de parler, et qui sont compris entre la rate et l'estomac, sont appelés *Epiploons gastro-spléniques* par beaucoup d'auteurs.

2° *Au milieu*, le péritoine abandonne le diaphragme au-devant de son ouverture œsophagienne, parvient sur la face antérieure de l'estomac, passe au-devant des vaisseaux gastro-épiploïques, descend jusque vers la partie la plus déclive de l'abdomen, et se réfléchit de bas en haut jusqu'au bord convexe de l'arc du colon, en concourant ainsi à la formation du grand épiploon. Puis il revêt la face inférieure de l'arc du colon, se glisse au-dessous du pancréas et du duodénum en formant le feuillet inférieur du mésocolon transverse (2172), et vient enfin se continuer avec une des lames du mésentère.

3° *A droite*, le péritoine tapisse une moindre étendue de la face inférieure du diaphragme. Arrivé sur le bord postérieur du foie, il se réfléchit sur cet organe, en formant un repli qu'on a mal à propos nommé son *Ligament coronaire*. Il en recouvre toute la face supérieure, au milieu de laquelle il donne naissance à un autre repli triangulaire qui est son *Ligament suspenseur*. Celui-ci divise la face supérieure du foie en deux parties inégales ; correspond, d'autre part, au diaphragme, et se continue inférieurement avec un autre repli qu'on nomme la *Faulx de la Veine ombilicale*. Ce repli contient en effet cette veine dans son épaisseur, et descend en avant et à gauche jusqu'à l'ombilic.

Le feuillet droit du soi-disant ligament suspenseur du foie se réfléchit alors sous la face concave du grand lobe, se réunit au reste du péritoine le long de son bord tranchant, recouvre la vésicule biliaire, et forme enfin, tout-à-fait à droite, un petit repli qui gagne le diaphragme, et qu'on appelle le *Ligament latéral droit du Foie*. Ce même feuillet quitte en arrière la vésicule, et glisse au-devant du duodénum pour se porter sur le colon.

Le feuillet gauche se réfléchit également sous la face inférieure du lobe gauche, s'unit sur son bord tranchant avec celui qui tapisse la face supérieure du foie, et se recourbe, près de son bord postérieur, pour former le *Ligament triangulaire gauche du foie* et le feuillet antérieur de l'*Epiploon gastro-hépatique*, et se répandre sur la face antérieure de l'estomac.

3061. *Arrière-cavité des Epiploons*. Immédiatement

au-dessous du col de la vésicule biliaire, on rencontre une ouverture triangulaire (*Hiatus de Winslow*), dans laquelle on peut facilement faire pénétrer le doigt. Par cette ouverture, on voit s'enfoncer supérieurement le feuillet du péritoine qui a formé la lame antérieure de l'épiploon gastro-hépatique, lequel s'adosse ainsi contre lui-même, en contenant dans sa duplicature les vaisseaux hépatiques, pyloriques et coronaires stomachiques, et les conduits cystique, hépatique et cholédoque. Ensuite ce feuillet se porte sur toute la face postérieure de l'estomac, descend derrière les vaisseaux gastro-épiploïques, s'adosse à la portion du péritoine qui a embrassé la rate et la face antérieure de l'estomac, parvient avec elle jusqu'au bord inférieur du grand épiploon, et remonte ensuite également vers le bord convexe de l'arc du colon. Mais là, il abandonne cette première lame, tapisse la face supérieure de cet intestin, en formant le feuillet supérieur du mésocolon transverse, et passe au-dessus du pancréas et du duodénum, de la base des piliers du diaphragme, de la veine cave et du lobule du foie. Enfin il vient sortir par l'hiatus de Winslow, et se continuer sur la face concave du lobe droit du foie.

En suivant ce trajet, le feuillet du péritoine dont nous venons de parler forme les parois d'une grande cavité ovoïde : c'est l'*Arrière-cavité des Epiploons.* Il est ainsi au péritoine ce qu'est à l'arachnoïde la portion de cette membrane qui pénètre dans les ventricules du cerveau (1574). Cette cavité, qui n'a aucune autre issue que l'hiatus de Winslow, est formée antérieurement, et de haut en bas, par l'épiploon gastro-hépatique, par la face postérieure de l'estomac, par les deux lames du feuillet antérieur du grand épiploon. En arrière, et de bas en haut, elle est due aux deux lames du feuillet postérieur du grand épiploon, à la face supérieure de l'arc du colon, au feuillet supérieur du mésocolon transverse, et à son prolongement vers le lobule du foie

3063. *Organisation et Rapports généraux du Péritoine.* Le péritoine a absolument la même structure que les autres membranes séreuses que nous avons déjà étudiées. En général fort mince, il ne l'est cependant pas également dans toutes ses parties. Son épaisseur est plus grande aux lombes et derrière la paroi antérieure de l'abdomen que partout ailleurs. Sur le foie, la rate, l'estomac et les intestins, dans les épiploons surtout, la ténuité de cette membrane est excessive.

Son adhérence aux organes qu'elle revêt n'est point non plus uniforme partout. Très grande sur le foie, la rate et les intestins, à l'exception du duodénum, elle est beaucoup moins prononcée sur le pancréas, la vessie, l'utérus et le vagin, ainsi que sur le diaphragme et les parois de l'abdomen, ce qui est surtout remarquable dans les régions lombaires et au-devant des reins. En général, au niveau de ces dernières parties, dans l'excavation du bassin, le péritoine a au-dessous de lui une grande quantité de tissu cellulaire graisseux. Il en renferme aussi beaucoup dans les divers replis qu'il forme, comme le mésentère, les mésocolons, etc.

2° *Des Épiploons* (Omenta) (1).

3064. *Epiploon gastro-hépathique.* C'est un repli du péritoine, que nous connaissons déjà, et qui s'étend transversalement du côté droit du cardia à l'extrémité correspondante de la scissure transversale du foie, et de

(1) R. Επι, *au-dessus*; πλέω, *je flatte.*

haut en bas, depuis la face inférieure du diaphragme jusqu'au pylore et au duodénum. C'est au-dessous de lui qu'existe l'hiatus de Winslow : c'est entre ses deux lames que se trouvent logés les vaisseaux biliaires et hépatiques. Il contient en général peu de graisse.

3065. Le *Grand Epiploon* est un ample repli libre et flottant sur les circonvolutions de l'intestin. Il est irrégulièrement quadrilatère et ordinairement plus long à gauche qu'à droite ; sa base est fixée en devant à la grande courbure de l'estomac, et en arrière à l'arc du colon. Ses bords se continuent en haut l'un avec l'épiploon colique, l'autre avec l'épiploon gastro-splénique, et, plus bas, avec les portions voisines des méso-colons lombaires.

Il est formé de deux feuillets composés chacun de deux lames, l'une superficielle, l'autre profonde. Les deux lames du feuillet antérieur laissent entre elles et la grande courbure de l'estomac un espace triangulaire ; mais ensuite elles se confondent intimement, et remontent ensemble pour former le feuillet postérieur. A la partie supérieure de celui-ci, elles s'écartent de nouveau pour embrasser l'arc du colon et former le mésocolon transverse . l'une se joint au mésentère, et l'autre remonte vers l'hiatus de Winslow.

On trouve dans l'épaisseur du grand épiploon une très grande quantité de vaisseaux et de graisse. Celle-ci est ordinairement disséminée par flocons.

3066. *Epiploon colique.* C'est un repli du péritoine qui n'existe que du côté droit, et qui est placé derrière le grand épiploon. Il remplit à peu près l'angle de réunion des colons lombaires droit et transverse. Quelquefois il s'étend jusqu'au cœcum ou jusque vers la rate. Les deux feuillets sont séparés par des artères et par des veines coliques.

3067. L'*Epiploon gastro-splénique* est formé par le

péritoine, qui, des bords de la scissure de la rate, se porte sur la tubérosité de l'estomac. Il contient dans son épaisseur les vaisseaux spléniques et les vaisseaux courts.

3068. Outre les épiploons, le péritoine forme encore d'autres replis comme le mésentère, les mésocolons, le mésorectum, le mésocœcum, les ligaments larges de l'utérus, le ligament suspenseur du foie, les appendices graisseux du gros intestin, etc. Nous n'y reviendrons point ici. Nous les connaissons déjà.

FIN DU TOME SECOND ET DERNIER.

TABLE

DES MATIÈRES CONTENUES DANS LE SECOND VOLUME.

CLASSE PREMIÈRE.

CLASSE SECONDE.

CLASSE TROISIÈME.

FIN DE LA TABLE DES MATIÈRES DU SECOND VOLUME.

IMPRIMERIE D'HIPPOLYTE TILLIARD, RUE SAINT-HYACINTHE-SAINT-MICHEL, N° 30.

vrologie : dans cette dernière étude, nous aurons souvent recours à des grossissements assez considérables.

En regard de chaque planche se trouve un texte explicatif et raisonné ; ce texte ne sera point une simple énumération des objets qui seront représentés, mais bien un complément à la description donnée par la planche elle-même. En tête nous indiquerons le mode de préparation qui aura été suivi toutes les fois que le besoin s'en fera sentir.

Quant à l'ordre d'exposition, nous suivrons le plan qui a été adopté par M. Cruveilhier dans son *Traité d'anatomie descriptive*. Notre ouvrage sera divisé en quatre parties :

1° Appareil de la locomotion. .	Os. Articulations. Muscles et aponévroses.	Ostéologie. Syndesmologie. Myologie et aponévrologie.
2° Appareil de la circulation. .	Cœur. Artères. Veines. Vaisseaux lymphatiques.	Angéiologie.
3° Appareil de la digestion. . . — de la respiration . . — génito-urinaire. . .		Splanchnologie.
4° Appareils de sensation et d'innervation.	Organes des sens. Moelle épinière. Cerveau. Nerfs.	Névrologie.

C. BONAMY. — E. BEAU.

CONDITIONS DE LA SOUSCRIPTION.

L'Atlas d'Anatomie descriptive du corps humain comprendra de 200 à 220 planches in-4.

Il est publié par livraisons de 4 planches, avec un texte explicatif et raisonné en regard de chaque planche.

L'Atlas sera divisé en 4 parties qui se vendront séparément et sans augmentation de prix.

PRIX DE LA LIVRAISON :

Avec planches noires, 2 fr. | Avec planches coloriées, 4 fr.

En vente, en mai 1845, la 1re partie contenant 84 planches, dont deux sont doubles; 1 beau volume cartonné à l'anglaise.

Prix, avec planches noires. . . . . 45 fr.
— — — coloriées. . . . . 90 fr.

L'Angéiologie est en cours de publication.

Paris. — Imprimerie de Bourgogne et Martinet, rue Jacob, 30.

EN VENTE

Chez les mêmes Libraires.

NOUVEAUX

MANUELS COMPLETS

DES ASPIRANTS

AU

DOCTORAT EN MÉDECINE,

OU

Résumés analytiques de toutes les Connaissances nécessaires aux Élèves pour subir les cinq examens exigés par les Facultés de Médecine;

PAR DES PROFESSEURS AGRÉGÉS ET DES DOCTEURS DE LA FACULTÉ DE PARIS.

PUBLIÉS SOUS LA DIRECTION DE

M. P. VAVASSEUR, D. M.

Paris. — Cinq grands vol. in-18.

SAVOIR :

Premier Examen. Botanique, Zoologie, Minéralogie, Physique et Chimie médicales, et Pharmacologie. 1 vol. 5 fr. 60 c.

Deuxième Examen. Anatomie descriptive, générale, topographique et comparée, Physiologie. 1 vol. 5 fr. 60 c.

Troisième Examen. Pathologie générale, Pathologie spéciale, Pathologie interne et Pathologie externe. 1 vol. 5 fr. 60 c.

Quatrième Examen. Médecine légale, Hygiène et Matière médicale. 1 vol. 5 fr. 60 c.

Cinquième Examen. Clinique médicale et chirurgicale, Accouchements 1 vol. 5 fr. 60 c.

www.ingramcontent.com/pod-product-compliance
Ingram Content Group UK Ltd.
Pitfield, Milton Keynes, MK11 3LW, UK
UKHW021859260726
13966UKWH00006B/53